도수치료를 위한 촉진 및 평가

Palpation and Assessment in Manual Therapy

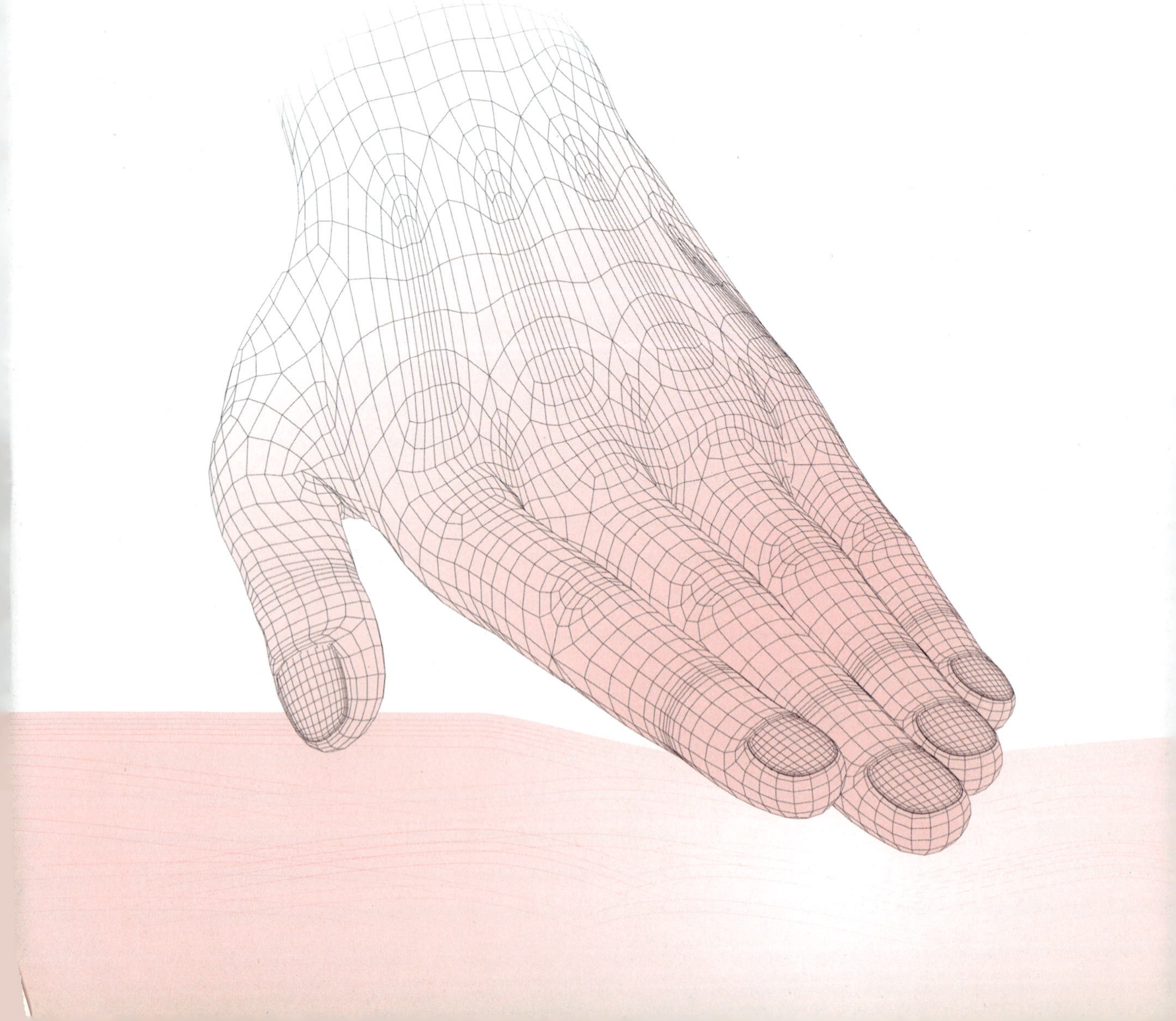

제 4 판

LEON CHAITOW

도수치료를 위한 촉진 및 평가

기법 학습과 기술 연마

Palpation and Assessment in Manual Therapy

Learning the art and refining your skills

시리악스 정형의학연구회

Foreword

Jerrilyn Cambron, LMT, DC, MPH, PhD

Chair, School of Allied Health Sciences and Distance Education;
Chair of the Massage Therapy Program; Professor, Department
of Research, National University of Health Sciences (NUHS), USA;
President, Massage Therapy Foundation, USA

Contributors

Sasha Chaitow

Whitney Lowe

Warrick McNeill

Sarah Mottram

Thomas W. Myers

Michael Seffinger

영 문 출 판 사

■ 옮긴이

[시리악스 정형의학연구회]
장훈재 (회장, 청송의료원 정형외과 과장)
김일환 (부회장, 아틀라스의원 원장)
최재익 (부회장, 최재활의학과의원 원장)
장두혁 (총무, 서울한의원 원장)
강준한 (학술이사, 선문대 객원교수)
계장근 (학술이사, 롤핑자세연구소 소장)
고경석 (학술이사, 고경석정형외과의원 원장)
공권오 (학술이사, 우리의원 원장)
김성환 (학술이사, Orthosomatodontics 클리닉 원장)
김지웅 (학술이사, IMP연구소 소장)
윤용현 (학술이사, 인천터미널정형외과의원 원장)
이규진 (학술이사, 이규진마취통증의학과의원 원장)
정대관 (학술이사, 정마취통증의학과의원 원장)
조일행 (학술이사, 무궁화의원 원장)
김혜은 (간사, 한서대학교 교수)
정혜정 (간사, 트윈클 영어발레연구소 이사)

[참여 역자]
박준규 DC (잠실월드타워정형외과의원 부원장)
송동호 MD (아이레그플러스의원 원장)
이용우 DC (삼육대학교 교수)
조준희 MD (생생척척의원 원장)
최홍택 DC (한서대학교 교수)

Palpation and Assessment in Manual Therapy, Fourth edition
by Leon Chaitow

도수치료를 위한 촉진 및 평가 -제4판-

2019년 3월 21일 초판인쇄
2019년 3월 28일 초판발행

지 은 이 : Leon Chaitow
옮 긴 이 : 시리악스 정형의학연구회
발 행 인 : 박 병 조
발 행 처 : 도서출판 영문출판사
등 록 : 1987년 12월 21일 제2-419호
주 소 : 서울시 강남구 삼성동 69-1
전 화 : (02) 514-5590, 776-5590
팩 스 : (02) 756-8943
E-mail : yeongmunsa@empal.com
홈페이지 : www.ymsbook.net
정 가 : 40,000원
ISBN 978-89-7224-455-4 93510

※ 파본은 교환해 드립니다.

차례

도와주신 분들

Sasha Chaitow PhD
Independent Researcher
Corfu, Greece

Whitney Lowe LMT
Director, Academy of Clinical Massage
Sisters, OR, USA

Warrick McNeill Grad Dip Phyty (NZ), MCSP
Director, Physioworks
Associate Editor, Journal of Bodywork and Movement Therapies
London, UK

Sarah Mottram MSc MCSP
Director, Movement Performance Solutions
Bristol, UK

Thomas W. Myers LMT NCTMB CSI
Director, Anatomy Trains
Walpole, ME, USA

Michael A. Seffinger, DO
Professor
Department of Neuromusculoskeletal Medicine/Osteopathic Manipulative Medicine(NMM/OMM)
College of Osteopathic Medicine of the Pacific
Western University of Health Sciences
Pomona, CA, USA

머리말(FOREWORD)

내가 가르치고 있는 대학교에서는 동료 학생들과 강사에 대하여 촉진과 평가 기술을 자주 연습하도록 장려하고 있다. 어떤 학생들은 자신이 손으로 만져야 하는 신체 조직의 구조를 느낄 수 있는 자연스러운 능력이 있는 반면, 다른 학생들은 자신의 손가락이 무엇을 경험해야 하는지를 이해하지 못하고 단순히 찌르거나 누르기만을 한다. 한때는 나도 경험이 부족한 수준이었기 때문에 학생들이 나를 통해 촉진의 경험을 쌓을 수 있게 했다. 우리 모두는 학습계획의 시작점에서부터 출발해야 한다.

내가 촉진학 강의에서 학생에게 가르쳤던 실습 중의 하나는 각 학생이 한 장의 종이 아래에 놓여 있는 한 가닥의 머리카락의 전체 윤곽을 찾을 때까지 종이 위에서 손가락을 움직여 가는 것이었다. 시간이 흐르고 머리카락을 촉진하게 되면 새로운 도전과 촉진 스킬의 향상을 위해 종이의 장수를 늘려 나간다. 처음에는 한 장의 종이 아래에 놓여 있는 머리카락조차 찾기가 힘들었지만, 반복되는 실습을 통해 우리는 감각을 향상시켰고, 이제는 더 많이 쌓여 있는 종이 위에서도 종이 높이의 미세한 변화를 느낄 수 있게 되었다.

따라서 촉진과 평가에 대한 스킬은 시간이 지남에 따라 향상되기 마련이다. 우리가 우리의 능력과 본능을 신뢰하는 것을 배우면서, 평가 중에 생체역학에 대해 관심을 두지 않고 조직의 두께, 밀도, 온도 및 움직임의 다양한 변화를 포함하여 우리가 손끝에서 느끼는 그 무엇에 집중하게 된다. 우리는 인체의 구조에 대한 평가와 치료 사이에서 유동적으로 이동하고 우리가 보는 각 환자마다 새로운 변이를 찾는 도수 의학의 실무자로서의 여정을 통해 끊임없이 접촉의 뉘앙스를 배우게 되는 것이다.

Leon Chaitow는 오랜 세월동안 나의 스승이자 친구이다. 나는 그가 이해하기 쉬운 용어로 가장 복잡한 문제까지도 쉽게 설명할 수 있다는 점에 항상 깊은 감명을 받았다. 도수 치료에 대한 수십 편의 출판물을 통해 그는 또 다른 놀라운 텍스트의 개정판을 가져왔다. 도수 치료의 촉진 및 평가는 도수 의학의 일상적 치료에서 가장 중요한 측면, 즉, 기법, 과학, 촉진 및 평가의 직감에 대해 깊은 관심을 기울이고 있다. 이 텍스트에서는 우리가 무엇을 느끼고 또 어떻게 느끼는가에 대해 많은 흥미로운 질문을 제기하고 있으며, 우리의 교육 초기에 있어서 우리 자신의 촉진 방법에 대해서도 다시 생각하게 한다. 도수치료의 세월이 많이 흐르면서 촉진과 평가는 부차적인 것으로 되었으나, 그러나 여기에 대한 우리 자신의 편견과 기대는 포함되어 있다고 본다. 이 텍스트에서 논의되고 있는 사고의 여러 다른 측면에 대한 학습과 촉진 과정에 대한 재조명은 교육적이면서 흥미로우며 또한 아주 고무적이기도 하다.

Leon Chaitow는 피부 외부의 느낌과 온도, 표면층에서부터 피하 지방, 근막, 혈관에까지 그리고 결국에는 근육 조직과 관절 복합체에 이르기까지 촉진의 여러 측면에 초점을 맞추는 방법에 대해 많은 제안을 제시해 주고 있다. 이러한 구조의 느낌이 변하는 잠재적인 이유와 서술된 테크닉의 정교성을 고양시켜 주는 여러 가지 방법들이 책 전체에 잘 나열되어 있는데, 이 텍스트는 기본적인 테크닉(54페이지의 "종이를 통한 머리카락 촉진")에서부터 고급 촉진 테크닉에 이르기까지 정형 테스트(orthopedic test), 자세 관찰 방법 및 기능성 동작 테스트를 모두 재검토하고 임상 실습에서 발생할 수 있는 변형에 대한 설명과 토론을 함께 함으로써 숙련된 실무자와 학생들의 스킬 향상에 이상적인 것이 될 수 있다.

저자 Michael(Mickey) Seffinger 교수의 도움으로 촉진의 신뢰성과 타당성에 관하여 서술된 장은 특히 흥미로운 부분이 있는데, 그것은 실제의 임상에서 신체에 대한 이학검사 결과(physical findings)의 일관성에 대한 연구를 포함하고 있다는 것이다. 그가 제시한 것은 많은 도수 의학의 평가 테크닉에 있어서 정확성이나 일관성이 없다는 것인데, 그러나 개선을 위한 권고 사항은 Craig Liebenson 및 David Simons와 같은 전문가의 인용문과 함께 제공되며, 우리의 촉진 평가 방법에 대한 신뢰성을 향상시키는 최선의 방법에 대한 제안을 제공하고자 하는데 있다.

다른 저자의 기고문은 Tom Myers의 근막 촉진에 관한 장, Whitney Lowe의 정확한 근골격계 기능장애 확인, Warrick McNeill과 Sarah Mottram의 운동 평가, Sasha Chaitow의 직관적인 능력의 이해와 사용법을 포함하고 있으며, 텍스트에 조화를 위하여 다른 관점도 추가해 놓고 있으며, 각 장은 신참은 물론 숙련된 의료 종사자 모두의 사고에 통찰력을 제공하고 편집자가 제시한 장 및 토론이 보완되고 강화되어 있다.

실력이 뛰어난 의사에게 있어서 큰 관심은 내장 촉진, 호흡 기능 평가, 촉진 시 직관 사용, 그리고 감각 상태가 촉진 검사 결과 내용에 미치는 영향일 것이다. 실제로 우리는 치료에 완전히 반응하지 않는 환자를 만나게 되는데, 다른 방법을 통해 재평가하는 것을 배우는 것은 환자의 전반적인 결과에 도움이 될 수 있을 것이다. 이 텍스트는 어려운 환자가 다시 한 번 약속 시간에 올 때 고려해야 할 몇 가지 새로운 생각을 제공하고 있다.

Leon Chaitow와 도수 치료에 관한 흥미로운 책에 공헌한 저자에게 우리가 경험한 것과 상관없이 우리의 촉진 및 평가 스킬을 향상시켜 주고 용기를 준데 대해 감사를 보내는 바이다. 그는 이 책을 통해 우리가 느끼는 것을 알아차릴 수 있고 한 가닥의 머리카락 위에 더 많은 종이가 더해질 수 있도록 계속해서 도전하게 해 줄 것이다.

Jerrilyn Cambron
Lombard, Illinois
December 2016

서문(PREFACE)

Frymann(1963)이 다음과 같이 지적하였는데: "촉진은 읽기 또는 듣기로 배울 수 있는 것이 아니다. 그것은 단지 촉진에 의해서만 배울 수 있는 것이다. "촉진 학습은 노력에 의한 것이 아니라, 재미있어야 하며 보람을 느껴야 하는 것이다. 잘 숙달된 촉진은 "동작을 아는 것"(Schön 1983)을 나타내는 것으로 볼 수 있으며, 꾸준한 실습으로 습득한 깊은 이해와 정교한 행동의 배경에서 자발적인 치료 기술이 나타나게 된다.

도수 치료가 최적의 치료 효과를 갖기 위한 것이라면, 그것은 조직, 부위 또는 관심사와 관련이 있어야 한다. 혼란스럽거나 구조화되지 않은 도수 접근법은 좋은 결과를 얻지 못할 것이다. 치료의 유형, 정도 및 기간에 대한 임상 결정은 항상 병력 청취, 촉진, 관찰 및 평가를 통해 수집된 정보에 응답하여 의사/치료사의 숙련 및 신념 체계에 의존한다고 볼 수 있다.

치료 목적이 관절에 가동성을 부여하거나, 운동범위를 회복시키거나, 단축되었거나 과 긴장 상태에 있는 연부조직을 이완시키거나, 섬유화 상태를 교정하거나, 혈액 순환이나 임파선의 배수를 함양시키거나, 약하거나 억제된 근육 조직을 교정하거나, 트리거 포인트를 비활성화하거나, 통증을 완화시키는 것이든, 아니면 다른 "신체 교정(bodywork)"에 대한 목표의 범위, 기능장애의 성격과 현재 수준에 대한 적절한 정도의 평가, 치료가 시작되기 전에 "정상적인" 것으로 생각되는 것과 현재 상태를 비교하는 능력이 있어야 바람직한 것이 된다.

촉진/평가에서 치료로 전환할 수 있는 치료사의 능력은 진정으로 숙련된 개인을 의미한다. 그리고 촉진 및 평가가 치료의 흐름에서 비롯된 것인지 또는 평가/촉진과 치료가 동시에 이루어지는지를 평가하기 위해 평가되는 것은 중재를 위한 기초, 과정을 측정할 수 있는 척도, 기록, 이상적으로는 현재 목표 조직의 상태에 대해 측정이 가능하고 기초적인 기록(치료 노력에 대한)이다.

기술을 통하여 많은 평가를 이뤄낼 수 있다고 하는 것은 사실이다. 환자는 현재 상태의 구조조직, 기능, 기능부전에 관하여 사진, 스캔, X레이로 촬영할 수 있고 그 외 다른 여러 방법으로 검사를 할 수 있다. 생체역학은 급속도로 발전하고 있으며 이전에는 병원 및 주요 클리닉 환경에서만 사용할 수 있었던 도구 및 장비가 이러한 방법의 임상 적용을 지원하기 위해 개업의 및 치료 전문가에게 점점 더 많이 제공되고 있는 것이 현실이다.

- 이것이 고대 촉진의 방법이 중복되는 것으로 볼 수 있는가?
- 주관적인 판단이 고풍스럽고 부정확한 평가로 볼 수 있는가?

최근에 촉진의 가치는 자극의 정확성이 시험될 때 항상 증명될 수 없는 재현 가능한 결과를 제안하는 연구에 대한 도전이 있었다. 개인이 수행하는 촉진의 신뢰도와 동일한 환자 또는 조직을 촉진하는 전문가 간의 일치 정도는 점점 더 의문을 제기하고 있다. 이 이슈는 2장에서 상당히 탐구되어 있다.

어떤 기술의 습득과 마찬가지로 촉진은 숙련된 기술인지 아닌지를 결정할 수 있는 많은 변수가 있는데, 그 변수는 다음과 같다:

- 실습과 연습에 사용되는 방법을 포함하여 스킬을 가르치는 교육 방법의 질
- 촉진하는 학생의 스킬 획득에 주어진 적용 및 실습의 정도 —경험한 시간— 횟수 반복뿐만

아니라 특정 연습, 과제 및 방법에 적용되는 집중과 사고의 정도

- 결과에 적용될 수 있는 해부학, 생리학 및 병리생리학에 대한 지식의 정도 및 해석 및 결론을 이끌어 낼 수 있는 능력

이 책은 다양한 치료 배경을 가진 수백 명의 숙련된 사람의 정제된 방법과 사고를 담고 있다. 공통점은 진정한 숙련된 실제 촉진 및 평가 방법에서 수집할 수 있는 것을 대체할 기술이 없다는 것이다.

여러분들은 이 책에서 각 장별, 각 운동별(한 번 이상), 촉진 결과물 기록 그리고 기술 향상을 통해 공부하기를 권장한다. 이것은 현재 실제 실습하고 있는 학생과 관련이 있는데, 왜냐하면 우리는 촉진의 더 나은 예민함을 위해 노력하지 말아야 하기 때문이다. 필자는 재능있는 챕터 작가들에게 통찰력과 의견을 제공하여 책을 건조한 "방법만을 위한" 텍스트로 만들지 않게 하고, 미묘한 기술 개선에 몰두하는 데 많은 도움을 준데 대해 감사를 드린다.

피부, 근육, 근막, 신경 구조 또는 관절을 촉진하는 경우에도 물론 동일한 메시지가 적용된다. 즉, 관찰될 때까지 계속해서 반복하고, 인식되는 것을 받아들이는 것이다. 이 책의 첫 번째 화신에서, 현재 제목을 채택하기 전에, 이 책은 독자의 궁극적인 목표(그리고 저자와 각 장의 기여자)를 강조하는 문구인 촉진의 통찰력(Palpatory Literacy)이라는 제목을 붙였었다. 이러한 감지하기 힘든 기법은 자동적으로 여러 감각적인 자극과 함께 뇌에 도달하여서 정확하게 해석된다. "당신이 촉진하는 모든 것"의 탐험을 즐기길 바란다.

Leon Chaitow ND, DO
Honorary Fellow, University of Westminster
Corfu, November 2016

참고문헌

Frymann V(1963) Palpation. Its study in the workshop. In: *Yearbook of the Academy of Applied Osteopathy*, pp 16–31. Carmel, California: Academy of Applied Osteopathy.

Schön D(1983) *The Reflective Practitioner*, London: Temple Smith.

목적: 촉진의 소양

제1장

Objective: palpatory literacy

Leon Chaitow

연부조직과 관절을 치료하기 위해 손을 사용하는 치료사는 그 조직의 현재 상태에 대해 사전에 판단하고 느낄 수 있어야 한다.

- 정상인가?
- 비정상이라면 어떻게 비정상인가?
- 더 많은 정보를 제공하기 위해서 필요한 평가는 무엇이 있는가?

비정상적인 상태를 알아보기 위해서는 정상적인 조직과 구조에서 느끼고 행동하는 방식을 잘 알아야 한다. 이것은 평가되는 조직뿐만 아니라, 그들과 관련된 다른 조직과 관련이 있는 넓은 범위의 생리학적 및 병리학적 상태 및 매개 변수에 대한 검사가 필요하며, 아마도 더 깊은 곳이나 멀리 떨어져 있는 상태일 것이다. 그러므로 의사가 수집해야 하는 정보는 치료 접근법에 따라 다양할 수 있다.

- 관절의 가동 범위
- 관절 움직임의 느낌
- 근육의 상대적 약화, 단축 또는 긴장감
- 지구력, 부종, 또는 연부조직의 섬유화 현상
- 평가할 부위에 영향을 미칠 수 있는 자세, 기능 또는 근육의 상태
- 기능장애에 영향을 미칠 수 있는 신경학적 영향 반사 작용의 확인… 이 포함되며

… 그리고 그 외 여러 다른 잠재적인 요소들도 유용한 정보가 될 수 있다.

Karel Lewit(1999)은 촉진에 대한 주요 문제점을 다음과 같이 설명했다. "촉진은 진단 기술의 기본이며, 촉진이 제공하는 정보를 말이나 글로 정확하게 서술하는 것은 매우 어렵다." 그럼에도 불구하고 우리는 이 일을 하기 위해 다양한 분야의 수많은 전문가들에게 도움을 구하는데, 그 중 Viola Frymann(1963)이 "촉진은 읽거나 또는 듣기로 배우지 못하며, 촉각으로만 배울 수 있는 것이다."라고 한 말이 가슴에 남는다.

이 책의 많은 부분은 정보를 수집할 수 있는 다양한 방법과 지각적 탐구 기술 개발에 도움이 되는 수많은 실습 사례를 강조하면서 다양한 형태의 촉진에 대한 설명으로 구성되어 있다. 물론 우리가 촉진에서 파생된 정보를 만드는 것은 그것이 사례 기록 및 다른 형태의 평가로부터 구축되어야 하는 더 큰 임상적 그림에 어떻게 들어맞을 것인가에 달려 있다. 이러한 해석은 치료가 어떤 방향으로 향하기 위해서는 필수적인 것인데, 왜냐하면 촉진은 그 자체로 끝이기 때문이다.

좀 더 명확하게 하자면, 촉진에서 파생되는 정보를 *해석*하는 것이 이 책의 주요 목적이 아니라 오히려 촉진의 해석을 제공하기보다는 촉진 및 평가를 하는 방법을 배우게 하는 것이다. *촉진하는 방법을 배우는 과정*에 대한 초점은 수집된 정보의 해석이 단지 중요하지 않다는 것을 암시하는 것은 아니지만, 이 책이 해석의 방향성에 대해 너무 많은 도전을 받아왔고, 진단은 텍스트가 감당하기 어려운 크기로 확장되었다.

예를 들면, 피부 톤(tone)의 탄력성 평가를 다루는 제3장(촉진의 기본)에서, 피부의 스트레칭 능력의 상대적 손실이 있는 —아마도 반사적 작용 때문일 수도 있겠지만— 지엽적 부위 및 일반적 부위

에 대한 정확한 평가에 중점을 둘 것이다. 그러므로 이 섹션에서는 탄력성의 견지에서 특정 조직에 대한 촉진 기술을 다루고자 한다. 피부가 얼마나 탄력성이 있고 유연하며, 대칭성을 가지고 있으면서 그것이 밑에 있는 구조물과 잘 융화하여 움직이는가 하는 것이다. 지엽적 피부의 행동 변화의 발견이 실제로 임상적으로 의미할 수 있는 것에 대한 다양한 전문가 의견이 제공될 것이지만, 이 책에 대한 포괄적인 설문 조사를 제공하거나 확실한 해석을 제안하는 것이 이 책의 목적이 되지는 않는다.

즉, 개별 치료사는 건강관리 시스템으로부터 획득한 정보를 자신의 몸에 맞게 조정해야 하는데, 적절한 치료 방법이 무엇이든 간에 그것을 조화롭게 잘 사용해야 한다는 것이다. 이 책의 목적은 환자를 터치할 때 우리의 손에 무엇이 있는지를 파악하게 하는 것이다.

촉진으로부터 수집된 정보의 의미를 학습하는 것과 음악을 읽고, 구조를 이해하고, 조화, 톤(tone), 화음의 이론을 이해하는 것과 같이 여러 다양한 형태의 정보를 적용하는 사이에서 추론이 일어날 수 있다. 그러나 이렇게 해도 장비를 작동시킬 수는 없다. 치료사가 "작동시키는" 도구는 인체이며, 촉진 소양(Palpatory Literacy)의 발전은 우리가 인체를 "판독하는" 과정을 시작하게 해주는 것이다.

정골 의학의 주요 인물 중 한 분인 Frederick Mitchell Jr.(1976)는 시각적 소양을 촉진의 소양과 동일시 할 때 다른 비교의 판단이 이루어진다고 하였다.

> *시각 소양은 시각 경험에서, 시각적 지각력은 판단에서 개발된다. 시각적 판단과 지각력은 질적일 수도 있고 양적일 수도 있으며 둘 모두에 해당할 수도 있다. 진단적 감각을 훈련할 때의 목적이 미적 고려 사항을 포함하지는 않지만, 심미적인 경험은 아마도 시각적 소양 측면에서 발달된 것일 것이다. 심미적 가치 판단을 할 때 직선과 비뚤어진 선, 완벽한 원 및 왜곡된 원을 구별할 수 있어야 한다 … 감각 소양의 수준을 평가하기 위해 시험 상황에서 특정 감각 기술을 테스트할 수 있다.*

뒤에 이어지는 여러 장에서는 이러한 것들이 어떻게 이행될 수 있는지 그 방법에 대한 제안이 마련되어 있다.

가정과 역설 Assumptions and paradoxes

여러분이 이 책을 읽는다면, 여러분은 이미 해부학과 생리학, 그리고 이상적으로 병리학에 대한 지식을 가지고 있다고 가정한다. 촉진에 의해 얻은 정보를 해석하는 방법은 기초 지식의 기반에 달려 있다. 치료사(폭 넓은 경험을 가진 사람들조차도)는 느끼기를 원하는 것 또는 느끼기를 기대하는 것을 쉽게 느낄 수 있게 된다. 따라서 평가 과정에서 객관적인 분리는 상대적으로 도움이 되며 실제로 필요하다.

열린 마음은 촉진 소양을 배우는 일에도 중요하다. 치료의 훈련과 시스템의 측면에서 볼 때, 아주 엄격함을 가지고 있는 치료사는 종종 새로운 감각을 느끼는데 오랜 시간이 필요하고, 새로운 감각을 느끼는데 두려움을 느낄 수 있다. 대부분의 개방적이고 가장 절충적인 접근법(마사지 치료사는 주요한 예이다)은 일반적으로 자신의 감각과 감정에 쉽게 "신뢰"하게 된다. 그러나 동전의 양면처럼 이러한 많은 "열린 마음"을 가진 치료사들이 해부학/생리학 및 병리학의 지식이 촉진 평가에 비해 많이 뒤떨어진다는 것이다.

이 역설은 고도로 숙련된 전문가가 보다 많은 직관적인 방법에 필요한 섬세한 기술을 개발하는데 열심인 만큼 매우 정교하고 개방적이 되어야만 해결할 수 있다(13장 참조). 동시에, “잘 훈련된” 전문가들은 기존의 직관적인 인재를 육성하는데 지식 계층을 추가할 필요성을 수용해야 할 수도 있다.

치료사가 모든 연부조직에 존재하는 대량의 정보를 파악할 수 없고(또한 많은 다른 진단 정보뿐만 아니라) 환자의 문제와 관련시킬 수 있는 경우가 아니면 잠재적으로 중요한 데이터가 누락될 수 있다.

정골 의학(Osteopathy) 분야에서 어느 누구도 Viola Frymann보다 소리 나는 촉진 스킬(sound palpatory skill)의 중요성에 대해 강조하고 있지 않으며, 우리는 텍스트를 통해 진행하면서 수많은 그녀의 관측을 통해 배우게 될 것이다. 그녀는 이 스킬에 집중과 그것들을 이해의 중요성에 대해 다음과 같이 요약해 놓고 있다(Frymann, 1963).

> *촉진의 과정에서 첫 번째 단계는 탐지이고, 두 번째 단계는 증폭이며, 세 번째 단계는 해석이어야 한다. 촉진에 의한 관찰의 판독은 조직의 구조와 기능을 의미 있게 연구하는 핵심이 된다. 그럼에도 불구하고 그것은 외국을 처음 방문하는 것과 같다. 수많은 이상하고 생소한 광경을 볼 수는 있지만 질문을 하는 언어에 대한 지식이 없거나 그 나라의 삶과 역사에서 그러한 관찰을 해석하는 가이드가 없으면 우리에게 별로 의미가 없는 것이 된다. 이제 우리 연구의 세 번째 단계는 촉진으로 관찰된 자료를 의미 있는 해부학적, 생리학적 또는 병리학적 상태로 해석을 할 수 있어야 하는 것이다.*

촉진의 목표 Palpation objectives

Philip Greenman은 그의 탁월한 분석 원리인 Manual Medicine(Greenman 1989)에서 다음과 같이 의사/치료사가 해야 할 촉진의 다섯 가지 목표를 요약해 놓고 있다.

1. 비정상적인 조직 질감을 감지한다.
2. 물리적 및 시각적으로 구조의 위치에서 대칭성을 평가한다.
3. 동작이 일어나고 있는 동안 움직임의 가동범위와 질을 감지하고 평가한다.
4. 자신과 촉진 대상자와의 공간과 위치를 감지한다.
5. 촉진된 결과가 시간이 지남에 따라 호전되는지 아니면 악화되는지 그 변화를 감지하고 평가한다.

우리가 마주치게 되는 것처럼, 다른 사람들은 에너지 변화, “조직 기억” 및 감정적인 영향과 같은 더 미묘하지만 명백하게 여전히 알 수 있는 요인들을 촉진되고 평가될 수 있는(촉진되고 평가되어야만 하는) 기본적인 요구 사항에 추가할 것을 제안했다. 그러나 Greenman이 묘사한 요소들은 촉진 소양을 얻기 위한 우리의 주요 목표이다.

정골 의학과 카이로프랙틱 의학 그리고 정형외과적 지식을 절충적으로 결합한 훌륭한 체코 의사 Karel Lewit(1999)은 환자를 촉진할 때 우리의 목표가 무엇인지에 대해서 다음과 같이 서술하고 있다.

> *신체의 조직 구조를 촉진함으로써 질감, 복원력, 따뜻함, 습도 그리고 이러한 구조물들의 이동성과 신축 또는 압축 가능성을 알아낸다. 조직을 촉진하고 근육의 층을 눌러 가면서 피부, 피하 조직, 근육 및 뼈를 구별하는데 집중을 하*

고, 그리고 나서 건의 위치를 확인하고 마지막으로 근육의 정지점을 인식한다. 뼈의 촉진에 있어서는, 뼈의 결절(및 변화의 가능성)을 인식하고 관절을 찾는다. 통증으로 인한 반사의 변화는 이러한 모든 조직에 영향을 미치며, 이러한 것은 촉진에 의해 평가될 수 있는데; 가장 중요한 요인 중 하나는 긴장감 증가이다.

긴장되고 단단한 조직의 존재를 확인하는 Lewit의 방법은 이후 장에서 자세히 설명하고자 한다. 학습 과정과 관련하여 Gerald Cooper (1977)는 다음과 같이 말한다:

촉진의 스킬을 배우려면 뼈나 근육 또는 내장을 촉진하기 위한 방법을 배워야만 한다. 점차적으로 건강한 근육과 경련성 근육 및 이완성 근육을 구별하는 방법을 배우고, 점차적으로 경성(hard) 악성 종양과 견고(firm)한 양성 종양 간의 느낌에 차이가 있음을 알게 된다. 촉진은 읽기 또는 듣기로는 배울 수 없고, 촉각만으로 학습할 수 있는 것이다.

이 조언은 촉진의 기본이 되는 것이고 필수적인 것이며 그리고 많은 전문가가 강조하는 부분이기도 하다. 읽고, 이해하고, 연습하고, 또 연습하고, 더 연습하라. 이것이 촉진의 소양을 갖추기 위한 유일한 방법이다.

George Webster(1947)는 다음과 같이 말한다:

우리는 우리의 두뇌뿐만 아니라 손가락으로도 느껴야 하는데, 이것은 즉, 접촉하면서 그것에 집중을 하여야 하고, 그것과 관련된 모든 지식을 가지고 있어야 한다. Dr. Still(정골의학 창시자)의 원리를 살펴보면 촉각을 교육하는데 매우 주의 깊은데, 이러한 광범위한 분야에서 그의 성공을 알 수 있다. 그는 손가락을 천천히 조직 속으로 밀어 넣는 방법을 통해 표층에서 심부층 구조를 느끼고, 거기에서 지엽적인 것뿐만 아니라 일반적인 병리학적인 형상까지 알아내고 있다.

촉진 학습 과정에서, Frederick Mitchell Jr (1976)는 다음과 같이 기술하고 있다:

대상을 시각적으로 감지하는 것은 중간의 매개체(대기 또는 다른 투명 물질)를 통해 이루어지지만, 학생들에게 촉진 역시 중재물을 통해 수행한다는 개념에 대해서는 불편할 수 있다. 촉각 감각을 매질이나 중재 매체의 다양한 거리에서 투영해야 할 필요성에 대해서 학습을 배우는 초창기 학생들에게는 신비하기도 하고 비법인 것처럼 보일 수도 있다. 그러나 하나의 표층 조직의 질감을 촉진할 때조차도 정보는 자신의 중재하는 외장을 통해 신경계에 도달한다는 것이다. 학생들은 종종 피부에 덮혀 있는 내부 아기, 피하 근막과 지방, 근육, 심부 근막, 관절막 근막 및 복막을 촉진해야 하는 부분에 있어서 어려움을 겪는다.

뒤에 이어지는 장에서 서술되어 있지만, Becker는 우리에게 촉진은 손가락을 통해서 하는 것이지, 손가락으로 하는 것이 아니라고 제안하고 있다.

사고가 아니라 느낌으로 촉진하라.

Palpate by "feeling", not thinking

텍스트에 서술되어 있는 연습과 조언으로 인해 촉진에 촉각에 의해서만 배울 수 있다는 많은 전문가들의 주장과 함께 Mitchell이 표현한 것과 같은 우려가 극복되기를 희망하는데, 거기에는 탐험 과정이 진행되는 동안 비판적인 판단이 중지된다는 느낌을 *신뢰해야* 할 필요가 있다는 또 다른 공통된 주제가 존재하고 있다.

후에, 비판적인 판단은 무엇을 느꼈는지를 해석할 때 필수적인 것이 되지만, "촉감"의 과정은 그 교수진의 침묵과 함께 수행되어야 할 필요가 있다. 그 어느 누구도 두개천골 요법의 개발자인 John Upledger(1987)보다 이러한 요구를 다음과 같이 더 잘 표현한 사람은 없다:

> *대부분의 사람들은 과학을 공부하는 데 수년을 보냈으며, 합리적이고 추리하는 마음에 크게 의존하는 법을 배웠을 것이다. 여러분은 아마도 여러분의 손이 여러분에게 줄 수 있는 정보가 신뢰할 수 없다는 것을 확신했을 것이고, 사실을 컴퓨터 종이에다 인쇄하거나 화면에 투사하거나 전기 제품의 지시기에 의해 읽을 때만 신뢰할 수 있다고 할 수 있을 것이다. 손을 사용하고, 그 손을 진단과 치료를 위한 신뢰할 수 있는 도구로 개발을 시작하기 위해서는 손을 신뢰하고 그 손으로 얻은 정보를 활용할 수 있게 배워야 한다.*

손을 신뢰하는 것을 배운다는 것이 쉬운 일이 아니다. 여러분이 검사하고 있는 신체에서 미묘한 변화를 촉진하고 있는 동안 마음속에 있는 의식과 비판을 차단하는 법을 배워야 한다. 경험적 태도를 채택하여 손에서 뇌로 들어오는 인식을 의심 없이 일시적으로 받아 들여야 한다. 이 태도는 대부분의 과학자들에게 싫증이 나기는 하지만 실험을 치르는 것이 좋다. 촉진 스킬을 개발한 후에는 손으로 느낀 것을 비판할 수 있지만, 만약 촉진을 배우기 전에 비난을 먼저 하게 되면 결코 촉진하는 법을 배울 수 없으며, 사실 매우 민감한 진단과 치료에 손을 도구로 해서 효과적으로 사용하는 방법을 배울 수 없게 된다.

"여러분이 실제로 느끼는 것을 그대로 받아들여라"는 것이 Upledger의 간곡한 호소이다. 이것은 촉각이 정확하게 수행된 경우에 한해서 촉진 스킬을 탐구하기 위한 유효한 모토이다. 다음 장에서 자세히 논의될 것이지만(그리고 정기적인 참고문헌 후반부에서), 촉진으로 찾아낸 결과물의 정확성에 대해서는 연구자들에 의해 자주 의문이 제기되고 있다(Van Duersen et al. Panzer 1992, Vincent Smith & Gibbons 1999).

각 개별 치료사가 부위를 규칙적으로 정확하게 찾아내고, 신체 체성의 랜드마크를 식별하며, 기능의 변화를 알아내는 능력은 촉진의 신뢰성의 핵심이다. Upledger의 "여러분이 느끼는 것을 신뢰하라"는 가르침은 여러분이 평가를 위해 척추나 늑골을 실제로 조사하려고 한 것에서 느끼고자 하는 것을 실제로 느끼고 있다고 생각하는 것일 경우에 한해 유효한 것이 된다!

뇌 움직임에 있어서 정골 의학의 선두 연구자인 W.G. Sutherland(1948)는 다음과 같이 타협하지 않는 교훈을 주고 있다: "손가락을 사용하여 느끼고, 사고하고, 볼 수 있는 능력을 갖추도록 뇌세포를 활용하여 손가락 끝을 개발할 필요가 있다. 그러므로 먼저 손가락으로 어떻게 느끼고, 어떻게 생각을 하며, 어떻게 보아야 하는지를 가르쳐준 다음, 접촉을 시도하도록 해야 한다."

촉진의 다양성 Palpation variations

Mitchell이 제시한 두려움이 충분하지 않고, Upledger와 Sutherland의 지시가 충분히 어렵지 않은 것처럼, 비록 그들이 "촉진하는 것"이 Mitchell의 학생들이 촉진했던 조직과는 다소 다르다는 것을 분명히 해야 하지만, 피부로부터 가까운 표층을 평가하는 치료사들도 있다.

이 접근법은 신체와의 접촉이 전혀 이루어지지 않고 "치료적 접촉" 방법이 사용한 것으로 이중 맹검 연구의 결과에 대한 출간물에서 가정할 수 있는 것보다 믿음성이 훨씬 못하다. 여기에 관하여는 14장에서 더 자세히 논의될 것인데, 미묘한 에너지 패턴에 대한 감각성을 높이기 위한 일련의 방법들이 상세하게 설명될 것이다.

촉진하는 손이나 손가락으로 정지된 상태나 움직이는 상태 등 다양한 방법으로 매우 가볍게 피부를 접촉하는 다른 형태의 평가 방법도 장기간을 통해 탐구될 것이다. 이와 같은 부류의 촉진은 Lewit(1999)이 언급한 것처럼 피부 톤, 온도, 촉감, 탄성(변형된 전기 저항에 반사적인 것이거나 관련된 것일 수 있음) 또는 다른 여러 변화에 대한 지각이 종종 사용되고 있다.

결합조직 마사지(bindegewebsmassage)와 같은 독일 시스템 중의 몇 가지 방법은 조직이 서로 마주하고 있거나(근육과 결합조직 사이) 또는 위아래에 위치해 있는 상태인 서로 다른 조직층의 상대적인 부착도(adherence)를 순차적으로 검사하는 것이다(근육 위의 피부, 뼈 위의 근육 등)(Bischof & Elmiger 1960). Lewit(1999)은 트리거 포인트와 같은 활성중인 반사동작 발생(reflexogenic) 부위 또는 그가 이러한 것을 "통각과민 피부 영역(hyperalgesic skin zones)"과 같은 용어를 사용하면서 피부 부착도의 변화를 확인하는 관련성을 보여 주고 있다.

최근에 발전된 것들과 예전 개념의 재도입은 위치와 "동작"의 관점에서 장기 구조를 평가하는 방법으로 이끌었으며, 관련된 방법이 개략적으로 설명되어 있는데, 즉 끌어당김(drag) 또는 긴장(tension) 상태의 평가를 포함하는 방법이 설명될 것이다(Kuchera 1997). 여러 치료 방법 중에서 두개천골 요법과 "대차등치(zerobalancing)" 요법은 내재적 리듬의 감지와 표면에서의 느낌을 포함하고 있는데, 이는 생리적 상태 또는 병적 상태의 상대성 또는 동등성을 평가하기 위한 것이고, 외상 관련 "조직 기억"은 물리적인 것이든 또는 감정적인 것이든 둘 모두를 내포하고 있다고 한다(Tozzi 2014). 이 방법에서 변형된 것에 관하여는 13장에서 검토되어 잘 기술되어 있으며, 좀 더 효과적인 사용을 위해 적절한 정도의 촉감을 개발하는 데 도움이 될 수 있도록 연습도 함께하는 것이 좋다.

스트레칭시키고, 문지르고, 압박하고, 그리고 그 외 다양한 동작이나 위치에 의한 방법을 포함하고 있는 연부조직의 심부 촉진은 일반적으로 국소 및 반사 운동과 관련된 정보를 찾는 데 사용되고 있다. 이러한 접근법은 4장과 5장에서 잘 검토되고 설명되어 있다. 그러한 방법은 흔히 관련된 근육의 상대적 긴장 정도(단축) 또는 강도에 대한 연속평가 방법과 결합시켜 많이 사용하고 있으며, 5장에 구체적으로 잘 논의되어 있다.

관절 가동범위의 끝 부분에서 관절의 상태를 판단할 수 있는 몇 가지 검사 방법이 있는데, 이러한 목적에 의해서 가동범위와 동작촉진법이 사용될 때에는 촉진의 기법적인 면을 더 잘 살려야 하고, 이는 8장에 연습과 함께 잘 나타내 보이고 있다.

심리적 영향은 무엇이라 생각하는가? 이 후자의 요소는 정신 신체적 상호 작용에 의해 중첩되지 않는(또는 종종 유발되는) 기능부전의 만성적인 상태가 거의 없기 때문에 우리가 항상 알고 있어야 한다는 것이다. 사실, 독일 결합조직 마사지 치료사의 연구는 특정한 정서적 또는 심리적 상태와 관련된 특정적이고도 촉진이 용이한 연부조직의 변화를 분명히 보여주고 있다(15장).

정골 의학, 카이로프랙틱, 물리치료, 마사지 요법 및 신체와 관련된 다른 시스템의 주요 치료 요법은 모두 개별화된 진단 방법들을 개발해 놓고 있으며, 그 중 일부는 보편적으로 적용되고 있으며, 다른 시스템에 의해 가치를 인정받고 있다. 다른 시스템에 의해. 전문적인 민감성을 화나게 하지 않으려면 이것이 어디에서 알려진 것이든 간에 처음 개발된 특정 촉진법 시스템에 신뢰성이 주어져야 한다는 것이다.

시적인 촉진 Poetry of Palpation

롤핑(Rolfing)으로 알려진 시스템을 통한 구조 통합의 개발자인 Ida Rolf는 우리에게 촉진의 경험이 얼마나 흥미로운지를 던져 주고 있다. 그녀는 촉진의 기법에 초보자가 자신의 허벅지를 느낄 줄 알아야 한다고 제안했다(Rolf 1977). 그녀는 허벅지에서 과도하게 밀도가 높거나 또는 너무 부드럽다거나, 근육의 톤(tone)이 부족하거나, 큰 덩어리가 피부 아래 함께 모여 있는 것처럼 "미분화된" 느낌이 들게 될 것이라고 말한다. 이러한 "공간적, 물질적 및 화학적으로 미 조직화한 스펙트럼의 극단적인 것"들은 구조물의 이상적으로 잘 조직된 요소를 인식하기 어렵게 만든다. 그러나 그러한 조직이 적절하게 정상화가 된 후의 "느낌"은 상당히 다르다:

> *근막의 단위를 통해 에너지와 근육 톤 흐름을 느낄 수 있고… 근막이라는 봉투 안에 있는 "접착제" 를 분해시킴으로써 한 움큼의 다발과 미분화된 근육 덩어리를 느끼게 되었다.*

근막의 톤(tone)이 호전되어지면서, 개개의 근육이 서로 미끄럼 동작이 일어나고, 근육 덩어리는 더 이상 단단하지 않게 되어 손가락으로 비단 위를 굴러 가듯이 탐색을 할 수 있다.

Rolf의 환상적인 면은 현실적인 것이다. 신체의 촉진은 연습으로 순수한 기계적 행동에서 진정으로 터치하고 움직여 주는 것으로 변화시켜야 한다.

Rolf와 함께 연구함으로써 영감을 얻은 Tom Myers(2001)는 구체적인 근막의 연속성 또는 네트워크를 보여주는 모델을 개발했다. 이러한 해부학적 "열차" 또는 결합조직 선이나 경락은 기능적인 방식으로 신체의 모든 부분을 연결하고 있는데, 이러한 연결 패턴을 잘 인식하면 근골격계와 그 문제를 보는 방식이 바뀔 수 있다. 이러한 개념에 대한 자세한 내용은 Myers 자신의 단어로 서술되어 있는 6장의 근막 촉진 부분을 참조하기 바란다.

Paul Van Allen(1964)은 지각(치료) 스킬을 향상시키는 작업에 집중적으로 적용해야 할 필요성을 지적했다:

> *우리가 도수 스킬을 개발하는데 도움이 되는 몇 가지 원칙을 세워 보고자 한다. 골프공이나 야구공을 치거나, 볼링공을 굴리고, 피아노 건반을 당기거나, 현을 가로 질러 활을 당기는 등의 도수 스킬을 개발하는데 있어서 기본 원칙과 연습이 필요하다는 것은 일반적인 사항이다. 그러나 우리는 좀처럼 이러한 방법으로 정골 의학 실습에 있어서 도수 스킬을 생각하지 않고 있다. 학생들이 그레이 해부학(Gray's Anatomy)의 여러 페이지 아래에 놓여있는 머리카락을 느낄 수 있는 촉진을 공부하지 않을 때, 정골 의학의 도수치료가 효과를 잃게 되고, 우리 자신들 사이에서 조차도 평판이 나빠질 것이 가능하지 않겠는가?*

이것은 미국에서 정골 의학 대학이 대증요법 의학 대학으로 바뀌는 시기에 2,000명의 캘리포니아의 정골 의학의 의사가 DO 신분을 포기하고 MD 신분(당시의 많은 사람들은 "리틀 MD"라고 경멸하는 의견이 있었음)을 받아들이는 당시의 정골 의학의 충격적인 시기에 작성된 것이다. 기본적인 정골 의학의 교육과 스킬의 획기적인 부활은 그 재앙을 역전시키는 계기가 되었다.

우리가 느낀 모든 것을 묘사하기

Describing what we feel

자신의 손을 사용하는 모든 치료사들은 자신의 촉감의 민감성을 더욱 정밀하게 높이기 위해 많은 시간을 할애하고 있는가에 대해 자문을 해 보면, 많은 경우 "아니오"라는 답변이 나올 것이다. 나는 이 텍스트가 위에 언급된 *Gray Anatomy*의 비일상적인 적용(저자의 교육 과정에서 전화번호부 책을 이 목적으로 사용하였는데, 똑같은 효과가 있었지만, 이제 전자 시대로 바뀌어 짐에 따라 그러한 방법도 역사 속으로 사라지고 있다)과 같은 방법으로 하여 실습을 재기할 수 있기를 희망한다.

Van Allen은 촉진 스킬에 대한 관심을 잃어버린 절망을 뛰어 넘어, 또 다른 유용한 기여를 하고 있다:

> *우리가 그것을 묘사하려고 하면 우리가 느끼는 것을 더 잘 이해할 수 있게 된다. 우리는 촉진을 통해 경험한 것을 설명하면서 조직 상태의 특성을 분류하려고 노력하지만, 우리 자신이 관찰한 것을 분명히 할뿐만 아니라, 우리 사이의 더 나은 의사소통 수단을 제공하고 [정골 의학] 이론 및 방법을 논의함으로써 더 폭 넓은 경험을 쌓게 되는 것이다. 우리는 손으로 만지는 느낌에서, 나무껍질이나 트위드 코트(tweed coat)의 거친 정도, 유리나 비단의 부드러움에 대한 대강의 차이점들을 묘사하는데 익숙해져 있다. 우리는 이제 뉘앙스의 언어를 개발해야 하며, 나는 정확한 설명을 위해 촉진이 가능한 조직 상태에 적용되는 많은 단어 중에서 단지 몇 개의 단어를 소개하고자 한다.*

그리고 나서 Van Allen은 "밀도", "팽팽함", "압축성", "인장 상태"(또는 스트레칭에 대한 반응), 그리고 "탄력성"과 같은 단어의 의미에 대해 자세한 설명을 제공하고 있다. 그가 제안하는 단어는 모든 사람에게 적합한 것은 아닐 수 있지만, 아이디어는 좋은 것 같다. 우리는 촉진할 때 우리가 느끼는 것에 대한 다양한 묘사할 수식어를 찾아야 하며, 가장 중요한 절차에 대한 다양한 접근법을 다루는 장들에서 Van Allen의 조언에 따라 마음이 고무되고, 유사 용어들을 얻고, 촉진되는 부분의 미묘한 변이의 정확한 묘사를 위해 가능한 많은 단어를 검색하게 되기를 희망한다.

Viola Frymann은 우리에게 Dr. Sutherland가 나뭇가지에 내려앉는 새를 비유하면서 그것을 학생들에게 두개골을 촉진하는 방법을 가르칠 때 사용한다. 이 책의 실습 중 일부는 Frymann의 연구에서 파생되었으며, 이 중 많은 것들은 촉진을 사용하는 학생이 구두나 서면으로 자신이 느끼는 것을 묘사하는 기술을 연습해야 한다는 Van Allen의 아이디어를 잘 되풀이하고 있다. Dr. Frymann의 용어(Frymann, 1963)는 이 책의 전반적인 부분에서 지침으로 작용할 수 있다:

> *생리적 기능이 작동하고, 만약 그것이 비 조직화되었을 때 발생할 수 있는 경우를 지적으로 이해하는 것이 하나의 일이다. 그러나 환자에게 손을 얹고 비 조직화의 정도와 자연 상태를 분석하고, 정상적이고 방해받지 않는 리듬이 있는 생리 상태로 복원하기 위해 수행할 수 있는 것을 아는 것은 완전히 또 다른 일이다. 이것은 우리 앞에 놓인 과제인데; 이는 우리의 손 아래에 있는 조직에서 무슨 일이 일어났고 또 일어나고*

있는지를 알고, 또 무엇을 할 수 있고 그것을 통해 무엇을 수행할 수 있는지 … [그러나] … 환자 평가를 위한 다른 방법이 없이 촉진만으로는 거의 가치가 없다는 것을 알기 위한 것이다. 그 가치는 전체 패키지 — 병력, 검사(촉진 포함), 특별한 테스트 그리고 치료에 대한 반응에서 비롯되는 것이다.

학제 간의 견해 Interdisciplinary views

이 장의 시작 부분에서 "비정상"인 것을 확인할 수 있기 위해서는 "정상"에 익숙해져야 한다는 필요성에 대한 학제 간의 견해는 Stone(1999)에 의해 제시된 현대 영국의 정골의학 견해에 반향되어 있으며, 그는 촉진을 "5차원"으로 묘사하고 있다:

촉진은 우리가 연부조직의 기능을 해석할 수 있게 해준다. 감별 조직학에서는 고유한 유연성과 탄력성의 다른 정도를 알 수 있다; 이 때문에 근육은 인대, 뼈 및 기관과 완전히 다른 느낌을 갖는다. 따라서 건강한 조직에는 각 조직마다 다른 "정상적인" 느낌이 있는 것이다. 이것은 "정상" 조직에 대한 반복적인 탐구를 통해 배워야 하며, 임상의는 "정상적인" 것에 대해 자신의 어휘를 수립해 놓아야 한다. 일단 누군가가 촉진을 효과적으로 사용할 수 있도록 잘 훈련을 받으면, 조직 간의 미세하고 섬세한 차이를 느낄 수 있다. 무언가가 "정상" 에서 "지나친 정상" 으로 바뀌었을 때 감별할 수 있어야 하기에 이것은 필수적인 것이 된다.

정서적인 상태(15장 참조)와 관련하여, 연부조직의 촉진적 특질에 대한 터치를 하는데 있어서, Stone은 다음과 같이 계속 서술한다:

각 임상의는 연부조직이 실제 부상 정도 또는 정서적 문제와 관련이 있는지 여부에 상관없이 조직 상태가 임상적으로 의미하는 바가 그들 자신의 주관적인 것으로 설정되어야 한다. 조직 반응의 특성과 도수치료의 반응에 대한 경험과 신중한 반영은 전문의로 성숙하는 데 중요한 부분이며, 각 임상의의 개성을 묘사하는 용어가 된다.

도전적인 물리치료학의 관점은 그 분야의 거장 중의 한 분인 Maitland(2001)에 의해 제공된다.

척추 부분에서 가장 중요하고 배우기 힘든 스킬은 촉진이다. 이 스킬을 습득하려면 촉진에 의해 척추 분절의 차이점 - 정상과 비정상; 만성 또는 급성; 저가동성 또는 과가동성 - 을 느낄 수 있어야 하고, 그리고 나서 환자의 증상(구조, 근원 및 원인)에 대한 반응, 부위, 깊이 및 관련성을 연관시킬 수 있어야 한다. 이것에는 정직하고 자기 비판적 태도를 필요로 하며, 기능적 움직임과 결합된 생리학적 테스트 움직임의 시험에도 적용된다. 어떠한 임상의(심지어 선천적인 능력을 가진 사람조차도)도 손과 통증 반응, 그리고 그의 마음 사이의 관계를 배우는 데 적어도 10년은 걸린다고 보아야 한다.

카이로프랙틱 차원의 검사는 정적 및 동적 직접적인 촉진에 크게 의존한다. Murphy(2000)는 전문성에 대한 현대적 관점을 다음과 같이 서술한다.

촉진은 피부 온도와 조직, 근육, 근막 트리거 포인트 또는 연부조직 변화와 같은 정적인 촉진을 포함하는데; 관절 기능 평가를 위한 동작 촉진; 근육 기능 평가를 위한 근육 길이 검사이다. 그래서 이것은 심각한 질병, 통증 일차 발생원인, 주요 기능장애 및 기능장애 변화에 대한 주의사항의 탐지에 사용된다. 환자를 검사할 때 우

수한 촉진 스킬을 대신 할 수 있는 것은 없다 … 검사 과정에서 사용되는 가장 중요한 두 가지 도구는 시력과 촉각(청각 외에도)인데 … 특히 촉진은 기관 시스템 평가 검사에서 매우 중요하다.

미국의 정골의학 교육에서는 촉진 스킬에 큰 역점을 두고 있다. Kappler(1997)는 다음과 같이 설명한다.

촉진의 기법은 수련, 시간, 인내와 연습이 필요하다. 가장 효과적이고 생산적이려면 촉진 검사 결과는 기능 해부학, 생리학 및 병리 생리학에 대한 지식과 관련이 되어야 한다. 예를 들면, 솔직한 병리학적 상태인 종양을 확인하는 것이 병적인 기전을 유도하거나 식별할 수 있는 징후, 증상 및 자극적인 결과를 묘사하는 것보다 훨씬 쉽다… 손가락과 손으로 하는 촉진은 뇌가 판단할 수 있는 감각 정보를 제공하는데: 이는 온도, 질감, 표면 습도, 탄력, 팽창, 조직 장력, 두께, 모양, 과민성, 동작이다. 이 일을 완수하기 위해서는 손가락이 느끼고, 생각하고, 보고, 알아야 할 것을 가르쳐야 한다. 어떤 이는 환자에 대해 촉진하고 있는 손가락으로 느낌을 가지게 되는데, 누구는 촉진 손가락 아래에 있는 구조를 해부학적 지식에 근거한 시각적인 이미지를 통해 관찰하게 되고, 그것이 정상인지 비정상인지를 생각하게 되며, 그리고 느낀 것이 실제이고 정확하다는 것을 연습을 통해 확신을 얻을 수 있다는 것을 알고 있다.

이 책 전체에서 인용된 전문가의 말에 귀를 기울이고, 각 장 사이의 임상적으로 관련된 "특별 주제"에서 발견할 수 있는 몇 가지 통찰력을 평가하고 반영하고 후속 장에서 주어진 실습 부분을 열심히 연습함으로써, 촉진 스킬은 특별한 수준으로 정제될 수 있고, 의사와 환자 모두에게 만족과 이익을 가져다주게 된다. 뛰어난 스킬을 습득하면 연구자가 신뢰할 수 없는 것을 흔히 보는 빈도를 줄일 수 있다. 신뢰성 문제는 다음 장에서 논의된다.

참고문헌

Bischof I and Elmiger G(1960) Connective tissue massage, in Licht S(ed) Massage, Manipulation and Traction. New Haven, CT: Elizabeth Licht.

Cooper G(1977) Clinical considerations of fascia in diagnosis and treatment. Newark, OH: Academy of Applied Osteopathy Yearbook.

Frymann V(1963) Palpation – its study in the workshop. Newark, OH: Academy of Applied Osteopathy Yearbook, pp 16–30.

Greenman P(1989) Principles of manual medicine. Baltimore: Williams and Wilkins.

Kappler R(1997) Palpatory skills, in Ward R(ed) Foundations for Osteopathic Medicine. Baltimore: Williams and Wilkins.

Kuchera W(1997) Lumbar and abdominal region, in Ward R(ed) Foundations for Osteopathic Medicine. Baltimore: Williams and Wilkins.

Lewit K(1999) Manipulation in rehabilitation of the motor system, 3rd edn. London: Butterworths.

Maitland G(2001) Maitland's vertebral manipulation, 6th edn. Oxford: Butterworth Heinemann.

Mitchell F Jr(1976) Training and measuring sensory literacy.

Newark, OH: Yearbook of the American Academy of Osteopathy, pp 120–127.

Murphy D(2000) Conservative management of cervical spine syndromes. New York: McGraw-Hill.

Myers T(2001) Anatomy trains. Edinburgh: Churchill Livingstone.

Panzer DM(1992) The reliability of lumbar motion palpation. Journal of Manipulative and Physiological Therapeutics 15(8): 518–524.

Rolf I(1977) Rolfing: The integration of human structures. New York: Harper and Row.

Stone C(1999) Science in the art of osteopathy. Cheltenham: Stanley Thornes.

Sutherland WG(1948) The cranial bowl. Mankato, MN: Free Press.

Tozzi P(2014) Does fascia hold memories? Journal of Bodywork and Movement Therapies 18(2): 259–265.

Upledger J(1987) Craniosacral therapy. Seattle: Eastland Press.

Van Allen P(1964) Improving our skills. Carmel, CA: Academy of Applied Osteopathy Yearbook, pp 147–152.

Van Duersen L, Patijn J, Ockhuysen A and Vortman B (1990) The value of some clinical tests of the sacroiliac joint. Manual Medicine 5: 96–99.

Vincent Smith B and Gibbons P(1999) Inter-examiner and intra-examiner reliability of palpatory findings for the standing flexion test. Manual Therapy 4(2): 87–93.

Webster G(1947) Feel of the tissues. Minneapolis, IN: Yearbook of the American Academy of Osteopathy, pp 32–35.

촉진의 신뢰성과 타당성

제 2 장

Palpation reliability and validity

Michael Seffinger

도수 치료사는 도수치료를 적용해야 할 부위와 어떤 테크닉을 사용해야 할 것인지를 결정하고, 환자의 반응을 평가하기 위해 촉진에 의존한다. 비록 촉진 검사가 설명되고 가르쳐지기는 하지만, 촉진이 모든 도수 치료사들에 의해 요구되거나 사용되는 표준 방법은 아니다. 촉진 진단 절차가 도수치료 전문가들 사이에서 가변적인 것임에도 불구하고, 일반적으로 목표는 비슷한데 즉, 그것은 도수 치료에 부합되는 기능장애와 통증의 원인을 파악하는 것이다. 진단을 위한 촉진은 비정상적인 구조와 기능을 찾아내는데 사용되고 있으며, 더 구체적으로 말하자면 다음과 같은 목적을 가지고 있다:

- 특정 해부학적 랜드마크의 위치 또는 비대칭성 확인
- 관절이나 조직의 움직임에 대한 변화된 가동범위 또는 저항성 확인
- 변화된 근육의 톤 및 긴장도 또는 도수적 압력과 전단력, 온기 또는 냉증, 부종 또는 염증, 섬유화 또는 흉터 조직에 대한 내성 또는 순응에 대한 연부조직 검사
- 압통 포인트 또는 부위 확인

신체검사에서 위의 결과물들을 찾아내는 데 사용할 수 있는 많은 촉진 검사 방법이 있다. 그러나 임상 시험에서 어떤 검사가 가장 적합할 것인가? 더군다나, 위의 결과물 중에서 어느 것이 정교성과 정확성을 가지고 촉진할 수 있을 것인가? 이론적으로는 정교하고(신뢰할 수 있는) 정확한(타당한) 촉진 절차는 임상 진단을 더욱 확실하게 해 주어 가장 적절하고 효과적인 치료 결과를 가져다준다.

이 장에서는 촉진 검사의 신뢰성과 타당성이 어떻게 결정되는지를 기술하는 "신뢰성"과 "타당성"이라는 용어에 관하여 정의를 내리고, 최근의 과학 문헌 리뷰를 포함하여 신뢰성과 타당성 연구의 결과를 요약 정리하고자 한다(Seffinger와 외 2004; van Trijffel과 외 2005, Stochkendahl과 외 2006, Hollerwöger 2006, May와 외 2006, Hancock과 외 2007, Stuber 2007, Rubenstein and van Tulder 2008, Haneline과 외 2008, Laslett 2008, Murphy와 외 2008; Haneline & Young 2009, Stovall &Kumar 2010, Triano와 외 2013, Póvoa와 외 2015). 마지막으로, 다양한 직업의 전문가들은 촉진의 신뢰성과 타당성에 대한 연구의 결과와 관련된 질문에 통찰력 있는 답변을 제시하고 있다.

신뢰성이란 무엇인가?

What is meant by reliability?

신뢰성은 결과의 일치도, 일관성 또는 반복성을 측정하는 것이다. 양궁을 예로, 궁수가 중심부의 황소의 눈이 아니라 주변 목표물을 맞혔을 경우, 연속해서 각 화살표가 계속해서 반복적으로 그 목표물에 맞으면, 의도한 대로 물체의 중심을 맞히지 않았더라도 일반적으로는 그가 그 표적을 겨냥하여 맞힌 것으로 신뢰할 만하게 간주할 수 있다. 황소의 눈을 맞히는 것은 궁수가 정확하다는 것을 의미한다. 일반적으로 타겟을 몇 번이나 반복해서 맞힌다는 것은 궁수가 신뢰할 만하다는 것을 의미한다. 따라서 신뢰성은 정확도와 동의어가 될 수 없는

것이다

촉진과 관련하여, 신뢰성이란 임상의가 일관성 있게 반복적으로 자신의 손으로 평가한 동일한 느낌을 보고할 수 있음을 의미한다. 예를 들면, 임상의가 "이 근육은 내가 그것을 누를 때마다 단단해진다."라고 말하면 근육에서 단단하게 느껴지는 것을 신뢰성을 가지고 말하고 있다는 것이다. 근육 자체는 단단하거나 그렇지 않을 수도 있으므로, 손가락 아래에서 근육 그 자체가 단단하게 느껴지는 것이 굳은 낭종일 수도 있다. 그럼에도 불구하고, 검사자는 정확하지 않았더라도 신뢰할 수 있는 것으로 간주되는 것이다. 내부 검사자(intra-examiner) 신뢰도는 자신의 이전 도수 평가에 대해 동의하는 것을 말하며, 검사자 간(inter-examiner) 신뢰도란 두 명 이상의 검사자가 서로의 도수 평가에 동의하는 것을 의미한다.

촉진 검사에 있어서 신뢰성이란 반복 적용 시에 동일한 정보를 제공할 수 있는 능력을 말한다. 이것은 주로 세 가지 요인에 달려 있다:

1. 촉진에 의한 결과물의 일관성
2. 촉진의 방법에 내재된 가변성
3. 검사자의 스킬.

정밀도는 테스트에 있어서 변동성의 척도이며, 종종 신뢰성과 동의어로 사용되기도 한다. 표적 안에서 한 영역에 놓여 있는 한 다발의 화살은 비록 황소의 눈을 맞추지는 않았지만, 궁수가 정확하다는 것을 의미할 수 있다. 촉진 검사는 동일한 것을 약간의 변화만을 가지면서 반복적으로 측정하는 경우 이는 정확하다고 볼 수 있다. 만약 촉진 검사가 정교하고 정확하다면, 그것은 신뢰할 만하고 유효한 것으로 볼 수 있다.

촉진으로 하는 진단에 있어서 신뢰성이 중요한 이유는 무엇인가?

Why is reliability important in palpatory diagnosis

신뢰성은 하나의 현상의 존재를 말할 수 있는 금본위제(Gold standard) 테스트가 없을 때 가장 중요한 것이 된다. 도수치료를 어느 부위에 어떻게 적용해야 하는지를 결정하는 데 사용되는 대부분의 촉진 검사에 대한 표준적인 검사 방법이 없기 때문에 가장 재현성 있고 신뢰할 수 있는 절차가 가장 금본위제(Gold standard)가 되는 것으로 여겨지고 있다. 두 명이나 그 이상의 검사자가 촉진해서 얻은 결과물에 서로가 동의할 수 있다면, 그 결과물이 실제로 존재한다는 것에 확신이 더 커지는 것이다. 이러한 의미에서, 촉진 절차의 신뢰성은 "정확성" 또는 "유효성"과 동의어로 사용되고 있는 것이다. 연부조직의 완결성 및 유체 함량을 평가하기 위한 초음파 영상 장비와 같은 더 정확한 평가 방법을 사용하지 않는 한, 가장 신뢰할 수 있는 촉진 검사가 활용 가능한 가장 정확한 검사가 될 것이다. 이것은 가장 신뢰할 수 있는 촉진 검사가 환자의 회복을 돕고, 고통을 줄여 주는 정확한 치료를 이끌어 낼 수 있도록 정확한 진단을 할 수 있는 기회를 높이기 위해 필요한 것이다.

촉진의 신뢰성은 어떻게 결정할 것인가?

How is palpation reliability determined?

촉진 검사 과정의 신뢰도는 동일한 검사자와 다른 여러 검사자들이 동일한 검사 대상자 또는 검사 대상자 그룹을 촉진하여 나온 진단 검사 결과에 대한 재현성과 일치도를 비교하여 결정된다. 테스트의 신뢰성에 영향을 미치는 변수는 테이블 2.1에 나열되어 있다. 촉진 신뢰성 연구에서 촉진 절차의 신뢰성에 있어서 그것들의 영향을 평가하기 위하여 이러한 변수의 다양한 조합을 사용한다.

연구자는 우연히 일치할 수 있는 가능성을 설명하기 위해 카파(kappa(k)) 통계를 사용한다. 카파 값의 범위는 −1에서 +1이며, 0은 시험 결과가 우연한 것보다 낫지 않으므로 절차가 신뢰할 수 없다는 것을 나타내는 것이다. 마이너스 값은 테스트된 진단 절차가 우연한 것보다 덜 신뢰할 수 있음을 나타내는 것이다. 신뢰할 수 있는 시험 결정에 사용할 수 있는 값은 연구자마다 다르다. Fleiss(1981)가 권장하는 카파 값은 테이블 2.2에 나와 있다.

테이블 2.1

촉진의 신뢰성 연구에 있어서 독립 변수
해부학적 랜드마크의 위치를 찾는데 있어서 촉진의 정확도에 영향을 미칠 수 있는 환자의 피하 지방의 양
환자의 해부학적 변이(연구 전에 선별 검사해야 함)
연구자의 교육 수준
사용된 촉진의 과정과 긍정적인 결과의 기준에 대한 검사자의 합의
사용된 테스트에 대한 검사자의 친숙도(경험)의 정도 (예비 학습 훈련)
환자 또는 검사자의 성별
환자의 증상의 존재 유무
시간이 지남에 따라 그리고 촉진에 대한 반응으로 나타나는 증상의 안정성
검사자의 경험(스킬) 수준

테이블 2.2

일치 수준: 카파 값의 해석(Fleiss 1981)	
카파 값(k)	**통역**
k < 0.4	저조
k 0.4 – 0.75	양호 또는 보통
k > 0.75	우수 또는 만족

검사자는 시간이 지남에 따라 촉진 방법을 바꾸기 때문에, 그들이 얻은 경험으로부터 지름길을 배우기 때문에 연구실 실험에 사용된 도구처럼 재보정해야 할 필요가 있다. 따라서 검사자는 연구 중에 서로 자주 만나서 절차를 재평가하고, 어느 부위에 도수 치료를 적용해야 할지를 결정하는데 사용되는 촉진 검사의 결과에 대한 재훈련 및 동의를 구해야 한다(Degenhardt 외 2005, 2010). 또한 특히 촉진의 신뢰성 테스트(Snider 외, 2008)를 위한 랜드마크를 찾고자 할 때 해부학적 변이, 특히 남성과 여성 사이의 변이에 관하여 더욱 주의 깊은 고려가 필요하다.

도수로 하는 진단에서의 신뢰성은 어떠한가? How reliable are manual diagnostic procedures?

체계적인 문헌에서는 촉진의 신뢰성에 대한 연구에 활용되는 리서치 디자인과 보고 방법의 질을 평가하며, 본질적으로 연구 자체의 재현성을 분석한다. 척추 촉진 과정의 신뢰성에 대한 이러한 체계적인 검토의 전반적인 결과는 다음과 같다:

- *해부학적 랜드마크 식별*과 대칭성에 대한 평가는 신뢰할 만하지 못하다. 그러나 목표의 부위

를 확대하여 합의의 기준을 조정하면 신뢰성이 향상된다. 예를 들면, 척추측만증과 척추후만증에 대한 평가에서와 같이 랜드마크의 지역적 변수를 평가하면 중간 정도 수준에서 상당한 수준에 이르는 신뢰성을 갖는다.

- *능동적인 동작*은 수동적인 동작보다 더 신뢰할 만하다. 경추, 흉부 및 요추의 분절간 척추수동 동작 촉진 검사는 일부 연구에서는 좋은 신뢰도를 갖고 있지만, 다른 검사에서는 낮은 신뢰도를 나타내 보이고 있다.
- *조직 질감 이상*, 변화된 순응도 또는 근육 긴장의 존재 여부를 평가하는 *연부조직* 검사는 일반적으로 피하 조직의 장력을 결정하기 위한 스킨 롤링 테크닉 이외에는 신뢰할 만한 것이 없다.
- 연부조직 또는 뼈 통증 유발 검사가 가장 신뢰할 만한 것이다. 통증 *유발*은 실제로 압통점이 검사자에 의해 촉진될 때 느껴지는 통증의 정도를 진술하는 환자의 신뢰성을 테스트하는 것이다. 여기서 검사자가 해석해야 하는 것은 실제의 촉감이 아니다.
- *내부 검사자(intra-examiner)*의 신뢰성은 *검사자 간(inter-examiner)* 신뢰성보다 더 높다. 전반적으로 검사자의 전문 분야, 경험 수준, 사용된 절차에 대한 합의, 연구 이전의 훈련 상태 또는 증상이 있는 대상의 사용이 반드시 신뢰성을 향상시키는 것만은 아니다.

추가적인 연구에 따르면, 다음과 같은 사실이 발견되었다.

- 여러 뼈의 랜드마크를 사용하여 요추 척추 돌기를 확인하는 것이 하나의 랜드마크를 사용하는 것보다 훨씬 더 정확하다(Snider 외 2011).
- 임상의들은 과가동성의 척추 분절보다 저가동성의 척추 분절을 더 정확하게 구분해 낼 수 있는 것 같다. 요통 환자가 엎드려 누워 있는 자세에서, 가장 움직임이 적은 요추 분절을 수동적 후방에서 전방으로 움직여 보는 평가는 우수한 검사자 신뢰성(k = 0.71)을 갖는다; 그러나, 가장 *움직임이 많은 분절*(Landel 외 2008)을 식별할 때에는 그 신뢰성이 낮다(k = 0.29).
- 표준 기준점을 갖는 것은 카이로프랙틱 학생의 연구에서 볼 수 있듯이 3명의 피험자의 경추의 분절간 움직임을 평가하는 연구에서 그 중 두 명은 선천적으로 융합된 척추가 C2-3에 있고, 다른 한 명은 C5-6에 있었다. 가장 가동성이 적은 분절을 찾아내는 데는 일반적으로 양호한 신뢰성(k = 0.65)을 가지고 있었으며, C2-3과 C5-6에서 저가동성에 대한 우수한 일치성(k = 0.76)과 보통 정도의 일치(k = 0.46)를 갖는 매우 좋은 신뢰도를 보였다(Humphreys 외 2004).

동작 테스트를 통증 유발과 결합시키면, 통증 반응과 흉추 및 요추 추간 관절의 이동성을 검사를 할 때 카파 값이 0.4 이상으로 나타났으며, 사춘기 환자의 요추 굴곡/신전 동작에서 동작의 끝부분에서 통증이 나타났다(Aartun 외 2014). 이것은 성인의 경추에서도 확증되었다(Maigne 외 2009).

- Triano와 그의 동료들(2013)은 연구 시리즈에서 의사가 통증이 있는 환자를 대상으로 그 부위를 평가할 때 동작 촉진이 의사들 사이에서 더 신뢰할 수 있다는 것을 입증하였는데; 통증이 있는 부위의 관절과 근육은 움직임이 있을 시 통증이 나타나는 것과 마찬가지로 경직해지고 저가동성이 나타나기 때문에 쉽게 인식해 낼 수 있다. Manning와 그의 동료들(2012)이 보여준 이에 관한 한 개의 케이스가 있는데, 이는 목 통증 환자에게서 관절의 저가동성과 관절 가동범위의 끝부분에서의 느낌 그리고 통증 유발

에 대한 촉진 검사에서 만족할만한 신뢰성(카파 0.4 이상)을 나타내 보여 주는 것이었다.

- 여기에 더 추가하면, 촉진에서 찾아낸 결과물에서 검사자의 신뢰도가 등식의 한 요소가 될 때, 척추 분절 동작 검사의 신뢰성은 증가하게 되는데, 임상의가 진단에 대해 자신감을 가질수록 테스트의 신뢰성은 높아진다(Cooperstein 외 2013). 일부 연구자들은 카파 값만으로는 연구되어지고 있는 특성의 유행, 표본 집단의 성격, 검사자의 편견 및 많은 신뢰도가 "충분히 좋음"에 못 미침으로써 테스트의 신뢰성을 결정할 수 없다고 주장한다. 임상 진단은 데이터의 해석에서 고려해야 할 변수이다(May 외 2006). Cooperstein(2012)은 적절한 통계 테스트와 분석의 선택이 신뢰성 연구 결과와 그것에 관한 그들의 해석을 정확하게 해 주는 핵심이라고 설명했다.
- 척추 이외의 다른 신체 부위와 관절에 대한 촉진 검사의 신뢰성도 평가되었다.

천장관절 *Sacroiliac joint*

- 천장관절 이동성에 대한 촉진 검사는 일반적으로는 신뢰성이 있다고 볼 수 없다(Robinson 외 2007).
- 통증 유발 테스트의 여러 방법을 사용해서 하면 신뢰성이 향상된다(Laslett 외 2005, Van der Wurff 외 2006, Robinson 외 2007).
- 동작 테스트와 통증 유발 테스트를 결합하면 신뢰성이 훨씬 향상된다(Arab 외 2009).
- 일련의 테스트 중에서 가장 신뢰할 수 있는 테스트를 사용하면 신뢰성이 향상된다(Tong 외 2006).

힙 *Hip*

- 근골격계 고관절 통증(카파 값 0.4 이상) 환자를 대상으로 실시한 FABER 정형검사, 로그 롤(log roll) 검사 및 대퇴골 대전자의 압통점에 대한 평가는 허용할만한 신뢰성이 나왔다(Martin & Sekiya 2008).

다리 길이 *Leg length*

- 내측 복사과를 중심으로 좌우 다리 길이 대칭 평가에서는 받아들일 수 있는 신뢰도(kappa는 적어도 0.4)를 보였다(Woodfield 외 2011; Holt 외 2009).

어깨 *Shoulder*

- 상지의 가동범위와 강도 테스트는 신뢰할만하다.
- 어깨 관절의 제한 상태에 대한 평가는 우수한 신뢰성을 가지는데, 특히 통증이 있는 경우 즉 예를 들면, 어깨 통증 환자의 견흉관절(scapulothoracic joint) 가동성 테스트와 같은 것이다(Baertschi 외 2013).
- 일반화된 관절의 과 가동성(GJH)과 양성 관절과 가동성 증후군(BJHS)에 대한 촉진 검사는 신뢰할만하다(Juul-Kristensen 외 2007).
- 어깨 충돌 증후군 환자의 경우, 통증 아크(painful arc), 빈 캔(empty can) 및 외회전 저항 테스트는 상당한 신뢰도(kappa 범위는 0.45에서 0.67까지)를 가지고 있으며, Neer 및 Hawkins-Kennedy 테스트는 적당한 신뢰도(kappa 범위는 0.39에서 0.40)를 가지고 있다(Michener 외 2009).

손 *Hand*

- 저항 동작(resisted movement) 과정에서 붓기와 통증에 대한 촉진은 신뢰성이 낮지만 관절의 윤곽이나 크기의 변화 그리고 압통에 대해 양호한 신뢰도가 있다(Myers 외 2011).
- 베이튼 관절 가동성 색인(Beighton Joint Mobility Index)에 따른 손가락의 과가동성은 보통(카파 0.4 이상)의 신뢰성을 가지고 있다(Aartun 외 2014).

무릎 *Knee*

- 무릎 관절의 과가동성에 대한 검사는 신뢰할 수 없다(Malanga 외 2003).

근막 트리거 포인트 *Myofascial Trigger point*

- 근막 트리거 포인트는 어떤 특정 근육에 있어서는 매우 신뢰성을 가지는데, 예를 들면, 승모근(trapezius), 중둔근(gluteus medius) 그리고 요방형근(quadratus lumborum)과 같은 근육을 들 수 있다(Myburgh 외. 2008). 통증 유발이나 압통에 대한 신뢰성은 받아들일만한, 긴장된 밴드(taut band), 점프 징후(jump sign) 또는 조직의 질감 이상(tissue texture abnormalities)은 그렇지 않다(Lucas 외 2009).

1차 호흡 기전
Primary respiratory mechanism

- 두개골과 천골의 1차 호흡 기전이라고 불리는 본질적 리듬 차원의 움직임에 대한 확실한 촉진은 입증되지 않은 상태이다(Sommerfeld 외 2004).
- 저항 동작(resisted motion) 과정에서 두개골 변형 패턴, 두개골 리듬 충격 정도 그리고 두개골 사분면에 대한 촉진은 검사자 간 신뢰성(Halma 외 2008)은 매우 높은(카파 범위는 0.52에서 0.82) 수준이다.

진단 차원의 기법적 촉진
The art of diagnostic palpation

각 치료사는 느낀 감각을 해석하기 위해 자신의 스킬 레벨과 능력에 적합한 촉진법을 활용하여 정보를 얻는 자기 자신만의 방법을 개발한다. 감각의 해석은 검사자의 경험, 지식 그리고 스킬에 많이 좌우되기 때문에 촉진에는 고도의 기법이 있다고 볼 수 있다. 임상의는 연습을 하지 않으면 촉진 검사에 대한 해석에 있어서 신뢰성이 낮을 수 있다. 그러나 일부 임상의는 비록 신뢰할 수 없는 방법을 사용할지라도 환자의 신뢰와 믿음을 얻는 방식 외에 자비를 가지고 환자를 돌보아 주기도 한다. 다른 임상의들은 극도로 민감한 감각 센스를 가지고 있어 극소수의 다른 검사자와 비교가 된다.

이 책의 촉진 연습과 절차에 대한 상당한 부분은 아직 신뢰성에 대한 평가가 이루어지지 않은 것들이다. 그러나 그것들은 도수치료 전문가가 그들의 경험상 도수치료를 적용하여 개선될 수 있는 환자의 기능장애를 결정할 때 권장되는 스킬이다. 이 책에서, 실습은 매우 민감한 기계에 의해 평가되고, 정확한 것으로 판명되는 스킬을 개발하는 데 매우 유용한 것으로 입증될 것이다. 이것으로 인해 우리는 다음 섹션에서 진단을 위한 촉진 검사의 타당성 또는 정확성에 대해 논의가 이루어져 있다.

타당성이란 무엇인가?

What is meant by validity?

타당성은 의도한 대로 실제로 촉진 검사를 수행하는 정도를 측정한다. 측정 결과가 측정되고 있는 현상의 실제 상태와 일체성을 가지는 것이다(Feinstein 1987). 정확성과 진실성은 동의어로 볼 수 있다. 황소의 눈을 맞히는 궁수는 화살을 쏘는 데 정확하다고 간주된다. 궁수는 반복해서 공격하지 않을 수도 있다. 만약 그의 화살이 황소의 눈을 맞히지는 못했지만, 다른 궁수의 화살보다 목표물에 더 가까이 있으면 그는 다른 궁수보다 더 정확한 것으로 간주될 수 있다. 이것은 촉진 검사와 동일하다. 만약 그것이 의도된 목표를 측정한다면, 그것은 정확한 것으로 간주된다. 만약 이것이 불규칙적이지만 다른 촉진 검사보다 더 빈번히 나타나는 경우에는 다른 검사보다 더 정확한 것으로 간주된다. 예를 들면, 근육의 견고성을 결정하기 위한 촉진의 정확성은 근육이 실제로 단단한 것이 검사자가 그것을 그렇게 느끼는지 여부에 달려 있다. 만약 문제의 근육 특성을 알아내기 위해 표준 측정 장치를 사용하였고, 실제로 견고한 것으로 판명이 되었으며, 그리고 근육을 평가하는 데 촉진 검사가 사용되는 것은 유효한 것으로 간주된다. 타당한 촉진 검사는 기준 또는 금본위제(Gold standard) 측정 장비가 측정할 수 있는 것을 탐지하는 능력에 의해 결정된다. 활과 화살은 그것을 사용하는 궁수가 황소의 눈을 맞혀야만 정확한 것이 될 수 있는 것이다. 때로는 검사자의 훈련이나 경험의 정도에 따라 다른 검사자보다 더 정확성이 나타나게 된다.

타당성은 신뢰성이나 재현성을 의미하지 않는다. 만약 촉진 절차가 실제의 현상을 정확하게 평가하지만 단지 시간의 일부만일 경우에는 신뢰할 수 없는 것이다. 환자가 바로 누워있는 자세에서 손끝을 사용하여서는 좌골결절을 시간의 60% 만을 촉진할 수 있지만, 손바닥을 사용할 때에는 시간의 100%를 다 사용할 수 있으므로 손바닥을 사용하는 것이 의도한 대상에 대해 보다 정확한 방법이 되는 것이다. 따라서 타당한 테스트는 그것이 재현이 가능하거나 신뢰할 수 있을 때 가장 유용한 것이 된다. 반대로 신뢰할 수 있는 방법은 그것 역시 정확하거나 타당성이 있을 때 가장 유용한 것이 된다.

임상의와 교육자 그리고 연구가 역시 검사자가 정확성을 가지고 그것을 해석하는 경우 촉진 검사가 타당한 것으로 간주한다. 검사자가 사용하는 일련의 촉진 검사는 평가가 하나의 검사만으로는 이루어질 수 없기 때문에 검사자가 정확한 평가를 내면 그것은 유효한 것으로 간주된다. 검사하는 자가 정확한 검사자인지 또는 사용된 촉진 절차가 정확한지에 대한 논쟁이 있다. 이것이 왜 두 가지 가능성을 구분하기 위해 검사자 간 촉진 진단의 타당성 연구가 필요한지 그 이유가 된다.

타당도 조사 연구에는 여러 가지 유형이 있는데, 검사자의 의견이나 해석에만 의존하는 질적인 연구와, 검사자의 촉진 결과물이 표준 참조, 일반적으로 동일 또는 관련 현상을 측정하는 장비와 비교되는 양적 연구가 있다. 비록 타당성이라는 개념이 질적 연구와 양적 연구에서 다르지만, 이 장에서는 양적 연구에서 사용된 개념에 초점을 맞추고 있다.

표준 참조 The reference standard

*정의: 표준 참조(금본위제*라고도 함)라 함은 측정을 목적으로 하는 현상이나 조건에 대해 높은 민감도와 특이성을 갖는 연구를 통해 입증된 측정값이거나, 특정 현상의 존재 유무를 결정하

는 데 가장 활용할 수 있는 최상의 방법으로서 현장에서 전문가의 의견 일치로 받아들여지는 것을 말한다.

주의 사항: 촉진으로 환자의 통증 감각을 측정할 때의 경우와 같이 완벽한 표준 참조가 없을 때 *실용적인 기준*을 표준 참조로 사용할 수 있다(Knottnerus 2002). 시각적인 아날로그 통증은 수십 년 동안 촉진으로 하는 통증 유발 검사의 실용적 표준 참조로 사용되어 왔다(Price 외 1983).

타당성 연구를 위한 적절한 표준 참조를 선택하는 것은 예측할 수 있는 것처럼 간단한 것이 아니다. 예를 들면, Jende와 Peterson(1997)은 경추의 동작 촉진을 연구해 왔는데, 그들은 표준 참조로 X-ray를 사용했고, 동작이 뼈의 위치와 관련이 있다고 추정했다. 그러나 경추의 움직임에 제한이 있는지를 확인하기 위한 촉진과 X-ray로 측정한 뼈의 위치와는 항상 관련이 있는 것은 아닌데; 동작에 제한을 일으키는 비대칭성의 근육 긴장은 X-ray 이미지 상에서 정체된 상태에서의 뼈 위치를 변경시키지 않을 수 있다. 또 다른 일반적인 예는 강사가 학생들에게 촉진 검사를 사용하여 어떤 방향으로 척추가 회전된 지를 알려주는 경우이다. 학생들은 촉진을 통해 실제로 척추의 위치나 동작 특성을 식별하는데 도움이 될 수 있다는 가치와 타당성을 액면 그대로 받아들인다. 이 경우 강사는 참조 표준이 되는 것이다. 그러나 강사는 신뢰할 수 있거나 정확한 촉진 전문가가 아닐 수도 있다. 척추의 움직임에 제한이 있는지 그 유무를 평가할 때 동작 테스트가 타당하고 신뢰할 만하다는 일반적인 인식이나 믿음에도 불구하고 이 개념을 뒷받침할 증거는 없다. 예를 들면, 요추에 대한 수동적인 관절 움직임 검사 결과가 자기 공명 영상(MRI)의 결과와 일치하지 못하는 경우가 있다는 것이다(Landel 외 2008).

촉진 인식에는 세 가지 단계가 있는데; (1) 손에 의한 감지, (2) 말초신경에 의한 중추 신경계 및 뇌로의 전송, (3) 뇌에 의한 감각의 해석이다. 따라서 연구자들은 손은 두뇌와 촉진되는 대상물 간의 중간 역할물일 뿐이라는 것이다. 그들이 필요로 하는 타당성은 검사를 필요로 하는 것은 모든 촉진 감각의 뇌에 의해 해석되는 것이다. 생체 피드백이나 계측기를 사용하여 뇌의 해석을 훈련하는 것은 교육자가 촉진을 가르치는 데 초기에 사용하는 한 가지 방법이다. 촉진 검사를 위한 참고 또는 금본위제가 확립되면, 학생들은 해당 참조 표준의 정확도 레벨에 도달할 수 있도록 훈련받을 수 있다.

다른 유형의 타당성에 관한 연구를 이해하는 것이 중요한 이유는 연구자가 촉진 검사 절차가 타당하거나 정확하다고 공언하는 경우, 실제로 검사가 진행되고 있고 타당성이 입증되어야만 하는데: 촉진 검사 절차 자체, 검사자의 느낌에 대한 해석, 또는 도수치료를 해야 할 부위를 확인해야 하는 것이다. 반대로, 촉진 검사의 한 측면이 무효화된다고 하여 다른 측면도 무효화되는 것은 아니다. 임상적으로, 모든 3단계의 촉진 과정, 즉 손가락에서 느껴지는 것, 해석 방법 및 그것의 해석에 의하여 진단된 것을 검증할 수 있어야 한다.

촉진으로 하는 진단에서 타당성이 왜 중요한가? Why is validity important in palpatory diagnosis?

코끼리의 각 다른 부분을 촉진하는 6명의 시각장애인은 6가지의 다른 감각을 느낄 것이고, 그들이 느낀 것을 마치 팬(귀), 나무(다리), 벽(몸), 로프(꼬리) 창(상아) 또는 뱀(트렁크)이라고 각기 달리 해석할 수 있다. 각자는 그가 감지하고 있는 것을 계속 반복해서 묘사할 때 신뢰성이 있을지 모르지만, 해석은 정확하지가 않은 것이다. 그것들은 각각 전체 개체의 한 측면만을 촉진하고 있다. 그들의 촉진 스킬은 그들이 느끼는 것을 평가하는 금본위제(gold standard) 방법이 없기 때문에 타당성이나 정확성이 부족하게 된다. 일련의 테스트에서 동물의 전체 면을 만져보면 검사자 간의 신뢰성은 더 많이 갖지만, 여전히 정확하지는 않을 것이라는 주장이 있을 수 있다. 비전(시각)은 금본위제에 추가될 수 있다. 마찬가지로, 촉진자는 그들이 손으로 느낀 것에 정당성을 부여하기 위하여 해부학적 랜드마크의 대칭성을 시각화한 것을 사용한다. 그러나 도수 치료사가 도수치료 테크닉으로 치료하고자 하는 문제점 중 일부는 미묘한 조직 질감의 변화, 제한된 동작 및 검사자의 손에 의해 감지되는 유발적 움직임이나 압력에 대한 저항이기 때문에 눈으로 쉽게 볼 수 있는 것이 아니다. 만약 촉진으로 느끼는 감각을 정확한 도구로 확인할 수 있다면 촉진 검사자는 자신이 촉진으로 발견한 결과물에 대해 확신을 갖게 될 것이다. 내부 검사자와 검사자 간 신뢰성도 마찬가지로 향상될 것이다.

과연 그러한 도구가 존재할까?

촉진자가 평가하는 기능장애의 모든 면을 평가할 수 있는 장비는 없다. 참조 또는 금본위제로 사용할 장비가 없을 때에는 가장 경험이 많거나 가장 신뢰할 수 있는 전문가가 참조 표준이 된다. 촉진 테스트가 정확할수록 신뢰할 수 있는 테스트가 될 것이라고 생각한다. 활과 화살은 궁수에게 10회 중 몇 회 정도는 황소의 눈을 맞힐 정확한 방법을 제공하지만 이것은 다른 사람의 손에도 반드시 정확하거나 신뢰할만한 것은 아니다. 유사하게, 촉진 전문가는 정확성과 신뢰성을 가진 유효한 촉진 검사를 사용할 수 있지만, 다른 촉진자는 가끔 정확하거나 신뢰할 경우가 생긴다. 따라서 타당성과 신뢰성이 모두 필요한 것이다. 연구, 실습, 경험 및 성실한 기술 개발은 촉진 문학 재단의 초석이 된다. 이 책에서는 세계 전역의 거장들로부터 촉진 평가 기술 및 개발 훈련에 관한 개괄적인 설명이 제공되어 있어서 임상의에게 많은 도움이 될 것이다.

촉진의 타당성은 어떻게 결정되는가? How is validity of palpatory procedures determined?

촉각 검사의 타당성은 참조 또는 금본위제(reference or gold standard)에 대해 얼마나 잘 수행되는지의 정도에 따라 결정된다. 이 장에서는 체계적인 리뷰를 통한 추천에 따라 민감성과 구체성에 의해 평가된 촉진의 타당성에 초점을 맞추고자 한다(Najm 외 2003).

민감성과 구체성은 진정한 존재의 여부를 알아내기 위한 촉진 검사의 진단 능력에 대한 수학적인 경험에 불과하다. 예를 들면, 임상의가 경추가 우측으로 회전되었는지를 확인하려고 한다면 촉진을 시도할 것이고, 엑스레이를 참조 또는 금본위제(reference or gold standard) 측정 장비로 사용할 것이다. 만약 임상의가 회전된 척추를 촉진만으로 90% 정확하게 찾아낸다면 정상 척추도 90% 정확하게 감지해 낼 수 있을 것이고 그때, 촉진 검사는 구조물의 진정한 상태를 알아낼 수 있는 민감성이 있는 것으로 간주되며, 또한 검사자가 회전된 척추를 놓치는 거짓 음성(false negative)이 거의 없는 진성 양성(true positive)으로 불리게 된다. 촉진 검사는 임상의가 회전이 없는 척추의 상태의 부재를 감지할 수 있다는 점에서 매우 구체적인 것이라고 볼 수 있다. 그 이유는 그가 거짓 양성(false positive)이 매우 희박한 진성 음성(true negative)

으로 알았고, 그가 회전이 되어 있다고 생각한 척추는 실제로 회전된 것이 아니었다. 촉진적 진단 검사의 내용에 대한 타당성을 결정하기 위해서는 민감성과 구체성 모두 다 필요하다.

완벽한 민감성과 구체성을 가진 검사가 없기 때문에, 테스트를 조합하여 사용하면 가장 정확한 진단을 할 가능성이 높아질 것이다. 만약 각 촉진 검사가 적어도 90% 민감성과 구체성을 가지고 있다면 이상적일 것이지만, 가장 민감성 있고 구체성 있는 검사 또는 그 검사가 조합된 검사에서 가장 중요한 것은 임상적 결정을 내리는데 가장 민감성 있게 또 구체적으로 사용되는 것이다.

촉진 검사 절차로 척추의 이상 유무를 정확하게 감지할 수 있는 능력 발견의 유무가 전반적으로 *정확성*이라고 부른다. 만약 허리 통증이 있는 사람이 촉진 검사를 받고 있는 상황이라면, 임상의는 조직 질감의 변화, 요추의 제한된 가동성, 그리고 극돌기의 압통점을 찾아낼 것이고 그것은 체성 기능장애 진단을 내리는 증거가 된다. 일부 환자는 허리 통증을 호소하지 않지만 체성 기능장애의 증거가 있다. 사용된 촉진은 체성 기능장애를 찾아내는데 정확한 검사로 간주될 수 있다. 그러나 환자의 허리 통증이 참조 표준으로 사용된다면, 검사는 부정확한 것으로 간주될 것이다(어느 환자가 통증을 앓고 있는지를 찾아내는 차원에서). 그래서, 촉진이 부정확하다는 혐의에 대해 듣거나 읽을 일이 있을 때, 그것이 비교되고 있는 참조 표준이 무엇이냐고 반드시 물어 보도록 하라. 연구되고 있는 집단 내에서 다른 참조 표준을 사용할 수 있고, 이용 가능한 금본위제가 없을 때 사용되는 대체 참조 표준의 정확성은 연구에서 편견의 위험을 증가시킬 수 있다(Naaktgeboren 외 2013).

도수로 하는 진단 절차가 얼마나 타당성이 있을까?

How valid are manual diagnostic procedures?

대부분의 촉진의 타당성에 대한 연구는 구조, 기준 또는 예측 타당성 유형에 대한 것인데, 이에 관한 연구는 거의 없다. 그 결과는 도수치료에 필요한 기능장애를 위해 실시된 촉진 검사의 타입과 검사하고자 하는 신체 부위의 범주로 분류될 수 있다.

해부학적 랜드마크 평가

Anatomical landmark assessment

해부학적 랜드마크에 대한 촉진적 식별과 랜드마크의 대칭성 평가는 그 정확도에 있어서 차이가 있다:

- 정중선 랜드마크의 정밀한 평가를 위해 참조 표준으로서 엑스레이를 사용하여 극돌기의 위치를 찾아내는 것은 정확하지 않은 것으로 나타났다(Robinson 외 2009).
- 경추 랜드마크에 대한 촉진 검사는 여러 테스트와 방사선 참조 표준을 사용하였는데, 결과가 51%에서 87.8% 사이의 만족스럽지 못한 정확도를 보여 주었다(Póvoa 외 2015).
- 장골의 전상장골극이 5mm 비대칭이 있는 상태에서 참조 표준으로서 골반의 해부학적 모델을 사용하여 전상장골극의 랜드마크를 검사하는 데에는 숙련된 임상의가 학생보다 정확했다. 평가자의 "독특한 눈"을 사용하여 정중선에서 양쪽 랜드마크의 비대칭성을 평가하는데 있어서는 정확성에 큰 호전은 없었다. 비대칭성이 10mm일 때 평가는 더 정확했다(Lee 외 2015).
- Shaw와 그의 동료들(2012)은 조직의 깊이를

측정하고, 건강한 사람을 대상으로 도수치료를 시행한 후 요추 횡돌기의 전 후 비대칭성을 알아내기 위해 손가락으로 누르면서 하는 촉진의 정확성을 입증했다. 이 때 참조 표준으로서 초음파 진단기를 사용하였다. 앞으로 이러한 참조 표준을 사용한 추가적인 연구가 보증될 것이다.

척추 가동성 테스트를 위한 촉진 검사
Palpatory tests for spinal motion

척추의 돌기간 관절(zygapophyseal) 또는 후관절(facet joint)과 같은 작은 관절의 가동성의 가동범위와 그 성능에 대한 촉진 검사는 금본위제(gold standard)의 부족으로 인해 정확성을 평가하기가 어렵다. 관절이 고정되어 있는 플라스틱 척추 모델이 사용되었는데, 이 연구에서는 척추간 가동성의 검사에서 저가동성 또는 고착화된 관절에 대한 촉진의 평가 방법이 부정확하다는 것을 보여주었다(Najm 외 2003). 그러나 인간에 대한 수동 척추 가동성 검사는 어느 정도 타당성이 있는 것으로 볼 수 있는데, 다음과 같다:

- Humphreys과 그의 동료들(2004)은 카이로프랙틱 학생이 선천적으로 경추 하나가 융합되어 있는 환자를 앉힌 자세에서 환자의 머리를 외측 굴곡시키는 촉진 검사법을 사용하여 가장 가동성이 떨어지는 관절을 찾아내는 능력을 평가하였다. 민감성은 낮지만 시행의 구체성은 높았다. 학생들은 저 가동성이 있는 진정 융합된 척추 분절을 찾아내기도 하였으나(일부의 거짓 양성), 그러나 그들은 또한 융합된 척추를 많이 놓치기도 하였다(대부분 거짓 음성).
- Fritz와 그의 동료들(2005)은 요추의 과 가동성을 예측하기 위해 수동 요추 가동성 검사와 다른 비촉진 검사를 함께 사용하여 평가하고 그것을 엑스레이 참조 표준과 비교하여 보았다. 그들은 과 운동성의 가장 예측 가능한 두 가지 요인이 있는데, 그것은 요추 추간 가동 촉진 테스트에서 요추의 굴곡 가동 범위가 증가한다는 것과 저가동성이 부족하다는 것을 알았으며, 이러한 두 개의 결과 모두가 50%에서 93%의 불안정성의 가능성을 증가시켰다는 것이다.
- Abbott와 그의 동료들(2005)은 참조 표준으로 엑스레이를 사용하여 도수치료로 잘 훈련된 물리 치료사에 의해 요추의 수동 보조 추간 가동성 검사(PAIVM)와 수동 생리적 추간 가동성 검사(PPIVM)에 대한 타당성을 평가했다. 이 두 검사는 매우 구체적이지만, 요추 분절의 병진 움직임의 불안정성에 대한 탐지에는 민감하지 않았다.

통증 유발 *Pain provocation*

통증 유발은 환자가 *왜* 아파하는지를 식별할 수 있는 가장 정확한 방법 중 하나이다. 이유는 확인할 수 없지만, 촉진이 분명히 통증을 유발할 수는 있지만, 시각적 아날로그 스케일이나 통증에 대한 환자의 주관적 보고를 기준 표준으로 사용하는 일반적인 신념과는 달리, 촉진은 *관절 통증의 원인* 또는 *위치*를 정확하게 결정하는 방법이 아니기 때문이다(Najm 외 2003). 그러나 디지털 통증 자극은 동작 테스트보다 고통스러운 관절을 탐지하는데 있어서 더 높은 정확도를 갖는다(Najm 외 2003). 사람이 촉진에 통증을 느끼는 경우, 그 부위에 실제로 뭔가 잘못된 것이 있을 수 있다(구체성이 높음). 그러나 환자가 통증을 느끼지 않더라도 그 부위에 아무런 이상이 없다는 것을 의미하는 것은 아니다(민감도가 낮음). 임상의는 경추, 흉추, 요추에 "후관절 증후군"을 나타내는 척추 후관절의 통증을 Kemp 테스트(사분면 테스트 또는 확장된 회전 테스트라고도 함)를 사용하여 찾아내어 참조 표준(reference standard)으로 후관절 블록 주사(facet block injection)를 시도하는데, 이는 정확성을 입증하지 못하고 있다(Stuber 외 2014).

내장 질환을 확인해 주는 내장체성의 반사 반응을 알아내기 위한 촉진 검사 *Palpation tests to identify viscerosomatic reflexes indicative of visceral disease*

내장 질환을 나타내는 독특한 내장체성의 병리학적 반사 반응의 징후의 증거로서 척추 주변 연부조직의 긴장, 압통, 또는 늑골이나 척추 가동성의 제한을 평가하는 촉진 검사의 정확성을 입증하기 위해 잘 디자인된 내용의 타당성 연구는 없다. 그러나, Kumarathurai와 그의 동료들(2008)은 협심증 환자에서 흉벽 근육의 압통과 심근관류성 이미지 간의 관계를 평가했는데, 그들은 디지털 촉진 검사에서 찾아낸 흉벽 근육의 압통이 심근관류 연구에서는 정상으로 나오는 것으로 나타났다. 이 연구의 후속 조치에서 흉통을 호소하는 응급실 환자에서 *재현성 있는* 흉벽 압통(CWT)이 급성 관상동맥 증후군(ACS)을 배제하는 데 도움이 되는 반면, *재현 불가능한* 흉벽 압통이 이를 통제하는 데 도움이 된다는 것을 보여 주었다(Gräni 외 2015):

- 재현성이 없는 흉벽 압통은 관상동맥 증후군에서 92.9%의 민감성(95% CI 66.1%~98.8%)을 보였으며, *재현성* 있는 흉벽 압통의 존재는 높은 음성 예측도(98.1%, 95% CI)로 관상동맥 증후군을 *배제*(P = 0.003)하였다.
- 반대로 *재현성이* 없는 흉벽 압통은 낮은 구체성(48.6%, 95% CI 38.8%~58.5%)과 낮은 양성 예측도(19.1%, 95% CI 10.6%~30.5%)로 관상동맥 증후군을 용인하였다.

다양한 신체 부위에 대한 진단 촉진의 타당성 Validity of diagnostic palpation in various body regions

어깨 Shoulder

단일 검사가 그다지 정확한 것은 아니지만 (Hegedus 외 2012), 충돌 증후군의 상태에 대한 진단을 내리기 위한 모든 검사의 가장 좋은 조합은 다음과 같다(Park 외 2005).

- 긍정적인 호킨스-케네디 충돌 징후(Hawkins-Kennedy impingement sign)
- 양성 통증 호 징후(painful arc sign)
- 측면에서 팔의 약한 외회전

Michener와 그의 동료들(2009)은 충돌에 대한 5가지 테스트 중 3가지(Neer, Hawkins-Kennedy, 통증 호(painful arc), 빈 캔(empty can) 및 외회전)가 긍정적인 경우 정확성은 충분하다고 하였으나, 만약 5회 중 3회 미만의 검사가 양성이었더라면 진단을 내리기에 정확성은 충분하지 못할 것이며, 실제로 배제될 것이다.

회전근개 파열의 완전한 정도를 진단하기 위한 3가지 양성 반응 검사의 최상의 조합은(Park 외 2005) 다음과 같다:

- 통증 호(painful arc)
- 드롭-암 징후(drop-arm sign)
- 약한 외회전, 관절순 파열의 경우(Walsworth 외 2008):

- 양성 크랭크 테스트나 전방 슬라이드 테스트 결과와 함께 관절음이 발생하거나 관절이 포획되는 상황이 일어나거나 또는 양성 능동 압박이나 크랭크 테스트의 결과와 함께 전방 슬라이딩이 양성으로 나타나는 결과는 관절순의 파열을 시사하는 것이다.
- 관절음이나 관절의 포획성이 없고 전방 슬라이딩이나 크랭크의 결과가 음성이라면 관절순의 파열이 없음을 시사하는 것이다. 류마티스 관절염 환자의 건염이나 건 파열에 대한 촉진 검사는 정확하지 않다(Kim 외 2007).

무릎 *Knee*

높은 예측 타당성을 갖는 무릎 관절 안정성 또는 인대 이완의 정형 테스트는 다음과 같다(Hing 외 2009):

- 전방 십자 인대 파열에 대한 Lachman 검사
- 후방 십자 인대 파열에 대한 후방 전위 검사(posterior drawer test).

  반월판 파열 진단을 위한 정형 테스트(Hing 외 2009):
- 가장 정확한 검사는 McMurray 테스트에서 양성인 경우이다. 그러나 민감하지 않으므로 많은 거짓 음성이 있을 수 있다. 따라서 부정적인 검사에서 실제 반월판의 파열을 놓칠 수 있다. 그러므로 관절 라인의 압통과 같은 다른 테스트를 조합해야 하고 또 환자의 병력도 잘 청취하여야 한다.

골반: 천장관절 *Pelvis: sacroiliac joint*

단일 촉진 검사로 천장관절(SI joint)이 요통의 원인이 되는지를 확인하는 것은 정확하다고 볼 수 없다. 그러나 일련의 통증 유발 테스트를 병용했을 때 그 타당성은 증가된다(Van der Wurff 외 2006; Stuber 2007).

- 골반 신장, 허벅지 쓰러스트(thrust), 압박 및 천골 쓰러스트(thrust) 검사를 함께 사용하면 천장 관절이 통증의 원인이 되는지를 정확하게 확인할 수 있다(Laslett 외 2005; Laslett 2008). 천장 관절이 환자 통증의 원인이라고 판단할 수 있는 최선의 예측력을 가지기 위해서는 이들 네 가지의 테스트에서 두 가지를 사용해야 한다. 모든 테스트에서 통증이 유발되지 않을 때에는 천장 관절은 통증의 원인에서 배제되게 될 것이다.
- Hancock과 그의 동료들(2007)은 천장관절 촉진 자극 검사를 포함한 요통의 근원을 확인하기 위해 사용된 다양한 검사를 평가하는 타당성 연구의 체계적인 검토를 수행한 적이 있었는데, 그 결과 천장관절 자극 검사의 조합은 중간 정도의 타당성이 있는 것으로 밝혀졌다.
- Patric의 F-Ab-ER-E(굴곡, 외전, 외회전, 신전) 테스트와 다른 천장관절 자극 테스트 즉, 전방 횡단 견인 압박 테스트(갭핑 테스트(gapping test)) 또는 후방 횡단 견인 압박 테스트(Gaenslen's 테스트)는 참조("금") 표준으로 이중 투시기를 사용하여 관절 마취 블록(joint anesthetic blocks)을 통해 확인해 본 결과 정확성이 많이 부족한 것으로 나타났다(Eskander et al. 2015).
- 연구원은 허리 통증이나 다리 통증의 원인으로 천장관절의 염증이나 병리를 제거하기 위한 절차 자체에 정당성을 가지지 못할 때 환자의 허리 통증 또는 다리 통증의 원인인지 여부를 결

정하기 위해 천장관절을 촉진이나 자극적인 도수로 테스트를 하는 것에 대한 정확성을 평가하기 위한 표준 참조로 관절 블록 주사(joint block injections)를 사용하는 것이 타당한지에 대해 질문을 가진다(Berthelot 외 2006; Hansen 외 2007). 또한 많은 연구에서 자극적 기법을 사용하여 천장관절을 통증의 근원으로 확인하는 것이 정확하다는 것을 보여 주고 있지만 아직 많은 사람들은 그 정확성에 대해 논박을 가하고 있다. 따라서 증거는 이 시점에서 제한적이어서 더 엄격한 설계 연구가 필요하다고 본다.

- 허리-골반 통증을 가지고 있는 환자를 대상으로 천장관절의 촉진 진단 절차를 조사한 연구에서 연구자들은 타당성(민감성 또는 구체성)이 입증된 통증 유발 검사 또는 검사 집단(cluster)의 결과가 입증된 동작 테스트 또는 동작 테스트 집단(cluster)으로부터 획득된 것이 환자가 가지고 있는 문제의 원인이 천장관절 인지를 확인하는 부분에 있어서 서로 관련이 없는 것으로 판단했다(Soleimanifar 외 2016). 비록 통증 유발과 동작 테스트를 병행하면 도수치료가 가능한 천장관절의 기능장애를 찾아내는데 대한 검사자간의 신뢰성은 증가하지만, 이 두 종류의 검사는 서로 다른 병리 상태를 측정하기 때문에 반드시 양성이 되어야 할 필요는 없다. 천장관절은 허리-골반 통증과 운동 장애의 원인이 아닐 수도 있다. 예를 들면, 대부분의 경우에 있어서 허리-골반 통증은 요추에서부터 천장관절로 여기게 될 가능성이 있다. 실제 임상에서 관절 운동 장애와 관절통이 밀접하게 진행된다는 사실을 가르치고 있고 또 발견되고 있지만, 이 연구에서 발견된 것은 아니다. 이것이 SI 관절에 특유한 것인지 또는 다른 관절에도 적용 가능한 것인지 여부는 아직 알려져 있지 않다.

요추 *Lumbar spine*

- 척추 관절의 저가동성에 대해 도수 치료를 적용할 수 있는 적응증을 결정하기 위해 손바닥으로 척추를 전방 중앙으로 밀면서 압박을 가하여 척추의 경직성을 찾아내는 도수 평가는 표준 참조로서 틀에 박힌 전형적인 방법으로서 민감성도 없고 구체성도 없다고 본다(Koppenhaver 외 2014).
- 대부분의 촉진 검사는 그 자체로는 정확성은 낮으나, 촉진할 때에 환자가 통증이 있는 것을 얘기해 줌으로써 그 정확성이 증가할 수 있다(Phillips & Twomey 1996). 통증 평가를 위해 요추천장 관절을 신전시키거나 요추 극돌기를 타진하는 것은 그 하나만으로는 부정확한 것이 될 수 있다. 하지만 적어도 한 부분에서 통증을 일으키는 동작(능동적 또는 수동적)을 포함하는 시진과 촉진 검사를 조합하면 허리 통증을 앓고 있는 환자가 요추 부위에 통증이 있는지를 결정할 때 정확한 것으로 볼 수 있다(Leboeuf-Yde & Kyvik 2000).

경추 *Cervical Spine*

- 경추 굴곡-회전 검사는 경추성 두통과 관련된 C1-2의 동작 제한을 평가할 때 매우 정확하다(91%)(Ogince 외 2007).
- 랜드마크에 관한 연구에서, Jull과 그의 동료들(1988)은 경추로 인해 목통증을 앓는 20명의 환자를 대상으로 하는 도수적 진단과 관절 국소마취 블록의 표준 기준과 비교를 하였는데, *모든 환자가 통증이 있을 때* 관절 가동범위

끝부분의 감각, 가동성의 질 그리고 수동적 움직임 시에 나타나는 통증에 대한 도수 검사는 증상이 있거나 무증상인 관절 모두를 식별할 때 100% 민감하고, 100% 구체적인 것으로 나타났다.

- 그러나 보다 엄격한 통계 분석을 사용하여 *증상이 있는 환자와 무증상인 환자 모두*를 대상으로 한 더 큰 범위(128명)의 후속 연구에서는 목통증의 원인이 경추 관절 통증이라는 것을 찾아내기 위해 경추를 촉진하는 것은 정확성이 떨어지는 것으로 나타났다(King 외, 2007). Carragee와 그의 동료들(2007)은 척추 관절 통증의 참조 표준으로서 통증의 마취 블록은 증명되지 않았고 결함이 있는 것으로 지적했다. 게다가 King과 그의 동료들 또한 도수치료는 종종 통증을 감소시키거나 제거하는 방향으로 이루어지기도 하고, 적절한 가동성과 기능을 회복시키는 데에도 사용되고 있다고 한다. 비록 통증이 남아 있더라도 임상 시험에서 적절한 가동성과 기능이 회복되면 통증이 보통 가라앉거나 해소되는 것으로 나타났다(Hurwitz 외 2008).
- 운동학적 분석(Kinematic analysis)에서 목통증 환자에게 수동적 및 능동적 동작 평가를 위한 참조 표준으로서 경추의 동작 특성을 평가할 수 있는 가능성이 있는 것으로 나타났다(Rutledge 외 2013). 운동학적 분석 도구를 사용하여, Vorro와 그의 동료들(2013)은 임상의에게 맹검법(blind test)을 사용하여 목통증이 있는 환자의 경추의 수동적 가동성 평가에서 측정된 각 속도(angular velocity)를 목통증 증상이 없는 환자의 경우와 비교를 했을 때 각 속도가 감소한다는 것을 발견했다. 이것은 평가하고자 하는 부위에 통증이 있을 때 그 정확도가 향상되는 이유를 설명할 수 있다. 임상의는 관절 주변을 싸고 있는 연부조직이나 관절에서 증가된 저항성이나 가동성의 질의 변화를 잘 감지하게 되는데, 이로 인해 수동적으로 평가하는 과정에서 움직임이 느리게 일어나게 되는 것이다.

두개골 동작 촉진 Cranial motion palpation

비록 내용의 타당성 연구가 부족할지 모르지만, 수십 마이크로 미터의 가동범위에서 동작을 촉진할 수 있다는 것을 보여주는 구조적 타당성 연구의 결과에 주목할 필요가 있다. 이것은 두개골 내의 압력 파동에 반응하는 두개골에 대해 보고된 가동범위(10-50마이크로 미터)에 해당하는 것이다(Kasparian 외 2015).

촉진은 신뢰성이나 정확성에 있어서 일관성이 없기 때문에 임상에서 전문가는 이 정보가 임상 사례, 임상의 결정 그리고 환자 치료에 어떻게 영향을 미치는지 이해하기 위한 지침과 관점을 제공해야 한다. 다음 섹션에서는 이러한 필요성에 대해 접근하고자 한다.

진단용 촉진 검사의 신뢰성과 타당성은 개선이 가능할까?

Can the reliability and validity of diagnostic palpatory tests be improved?

Nyborg와 Smith(2013)는 촉진하는 손 안에 있는 감각 기관의 내재적인 강점과 약점에 주의를 기울이면 보다 정밀하고 정확한 진단용 검사로 이어질 것이라고 제안하고, 다음과 같은 제안을 하고 있다:

- 수동으로 추간 움직임을 평가하기 위해서는 손바닥 압력 대신 손가락 끝을 사용하는 것이 좋다.

- 촉진으로 찾은 결과물에 대한 첫 인상을 과도하게 분석하지 않도록 한다.
- 과도한 압력보다는 가벼운 접촉을 사용하여 동작을 평가하도록 한다.
- 동작의 끝 범위에서의 느낌보다는 동작 초기 느낌에 집중하도록 한다.
- 촉진되는 손끝이나 손을 따르도록 한다.
- 손과 손가락을 적극적으로 활용하고 촉진 연습을 하며 다른 정신운동(psycomotor)을 하도록 한다.
- 시각화 및 시각적 이미지를 촉각과 결합하여 감각 차별을 향상시키도록 한다.
- 테스트와 그 의도된 발견에 주의를 기울인다.
- 동작에 대한 테스트는 천천히 진행하도록 한다.

촉진 신뢰성에 대한 토론: 전문가의 의견 The palpation reliability debate: the experts' opinions

JBMT(*Journal of Bodywork and Movement Therapies*) 2001년 10월호에서 사설은 근골격계의 기능장애를 평가하는 부문에 있어서 촉진법의 가치, 타당성 및 정확성에 관해 질문을 제기했다(Chaitow 2001). 많은 연구 출판물에서 평가자—간 신뢰도와 평가지— 내부 신뢰도 그리고 도수 평가 양식 작성의 정확성에 대해 의문을 제기하고 있다.

촉진 진단 절차의 신뢰성과 타당성에 관한 연구 문헌에 관해 여러 전문직의 전문가들로부터 관점을 이끌어 내기 위해 JBMT는 여러 저명한 임상의와 연구자의 상담을 통해 준수되어 온 일련의 질문에 대해 답할 것을 요청했다. 전문의는 David Simons와 Karel Lewit, 정골의학(Peter Gibbons 그리고 Philip Tehan), 카이로프랙틱(Craig Liebenson과 Don Murphy), 물리치료(Joanne Bullock-Saxton 그리고 Dianne Lee) 마사지 치료(Shannon Goosen)가 참여하였다. 다음은 자신의 의견을 요약하여 원래 출간된 버전에서 편집하여 자신의 의견과 권장 사항을 여전히 강조하고 있다. 그들의 발표된 답변에서, 그들은 그들의 관점을 뒷받침 할 수 있는 최근 관련 문헌을 인용했는데, 이 문헌 인용은 아래 요약에서 삭제되어 있다. 그러나 그들이 제공한 응답은 실제로 시대를 초월한 것으로 오늘날 그대로이고 세기의 전환기에 적용될 수 있는데; 그것들은 미래의 도수치료 실무자, 교육자 및 연구자를 위한 훌륭한 지침서가 될 것이다.

질문과 답변 Questions and answers

질문 1. 촉진 방법에 있어서 관찰자 간의 신뢰성이 낮으면 이 기술에 기초한 검사의 타당성과 유용성에 의문을 제기하는 편인가? 그렇지 않다면, 왜 안 하는가?

답변 "촉진의 신뢰성에 대한 질문은 촉진에 반대하는 것이어서는 안 되며, 신뢰할 수 있고 반응이 빠르고 유효한 도구를 개발하는 방법을 묻는 쪽으로 방향이 바뀌어야 한다. 동작 촉진의 신뢰성을 쌓는다는 것이 어렵다는 것은 사실 동작 촉진에 관련된 파라미터를 측정하는 우리의 능력이 충분하지 않다는 것을 가리킬 수 있다 … "최상의 임상" 시나리오를 이뤄내기 위한 우리의 목표를 증명을 하려고 노력하는 동안, 비록 우리는 관절과 근육 그리고 연부조직의 움직임과 경직성을 촉진하는 기술을 측정하기는 어렵지만, 그러한 안전하고 저렴한 비용을 버릴만한 합리적으로 정당화할 수 있는 것은 없을 것 같다. 사실, 단순히 촉진은 사진을 보거나 녹음된 테이프를 듣는 것처럼 금본위제 장비(gold standard instrument)를 사용하여 측정하기에는 너무 복합적인 것이기 때문에 이것이 촉진을 유용하지 않게는 하지 않는다. 촉진은 단순히 압력 그 이상인 것으로서 고유 수용, 움직임 및 긴장감을 포함한다. 복사할 수 없다는 사실이 그것을 버려야 하는 이유가 될 수는 없다. 도수치료 테크닉은 저항 및 긴장과 같은 것들을 손으로 먼저 감지한 후에라야 가장 잘 수행될 수 있다. 자신의 테크닉 수준은 느끼는 감각 능력(즉, 촉진 기술)과 또 느낀 것을 해석 할 줄 아는 능력에 달려 있다. 사실 촉진의 능력 없이 훌륭한 도수치료 테크닉이 나온다는 것은 생각하기 힘든 일이다.

그것은 정확하게는 정보의 풍부함, 즉 환자와의 피드백을 포함하는 정교함으로, 신뢰성이 떨어지거나 더 정확하게는 재현성이 떨어지는 것이다. 임상적으로, 촉진은 매우 가치 있는 방법인데, 그것은 환자가 통증을 느끼는 부위를 경험이 풍부한 검사자에게 알려주기 때문이다. 증가된 긴장 부위, 특히 근막의 트리거 포인트는 임상의들에게 중요한 푯말이 된다. 만약 촉진을 포기해야 한다면 그 공간을 무엇으로 채울 수 있을까? 도수의학 분야는 과학적으로 갈 길이 멀다. 그러나 "보다 정교한" 분석을 위한 촉진을 포기하는 것은 기억에 남을 오류가 될 것이다. 우리는 촉진의 한계에 대해 배우고 보다 견고한 평가 도구를 사용하는 데 집중해야 한다. 그러나 도수의학 실무자는 관절, 근육 및 연부조직의 촉진을 포기해서는 안 되는데, 이는 내과의사가 복부 촉진을 포기하거나 심장 전문의가 청진기로 가슴을 검사하는 것을 포기하는 것과 같은 것이다. 정확한 분류를 하고 또 정확한 치료를 위한 몇 가지 테크닉을 결합하는 방향은 현 시점에서 큰 기대를 보여주고 있는 것 같다."

Craig Liebenson DC and Karel Lewit MD

답변 "우리가 클리닉에서 촉진을 하지 않기를 원하지는 않을 것이다 … 나는 우리가 검사하고자 하는 부위에서 일어나는 움직임이나 변화에 주의력을 기울이지 않았기 때문에 이 관절의 움직임(능동적 또는 수동적)을 평가할 때 검사자 간 또는 검사자 내부의 신뢰성을 보여줄 수 없었다고 믿고 있다. 조사를 하기 위해서는, 검사자가 관절이 움직일 수 있는 가동 범위를 결정하고 그리고 나서 찾아낸 관절의 가동 범위를 서로 비교해 보아야 한다. 또한 우리는 관절의 가동 범위가 그 개인에 대해 매 순간 변함이 없을 것으로 추정했다. 반복적으로 시행하지 않고 동작이 평균화되지 않는 한, 신뢰성을 갖기에는 불가능하다고 본다. 검사자는 무슨 일이 일어나고 있는지를 느낄 수 없기 때문에가 아니라 대상자가 매 순간 계속해서 변하기 때문이다."

Diane Lee MCPA

답변 "만약 적절한 방법을 사용하고, 가장 효과적인 방법과 가장 임상적으로 적절한 기준을 적용한다면, 촉진 방법은 환자를 검사하는 훌륭한 도구가 될 수 있을 것이다. 그러나 환자 검사는 신경학 및 일반 신체검사를 통해 통증 유발 및 기능 검사에 이르기까지 많은 측면을 가지고 있음을 유의해야 한다. 촉진은 하나의 평가 도구가 아니라, 진단을 이끌어 내기 위한 전반적인 임상적 검사이며 관리 전략을 도출하기 위한 것이다."

Donald R. Murphy DC, DACAN

답변 "최종 진단으로 이끄는 임상적 검사의 많은 구성 요소가 있다. 촉진으로 찾은 결과물에 대한 열악한 검사자 간 신뢰성을 진단 도구로서 촉진의 사용을 평가 절하하는 것으로 간주되어서는 안 된다. 다른 임상의들은 각기 다른 촉진 신호에 다른 방식으로 반응하여 개인적인 경험을 바탕으로 자신의 도수치료 처방을 공식화하기도 한다. 우리는 촉진에 의한 진단의 신뢰성이 다음과 같이 향상될 수 있다고 믿는다:

1. 촉진 평가 절차의 표준화
2. 여러 다양한 테스트의 활용
3. 촉진과 통증 유발 연결에 집중력 강화

… 지금까지의 연구는 진단에 있어서 촉진의 신뢰성에 주로 초점을 맞추었지만, 촉진 스킬과 도수치료 테크닉의 적용 및 모니터링 간의 관계를 적절하게 탐구하지 못한 점이 있다. 진단이 촉진 신호의 사용을 전제로 하지 않는 경우조차도, 촉진은 "손을 사용하는(hands on)" 테크닉의 안전하고 효과적인 적용으로 여전히 중요한 것이다. 촉진적 진단 분야의 영역 내에서 연구를 지속적으로 하고 능력을 향상시킬 필요가 분명히 있지만, 우리는 촉진의 스킬이 중요한 영향을 미치는 또 다른 영역을 다루어야 한다고 생각한다. 이것은 통증이 없고, 안전하며, 효과적인 방식으로 "손을 사용하는(hands on)" 테크닉을 적용하는 것이다. 도수치료 테크닉 적용의 기술 능력은 촉진 및 정신 운동(psychomotor) 스킬의 훈련, 실습 및 개발을 필요로 한다. 우리는 고도로 정제된 촉진 스킬이 도수치료 테크닉을 실행하는 데 필요한 정신 운동 기술 개발에 필수적인 것이라고 주장한다."

Peter Gibbons MB, BS, DO, DM-SMed 및 Philip Tehan DipPhysio, DO, MPA

질문 2. 여러분은 촉진과 임상적 평가에서 타당성 및 임상 잠재력이 가장 잘 입증될 수 있도록 하기 위해서 어떻게 교육과 연구가 이루어져야 한다고 생각하는가?

답변 "실제로 촉진에 능숙하기 위해서는 수천 시간의 훈련과 피드백이 필요하다. 구조적 평가 또한 익히는 데 수백 시간이 소요된다. 치료사는 평가하고 촉진하는 것의 맥락에서 더 많은 훈련이 필요하다. 이것은 여러 전문 분야의 교육 팀에서 수행해야 할 필요성이 있으며, '어떻게 아는가?' 및 '문제가 있다는 것을 확신할 수 있는가, 그리고 그것을 증명할 수 있는가?' 라는 어려운 질문을 받는다. 만약 아무도 이러한 질문을 하지 않는다면, 실제로는 없는 지식을 추측하는 것은 쉬운 일일 것이다."

Shannon Goossen BA, LMT, CMTPTMA

답변 "물리 치료사를 가르치는 나의 경험에서 볼 때, 트리거 포인트에 대한 촉진을 가르치는 가장 효과적인 방법은 일대일 훈련이라고 본다. 먼저 학생이 근육의 부착물, 구조 및 기능을 연구 습득한 다음, 검사에서 무엇을 찾고 있는지 이해하고 마침내 트리거 포인트의 임상 특징에 대한 병태 생리학적 기초를 깨닫게 한다. 그 시점에서, 나는 학생에게 나의 근육 하나를 검사하게 하는데, 초보자를 위해 집게 촉진(pincer palpation)을 위한 흉쇄유돌근 검사와 편평한 손가락 바닥으로 세 번째 손가락 신근을 사용하는 평편 촉진(flat palpation)을 시켜 보는 것이다. 우선 내가 먼저 나의 근육을 직접 확인하여 무슨 문제가 있는지를 확인한 다음, 그들이 그것을 찾을 수 있는지 확인한다. 그들이 문제를 발견하는 데 어려움을 겪고 있다면, 나는 자신이 만져 보았을 때의 느낌과 그 근육에 대해 그들이 촉진 했을 때의 느낌을 비교해 보면 문제점을 쉽게 파악할 수 있다. 이 과정은 신체의 거의 모든 근육에 적용될 수 있다. 교육 시간이 덜 요구되는 또 다른 접근법은 학생들이 세 팀으로 나누어 실습하게 하고, 서로 교대로 검사하도록 하는 것이다. 다른 검사자의 눈을 가려 놓은 채 각 검사자는 근육을 검사하고 각 개별 검사 결과와 발견한 트리거 포인트에 관한 내용을 병력지에 기록한다. 두 번째 검사자가 유사한 병력지를 작성한 후, 강사의 도움을 받아 결과를 비교하고, 자신들이 어떻게 근육 검사를 하게 된 것을 알게 되고 자신이 찾아낸 결과물에 대해 동의하게 된다. 이제 피험자로 봉사한 사람이 이전 검사자 중 한 사람을 똑같은 방법으로 검사하는 것이다.

"David G. Simons MD

답변 "척추와 골반의 전·후, 좌·우 움직임(translatoric and angular motion)의 분석을 위한 교육 방법은 훌륭하다고 생각한다. 우리가 고려해야 할 것은 이러한 방법으로 찾아낸 발견물을 어떻게 해석하는가이다. 관절 움직임의 폭이 줄어들었다고 해서 관절이 경직되어 있거나 저가동성(hypomobile)이 된 것은 아니다. 해당 관절에 심부 안정화 근육을 과도하게 활성화시키면 압박과 가용 가동범위의 제한이 더 커지게 된다. 우리는 저가동성, 과가동성 또는 불안정성에 관한 가동성 진단에 도달하기 위해서는 여러 가지 다른 테스트에서 얻은 임상 소견을 적용시킬 필요가 있다. 이것은 하나의 테스트만으로는 도달할 수 없으며, 아직도 우리는 하나의 테스트에 기반한 가동성 범위와 관련된 진술(연구에서)을 많이 요청받고 있다. 테스트 절차의 타당성을 입증하기 위해, 나는 실제로 피험자의 포용 기준을 살펴보고 그리고 통증의 위치와 양상에 관계없이 생체역학적 평가의 토대 위에 피험자를 포함시켜야 한다고 생각한다. 통증은 동작과는 아무런 관련이 없다. 절묘하게 통증이 있는 관절은 모든 영역에서 완전한 가동 범위를 가질 수 있지만, 오히려 통증이 없는 관절에서 움직임이 모든 방향에서 완전히 차단되는 경우가 있다."

Diane Lee MCPA

답변 "첫째, 관절을 촉진할 때 관절 제한과 통증 유발에 대한 촉진 방법을 가르쳐야 한다고 생각하는데, 이는 이것이 신뢰할 수 있는 유일한 방법이기 때문이다. 그리고 관절과 다른 조직의 근막을 촉진하는 동안 조직 질감에 변화가 일어나는 것도 배워야 한다. 나는 학교 재직 시에, 학생들에게 촉진기법을 가르치기 위해 적용시킬 체계적인 방법이 없었다. 한 학생에게는 가능한 한 많은 환자를 촉진하라고 말했고, 결국에는 거기에만 매달리게 되었을 것이다. 촉진 기술을 가르치고, 조직의 질감, 가동성, 근육 활동의 다른 점을 알아내기 위해 단계별로 단순한 작업으로 시작하고, 점차 더 어려운 작업으로 진행하면 더욱 효과적으로 할 수 있게 될 것이다. 학생들에게는 비 생물학적 물질로 시작하는 것이 생물학적 조직의 다른 뉘앙스와는 별도로 고립된 경직성의 레벨을 탐지할 수 있는 효과적인 출발점이 될 수 있다는 제안에 대한 최근의 증거가 있다."

Donald R. Murphy DC, DACAN

질문 3. 임상 환경에서 촉진의 신뢰성이 매우 낮은 이유로 인해 촉진과 평가 방법에 덜 의존해야 하는가?

답변 "나는 촉진이 근육, 관절 및 신경 시스템의 구성 요소를 평가할 수 있는 광범위한 잠재적인 평가 절차의 한 구성 요소를 형성한다고 믿고 있다. 철저한 주관적인 검사를 거친 후 임상의가 평가할 적절한 근골격계 구조에 관해 결정을 내린다. 다양한 평가에 대한 응답은 임상의가 문제의 본질에 대해 가설을 세우는 데 필요한 정보를 제공하고, 관리할 가능성이 가장 높은 기능장애 구조를 제공한다. 환자를 검사하는 동안, 치료가 적용되기 전에 기본 데이터를 제공하기 위해 긍정적인 검사 세트가 인식되고, 반응의 본성이 기록되게 된다. 일단 진단 및 관리 형태에 대한 결정이 내려지면, 치료가 시작될 수 있는데, 치료의 영향을 확인하기 위해 양성 반응의 검사에 대한 재평가가 뒤따라야 한다. 이러한 관리 검토는 일련의 테스트를 기반으로 임상의 가설을 확인하고 궁극적으로 환자 관리의 효율성을 향상시킨다."

Joanne Bullock−Saxton PhD, MApp Phty St(Manips), BPhty(Hons)

답변 "아니. 우리는 촉진 스킬을 개선하고 우리가 촉진하고 있는 것을 더 잘 이해하는 방법을 배워야 한다."

"David G. Simons MD

감사의 글: 이 장의 참고 자료 업데이트에 대한 도움을 준 Shana Feinberg에게 감사한다.

참고문헌

Aartun E, Degerfalk A, Kentsdotter L and Hestbaek L(2014) Screening of the spine in adolescents: Inter- and intra-rater reliability and measurement error of commonly used clinical tests. BioMed Central Musculoskeletal Disorders 15: 37.

Abbott JH, McCane B, Herbison P et al.(2005) Lumbar segmental instability: A criterion-related validity study of manual therapy assessment. BioMed Central Musculoskeletal Disorders 6: 56. Arab AM, Abdollahi I, Joghataei MT et al.(2009) Interand intra-examiner reliability of single and composites of selected motion palpation and pain provocation tests for sacroiliac joint. Manual Therapy 14(2): 213–221.

Baertschi E, Swanenburg J, Brunner F and Kool J(2013) Interrater reliability of clinical tests to evaluate scapulothoracic motion. BioMed Central Musculoskeletal Disorders 14(1): 1–15.

Berthelot J, Labat J, Le Goff B, Gouin F and Maugars Y(2006) Provocative sacroiliac joint maneuvers and sacroiliac joint block are unreliable for diagnosing sacroiliac joint pain. Joint Bone Spine 73(1): 17–23.

Carragee EJ, Haldeman S and Hurwitz E(2007) The pyrite standard: The Midas touch in the diagnosis of axial pain syndromes. Spine Journal 7(1): 27–31. Chaitow L(2001) Palpatory accuracy: Time to reflect. Journal of Bodywork and Movement Therapies October 5(4): 223–226.

Cooperstein R(2012) Interexaminer reliability of the Johnston and Friedman percussion scan of the thoracic spine: Secondary data analysis using modified methods. Journal of Chiropractic Medicine 11(3): 154–159.

Cooperstein R, Young M and Haneline M(2013) Interexaminer reliability of cervical motion palpation using continuous measures and rater confidence levels. Journal of the Canadian Chiropractic Association 57(2): 156–164.

Degenhardt BF, Snider KT, Snider EJ et al.(2005) Interobserver reliability of osteopathic palpatory diagnostic tests of the lumbar spine: Improvements from consensus training. Journal of the American

Osteopathic Association 105(10): 465–473.

Degenhardt B, Johnson J, Snider K and Snider E(2010) Maintenance and improvement of interobserver reliability of osteopathic palpatory tests over a 4-month period. Journal of the American Osteopathic Association 110(10): 579–586.

Eskander JP, Ripoll JG and Calixto F(2015) Value of examination under fluoroscopy for the assessment of sacroiliac joint dysfunction. Pain Physician 18: E781–E786. Feinstein A(1987) Clinemetrics. New Haven, CT: Yale University Press.

Fleiss J(1981) Statistical methods for rates and proportions, 2nd edn. New York: John Wiley.

Fritz JM, Piva SR and Childs JD(2005) Accuracy of the clinical examination to predict radiographic instability of the lumbar spine. European Spine Journal 14: 743–750.

Gräni C, Senn O, Bischof M et al.(2015) Diagnostic performance of reproducible chest wall tenderness to rule out acute coronary syndrome in acute chest pain: A prospective diagnostic study. British Medical Journal Open 5(1): e007442(accessed online October 21, 2015).

Halma KD, Degenhardt BF, Snider KT et al.(2008) Intraobserver reliability of cranial strain patterns as evaluated by osteopathic physicians: A pilot study. Journal of the American Osteopathic Association 108(9): 493–502.

Hancock MJ, Maher CG, Latimer J et al.(2007) Systematic review of tests to identify the disc SIJ or facet joint as the source of low back pain. European Spine Journal 16: 1539–1550.

Haneline MT and Young M(2009) A review of intraexaminer and interexaminer reliability of static spinal palpation: A literature synthesis. Journal of Manipulative and Physiological Therapeutics 32(5): 379–386.

Haneline MT, Cooperstein R, Young M and Birkeland K(2008) Spinal motion palpation: A comparison of studies that assessed intersegmental end feel vs excursion. Journal of Manipulative and Physiological Therapeutics 31(8): 616–626.

Hansen HC, McKenzie-Brown AM, Cohen SP et al.(2007) Sacroiliac joint interventions: A systematic review. Pain Physician 10: 165–184.

Hegedus EJ, Goode AF, Michener L et al.(2012) Which physical examination tests provide clinicians with the most value when examining the shoulder? Update of a systematic review with meta-analysis of individual tests. British Journal of Sports Medicine 46(14): 964–978.

Hing W, White S, Reid D and Marshall R(2009) Validity of the McMurray's test and modified versions of the test: A systematic literature review. Journal of Manual and Manipulative Therapy 17(1): 22–35.

Hollerwöger D(2006) Methodological quality and outcomes of studies addressing manual cervical spine examinations: A review. Manual Therapy 11: 93–98.

Holt KR, Russell DG, Hoffman NJ et al.(2009) Interexaminer reliability of a leg length analysis procedure among novice and experienced practitioners. Journal of Manipulative Humphreys BK, Delahaye M and Peterson CK(2004) An investigation into the validity of cervical spine motion palpation using subjects with congenital block vertebrae as a "gold standard." BioMed Central Musculoskeletal Disorders 5: 19.

Hurwitz EL, Carragee EJ, van der Velde G et al.(2008) Treatment of neck pain: Noninvasive interventions. Results of the Bone and Joint Decade 2000–2010 Task Force on Neck Pain and its Associated Disorders. Spine 33(45): S123–S152.

Jende A and Peterson CK(1997) Validity of static palpation as an indicator of atlas transverse process asymmetry. European Journal of Chiropractic 45: 35–42.

Jull G, Bogduk N and Marsland A(1988) The accuracy of manual diagnosis for cervical zygapophysial joint pain syndromes. Medical Journal of Australia 148: 233–236.

Juul-Kristensen B, Røgind H, Jensen DV et al.(2007) Inter-examiner reproducibility of tests and criteria for generalized joint hypermobility and benign joint hypermobility syndrome. Rheumatology(Oxford) 46(12): 1835–1841.

Kasparian H, Signoret G and Kasparian J(2015) Quantification of motion palpation. Journal of the American Osteopathic Association 115(10): 604–

610.

Kim HA, Kim SH and Seo YI(2007) Ultrasonographic findings of the shoulder in patients with rheumatoid arthritis and comparison with physical examination. Journal of Korean Medical Science 22: 660–666.

King W, Lau P, Lees R et al.(2007) The validity of manual examination in assessing patients with neck pain. Spine Journal 7: 22–26.

Knottnerus JA, van Weel C and Muris JW(2002) Evidence base of clinical diagnosis: Evaluation of diagnostic procedures. British Medical Journal 324: 477–480.

Koppenhaver S, Hebert J, Kawchuk G, Childs J et al.(2014) Criterion validity of manual assessment of spinal stiffness. Manual Therapy 19(6): 589–594.

Kumarathurai P, Farooq M, Christensen H et al.(2008) Muscular tenderness in the anterior chest wall in patients with stable angina pectoris is associated with normal myocardial perfusion. Journal of Manipulative and Physiological Therapeutics 31(5): 344–347.

Landel R, Kulig K, Fredericson M et al.(2008) Intertester reliability and validity of motion assessments during lumbar spine accessory motion testing. Physical Therapy 88(1): 43–49.

Laslett M(2008) Evidence-based diagnosis and treatment of the painful sacroiliac joint. Journal of Manual and Manipulative Therapy 16(3): 142–152.

Laslett M, Aprill CN, McDonald B et al.(2005) Diagnosis of sacroiliac joint pain: Validity of individual provocation tests and composites of tests. Manual Therapy 10: 207–218.

Leboeuf-Yde C and Kyvik KO(2000) Is it possible to differentiate people with or without low-back pain on the basis of tests of lumbopelvic dysfunction? Journal of Manipulative Physiological Therapeutics 23: 160–167.

Lee AS, Pyle CW and Redding D(2015) Accuracy of anterior superior iliac spine symmetry assessment by routine structural examination. Journal of the American Osteopathic Association 115(8): 482–489.

Lucas N, Macaskill P, Irwig L, Moran R and Bogduk N(2009) Reliability of physical examination for diagnosis of myofascial trigger points: A systematic review of the literature. Clinical Journal of Pain 25(1): 80–89.

Maigne JY, Chantelot F and Chatellier G(2009) Interexaminer agreement of clinical examination of the neck in manual medicine. Annals of Physical Rehabilitation Medicine 52(1): 41–48.

Malanga GA, Andrus S, Nadler SF et al.(2003) Physical examination of the knee: A review of the original test description and scientific validity of common orthopedic tests. Archives of Physical Medicine and Rehabilitation 85: 592–603.

Manning DM, Dedrick GS, Sizer PS and Brismée JM(2012) Reliability of a seated three-dimensional passive intervertebral motion test for mobility end-feel and pain provocation in patients with cervicalgia. Journal of Manual and Manipulative Therapy 20(3): 135–141.

Martin RL and Sekiya JK(2008) The interrater reliability of 4 clinical tests used to assess individuals with musculoskeletal hip pain. Journal of Orthopedic Sports Physical Therapy 38(2): 71–77.

May S, Littlewood C and Bishop A(2006) Reliability of procedures used in the physical examination of nonspecific low back pain: A systematic review. Australian Journal of Physiotherapeutics 52: 91–102.

Michener LA, Walsworth MK, Doukas WC and Murphy KP(2009) Reliability and diagnostic accuracy of 5 physical examination tests and combination of tests for subacromial impingement. Archives of Physical Medicine and Rehabilitation 90(11): 1898–1903.

Murphy DR, Hurwitz EL and Nelson CF(2008) A diagnosis- based clinical decision rule for spinal pain, part 2: Review of the literature. Chiropractic and Osteopathy 16: 7.

Myburgh C, Larsen AH and Hartvigsen J(2008) A systematic critical review of manual palpation for 25 identifying myofascial trigger points: Evidence and clinical significance. Archives of Physical Medicine and Rehabilitation 89(6): 1169–1176.

Myers HL, Thomas E, Hay EM and Dziedzic KS(2011) Hand assessment in older adults with musculoskeletal hand problems: A reliability study. BioMed Central Musculoskeletal Disorders 12: 3.

Naaktgeboren CA, de Groot JAH, van Smeden M et al.(2013) Evaluating diagnostic accuracy in the face of multiple reference standards. Annals of Internal Medicine 159: 195–202.

Najm WI, Seffinger MA, Mishra SI et al.(2003) Content validity of manual spinal palpatory exams: A systematic review. BioMed Central Complementary and Alternative Medicine 3: 1.

Nyborg RE and Smith AR(2013) The science of spinal motion palpation: A review and update with implications for assessment and intervention. Journal of Manual and Manipulative Therapy 21(3): 160–167.

Ogince M, Hall T, Robinson K and Blackmore AM(2007) The diagnostic validity of the cervical flexion–rotation test in C1/2-related cervicogenic headache. Manual Therapy 12: 256–262.

Park HB, Yokota A, Gill HS et al.(2005) Diagnostic accuracy of clinical tests for the different degrees of subacromial impingement syndrome. Journal of Bone and Joint Surgery in America 87: 1446–1455.

Phillips DR and Twomey LT(1996) A comparison of manual diagnosis with a diagnosis established by a uni-level lumbar spinal block procedure. Manual Therapy 1: 82–87.

Póvoa L, Ferreira A and Silva J(2015) Validation of palpatory methods for evaluating anatomical bone landmarks of the cervical spine: A systematic review. Journal of Manipulative and Physiological Therapeutics 38(4): 302–310.

Price DD, McGrath PA, Rafii A et al.(1983) The validation of visual analogue scales as ratio scale measures for chronic and experimental pain. Pain 17: 45–56.

Robinson HS, Brox JI, Robinson R et al.(2007) The reliability of selected motion and pain provocation tests for the sacroiliac joint. Manual Therapy 12(1): 72–79.

Robinson R, Robinson HS, Bjork G and Kvale A(2009) Reliability and validity of a palpation technique for identifying the spinous processes of C7 and L5. Manual Therapy 14(4): 409–414.

Rubinstein SM, van Tulder M(2008) A best-evidence review of diagnostic procedures for neck and lowback pain. Best Practices and Research in Clinical Rheumatology, 22(3): 471–482.

Rutledge B, Bush TR, Vorro J et al.(2013) Differences in human cervical spine kinematics for active and passive motions of symptomatic and asymptomatic subject groups. Journal of Applied Biomechanics 29(5): 543–553 [Epub 2012 Nov 21].

Seffinger MA, Najm WI, Mishra SI et al.(2004) Reliability of spinal palpation for diagnosis of back and neck pain: A systematic review of the literature. Spine 29: E413–E425.

Shaw KA, Dougherty JJ, Treffer KD and Glaros AG(2012) Establishing the content validity of palpatory examination for the assessment of the lumbar spine using ultrasonography: A pilot study. Journal of the American Osteopathic Association 112(12): 775–782.

Snider KT, Kribs JW, Snider EJ et al.(2008) Reliability of Tuffier's line as an anatomic landmark. Spine 33(6): E161–E165.

Snider KT, Snider EJ, Degenhardt BF et al.(2011) Palpatory accuracy of lumbar spinous processes using multiple bony landmarks. Journal of Manipulative Physiological Therapeutics 34(5): 306–313. doi:10.1016/j. jmpt.2011.04.006(accessed September 29, 2016).

Soleimanifar M, Karimi N and Arab AM(2016) Association between composites of selected motion palpation and pain provocation tests for sacroiliac joint disorders. Journal of Bodywork and Movement Therapies, epub June 16. Available online at http://dx.doi.org/10.1016/j. jbmt.2016.06.003(accessed September 29, 2016).

Sommerfeld P, Kaider A and Klein P(2004) Inter- and intraexaminer reliability in palpation of the "primary respiratory mechanism" within the "cranial concept." Manual Therapy 9: 22–29.

Stochkendahl MJ, Christensen HW, Hartvigsen J et al.(2006) Manual examination of the spine: A systematic critical literature review of reproducibility. Journal of Manipulative Physiological Therapeutics 29(6): 475–485.

Stovall BA and Kumar S(2010) Anatomical landmark asymmetry assessment in the lumbar spine and pelvis: A review of reliability. Physical Medicine and Rehabilitation 2(1): 48–56.

Stuber KJ(2007) Specificity sensitivity and predictive values of clinical tests of the sacroiliac joint: A systematic review of the literature. Journal of the Canadian Chiropractic Association 51(1): 30–41.

Stuber K, Lerede C, Kristmanson K, Sajko S and Bruno P(2014) The diagnostic accuracy of the Kemp's test: A systematic review. Journal of the Canadian Chiropractic Association 58(3): 258–267.

Tong HC, Heyman OG, Lado DA and Isser MM(2006) Interexaminer reliability of three methods of combining test results to determine side of sacral restriction sacral base position and innominate bone position. Journal of the American Osteopathic Association 106(8): 464–468.

Triano JJ, Budgell B, Bagnulo A et al.(2013) Review of methods used by chiropractors to determine the site for applying manipulation. Chiropractic and Manual Therapies 21: 36.

Van der Wurff P, Buijs EJ and Groen GJ(2006) A multitest regimen of pain provocation tests as an aid to reduce unnecessary minimally invasive sacroiliac joint procedures. Archives of Physical Medicine and Rehabilitation 87: 10–14.

Van Trijffel E, Anderegg Q, Bossuyt PM et al.(2005) Inter-examiner reliability of passive assessment of intervertebral motion in the cervical and lumbar spine: A systematic review. Manual Therapy 10: 256–269.

Vorro J, Bush TR, Rutledge B and Li M(2013) Kinematic measures during a clinical diagnostic technique for human neck disorder: inter- and intraexaminer comparisons. Biomedical Research International. doi: 10.1155/2013/950719. Epub 2013 Feb 16(accessed September 29, 2016).

Walsworth MK, Doukas WC, Murphy KP et al.(2008) Reliability and diagnostic accuracy of history and physical examination for diagnosing glenoid labral tears. American Journal of Sports Medicine 36(1): 162–168.

Woodfield HC, Gerstman BB and Olaisen HR(2011) Interexaminer reliability of supine leg checks for discriminating leg-length inequality. Journal of Manipulative Physiological Therapeutics 34(4): 239–246.

특별 주제 1

적절한 압력 사용(근육근막 통증 지수)

Leon Chaitow

아주 가볍게 촉진을 할 때, 적절한 접촉 압력의 레벨을 알 수 있는 방법을 배우는데 여러 많은 조언이 있다. Upledger와 Vredevoogd(1983)는 5그램의 압력에 대해 말하고 있는데, 이것은 실제로 매우 가벼운 압력이다. 많은 전문가들은 가벼운 압력을 자신의 안구를 눌러 불편함이 나타나기 전까지의 압력이라고 조언을 하는데, 이는 얼마나 가볍게 누르는지를 알 수 있는 방법을 배울 수 있는 좋은 방법이다. 다른 조언에서는 압력의 균일성을 보장하기 위해 손톱 바닥이 창백해지는 정도에 주목하라고 한다(Wolfe 외 1990).

사실, 촉진의 기술과 적용된 압력의 사용은 조직의 긴장/저항이 "충족"되고 극복될 때의 인식을 포함하는 민감성을 필요로 한다. 이것은 신경근육 치료를 위한 테크닉의 평가 모드에서 특히 중요한 것이다(5장 참조).

그 상태를 확인("통증이 있습니까?", "방사통이 있습니까?" 등)하기 위해 우리가 보다 깊게 촉진을 하거나 손가락으로 압통점에 압력을 가할 때, 적용되는 압력이 균일해야 한다는 점은 매우 중요한 부분이다. 예를 들면, 섬유근통증후군(fibromyalgia)의 증상을 가진 사람들을 평가할 때의 진단 기준은 4kg의 압력을 가하면 양성(즉, 심한 상처를 입는)으로 나타나는 곳이 지정된 18곳의 부위 중 11곳에서 나타나는 것이다(Wolfe 외. 1990). 통증을 유발하는 데 4kg 이상의 압력이 가해지면 이는 계산에 포함하지 않는다. 섬유근통증후군(fibromyalgia) 평가에서 촉진된 부위에 대한 자세한 내용은 특별 주제 10을 참조하라.

그러면 그 다음 문제는 4kg의 압력을 가하는 사람은 그 방법을 어떻게 배우게 되는가? 아주 간단한 기술(예: 욕실 저울)을 사용하면 되는데, 물리치료 학생들은 요구에 따른 구체적인 압력을 정확하게 구사할 수 있도록 배우게 된다. 학생들은 요추 주변 조직에 후방에서 전방으로 가하는 압박의 힘을 적용하여 테스트를 했다. 학생들은 연습을 마친 후 욕실 저울을 사용하여 압력을 측정한 결과 훈련 직후 뿐만 아니라, 한 달 후에도 그 오류가 크게 감소한 것으로 나타났다(Keating 외 1993).

*압력 임계 값*이란 용어는 트리거 포인트(trigger point)가 압박을 받을 때 통증 또는 연관통이 나타나는 데 필요한 최소한의 압력을 설명하는 데 사용되는 것이다(Hong 외 1996). Myburgh와 그의 동료들(2008)은 국소 압통을 평가할 때 승모근의 트리거 포인트 촉진의 재현성과 트리거 포인트로부터 나타나는 연관통의 증거를 찾고자 할 때 중둔근과 요방형근의 트리거 포인트 촉진의 재현성에 대한 아주 적절한 증거가 있음을 보여주었다. 이것은 통증 또는 연관통을 일으키기 위해 얼마나 많은 압력이 필요한지, 그리고 이 정도의 압력이 치료 전후 또는 후속 임상 시에 있어서 얼마나 다른 지를 알고자 하는데 있어서 분명히 유용한 것이다(아래의 통증 지수 논의 참조).

통각계를 사용하는가?

통각계와 같은 측정 장비가 없다면 표준화된 수치의 압력 적용을 달성하거나 측정할 정확한 방법이 없다. 통각계는 표준화된 수치의 압력 적용을 달성할 수 있는 수단을 제공하는 휴대용 스프링식 고무가 달린 압력 측정 장비이다. 통각계를 사용하여 통증을 유발하기에 충분한 압박이 피부에 대해 90°의 각도로
촉진되거나 사전 선택된 부위에 적용된다.
측정은 통증이 나타날 때 취해진다.

Baldry(Fischer의 연구 참조)는 통각계 사용("압력 임계 값 측정기"라고 부름)에 대해 논의하고, 트리거 포인트의 비활성화 전후에 증상을 유발하는 데 필요한 압력의 정도를 측정할 때에 적용해야 하고 이것이 성공적일 때 트리거 포인트에 대한 압력 임계 값은 약 4kg로 증가한다."고 한다(Baldry 1993; Fischer 1988).(특별 주제 그림 1.1.)

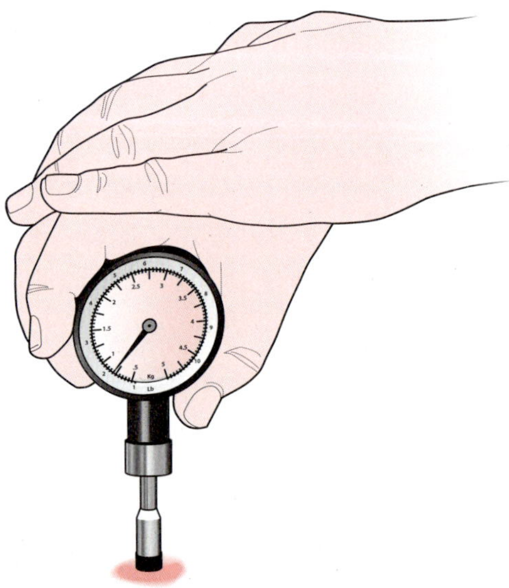

그림 ST 1.1
압력계

연구에서와 마찬가지로, 압력 감도를 훈련할 때 유용하게 사용할 수 있는 통각계의 사용은 일상적인 임상에 있어서는 실제적이지 않다. 그러나 이것은 증상을 유발하는 데 필요한 압력의 정도를 객관적으로 측정하기 위한 연구에서 중요한 도구임에는 분명하다. 이것은 또한 임상의가 치료할 때 표준화된 수치의 압력을 적용하고, 그들이 얼마의 압박을 가해야 하는지를 "아는" 방법을 배우기 위해 스스로 훈련하는데 도움이 된다.

근막 통증 지수(MPI)

통각계(algometer)의 한 가지 사용법은 "근막 통증 지수(myofascial pain index)"(MPI)를 확인하는 것이다. 이것은 압력이 테스트 부위에 적용될 때 환자의 주관적 통증 리포트에서 계산되는 객관적인 자료의 기반이 되는 것이다. 근막 통증 지수의 계산은 트리거 포인트 또는 압통 부위에서 통증을 유발하는 데 필요한 평균 압력 레벨을 결정하는 것이다.

통각계(algometer)를 사용하는데 있어서, 압력은 테스트 할 각 부위(18개의 섬유 근육통 테스트 부위일 수 있음 – 특별 주제 10 참조) 또는 보다 논리적으로 표준 촉진에 의해 식별된 활성 트리거 포인트에 적용한다. 압력이 통증을 유발하기에 충분한 90°의 각도로 통각계를 사용하여 압력이 나타나면 이를 측정하고, 그 압력 값은 기록되고 평균화되어 근막 통증 지수인 숫자를 생성하게 되는 것이다. 이를 통해 나중에 트리거 포인트가 통증을 유발하는 데 더 큰 압력을 필요로 하는지, 덜

활동적인지, 동일하거나 더 낮은 압력인지를 나타내어 변경되지 않았거나 더 민감한지 여부를 비교할 수 있게 된다.

Pick의 촉진 안내 지침

Pick(1999)은 뇌의 평가와 치료에서 권고하는 압력 수준에 관해 매우 유용한 제안을 했는데(특별 주제 그림 1.2 참조), 이 가이드라인은 전반적인 촉진에서 똑같이 유용하다.

Pick은 다음을 설명한다.

- 표면 수준: 첫 번째 접촉, 구조물의 윤곽에 대한 성형, ***실제 압력은 없음***.
- 실무 수준: "실무 수준… 대부분의 도수치료 절차가 시작되는 수준이다. 이 수준 내에서 의사는 적용된 힘에 유연한 반대 저항을 느낄 수 있다. 접촉은 비 침습적인 것으로 느껴지고 일반적으로 피험자의 편안한 영역 내에 있다. 여기에서 임상의는 두개 내 구조를 최대한 컨트롤하는 것을 알게 될 것이다."
- 거부 수준: Pick은 이 수준은 조직 내성 또는 불편/통증이 있는 경우 이 수준에 도달했음을 나타내는 것이라고 한다. 거부는 다른 압력, 다른 부위 및 다른 상황에서 발생하며, 치료 세팅 차원에서는 권장되지 않고 있다.

그래서 얼마나 많은 압력을 사용해야 하는가? 이상적으로는 상처를 주기에 충분하지 않고, 효과적이기에 충분한 정도이다.

1. 피부 작업 시: 표면 레벨
2. 트리거 포인트를 촉진할 때: 작업 수준
3. 통증 반응을 테스트할 때 및 트리거 포인트를 치료할 때: 거부 수준.

거부 수준에서 압력을 가할 때, 연부조직이 당신을 밀어 내는 느낌이 발생할 수 있으며, 지속적인 압박감을 얻기 위해서는 저항을 극복해야 한다.

특별 주제 실습 1.1 다양한 압력

- 다양한 연부조직 위에 손가락이나 엄지를 사용하여 상기 기술한 각 레벨—표면, 거부, 작업 표면, 거절—에 압력을 가하는데, 그 부위를 예를 들면, 엉덩이 부위, 팔뚝에 가볍게 형성된 근육 부분, 두개골, 척추 주변, 목의 앞쪽 근육을 들 수 있다.
- 당신이 다양한 종류의 조직과 근육 톤에 적절한 압력을 가하는 방법을 배우도록, 고장성 또는 이완성(hypertonic and/or flaccid)이 있는 부분을 찾도록 하라.
- 촉진할 상대 파트너가 없는 경우 자신을 대상으로 직접 연습하라.
- 일단 연부조직을 만진 다음 *천천히* 그 조직에서 거부감(예: 연부조직에서 손가락에 저항하는 반대의 압력이 일어나거나, 더 이상의 압력에 저항하는 것처럼)을 느낄 때까지 압력을 천천히 가하도록 한다.
- 그런 다음 표층과 심층 이 두 레벨 사이에서 어떤 포인트를 식별해 보도록 노력하라.
- 여러분이 그렇게 하면 연부조직을 만지게 될 것이고, 여러분이 적용하는 압력은 그 연부조직들의 톤(tone)과 일치하게 될 것이다.
- 이것은 NMT 평가(5장 참조)를 하는 중에

달성되는 것과 매우 유사할 것이며, 이 경우에만 압력은 움직임보다는 정적인 것이 된다.

- 신체의 모든 부분에서 다른 연부조직의 "작업 수준"을 신속하게 확인할 수 있을 때까지 이 방법을 연습하도록 한다.

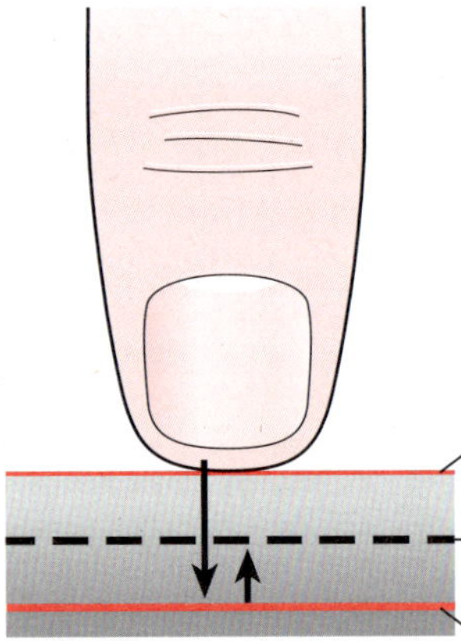

그림 ST 1.2

"작업 레벨"의 개념. 표면 레벨은 아무런 압력 없이 터치하는 것을 의미한다. 거부 레벨은 연부조직이 "뒤로 밀어내는" 감을 느끼는 그 포인트를 말한다. 거부 레벨에서 약간의 압력을 줄임으로써 접촉은 연부조직 변화에 대한 인식이 가장 중요해야 하는 작업 레벨에 도달할 뿐만 아니라 비정상 조직(고장성, 섬유성, 부종성 등)으로부터 정상 조직을 구별하는 능력이 생긴다(Marc Pick DC 1999 이후).

참고문헌

Baldry P(1993) Acupuncture trigger points and musculoskeletal pain. Edinburgh: Churchill Livingstone.

Fischer A(1988) Documentation of muscle pain and soft tissue pathology, in Kraus H(ed) Diagnosis and treatment of muscle pain. Chicago, IL: Quintessence, pp 55–65.

Hong C-Z, Chen Y-N, Twehouse D and Hong D(1996) Pressure threshold for referred pain by compression on trigger point and adjacent area. Journal of Musculoskeletal Pain 4(3): 61–79.

Keating J, Matuyas T and Bach T(1993) The effect of training on physical therapist's ability to apply specified forces of palpation. Physical Therapy 73(1): 38–46.

Myburgh C, Larsen AH and Hartvigsen J(2008) A systematic, critical review of manual palpation for identifying myofascial trigger points: Evidence and clinical significance. Archives of Physical Medicine and Rehabilitation 89(6): 1169–1176.

Pick M(1999) Cranial sutures. Seattle: Eastland Press, pp xx–xxi.

Upledger J and Vredevoogd J(1983) Craniosacral therapy. Seattle: Eastland Press.

Wolfe F, Smythe H, Yunus M et al.(1990) The American College of Rheumatology 1990 criteria for the classification of fibromyalgia: Report of the Multicenter Criteria Committee. Arthritis and Rheumatism 33: 160–172.

특별 주제 2

구조와 기능: 이것은 불가분한 것인가?

Leon Chaitow

정골 의학의 가장 오래된 격언 중 하나는 구조와 기능의 상호 의존성을 강조하는 것이다. 구조는 기능을 결정한다(또는 강하게 영향을 준다). 구조의 변화를 유발하는 것으로 인해 기능이 변형되고, 기능적 변화로 인해 구조적 변화(예: 근육의 섬유화, 연부조직의 길이 변화, 관절 표면 평활도의 변화)의 결과를 가져온다.

근육이 단축되어 있거나 섬유화되어 있으면 정상적으로 기능을 할 수가 없다. 항상 적응하거나, 정상적인 사용 패턴으로부터의 수정이 있거나, 어느 정도의 보상 상태, 또는 불일치나 불균형의 상태에서 작용하게 될 것이다.

비슷하게, 신체의 어떤 일부분이 사용되는 방식(호흡 기능이 좋은 예임)이나 신체의 전신이 사용되는 방식(예: 자세)은 작동하도록 설계된 방식과는 다른 방식으로 변경되는데, 구조에 변화를 일으키는 것이다. 자세가 좋지 않거나 습관적으로 사용하는 것이 부정확하다면(다리를 꼬고 앉아 있거나, 머리를 한쪽으로 기울어진 상태로 글 쓰는 자세가 공통적인 경우), 구조적 변화는 이러한 기능적 변화에 따라 반응을 하게 될 것입니다.

함수의 기능-구조-기능 연속체가 있음을 강조하면서 호흡 기능이 만성적으로 변형이 일으킬 때 나타나는 생체역학적 변화에 대한 예가 12장에 잘 기술되어 있다.

세포 수준에서도 마찬가지다

세포의 경우에 있어서도 마찬가지로 조직에 힘이 가해지면 기계적 하중이 개별 세포 표면으로 전달되고, 이들로부터 세포 골격을 형성하는 연결된 세포 골격 요소로 이동한다. 이들 역시 왜곡되거나 깨질 수 있다(Wang & Stamenovic 2000).

기계적에너지변환(Mechanotransduction)은 세포와 조직이 구조적 특징의 변화에 반응하는 과정을 말하며, 그 결과 형태가 생물학적 기능의 변형에 의해 반영된다. 비틀림, 인장, 전단, 압축, 신축, 굽힘 및 마찰과 같은 것이 포함된 힘이 적용된 하중에 반응하여 세포의 구조적 형태가 변화함에 따라 유전자를 포함하여 세포의 행동 및 발달에 중대한 영향을 미치는 화학적 신호 전달을 포함하는 과정이 촉발된다(Hicks 외. 2012).

Kumka와 Bonar(2012)는 기계적에너지변환(Mechanotransduction)은 "세포가 세포 외 기질 전체에 전달되는 다양한 기계적 자극을 화학적 활성으로 전환시켜 조직의 형태와 기능을 조절하기 때문에 발생한다"고 설명한다.

Ingber(2000)는 다음과 같이 더 구체적으로 설명하고 있다:

> *세포의 기능적 상태는 근본적인 규제 네트워크의 구조와 역동성의 결과로 "자기 조직화"된 것처럼 보인다. 이러한 맥락에서, 세포 내 골격 구조의 텐세그리티-기반 변화(tensegrity-based changes)는 세포의 표현형(phenotype)에 영향을 미쳐 세포 내 여러 세포 골격 관련 신호 성분의 생화학적 활성을 동시*

에 변화시킬 수 있는 능력의 기반으로 전환된다.

Ingber의 우주 비행사의 뼈 밀도 손실에 대한 연구(NASA의 도움을 받은)에 따르면, 무중력에서 세포 뼈대의 텐세그리티 지지대(tensegrity struts)가 붕괴되면 세포가 휘어지게 되는데, 이는 세포가 칼슘과 다른 영양소를 정상적으로 처리할 수 없는 원인 중 하나이며, 이는 골밀도의 감소로 이어진다(Ingber 1999). 여기서 우리는 세포 수준에서 대사 기능과 유전자 발현의 효율성을 결정하는 복잡한 구조 적응과 변형의 그림을 볼 수 있다.

그리고 더 큰 규모에서도 마찬가지로

남용, 오용, 및 미사용 등과 같은 것이 포함된 기능적 및 후속적 구조 변화를 야기할 수 있는 요인을 요약해 낼 수 있다. 반대로, 우리가 구조물를 촉진하고 예상된 표준으로부터 변화된 것을 확인할 때, 우리는 관련 기능 변화를 확인할 수 있어야 한다.

예를 들면, 만약 우리가 단축되어 있거나 섬유화가 된 연부조직을 촉진할 경우, 그 부위가 정상적으로 기능하지 않는다는 것을 확인할 수 있어야 한다(예를 들면, 햄스트링이 단축된 것으로 촉진이 된다면, 그 다리는 똑바로 들어 올릴 때에 동작에 제한이 일어나게 될 것이다).

그러나 뭔가가 그것이 "있어야" 하는 것 이외의 것이기 때문에 이것은 치료 또는 재활 운동에 의해 수정될 필요가 있음을 의미하는 것은 아니다. 예를 들면, 위에서 언급한 것과 동일한 단축된 햄스트링 근육을 들 수 있다. 이것이 실제로 유용한 목적을 제공할 때가 있을 수 있는데, 예를 들면, 만약 기능장애가 있고 불안정한 천장관절이 있다면, 경직된 햄스트링은 천결인대에 추가적인 하중을 가하여 안정시켜 주는 작용을 할 수 있다(8장 참조). 이러한 상황에서 경직된 햄스트링 근육 그룹을 늘리면 이 근육은 더 "정상"적인 상태로 만들지만, 천장관절에는 불안정성을 유발할 수 있게 되는 것이다(Vleeming 외 1997).

활성 촉진 포인트의 존재에 대해서도 비슷한 고려 사항이 주어져야 하는데, 활성 촉진 포인트는 그것이 존재하는 근육뿐만 아니라 그것과 연관되는 근육에서 고조된 근육의 톤(tone)을 생성시킴으로써 기능을 안정화시켜 주는 역할을 할 수 있기 때문이다(Chaitow & DeLany 2000).

우리가 기능적 변화를 관찰할 때 구조적 변화를 쉽게 찾아낼 수 있어야 한다. 따라서 자세나 호흡 기능이 정상적으로 이루어지지 않을 때, 이러한 스트레스에 영향을 미칠 수 있는 구조(및 행동)로서 관련 구조 변화에 대한 증거가 가장 많이 들어있는 조직을 대상으로 해야 한다.

피부 탄력성(정상적인 구조에 의존해 있는 기능)이 감소될 때, 보다 지엽적인 규모에서, 우리는 기본 반사 변화(기능)가 관련되어 있음을 알게 된다(4장 참조).

촉진과 관찰은 구조와 기능만큼이나 분리할 수 없으며, 구조와 기능 모두를 경험하는 촉진 검사 방법을 시도할 때, 그리고 마찬가지로 신체가 눈으로 보이는 것과 느껴지는 것 그리고 그 기능이 보이는 것과 느껴지는 것 두 가지 개념의 신체적 징후를 관찰할 때 반드시 염두에 두어야 한다.

우리는 촉진할 때 구조, 기능적인 조직과 단위의 신체적 징후를 느끼며, 우리는 또한 신체 전체나 일부분의 기능의 결과로 일어나는 변화를 감지한다. 우리가 관찰을 할 때도 이와 똑같은 것을 본다.

Ida Rolf(1977)는 우리의 마음을 우리가 느끼는 것에 초점을 맞추어야 하고, 우리 자신에게 다음과 같은 질문을 하여야 한다고 제안한다:

> *어떤 구조인가? 그것은 어떻게 생겼는가? 구조를 찾을 때 무엇을 찾고 있고, 또 어떻게 그것을 인식하는가? 일반적으로 구조, 특히 인체의 구조에서 — 그 기능은 무엇인가? 그 메커니즘은 무엇인가? 그것은 인간에서 어느 정도로 수정 변경이 가능한가? 만약 몸의 신체적 구조를 수정하면 무엇을 수정할 것이며, 어떤 영향이 주어지기를 기대하는가?*

그렇다면, 우리의 관찰과 촉진은 얼마나 정확한가?

참고문헌

Chaitow L and DeLany J(2000) Clinical applications of neuromuscular techniques, vol 1(Upper body). Edinburgh: Churchill Livingstone.

Hicks M, Cao TV, Campbell DH and Standley PR(2012) Mechanical strain applied to human fibroblasts differentially regulates skeletal myoblast differentiation. Journal of Applied Physiology 113(3): 465–472.

Ingber D(1999) How cells(might) sense microgravity. FASEB Journal S1: 3–15

Ingber D(2000) Cancer as a disease of epithelial–mesenchymal interactions and extracellular matrix regulation. Differentiation 70: 547–560.

Kumka M and Bonar J(2012) Fascia: A morphological description and classification system based on a literature review. Journal of the Canadian Chiropractic Association 56(3): 179–191.

Rolf I(1977) Rolfing: The integration of human structures. New York: Harper and Row.

Vleeming A, Mooney V, Dorman T, Snijders C and Stoeckart R(eds) (1997) Movement, stability and low back pain. Edinburgh: Churchill Livingstone.

Wang N and Stamenovic D(2000) Contribution of intermediate filaments to cell stiffness, stiffening, and growth. American Journal of Physiology. Cell Physiology 279(1): C188–C194.

촉진의 기본

Fundamentals of palpation

제3장

Leon Chaitow

Viola Frymann(1963)은 촉진이 치유 과정에 영향을 준다는 가능성을 개괄했다.

> *인간의 손은 온도, 질감, 표면 습도의 변화를 감지하고, 연속하여 더 깊은 조직의 감촉, 종창, 탄력성 및 과민성을 간파하고 감지하는 도구가 장착되어 있다. 또한 인간의 손은 미세한 움직임, 즉 가장 민감한 전자 집게 장치에서만 감지할 수 있는 움직임을 감지하도록 설계되어 있다. 이것은 촉진법은 다양한 자극 기법을 넘어 우리들의 근육 시스템 내의 위치와 긴장 변화에 대한 고유 감각의 영역으로 이끈다.*

이 단어들은 우리가 사용하는 도구, 우리가 수행하는 작업, 그리고 우리가 촉진하는 순간을 정의한다.

손의 여러 부분은 상대적인 긴장, 질감, 습도, 온도 등과 같은 조직 특징의 변화 정도를 거의 식별할 수 있다. 이것은 전반적인 촉각 민감도가 다른 지각적(고유 감각) 자질과 능력의 조합에 달려 있다는 사실을 강조한다.

여기에는 다음과 같은 기능이 포함된다.

- 온도 변화를 감지한다.
- 매우 흐늘흐늘하고 부드러운 것부터 과긴장, 경련까지 조직 긴장도의 미묘한 차이를 구분한다.
- 섬유화된 조직이나 경화된 부위에서 발견되는 것과 같은 매우 작은 개체의 존재와 크기를 감지한다.
- 근육에서 근막 및 뼈에 이르기까지, 다양한 조직의 질감과 유형을 민감하게 구별한다.

Irvin Korr(1970)은 왜 손이 많은 작업을 섬세하게 수행할 수 있는지 이해하는 데 도움을 준다.

> *가장 많은 수의 근육 방추들을 어디에서 찾을 수 있을까? 정확히 그들이 논리적으로 속한 곳. 만약 근육 방추들이 미세한 근육 활동과 관련이 있어 매우 짧은 길이의 근육 섬유를 측정하는 것과 관계 된다면, 혹자는 복잡한 운동 패턴을 보이는 손 근육에는 매우 방대한 양의 근육 방추를 가지고 있을 것이라고 예상할 수 있을 것이다. 그리고 이것이 정확히 우리가 발견한 것이다. 광배근(넓은 등근)에서 근육 1그램 당 방추의 수는 한 개에 지나지 않지만, 손에서는 거의 26개 정도가 있다. 기능적으로 이것은 큰 의미가 있다.*

촉각의 생리학 Physiology of touch

촉각 인지는 식별 능력을 결정하기 때문에 피부와 조직에 위치한 감각 신경 수용기의 수와 유형(상자 3.1의 요약 참조)의 변화에 크게 의존한다.

- 가벼운 촉각은 일반적으로 피부, 근육, 관절 및 장기에 있는 기계적 수용기(예: 메이즈너의 소체, 메르켈의 디스크 및 모근망)를 통해 이루어진다고 여겨진다. 그것들은 압력, 신장, 또는 머리카락의 움직임으로 인한 기계적 변형에 반응한다. 가장 많은 수용기가 발견되는 곳은 피부다.
- 거친 촉각 인식은 크라우제소체(Krause's end-bulb), 루피니소체(Ruffini's ending) 및 파치니소체(Pacinian corpuscles)와 관련이 있다고

박스 3.1 수용체와 지각

기계수용체	
가벼운 촉각	마이스너 소체, 메르켈원반 털뿌리얼기
심부 압력	파치니소체
거친 촉각	크라우제끝망울이라고 생각
	루피니소체의 종말이라고 생각
고유감각	
근육의 길이, 건과 사지	근방추의 위치
	골지힘줄기관
	관절/운동감각수용체
통각수용기	
통증	자유신경종말
온도수용기	
온각	자유신경종말이라고 생각
냉각	자유신경종말이라고 생각
내부온도	시상하부의 온도조절기

여겨진다.

- 열과 차가움의 감각은 피부에서 자유 신경 종말로 간주되는 온도수용기(thermoreceptor)에 의해 감지된다.
- 추위가 심할 경우에는 특화된 통증 탐지기인 통각수용기(nociceptors)가 감지한다. 이 또한 자유신경종말이다.

손의 여러 부분은 다양한 민감성을 가진다.

Different parts of the hand have varying sensitivities

Kappler(1997)는 어떤 사람들에게는 손가락 끝이 아닌 손가락 패드를 포함한 손바닥 표면이 질감, 맥동, 경화, 부종 및 습기의 존재, 장기의 운동성을 세밀하게 평가하는데 가장 적합하다고 봤다(12장 참조). 손가락의 손바닥 표면과 손의 척골 표면은 또한 미묘한 움직임을 분별하기에 가장 효과적인 촉진 접촉부위이다. 그러나 온도 변화는 보통 손등, 특히 두 번째, 세 번째, 네 번째 손가락의 등 쪽에서 더 예민하게 느껴진다.

감각 뉴런(신경원)은 촉진하는 손의 피부를 척수 또는 뇌간과 연결시킨다. 이들은 수용 영역(receptive field)이라고 불리는 피부 영역을 제공하는데, 손의 표면에 많이 퍼져있으며, 그중 일부는 겹쳐 있다. 어떤 영역의 촉각 민감도는 수용 영역의 중첩 정도뿐만 아니라 존재하는 감각 단위의 수에 정비례한다.

두점식별 검사 Two-point discrimination test

많은 감각 단위를 가진 작은 수용 영역은 최고의 차별적 민감도를 확실히 가지고 있다. 검사 방법은 다음과 같다.

- 두 개의 날카로운 점이 검사할 부위의 피부에 닿는다.
- 이 지점들 사이의 거리는 다양하며, 한 지점이 아닌 두 지점이 닿고 있음을 식별할 수 있는 가장 짧은 거리에 도달할 때까지를 검사한다(그림 3.1).
- 두 촉각 지점 사이의 최소 이격 거리 측정을 통해 혀의 표면, 입술, 손가락 끝(1~3μm)에 최대 공간 식별 능력이 있음을 알 수 있었다.
- 반면, 손등, 등, 다리는 모두 공간 식별(50-100 μm)에 대한 민감도가 떨어진다.

공간 정확도와 관련된 자각의 차이뿐만 아니라 감각의 강도와 관련된 자각의 차이가 있다. 예를 들면, 손바닥에 있는 센서는 역치 값에 도달하고 자극을 인지하기 전에 24마이크로미터의 압입(indentation)이 요구되는 반면, 손가락 패드에서는 6마이크로미터의 압입이 요구된다.

Kappler(1997)는 10분의 1밀리미터(즉, 1만 분의 1미터, 1마이크로 미터)의 진폭을 가진 움직임은 숙련된 촉진에 의해 감지될 수 있으며, 이것이 느껴질 수 있는 손 표면의 가장 민감한 부분은 엄지손가락과 처음 두 손가락 패드(손가락 끝이 아닌)일 것이라고 했다(많은 신경 종말이 손의 다른 곳보다 더 많이 발견된다).

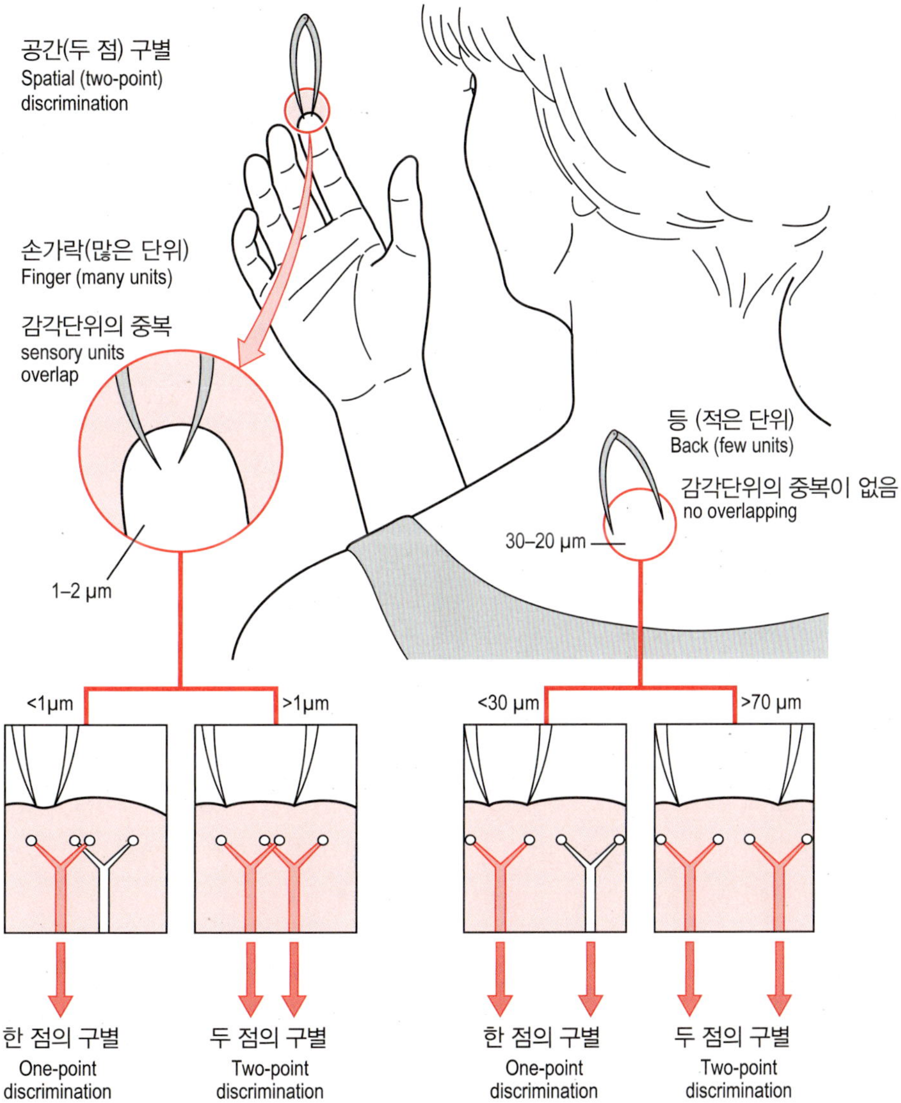

그림 3.1

촉각 식별. 공간적 식별 : 두점 식별 검사에서, 피부의 공간적 식별 능력은 두 촉각 자극 사이의 최소 이격 거리를 측정함으로써 결정되어 진다. 손등, 등 및 다리는 이 능력이 낮다(50–100μm). 손가락 끝, 입술과 혀는 이 능력이 높다(1~3μm). 강도 식별 : 민감한 영역은 촉각 자극 강도의 차이를 더 잘 구분할 수 있다. 따라서 손가락 끝에서 6μm의 압흔은 감각을 느끼게 하기에 충분하다. 이 역치 값은 손바닥에서 4배 더 높다.

사람의 손등(공간 인식 민감도가 좋지 않음에도 불구하고 – 위 참조), 몸통, 다리의 민감도 역치 값은 손가락 끝보다 약 10–20배 더 높으며, 혀와 함께 우리가 사용할 수 있는 가장 민감한 촉진 검사 장치이다.

대조적 관점 Contrasting views

어떤 임상적 가치도 혀의 민감성과 관련이 있을 수는 없으므로, 우리는 촉진 판별력을 향상시킬 수 있도록 손가락 끝과 손가락 패드의 주목할 만한 차별적인 특징에 초점을 맞춰야 한다(Uddin 외 2014). 이것이 대중적인 개념이지만, 일부 저명한 반대자들(Upledger & Vredevoogd 1983; Kuchera & Kuchera 1994)은 손 전체의 접촉을 사용함으로써 고유 수용성 감각을 향상시킬 수 있다고 주장한다.

변형 Variations

민감도의 차이는 개인 간 분별 능력의 뚜렷한 차이의 정도를 강조한다. 이것은 가능한 인식의 정도를 가늠할 수 있는, 즉 평방 센티미터 당 수용기의 수와 같은 해부학적 차이 때문일 수 있다. 어느 인간(또는 동물) 해부학에 대한 비교 연구에서는, 신경 수용기를 포함한 거의 모든 구조물의 크기, 수 및 위치에는 명확하고 현저한 차이가 있다고 밝혔다. 생리학적인 차이도 많아, 촉진할 때 모든 사람이 동일한 정도의 민감도를 가질 수는 없다. 어떤 사람들은 섬세한 맥동 리듬을 쉽게 감지할 수 있는 반면, 다른 사람들은 오랫동안 열심히 노력해야 할 수 있다.

수용기 적응 Receptor adaptation

해부학적 차이가 촉진 민감도 차이와 관련된 유일한 요인은 아니다. 우리는 자극이 유지될 때 수용기의 발화 비율(rate of firing)을 "차단"(또는 감소)시키는 생리적 반응을 극복하려고 지속적으로 노력해야 한다. 이것은 지속적인 접촉 시 민감성을 잃는 경향이 있는 "급속 발화 수용기"라 불리는 것과 관련이 있다. 미세한 접촉과 압력을 담당하는 이 수용기들은 빠르게 적응한다. 이것은 정상적인 생활에서는 몸에 닿아있는 것(예를 들면, 의복)에 대한 지속적인 인식을 막기 때문에 가치가 있다고 생각되지만, 촉진 평가에 관련된 사람들에게는 여간 성가신 게 아니다.

반대로 관절과 근육에 작용하는 기계적 수용기는 통증 수용기와 마찬가지로 느린 적응체들이다. Upledger와 Vredevoogd(1983)와 같은 일부 전문가들은 고유감각 수용기의 사용이 우리의 촉진을 위한 시도에 포함되어야 한다고 제안한다. 이들의 느린 적응은 빠른 적응부터 가벼운 접촉까지 민감성이 변한다는 주장을 뒷받침한다. 이 장의 뒷부분에 나오는 실습이 도움이 될 것이다.

정보 Filtering information

미세 촉각 수용기 적응은 민감도를 감소시킬 수 있지만, 때때로 너무 많은 정보가 수신되고, 접촉되는 정보를 이해하기 위해서는 정보의 필터링이 필요하다.

Kappler(1997)는 이것을 다음과 같이 요약한다.

> *보다 중요한 촉진 기술의 구성 요소는 인식되는 대량의 정보에 집중할 수 있게 하는 것과 조직 질감의 이상과 관련된 특성에 주의를 기울이는 것, 그 순간에 관련이 없는 다른 촉진 단서를 건너뛰는 것이다. 이것은 정신 필터를 개발하는 과정이다 ... 뇌는 모든 것을 한 번에 처리*

할 수 없다. 당신이 원하는 부분에만 집중함으로써, 중요 조직의 질감 이상 부위를 쉽고 빠르게 감지할 수 있다.

Kappler et al.(1971)이 개념을 테스트한 결과, 학생들과 경험이 풍부한 임상가들과 비교했을 때, 학생들이 더 많은 것들을 촉진해냈지만, 임상가들은 더 의미있는 결과를 촉진해냈다.

경험 많은 임상가들은 중요하지 않은 것들을 걸러 내고 있었고, "엄청난 양의 촉진 데이터로 압도 당하기"보다는 의미 있는 것에 초점을 맞추고 있었다.

이 장의 뒷부분에서는 우리가 문제라고 생각하는 것을 해석하는 방법과 식별하는 법을 배우는 것에 초점을 둘 것이다.

우리는 어디를 촉진하는가?

Where do we palpate?

많은 전문가들에 따르면(아래 참조), 손가락이나 엄지손가락의 패드는 무엇이든 간에 느껴지는 변화를 측정할 수 있는 가장 큰 식별 능력을 가지고 있다.

- 손가락 패드와 손바닥 피부 표면 자체는 따뜻한 것에서부터 뜨거운 것까지, 시원한 것에서부터 차가운 것까지, 두껍거나 얇은, 건조하거나 기름진, 또는 촉촉하거나 푹신푹신한, 거칠거나 부드러운 등과 같은 변화의 범위를 가장 잘 평가할 수 있다.
- 손등의 피부 표면은 온도 및 습기 변화를 측정하는 데 가장 적합하다. 그러나 아직까지는 증명되지 않았다.
- 표면으로부터의 거리, 깊이, 그리고 상대적인 크기를 평가하는 것은 손끝과 패드 그리고 손바닥의 일부분으로 하는 것이 가장 좋다. 또한 손바닥과 손가락 끝은 피부, 지방, 근막 및 근육을 통해 골조직의 상태 변화 인식에 가장 유용한 접촉지점으로 생각된다(Upledger & Vredevoogd 1983).
- Kuchera와 Kuchera(1994)는 손가락과 손바닥 표면의 협응이 조직과 물체의 모양과 윤곽을 평가하기 위한 최선의 방법이라고 제안한다.
- 손가락(팔뚝과 손목도 마찬가지로)을 비롯한 손 전체는 표면에 달라붙어 1차 호흡 운동, 두개정골요법(cranial osteopathic terminology)과 같은 미묘한 생리학적 움직임을 느끼거나 또는 기관의 위치와 기능이 평가될 때 내장 움직임 등을 측정할 수 있는 정확한 도구이다. 이러한 움직임의 진폭과 방향뿐만 아니라 활동 주기 빈도의 미묘한 변화는 실습을 통해(Upledger & Vredevoogd 1983) 평가할 수 있다고 주장한다.

움직임의 촉진 Palpation of movement

촉진이 조직 자체의 뚜렷한 특성을 간단하게 평가하는 것 이상으로 나아질 경우, 손은 촉진하는 동안 움직임, 맥박, 경미한 떨림 및 리듬 또는 이중 어느 변화라도 알아채야 한다. 손가락의 손바닥면은 매우 미세한 진동을 포착하는 데 가장 효율적이다. Walton(1971)은 이것을 다음과 같이 요약했다.

대부분의 관계자들은 손가락 패드가 손의 진단 가능한 가장 민감한 부분이라는 것에 동의한다. 원위지간 관절 말단 부분의 패드가 가장 민감하다. 또한 엄지손가락과 처음 두 손가락이 가장 좋다.

서튼(Sutton, 1977)은 손에서 감도의 위치를 구별한다.

손가락 패드는 미세한 촉감에 가장 민감하며 가벼운 터치가 필요하다. 손등의 표면은 온도 변화에 가장 민감한 반면, 중수지관절의 손바닥 표면은 진동 변화에 더 민감하다. 손바닥의 중심은 전체 모양 인식에 민감하다.

이 개념들은 촉진 기술의 향상을 위한 활동을 활용해 우리가 발전함에 따라 더욱 상세히 언급되어질 것이다.

Ford(1989)는 우리가 일반적으로 연필로 쓰는 감각의 예를 들면서 우리의 촉각을 "표현"한다고 상기시킨다. 우리는 우리의 피부 표면이나 손가락 끝이 아니라 연필 끝으로 글을 쓰고 있는 페이지의 질감을 느낀다. 이는 우리의 고유수용감각 인식이 어떻게 표현되는지 보여준다. 포드는 당신이 다음과 같이 실험할 것을 제안한다.

연필을 잡는 압력을 다르게 하면 글을 쓸 수 없다는 것을 금세 알 수 있다. 연필을 잡는 데 가하는 압력은 일정해야 하므로 지각을 연필 끝으로 확장하여 글쓰기의 복잡한 작업을 조절할 수 있다. 훌륭한 기술자는 이것을 본능적으로 알고 있다. 목공예가는 톱날, 기계공은 렌치의 끝, 외과 의사의 메스 가장자리, 아티스트의 붓 끝까지 촉각은 확장된다.

옛날에는 의사가 촉각을 이용해 진단해야 할 때: "훌륭한 의사는 그의 손가락 끝으로 종양을 느낄 수는 없었지만 진동 및 압력 감각을 환자에게 투사했다." 그래서 우리는 정기적으로 우리의 육체적인 것과 촉진 이상의 감각을 투사한다. 포드는 다음과 같이 강조한다. "우리는 단지 우리의 의식적인 마음이 가능한 무의식적인 과정을 만든다."

"그렇게 해서 우리는 탐험하고, 배우고, 또 궁극적으로 돕기 위해 자신과 타인의 미묘한 경계를 넘어선다."

Mitchell과 그의 동료들의 유명한 저서 근에너지기법(muscle energy techniques)에서 그들은 자신들이 믿는 촉진의 목적에 대해 설명한다.

"촉진은 조직 내에서의 긴장과 위치의 변화를 쉽게 알아차리고 진단하고 치료할 수 있는 방식으로 손으로 조직을 느끼는 기술이다." 이것은 방법과 도구(손가락 패드, 전체 손)가 다양할 수 있고 목적이 더욱 세련될 수 있기 때문에 아주 단순한 촉진의 목적이다.

혼자서 글을 쓴 Mitchell(1976)은 넓은 의미에서 감각 소양의 훈련과 측정에 대한 주제를 조사했다(그는 "시각 소양과 촉각적 소양"이라는 용어를 "감각 소양"으로 연결했다.).

중간배지(intervening medium)를 통해 촉각 감각을 다양한 거리로 투영해야 할 필요성은 많은 초보 학생에게는 신비하고 난해한 것처럼 보인다. 조직의 다양한 두께를 관통하는 촉각 감각의 투사는 사실상 긴장과 경도 감각의 정교함이다. 이 감각은 생체 조직에서 잠재적인 에너지를 인식하고 특성화하고 정량화 할 수 있게 하면서, 지각의 직관적 이미지를 통해 더욱 정교해질 수 있다. 이에 일부 정골의는 과거 외상의 정확한 병력을 조직에서 읽을 수 있다. 이상적인 숙련된 촉진을 달성하려면 여러 가지 미묘한 능력을 숙달해야 한다.

예를 들면, Kappler(1997)는 다음을 추정할 수 있어야 한다고 제안한다.

- 물체의 무게
- 이동에 필요한 압력
- 우리가 적용하는 압력에 저항하는 힘

이러한 기술은 조직 움직임의 변화라든지, 우리가 움직임을 만든 것이든지 또는 운동 자체가(예를 들면, 근육 움직임) 조직 자체에서 생성되는지, 움직임이 일부 고유 동작에서(맥동, 등) 유래하는지 여부를 정확하게 구별하기 위해 필요하다.

기능 장애 국소화: 숙련된 촉진의 실질적인 가치 Localizing dysfunction: practical value of skilled palpation

촉진의 기술을 배우는데 초점을 맞추는 장에서는, 특정한 기능 장애 조직이 치료적 집중(therapeutic attention)을 위해 국소화 될 수 있는 지점까지 도달해야 한다. 정골 의학에서 기능 장애가 있는 근골격계의 국소적인 부위는 ARTT(때로는 TART로 재구성 됨)라는 약어로 쓰이며, 여러 가지 공통적인 특징이 있는 것으로 기록된다. 이러한 특성은 책의 뒷부분에서 피부, 근육, 관절 등에 적용될 때 더 자세히 평가되고 정의될 것이다.

Gibbons와 Tehan(2001)은 신체의 기능 장애(척추와 관절의 기능 장애)를 평가할 때, 정골 의학의 ARTT 촉진의 기초를 다음과 같이 설명한다.

A는 비대칭과 관련이 있다

A relates to asymmetry

DiGiovanna(1991)는 "척추 또는 다른 뼈의 위치가 비대칭적임"을 나타내는 위치적 초점을 비대칭의 기준에 연결한다. Greenman(1996)은 구조적 비대칭성과 더불어 기능성을 포함시킴으로써 비대칭의 개념을 넓혔다.

R은 운동 범위와 관련이 있다

R relates to range of motion

운동 범위의 변화는 단일 관절, 여러 개의 관절 또는 근골격계의 영역에 적용할 수 있다. 비정상(abnormality)은 제한된 또는 증가된 움직임일 수 있으며 움직임 및 끝느낌(end-feel)의 질적 평가를 포함한다.

T는 조직의 질감 변화와 관련이 있다

T relates to tissue texture changes

조직 질감 변화의 확인은 신체의 기능 장애 진단에 중요하다. 촉진할 수 있는 변화는 표면, 중간 및 심부 조직에 나타날 수 있다. 임상의는 비정상에서 정상을 구별할 수 있어야 한다.

T는 조직의 압통과 관련이 있다

T relates to tissue tenderness

과도한 조직의 압통은 분명 증거가 될 수 있다. 통증 유발과 익숙한 증상의 재발은 종종 신체 기능 장애를 국소화 하는데 사용된다.

ARTT 모델은 얼마나 유효한가? How valid is the ARTT model?

Fryer(2004) 등은 심부 촉진 시 흉추 주위 근육의 비정상적인 조직 질감과 인접한 조직보다 큰 압통을 보여 ARTT의 T요소와 T를 확인했다. 후속 연구에서, Fryer와 동료들(2005)은 척추 옆 부근의 조직 불규칙성이 척추주변 근육 부피의 단면 두께에 기인한 것이라는 가능성을 조사했다. 진단 초음파는 이것이 사실이 아님을 보여 주었다.

그 후의 연구(Fryer et al., 2006)는 주위의 근육보다 부드럽고 "변질된 질감"을 지닌 흉추 근육 아래에 있는 척추 심부근의 근전도(EMG) 활동을 조사했다. 이 연구에서 기능 장애가 있는 근육들은 과긴장 상태로 근전도 활동의 증가가 나타났다.

요소 혼합 Blending the elements

Denslow(1964)는 다양한 ARTT 요소 각각을 촉진할 수 있고 별도로 평가할 수 있지만, 학생들은 이들을 별개의 활동으로 생각하여 장애를 평가하는 과정을 시작해야 한다는 것을 분명히 했다. 시간이 지남에 따라, 그는 "이 요소들은 압통, 조직 긴장, 움직임 및 정렬에 관한 정보를 다소간 동시에 확보하기 위한 단일 절차로 혼합될 것"이라고 주장한다. 또한 Denslow는 "결함 메커니즘(Goldthwait 1937)", "발통 영역(triggers zone)" [또는 포인트](Travell 1951), "분절 신경증(segmental neuralgia)" 및 통각 과민 구역(Lewit 1992)을 포함해 평가되는 변경 사항이 다른 연구자와 임상의에 의해 여러 가지 제목으로 주어졌음을 지적한다. 또한 이러한 변화는 카이로프랙틱에서 "아탈구"와 "후관절 증후군"으로, 정골의학에서는 "정골 병변(osteopathic lesions)"과 "신체 기능 장애(somatic dysfunction)"로 묘사될 수 있다.

어떤 영역이 평소와 다른 느낌을 가지거나 다른 것처럼 보이거나 대칭적으로 증상이 나타나거나(한쪽에서 다른 쪽으로), 또는 정상적인 운동 범위에 제한이 생기거나, 또는 터치에 민감한 경우, 기능 장애나 고통이 나타난다. 기능 장애의 본질은 드러나지 않으며 단지 존재할 뿐이다. 이러한 요소들 즉 과거 병력과 현재 증상은 유용하게 급성과 만성의 정도와 연관지을 수 있다. 따라서 문제의 본질에 관해서 잠정 결론을 내릴 수 있고 가장 적정한 치료적 개입이 무엇인지 알 수 있다.

실습은 여러 장에서 다루어지며 특히 ARTT 특성 평가는 5장과 8장에 나와있다.

구체적인 목표 Specific objectives

Walton(1971)은 표층과 심부 촉진과 관련된 이학적 검사를 논의할 때 탐구해야 할 특정 목표를 제시한다.

급성 및 만성 병변 모두에서 표면 촉진이 나타내는 5가지 유형의 변화는 피부 변화, 온도 변화, 표면 근육 긴장, 압통 및 부종이다.

그리고 심부 촉진을 위해 :

검사자는 피부 깊숙한 조직과 접촉할 수 있도록 촉진하는 손가락의 압력을 충분히 높인다. 움직임, 압통, 부종, 심근의 긴장, 섬유증, 뼈 사이의 변화 등의 6가지 유형의 변화가 나타날 수 있다.

섬유화를 제외하고 모두 급성 및 만성 병변에서 인지될 수 있다. 이러한 변화를 평가하고 판단할 수 있는 기본적인 목적을 달성하기 위해서는, 손의 훈련과 미묘한 메시지의 탐지 및 확장에 있어 고유수용성 감각의 향상이 요구된다(특히 실습 3.12–3.14 참조). 그 다음에는 정보를 적절히 해석해야 한다.

- *탐지*는 가능한 병소를 인식하고 이러한 가능성을 드러내는 데 필요한 기술을 실습하는 것이다.
- *증폭*은 특정 검사에 국한된 집중과 그리고 관련 없는 정보를 차단할 수 있는 능력이 필요하다.
- *해석*은 탐지 및 증폭을 통해 받은 정보를 결부시키는 능력이다.

제1장에서 지적했듯이, 우리가 촉진과 관련하여 크게 염려하고 있는 것은 감지 및 증폭의 측면이다. 이렇게 수집된 정보(즉, 어떻게 해석하는가?)와 관련하여 이후에 수행하는 작업은 주로 훈련 및

신념에 달려있기 때문이다.

필립 그린만(Philip Greenman, 1989)은 촉진의 3단계를 수신, 전달 및 해석으로 정의했으며, 시각적 감각과 연결된, 조정되고 대칭적인 기술을 발달시킬 때 쓰이는 손("이 민감한 진단 도구")을 돌보는데 주의를 기울여야 한다고 말한다.

> *부상 남용을 피하는 것이 필수적이며 손이 깨끗해야 하며 적절한 길이로 손톱을 관리해야 하다. 손으로 만지는 동안 촉진 자극(충동, impulse)으로 전해지는 외부 간섭을 피하기 위해 검사자는 안정되고 편안함을 느껴야 한다. 지각된 결과를 정확하게 평가하고 해석하기 위해서는 의사가 촉진의 행동, 촉진되는 조직 및 촉진하는 손가락과 손의 반응에 집중하는 것이 필수적이다. 관계없는 모든 감각 자극은 가능한 많이 감소시켜야 한다.* ***아마도 촉진 시 가장 흔한 실수는 치료사의 집중력 부족일 것이다.*** [강조 사항]

두개천골요법, "제로 균형(zero balancing)" 및 여러 가지 정골의학 연구자의 연구에서 설명된 것처럼 미세한 순환 및 에너지 리듬과 패턴의 촉진을 향한 이학적 검사를 뛰어넘어 촉진 기술을 더욱 정교하게 해야 한다고 말한다(15장 참고).

고유 수용 감각과 촉진 기술을 개발하고 향상시키는 과정을 어디에서부터 시작해야 할까? 이 작업에서 도움이 될 수 있는 실습은 많은 전문가들에 의해 만들어져 왔으며, 지나친 어려움 없이 정보를 얻을 수 있는 능력을 갖추기 전까지 다음의 예를 실습하는 것이 좋다. 이 실습은 높은 수준의 촉진 능력을 얻기 위해 구체적인 방법을 제시한 수많은 개인의 조언과 작업을 기반으로 한다. 점차적으로 민감도를 개선하기 위해 책에 제시된 순서대로 소개할 것이다.

중요 비교

Important comparative descriptors

이 실습을 시작하기 전에(초보자에게는 유용할 뿐만 아니라 경험이 많은 치료사는 기술을 새로이 향상시키는 데 유용한), 촉진될 수 있는 것에 대한 많은 설명 용어를 준비하는 것이 유용하다.

따라서 그린만(Greenman, 1989)이 "쌍을 이루는 용어들(pairered descriptors)"이라고 부르는 용어들을 알아야 한다.

- 얕은/깊은
- 압축성의/단단한 또는 빳빳함
- 따뜻한/차가운
- 촉촉한 또는 축축한/건조한 또는 마른
- 고통스럽거나/통증이 없는
- 국소적으로 또는 국한된/광범위 또는 널리 퍼져 있음
- 이완/긴장
- 과긴장성/저긴장성
- 정상/비정상 등

적절한 경우, 어떤 비정상에 관하여 급성, 아급성 또는 만성인지 여부를 고려해 볼 때 유용하다 (Box 3.2).

그러한 평가를 할 때 환자의 정보와 평가를 결합하여 결과의 정확성 또는 반대의 결과를 확인할 수 있다. 따라서 조직이 만성적으로 변형된 것으로 느껴지고 환자가 4주 이상 문제가 있다고 확인되면 정확한 "평가"가 이루어진다(분명히, 많은 경우에, 만성 기능 장애 부위의 급성 악화는 촉진되고 있는 것일 수 있으며, 혼란스럽겠지만 유용한 촉진 실습이다.).

또한 경도, 중등도 또는 중한 수준의 주관적인 척도를 사용하여 변화 정도가 기록되어야 한다. 촉

진된 조직이 어디에 있는지를 식별하는데 간단한 숫자 코드가 사용될 수 있다.

박스 3.2 급성, 아급성, 만성

일반적인 용어로 :

1. 급성 조건은 지난 몇 주와 관련이 있다.
2. 아급성은 2주와 4주 사이
3. 만성은 4주 이상

촉진 실습 Palpation exercises

Viola Frymann(1963)은 인체를 효과적으로 촉진하기 위한 민감도를 발전시키기 위해 몇 가지 간단한 출발점을 요약했다. 조직을 촉진할 때, 옷을 통해서가 아니라 직접 촉진할 것을 권유하며, 전체 과정 동안 가능한 편안한 마음을 유지해야 한다고 권고한다. 불필요한 긴장이 감지를 방해하는 것에 주의해야 한다.

또한 촉진하는 부위를 접촉할 때 적절한 압력만을 사용하고 평가되는 조직이 "적응"하는 시간을 허용하기 위해서 접촉을 천천히 해야 한다. 조직의 저항을 측정하는 것은 자신의 근육 감각과 업무 감각을 적용하여 얻을 수 있다. 그것은 단순한 접촉 감각이 아니라 근육에 의한 일에서 파생된 감각을 포함한다. 다음 일련의 간단한 실습 목표는 촉진 기술을 개선하기 위해 시작하는 것이다.

Frymann의 실습 중 일부는 탄력, 팽창, 습도, 피지선 활동, 조직의 상대적 따뜻함 또는 차가움 등을 느끼는데 필요한 매우 약한 촉진의 민감도를 증가시키는 데 도움이 된다. 이 책에 실린 모든 실습을 여러 번 반복하고 이 분야에서 숙련된 기술을 가진 경험 많은 사람들 또한 가끔씩 간단한 실습을 할 것을 강력하게 제안한다. 그 과정은 발견의 항해로 간주될 수 있다. 우리의 촉각으로 조직을 읽는 것을 얼마나 배울 수 있는지 깨닫게 되면 깊은 만족감을 느낄 것이다.

실습 3.1 *동전 촉진*

소요시간 **한 번에 한 손씩 몇 분 정도**

- 박스 안에 여러 종류의 동전들을 준비한다.
- 눈을 감은 상태에서 동전을 한 번에 하나씩 꺼낸다.
- 동전의 양쪽을 조심스럽게 느껴서 동전의 크기와 무게에 따라 동전의 종류를 결정한다.
- 조심스럽게 촉진하고 앞면인지 뒷면인지 확인한다.
- 같은 동작을 여러 다른 동전으로 시행한다.
- 동전을 식별하고 얼마짜리인지 알 수 있을 때까지 규칙적인 간격으로 반복한다.

실습 3.2 *종이를 통한 동전 촉진*

소요시간 **각 손마다 2–4분**

- 전화 번호부나 다른 두껍고 부드러운 책자 아래에 동전을 놓는다.
- 윗면을 조심스럽게 만져서 동전을 찾는다.
- 처음에 너무 어려울 경우 전화번호부 자체가 문제가 되지 않을 때까지, 잡지로 시행하고 손가락과 동전 사이의 종이의 두께를 점차적으로 늘린다.
- 동전을 촉진하기 위해 다양한 손의 부분을 사용함으로써 변화를 포함한다.

실습 3.3 *종이를 통한 머리카락 촉진*

소요시간 **각 손마다 2–4분**

- 사람의 머리카락을 전화번호부 아래에 놓고

페이지 위에 손을 대고 눈을 감아 촉진한다.

- 일단 이것이 비교적 쉽게 되면, 머리카락을 두 페이지 아래에 다음은 세 페이지 아래에 두고 똑같이 하며 머리카락이 겹쳐지는 표면의 작은 변화에 대해 천천히 그리고 신중하게 느낀다.
- 머리카락을 느끼는데 얼마나 오래 걸리는가?
- 쉽고 빠를 때까지 반복한다.
- 머리카락을 촉진하기 위해 손의 다른 부분을 사용해보자.

실습 3.4 무생물 개체 식별

소요시간 각 손마다 3–5분

- 테이블에 앉아 (눈가리개 착용) 테이블 위의 나무, 플라스틱, 금속, 뼈 및 점토와 같은 다른 물질들을 식별해본다.
- 모양, 온도, 표면 질감, 탄력성, 유연성 등 당신이 느끼는 것을 묘사한다.
- 유기물과 유기물이 느낌이 다른가?
- 느낀 차이점을 설명하라.

실습 3.5 나무 밀도 촉진

소요시간 각 손에 5분

반 알렌(Van Allen, 1964)은 조직 '밀도'라고 불리는 것에 대한 지각을 높이기 위해 훈련 방법을 개발했다 그는 2×4×18인치(5×10×46cm)인 매우 부드러운 나무(소나무)부터 점진적으로 더 단단한 목재(체리, 호두, 단풍나무)나무 블록들을 준비했다. 그는 다음과 같이 말했다.

블록들 위로 손가락을 미끄러지게 하면 밀도의 차이를 알 수 있으며, 촉감 감도를 발전시키는데 좋은 실습이 된다. 이 블록들 중 일부를 길이의 절반이며 윗면에서는 0.6cm 이내이고 밑면으로부터는 1.9cm인 구멍을 뚫고 구멍에 납을 가득 쏟아 부어 핀해머로 단단하게 했다. 블록들의 납으로 된 끝부분이 일부는 한 방향으로, 다른 것들은 또 다른 방향으로 나뉘었지만 모두 앞면이 위로 향하게 누워 균일하게 보였다. 대부분의 관찰자들이 어떤 끝에 그들이 손가락을 대고 있는지 말하기는 그리 어렵지 않았다. 정골의학 의사들 중에도 어떤 이들은 손가락을 한 번 쓸 때 차이점을 감지하고 또 어떤 이들은 많은 시도가 필요했던 것처럼 능력의 차이가 다양했다.

"검사"에서 더 잘한 사람들은 촉진 기술로 잘 알려진 사람들이었다.

Van Allen의 블록, 납 및 모든 것을 재현하는 것이 다소 어려울 수 있지만, 균일한 크기이지만 밀도가 다른 목재 블록을 얻는 것은 어렵지 않다. 도수치료를 가르치는 학교는 학생들이 촉진하고 평가할 수 있도록 다양한 치료법을 사용해야 한다.

실습 3.6 블랙 백/박스 촉진

소요시간 각 손에 5분

Mitchell(1976)은 기본적인 촉진을 수행하는 여러 가지 방법을 제안했다. 그는 학생들이 짝을 이루어 구멍이 뚫어져 있는 상자(또는 가방) 안에 손을 넣어 여러 가지 물체(테스트 할 학생이 볼 수 없음)를 촉진하도록 요구했다. Mitchell은 이러한 "블랙 박스"가 온도, 질감, 두께, 습도, 긴장 또는 경도, 모양(입체 인식), 위치, 고유 수용, 크기, 동작 고유 수용력 등을 평가하는 첫 단계로 사용될 수 있다고 제안했다.

방법: 박스 속 안 보이는 물건(플라스틱, 뼈, 금속, 목재, 세라믹, 유리 등으로 만들어짐)을 손으로 만지고 상자 밖으로 물건을 꺼내기 전 어떤 물건인지 어떤 물질로 만들어져 있는지 설명한다.

실습 3.7 무생물 재료를 사용하여 층 촉진

소요시간 각 손 당 5-10분

- "블랙 박스"사용에 대한 추가 설명을 하자면 고무, 플라스틱, 목재, 금속 등으로 만들어진 다양한 재료를 다양한 두께의 "상자"에 넣음으로써 식별 능력을 더욱 향상시킬 수 있다. 재료와 그 상대적 두께는 촉진 시 측정되어야 하며, 결과는 논의되어야 한다.
- 상자 안의 재료는 거친 질감의 물건, 예를 들면, 거칠기의 정도가 다른 사포가 다양한 두께의 고무로 덮일 수 있는 등 다른 변수들을 포함할 수 있다.
- 촉진 기술 조정을 위해 다양한 변수들이 만들어 질 수 있다.
- "다양한 장력과 경도의 물건을 중첩시킬 수 있다.

예를 들면, 뼈를 덮고 있는 신체의 부드러운 조직은 발포 패드, 시트 고무 및 비닐 소재로 이루어진 층으로 가장할 수 있다(Mitchell 1976). 이러한 방식으로, 가변 장력을 지닌 훈련 장치를 구성하여 근육 연축, 섬유성 변화, 부종 및 뼈 구조 등을 구현할 수 있으며 다양한 두께의 연부조직을 통해 느낄 수 있다. "이러한 장치를 이용한 훈련은 경직된 근육과 뼈의 차이, 또는 비대된 근육과 수축된 근육의 차이를 구별할 수 있게 되어 학생의 자신감을 증가시키게 될 것이다."

실습 3.8 뼈, 실제 및 플라스틱 촉진

소요시간 두 손을 사용하여 5-7분

Frymann(1963)은 다음 목표로 도구에서 벗어나 눈 대신 손을 이용해 해부학을 공부하여 능력을 키우기 시작해야 한다고 제안했다. 그녀의 제안 운동은 다음과 같다:

- 두개골 구조에 익숙하지 않은 경우 눈을 감은 상태로 앉아, 눈가리개를 착용하고, 실제 또는 플라스틱으로 된 두개골이나 다른 뼈들 중의 하나를 촉진한다.
- 관절 구조를 느껴야 하며 상세하게 설명할 수 있어야 한다(이상적으로는 다른 누군가가 뼈를 건네주고 후에 눈을 떠서 공부해야 하므로 자체 평가를 위해 녹음을 한다.).
- 뼈의 이름을 지정하고, 어떤 면인지 결정하고, 특징들에 대해 이야기해야 한다.
- 두개골 구조가 처음이라면 두개골의 독특한 특징을 익힐 수 있는 훌륭한 교육 방법이다.

이 뼈를 촉진하는 동안 당신은 다음 사항들을 물어봐야 한다.

- 이 물체의 본질은 무엇입니까? 플라스틱입니까? 뼈입니까?
- 뼈의 부착 부위를 분별할 수 있습니까?
- 플라스틱과 실제 뼈 사이의 느낌과 특징의 차이점을 설명한다.
- 뼈는 더 이상 생물은 아니지만 플라스틱에는 결코 없는 약간의 압축 복원력을 가지고 있다. 또한 뼈에는 플라스틱 두개골에서는 얻을 수 없는 세세한 봉합선을 가지고 있다.
- 보이지 않는 물체를 조심스럽게 운지하면 그 모양이 정해지고 해부학이 충분히 이해되면 이름을 붙일 수 있고 어느 면인지를 이야기 할 수 있다.
- Frymann이 제안하기를 팔이 지지된다면 손과 손가락이 팔의 무게에 영향을 받지 않아 촉감의 전체적인 과정이 향상된다.

실습 3.1 -3.8에 관한 토론

위에서 언급한 실습을 한 번에 몇 분 동안 매일 정기적으로 반복하면, 민감도가 급격히 증가하게 되고 이는 살아있는 조직을 촉진하기 위한 전제 조건이라 할 수 있다. 이러한 실습은 생체를 촉진하기 시작한 후에도 계속해야 한다. 이 실습의 반복으로 얻어야 하는 것은 유기체이든 아니든 간에 서로 다른 물질의 특성과 질 그리고 약간씩 부풀어 오른 표면과 함몰을 포함하여 서로 비교할 때의 온도 등을 식별하는 능력이다.

무생물을 사용하여 촉진 시 민감도를 향상시킨 후 살아있는 조직을 촉진해야 한다. 정상이 아닌 것으로 느껴지는 모든 것이 기능 장애의 증거이기 때문에 정상 조직이 어떤 느낌인지 알 수 있는 능력은 가장 유용한 촉진 훈련이다. 이것은 상대적으로 젊고 "정상적인" 사람들과, 조직에 상해를 입거나 자극을 받은 나이가 많은 개인들과 같이 다양한 사람들을 대상으로 촉진 실습을 하는 것이 유용하다는 것을 의미한다. 경험으로 비추어 볼 때 촉진 시 미취학 아동의 근육이 가장 정상이었으며, 심지어 이 그룹조차도 근육 과긴장의 기능 장애를 가지고 있었다.

실습 3.9 *살아있는 뼈 촉진*

소요시간 각 손마다 5–7분

이전 실습(두개골 또는 기타)에서 사용된 뼈와 상관없이, 눈이 가려진 상태에서 살아있는 사람의 뼈의 윤곽선, 봉합선(두개골인 경우), 탄력성 및 관측되는 움직임(시작되지 않음)을 느끼고 묘사한다.

촉진되는 사람은 누워 있거나 앉을 수 있다. 이러한 방식으로 살아있는 뼈와 비교해 볼 때 유사성과 차이점이 점차적으로 뚜렷해진다. 죽은 뼈와 생체 뼈의 차이점을 설명하고 구분해야 하며, 이상적으로 녹음기에 녹음을 해야 한다.

살아있는 뼈는 직접적으로 촉진되지 않고 표면 조직을 통해 촉진될 것이다. 이는 촉진이 차별화되어야 함을 요구한다. 프리맨(Frymann, 1963)은 평가되고 있는 뼈 위의 연부 조직이 제공하는 정보를 걸러 내고 있는 "우리 의식의 자동 선택 장치(automatic selection device of our consciousness)"에 대해 말하고 있다.

선택된 뼈의 표층에 근육 조직이 있는 경우 촉진은 천천히 증가하는 압박으로 피부 위에서 가볍게 시작해야 한다. 그러면 결과적으로 뼈의 윤곽과 접촉하게 된다. 촉진하는 부분(초기 단계에서 수 분 동안)에 주의를 기울임으로써, 살아있는 *뼈의 존재에 내재된* 움직임에 대한 미묘한 인식이 뚜렷해질 수 있다.

이것이 두개골인 경우, 감지할 수 있는 맥박, 호흡 및 느린 리드미컬한 움직임 등 3가지 리듬이 있으며, 다른 것들을 걸러내고 이들 중 하나에 초점 맞추는 것을 배우게 된다.

이 책의 후반부에서 이러한 식별 능력을 향상시킬 수 있는 실습을 할 것이다.

노트

다음 몇 가지 실습(실습 3.10–3.14 포함)을 시도하기 전에 13장(Sasha Chaitow), 특히 실습 13.1, 파트 2 및 실습 13.2로 건너뛰는 것이 유용할 수 있다. 두 가지 모두 직관적인 능력에 중점을 두고 있으며 "우수한 지식"을 장려하는 주제이다. – "마음의 눈"으로 보기.

실습 3.10 *내재 운동 촉진*

소요시간 적어도 5분 이상

Frymann(1963)은 좀 더 미묘한 움직임을 연구하고 분석하기 위해 촉진을 하는 학생은 다른 손에 의해 동시에 촉진되고 신경 공급을 막는 영역으로부터 척추 분절에 한 손을 올림으로써 리드미컬한 움직임을 느껴야 한다고 제안한다. 예로, 상부 흉추와 심장 부위, 또는 중부 흉추와 간을 들 수 있다.

눈을 감고 무엇인가를 느끼는 몇 분 동안 참을성

있게 집중함으로 그녀는 "결국 양손 사이에 물결이 생겨날 것이다."라고 말했다.

- 이것 또는 이것과 같은 어떤 것을 느낄 수 있나?
- 그렇다면, 당신이 느끼는 것을 단어로 써보시오.

실습 3.11 *정상 조직과 비정상 조직의 동시 촉진*

소요시간 5분 이상

Mitchell(1976)은 사지 마비, 염증, 경련 또는 극심한 과긴장 또는 일부 내부 병리학적 또는 병태생리학적 과정과 같은 병리학에 의해 영향을 받는 개인의 조직과 정상 사람의 조직에서 촉진이 동시에 수행되는 것을 제안했다.

이러한 동시 촉진(simultaneous palpation)은 문자 그대로 정상 조직과 비정상 조직에 동시에 손을 대거나 순차적으로 촉진을 하거나 이쪽에서 저쪽으로 그리고 다시 돌아오거나 하면서 느낌의 차이를 설명하는 단어를 찾는 것을 의미한다.

정상 조직과 병든 조직 또는 손상된 조직을 동시에 만지는 것은 바디워크(Bodywork)에 관련된 학생이나 전문가가 반드시 경험해야 할 교육 기회를 제공하는 것이다.

몇 분 동안 촉진한 후 정상 및 비정상 조직의 다른 "느낌"을 설명하거나, 과긴장 및 저긴장을 설명하시오.

실습 3.12 *프라이 먼의 팔뚝 내재 운동에 대한 촉진*

소요시간 10분

프리먼(Frymann, 1963)은 생체 조직의 초기 촉진을 단순화하여 비생물(따뜻하게 보존된 시체 발견하게 함)과 비교했다.

- 생체 조직과 여유로운 접촉에 익숙해지기 위해, Frymann은 촉진하는 학생은 파트너와 마주 보는 테이블에 앉아 있어야 하며 파트너의 팔은 테이블 위에 있고 손바닥이 위로 향하게 했다.
- 팔은 완전히 이완되어야 한다.
- 학생은 손가락의 손바닥 표면이 어떤 느낌인지에 초점을 맞춘 후 팔뚝 위에 손을 얹는다. 다른 손은 단단한 탁자 표면 위에 놓는다. 이것은 움직이는 부위와 움직이지 않는 부위를 구별할 수 있도록, 살아있는 조직이 촉진될 때 *대비 기준*을 제공하기 위한 것이다.
- 촉진을 하는 사람의 양쪽 팔꿈치는 테이블 위에 놓여 있어야 팔이나 어깨에 스트레스가 축적되지 않는다.
- 눈을 감은 상태에서 느긋한 집중으로 만져지는 팔 표면을 조율하며 손가락이나 손바닥이 무엇을 느끼는지 예상해야 한다.
- 점차적으로 초점은 피부 밑에 있는 더 깊은 조직으로 가져와야 하며(촉진 부위의 접촉 압력을 특별히 증가시키지 않아도 됨) 마지막에는 하부 뼈까지 도달해야 한다.
- 만져지고 있는 구조물의 느낌과 피부, 근육, 뼈 등 아래에 있는 것이 감지되면 조직의 기능을 고려해야 한다.
- 맥박과 리듬을 느끼고, 주기적으로 접촉손의 압력을 변화시킨다.
- 피부, 근육 또는 뼈의 구조에 주의를 기울이지 말고 움직임을 알게 될 때까지 참을성 있게 기다린다.
- 움직임, 본질, 방향, 리듬과 진폭, 일관성 또는 그 변화를 관찰하고 설명한다.
- 신체의 다른 부위, 여러 체형, 나이, 성별이 다른 사람들에 대해 동일한 실습을 수행한다.

이 전체 촉진 실습은 5분 이상, 이상적으로는 10분이 소요되어야 하며, 촉진 기술이 한편에 치우치지 않은지 확인하기 위해 다른 손으로 반복해야 한다.

이 실습의 목적은 촉진하는 구조를 알아내고 고유 운동(미세 맥동, 리듬)을 평가하는 데 익숙해지는 것임을 기억해야 한다.

실습 3.13 두손으로 고유 운동 촉진 *1*

소요시간 5–10분

한 쪽 팔로(또는 허벅지, 또는 실제로 몸의 다른 부분) 촉진하며 촉진한 곳의 움직임과 리드미컬한 맥동의 감각이 분명하게 느껴지면 다른 손은 촉진한 팔다리의 반대편에 놓는다.

- 이 손이 같은 동작을 하고 있는가?
- 이전에 느껴졌던 리듬과 비슷한 감각인가? 그리고 첫 번째 감각과 동일한 정도의 진폭이 있는가?
- 건강한 사람에게는 동일할 것이다. 차이가 있다는 것은 어떤 형태든 기능 장애가 있다는 것이다.
- 신체의 다른 부분과 다른 사람, 다양한 체형, 나이, 성별에 관계없이 동일한 실습을 수행한다.

실습 3.14 두 손으로 고유의 운동 촉진 *2*

소요시간 적어도 7분 이상

Frymann(1963)은 또 다른 경우, 한 손으로 한 쪽 사지를(예를 들면, 상완), 그리고 다른 사지는(예를 들면, 허벅지) 다른 손으로 촉진한다. 그리고 각각의 움직임을 지각할 때까지 편안하게 쉬라고 제안한다.

- 자신이 느끼는 미묘한 리듬이 동시적이고 동일한 방향으로 움직이는지 스스로에게 물어본다.
- 그것들은 일관성이 있는가, 주기적으로 순환적인 변화가 있는 것처럼 보이는가?
- Frymann은 느껴지는 감각이 균형 잡힌 중립적인 자세로 되돌아오는 경향이 거의 없거나 한 방향으로 끌어당기는 것처럼 실제로 느껴질 수 있다고 말했다.
- 이것은 외상으로 인하여 나온 패턴이라고 그녀는 말한다. 세심한 질문으로 이전에 경험한 타박이나 부상의 유형과 방향을 확인할 수 있다.
- 신체의 다른 부분과 다른 사람, 다양한 체형, 나이, 성별에 관계없이 동일한 실습을 수행한다.

실습 3.15 요골동맥박 평가

소요시간 각 손에 5–7분

Upledger(Upledger & Vredevoogd 1983)는 심박동 맥박을 포함하여 더 명확한 맥동 리듬을 평가하고 촉진하기 위해서 실습을 해야 한다고 제안했다. 그는 이 학습 과정의 첫 번째 단계를 다음과 같이 설명한다.

> *피험자가 편안하게 누운 채로 있으면, 요골동맥박을 촉진한다. 맥동의 분명한 정점을 느껴본다. 또한 압력 차의 상승과 하강을 조정한다.*

- 이완기는 얼마나 오래 긴가?
- 이완기 후 혈압 상승의 정도는 얼마나 되나? 날카롭고, 점진적이며, 부드러운가?
- 압력 피크는 얼마나 넓나?
- 압력 강하는 신속하고, 점진적이며, 부드럽고, 단계적인가?

> *피실험자와의 신체 접촉을 뗀 후에 마음속으로 재현하기 위해 피실험자의 맥박을 기억한다. 맥박을 몇 번 들은 후 노래를 부를 수도 있다. 마찬가지로 신체 접촉을 뗀 후에도 맥박에 대한 촉진 인식을 정신적으로 재현할 수 있어야 한다. Upledger는 경동맥 맥박에 같은 것을 하고, 그 후 요골맥과 경동맥을 동*

시에 촉진하고 비교할 것을 제안한다.

> **노트**
>
> 중국의 전통적인 맥박 촉진에 관한 것은 특별 주제 13을 참조하도록 한다.

맥박 체크에 대한 Fryman의 견해

간단한 맥박 체크 시 배워야 할 몇 가지 중요한 교훈이 있다. Frymann(1963)은 거의 본능적인 전략 중 일부를 분석했다. 그리고 실습 3.15를 수행할 때 이 모든 것을 고려해야 한다고 말했다.

1. 환자가 비교적 정상적인 수축기 압력(120mm Hg)을 가지고 있으면 가벼운 손가락 압력에 의해 맥박이 지워진다.
2. 가해지는 압력이 매우 가볍거나 아무 것도 아닐 경우, 매우 희미한 감각이 촉진된다.
3. 그러나 가벼운 초기 압력이 점진적으로 증가하면, 손가락 압력이 혈압을 눌러 맥박이 없어질 때까지 다양한 맥동 감각이 느껴질 것이다.

Frymann은 이것이 혈압계가 도입되기 전에 혈압을 측정하던 방법이라고 설명한다.

촉진하는 학생은 느껴지는 미묘한 차이에 집중하면서 압력 변화를 실험해야 한다. 이 과정에서 갇힌 정보(locked-in information)에 대한 최적의 접근을 하기 위해, 특정 조직의 요구를 충족시키기 위한 손가락 압력의 적용 정도를 제어하는 방법을 배우고 있다. 압력 적용과 관련된 문제는 특별 주제 1에서 논의된다.

프리먼(Frymann, 1963)

검사자는 연구할 조직에 동등하고 반대되는 힘을 공급해야 한다. [예를 들면], 안구의 압력은 검사자의 손가락과 안압 사이의 균형을 유지함으로써 측정할 수 있다. 고름집의 성숙도는 비슷하게 평가될 수 있다. 행동과 반응은 동일해야 한다.

이것은 NMT(신경근 기능 평가) 방법이 논의되고 실행될 때 촉진을 학습함에 있어 중요한 교훈이며 이후 5장에서와 같이 반복된다.

실습 3.16 *촉진정보의 식별*

소요시간 3–5분

- 양손을 바로 누운 자세의 흉부 상부에 놓고 심혈관계 활동을 촉진한다.
- 감지된 맥박의 다양한 특성에 초점을 맞추어, 호흡 패턴과 다중 동작으로 초점을 바꾼다.
- 당신이 조사하고자 하는 것에서부터 "배경"정보를 선별하는 아이디어에 익숙해질 때까지 호흡과 관련된 감각에서 심혈관계 활동에 대한 주의를 전환하는 실습을 반복한다.
- 심혈관의 미묘한 움직임을 강조하기 위해 촉진되는 사람에게 한 번에 몇 초 동안 호흡을 참게 한다.

다양한 기능적 및 병적 상태에 대한 정확한 평가는 촉진으로 느낀 많은 움직임 및 감각들 중에서 필요한 정보를 걸러 내는 능력에 달려 있다. 이것은 여러 번 해야 하는 실습이다.

그린맨의 촉진 운동

필립 그린맨(Philip Greenman, 1989, 1996)은 초보자와 경험이 풍부한 사람들에게 촉진 기술 향상을 위한 훌륭한 실습들을 소개 해왔다. 다음과 같이 요약할 수 있다.

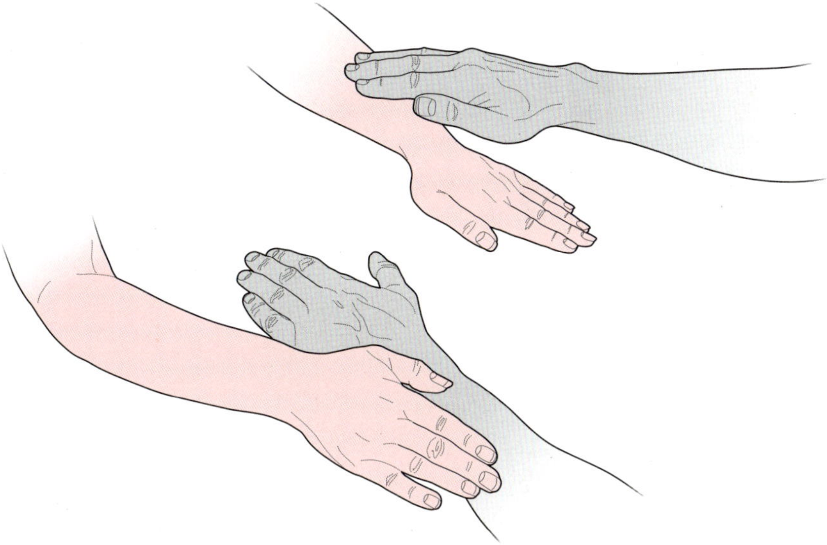

그림 3.2
아래팔 촉진 연습

실습 3.17 *전완층 촉진(A: skin)*

소요시간 7분

작은 테이블을 두고 파트너와 서로 마주보고 앉는다(그림 3.2). 서로의 왼쪽을 오른손으로 검사할 것이므로, 왼쪽 전완을 테이블에 놓고 손바닥을 아래쪽으로 향하게 하고 당신의 (촉진하는) 손과 손가락을 파트너의 왼쪽 전완 위에 놓고 당신의 팔꿈치 바로 아래의 전완에 파트너 손과 손가락이 올라가게끔 한다.

움직임이 없는 초기 평가는 손의 (매우) 가벼운 터치로 파트너 팔의 윤곽을 촉진하면서 느껴지는 것에 집중하도록 한다.

손을 촉진하는 센서에 집중한다. 처음에는 접촉하는 손과 접촉되는 피부의 특성에 우선 초점을 맞춘다.

- 촉진되는 피부가 얼마나 따뜻하고/시원하고 건조하고/촉촉하고 두껍고/얇고 거칠고/부드러운가?
- 당신과 파트너는 전완을 뒤집어서 배쪽 표면(volar surface)에 대해 같은 질문에 답할 수 있도록 해야 한다.

등쪽(dorsal surface)에 무엇이 있었는지 배쪽에서 촉진된 것과 비교한다. 피부 질감, 온도, 두께 등 느낀 차이점을 평가하고 말한다.

이제 한 손가락 패드의 가장 가벼운("깃털 같은") 터치를 사용하여 팔뚝의 피부를 따라 실행한다.

- 부드러운 느낌이 덜 들거나, 뚜렷한 거친 느낌 또는 촉촉한 느낌, 손가락 패드가 "끌리는" 부분이 있는가?
- 이제 집게로 가볍게 피부의 주름을 들어 올리면서 탄력을 평가하고, 놓았을 때 피부가 정상으로 회복되는 속도를 평가한다. 전완의 양쪽 표면에서 이를 수행하고 손가락 패드로 가볍게 어루만질 때 "끌기(drag)"가 느껴지는 피부 부위를 비교한다. 결과를 기록한다.

노트

피부 질감의 다양성의 의미와 중요성은 다음 장에서 논의될 것이다.

실습 3.18 팔뚝 층 촉진(B: 피하 근막 피부)

소요시간 5분

- 같은 자세로 피부와의 견고한 접촉이 유지되는 동안 작은 손 움직임을 만들어 이것을 아래에 있는 조직과 연관 지어 움직인다.
- 전완과 관련하여 세로 방향과 가로 방향으로 손을 움직이고 피하 근막 조직에서 피부를 움직일 때 무엇이 촉진되는지 평가한다.
- 두께와 탄력성, "단단함 또는 느슨함"을 평가한다.
- 표면 조직이 다른 조직들과 비교하여 어떤 방향으로 더 자유롭게 이동, 활주(glide), 미끄러짐(slide) 하는가?
- 파트너의 상완의 등쪽과 배쪽 표면에서 발견할 것들을 비교하고 이전의 촉진에서 피부 질감, 끌림(drag) 등 다른 부위의 변형과 비교한다.
- 결과를 적어 두거나 기록한다.

실습 3.19 전완층 촉진(C: 혈관)

소요시간 5분

- 똑같은 접촉으로 동맥과 정맥이 있는 피하 근막을 촉진한다.
- 해부학에 대하여 익숙지 않으면 해부학 지도를 사용한다.
- 특별히 요골 동맥을 찾아 촉진한다.
- 손목에서 팔꿈치까지 가능한 한 많이 느낄 수 있는 혈관을 확인(즉, 명명)하고 기술한다.
- 정맥과 동맥을 비교할 때, 감지된 혈액의 내부 움직임의 크기, 질감 및 질의 차이를 평가한다.
- 당신의 파트너가 주먹을 움켜쥐는 몇 분 동안 혈관에 어떤 일이 일어나는지 기록한다.

실습 3.20 전완층 촉진(D: 깊은 근막)

소요시간 5분

- 같은 위치에서 손에 압력을 조금씩 늘려 근육을 감싸고, 분리하는 더 깊은 근막에 주의를 기울인다.
- 손/손가락의 느린 수평 이동은 근육 다발을 분류하고 분리하는 봉투 역할을 하는 근막의 두꺼운 부분을 확인하기 위해 사용한다.
- 그것은 과도한 사용, 오용 또는 남용과 관련된 유발점에서 스트레스 밴드에 이르기까지 체성 기능장애가 많이 있는 피하 및 깊은 근막층이다.
- 특히 기능 장애를 암시하는 딱딱하거나 두꺼워진 느낌을 찾아보아라.
- 가능한 팔꿈치와 손목 사이의 근막을 촉진하고 결과를 기록한다.

실습 3.21 전완층 촉진(E: 근섬유)

소요시간 5–7분

- 같은 자세와 접촉으로 근막을 통해 근육 다발과 근섬유를 느낀다.
- 상대적인 유연성 또는 경도를 기록하고 행동 방향(directions of action)을 느낄 수 있는지 확인한다.
- 촉진되는 근육이 긴장과 이완되도록 천천히 왼쪽 주먹을 쥐었다 편다.
- 특히 긴장도가 증가된 조직과 이완된 조직의 근육 섬유의 긴장도 변화 차이를 느낀다.
- 다음으로 실습 상대와 함께 왼쪽 주먹을 꽤 강하게 쥔다. 상완 근육의 과긴장 상태를 촉진함으로써 대부분의 과사용, 오용, 남용 환자를 대처하는데 유용할 것이다.
- 이 실습을 하는 동안 느낀 질감과 긴장의 변화를 설명한다.

실습 3.22 전완층 촉진(F: 근육힘줄 경계)

소요시간 5–7분

이제 촉진된 팔은 이완되어야 한다.

촉진하는 손가락을 전완 아래로 손목 쪽으로 움직여 근육과 힘줄 사이의 경계를 확인한다(근힘줄 접합부).

손목 위 구조인 횡수근인대로 묶여있는 부착 지점을 향해 힘줄 자체를 계속해서 촉진한다. 다양한 방향의 섬유 각도를 확인할 수 있는지 촉진하면서 확인한다.

- 건은 어느 쪽으로 이어지는가?
- 인대 구조는 어느 쪽으로 이어지는가?
- 당신이 촉진했던 것의 특징과 "느낌"을 글로 쓰거나 녹음해라.

자신이 생각하는 바가 정확한지 평가하기 위해 해부학과 생리학을 검토한다.

실습 3.23 전완층 촉진(G: 능동적 팔꿈치 관절)

소요시간 7분

팔꿈치 뒤로 움직여서 팔꿈치의 등쪽에 있는 움푹 들어간 곳에 가운데 손가락을, 팔꿈치의 배쪽 표면에 있는 요골의 머리를 엄지손가락으로 만진다. 모양과 질감을 느껴본다.

- 얼마나 딱딱한가?
- 경미한 압력으로 움직이는가?
- 손가락과 엄지손가락을 팔꿈치 부분에서 관절 공간 자체를 약간 위로 움직이면 무엇을 느낄 수 있는가?

관절의 심한 병리가 없다면 관절낭을 느낄 수 없어야 한다. 관절 바로 위를 촉진하는 것이다.

파트너에게 천천히, 적극적으로 팔을 내전(pronate)과 외전(supinate)을 하고 손가락과 엄지손가락 사이에서 느껴지는 것을 적는다.

- 관절 가동 범위의 끝은 회내(pronation)과 회외(supination) 작용에 따라 어떻게 다른가?
- 대칭적인가?
- 끝느낌을 설명하라("끝느낌"에 관한 특별 주제 9 참조).
- 어느 범위의 끝이 단단한지/더 타이트한지(끝느낌이 더 단단한) – 엎침 또는 뒤침?

결과를 기록하시오.

실습 3.24 전완층 촉진(H: 수동 팔꿈치 관절)

소요시간 5분

이제 왼손을 이용해 오른손으로 촉진하고 있던 손과 손목을 잡는다. 당신이 관절을 촉진할 때 수동 회내와 회외를 소개하라.

천천히 이 움직임들을 수행하면서 전체 관절 가동 범위를 평가한다.

이 단계에서 촉진하는 손과 소개된 동작으로부터 두 가지 고유 수용성 정보를 받는다.

수동적 결과와 능동적인 결과(이전 실습에서처럼)를 비교하는 것뿐만 아니라, 수동적으로 회내와 회외가 만들어질 때 모두에서 가동 범위와 끝느낌을 묘사한다.

- 회내 또는 회외의 끝 느낌 중 더 단단하거나 또는 더 부드러운지 그리고 어느 것이 더 큰 가동 범위를 가지는가?
- 관절 가동 범위 끝 범위에 다가감에 따라 조직(구속력)에 긴장감이 생기고 있다는 것을 알고 있는가?
- 그 장벽에서 벗어날 때 조직의 자유 감각("용이

함")을 똑같이 알고 있는가?

다양한 방향으로 관절을 움직일 때 "용이함"과 "구속력"을 인식하도록 한다.

- 조직이 가장 자유롭게 느낄 수 있는 회내 관절 가동 범위의 끝과 회외 관절 가동 범위 끝 사이에서 균형점을 찾을 수 있는가?
- 그렇다면, 기능적 정골 치료의 핵심인 생리적 중립점(physiological neural point) 또는 균형점(point of balance)을 발견한 것이다.

이 개념을 다시 시작할 것이며 이후 장에서 중립점을 포함하는 더 많은 실습을 수행할 것이다.

실습 문제 3.9-3.24에 관한 토론

이 부분에서 다루는 실습은 다양한 근원에서 기인될 수 있는 미묘한 동작, 고유한 움직임 및 맥동에 대한 인식을 향상시키는 데 중점을 두었다.

Kappler(1997)는 다음과 같이 지적했다.

> *고유 움직임은 호흡 운동이나 연동 운동과 같이 몸에서 무의식적으로 생성되는 활동이다. 여러 전기적 양상의 일부로, 순환 및 전기적 양상의 조합으로, 아직 규명되지 않은 어떤 주기적 양상으로, 세포 또는 하위 세포 수준에서 생화학적으로 발생한다고 가정된다.*

"동조(entrainment)"라는 용어는 신체의 여러 맥동과 리듬이 합쳐져 조화된 촉진 가능한 감각을 형성하는 방식을 설명할 때 사용된다(Oschman 2001). 물리학자들은 거의 동일한 주파수를 가진 두 개의 리듬이 서로 연결되는 상황을 설명하기 위해 동조라는 단어를 사용한다. 기술적으로 동조는 둘 이상의 진동자의 상호 위상 결속(mutual phase locking)을 의미한다. 이 현상이 치료에 영향을 준다는 증거가 있다는 주장이 있다. 예를 들면, 두개천골요법에서 치료사의 여러 가지 리듬과 맥박은 환자의 기능 장애 리듬이 정상 상태로 돌아가는 데 영향을 줄 수 있다(Chaitow 1999; Oschman 2001).

이 장의 초기 부분에서 촉진 실습은 미묘한 움직임에 대한 인식을 높이기 위해 고안되었으며, 이는 주로 평가받는 사람의 의식적인 영향을 벗어난 것이다. 이후의 실습뿐만 아니라 특히 전완의 근골격 구조를 포함하는 실습에서 Greenman은 가장 흔한 실수는 다음과 같다고 경고한다.

- 집중력 부족
- 과도한 압력 사용
- 너무 많은 움직임

다른 말로하면, 이러한 촉진을 수행할 때, 가볍고 천천히 접촉한다. 그리고 무엇보다 효과적으로 촉진하는 것을 배우고 싶다면, 느끼고 있는 것에 집중해야 한다.

촉진 기술 상태

이 장의 실습은 다양한 무생물의 여러 가지 두께와 조합의 모양, 크기, 질감, 유연성 및 온도를 구별(설명)하는 기능을 얻거나 향상시키는 데 도움이 될 것이다. 다양한 건강 상태의 살아있는 조직뿐만 아니라 유기물과 무기물, 살아 있고 죽은 물질과 조직을 구별할 수 있게 되고, 신체 맥동과 리듬을 평가하고, 다른 것과 선별할 수 있는 능력이 촉진 능력을 발달시키는데 핵심 단계이다. 또한 이제는 "조직 기억"과 관련된 잔류 힘을 감지할 수 있다. 이 개념은 이후 장에서 자세히 다룰 것이다.

이 실습은 모두 특정 요구에 맞추어 다양하게 변화될 수 있다. 그것들은 몇몇 주요 전문가들의 아이디어를 대표하며, 후발 주자들에게 출발점을 제공한다.

참고문헌

Chaitow L(1999) Cranial manipulation: Theory and practice. Edinburgh: Churchill Livingstone.

Denslow J(1964) Palpation of the musculoskeletal system. Journal of the American Osteopathic Association 63(7): 23–31.

DiGiovanna E(1991) Somatic dysfunction, in DiGiovanna E and Schiowitz S(eds) An Osteopathic Approach to Diagnosis and Treatment. Philadelphia: JB Lippincott, pp 6–12.

Ford C(1989) Where healing waters meet. New York: Station Hill Press.

Fryer G, Morris T and Gibbons P(2004) The relationship between palpation of thoracic paraspinal tissues and pressure sensitivity measured by a digital algometer. International Journal of Osteopathic Medicine 7(2): 64–69.

Fryer G, Morris T and Gibbons P(2005) The relationship between palpation of thoracic tissues and deep paraspinal muscle thickness. International Journal of Osteopathic Medicine 8(1): 22–28.

Fryer G, Morris T, Gibbons P et al.(2006) The activity of thoracic paraspinal muscles identified as abnormal with palpation. Journal of Manipulative and Physiological Therapeutics 29(6): 437–447

Frymann V(1963) Palpation – its study in the workshop. Newark: Yearbook of the American Academy of Osteopathy, pp 16–30.

Gibbons P and Tehan P(2001) Spinal manipulation: Indications, risks and benefits. Edinburgh: Churchill Livingstone.

Goldthwait J(1937) Body mechanics, 2nd edn. Philadelphia: JB Lippincott.

Greenman P(1989) Principles of manual medicine. Baltimore: Williams and Wilkins.

Greenman P(1996) Principles of manual medicine, 2nd edn. Baltimore: Williams and Wilkins.

Kappler R(1997) Palpatory skills, in Ward R(ed) Foundations for Osteopathic Medicine. Baltimore: Williams and Wilkins.

Kappler R, Larson N and Kelso A(1971) A comparison of osteopathic findings on hospitalized patients obtained by trained student examiners and experienced physicians. Journal of the American Osteopathic Association 70(10): 1091–1092.

Korr I(1970) Physiological basis of osteopathic medicine. New York: Postgraduate Institute of Osteopathic Medicine and Surgery.

Kuchera W and Kuchera M(1994) Osteopathic principles and practice, 2nd edn. Columbus, OH: Greyden Press.

Lewit K(1992) Manipulative therapy in rehabilitation of the locomotor system, 3rd edn. London: Butterworths.

Mitchell F(1976) Training and measuring sensory literacy. Newark, OH: Yearbook of the American Academy of Osteopathy, pp 120–127.

Mitchell F, Moran P and Pruzzo N(1979) An evaluation of osteopathic muscle energy procedure. Valley Park, MI: Pruzzo.

Oschman J(2001) Energy medicine. Edinburgh: Churchill Livingstone.

Sutton S(1977) An osteopathic method of history taking and physical examination. Journal of the American Osteopathic Association 77(7): 845–858.

Travell J(1951) Pain mechanisms in connective tissues, in Regan C(ed) Transactions of 2nd Conference on Connective Tissues. New York: Josiah Macy Foundation, pp 86–125.

Uddin Z, MacDermid JC and Hyungjoo HH(2014) Test–retest reliability and validity of normative cut-offs of the two devices measuring touch threshold: Weinstein Enhanced Sensory Test and Pressure-Specified Sensory Device. Hand Therapy 19(1): 3–10.

Upledger J and Vredevoogd W(1983) Craniosacral therapy. Seattle: Eastland Press.

Van Allen P(1964) Improving our skills. Newark, OH: Academy of Applied Osteopathy Yearbook, pp 147–152.

Walton W(1971) Palpatory diagnosis of the osteopathic lesion. Journal of the American Osteopathic Association 71: 117–131.

특별 주제 3

시각적 평가, 우세안 및 기타 문제

Leon Chaitow

많은 전문가들은 촉진을 시작하기 전에 우세안을 확인해야 한다고 조언한다. 대부분의 우리는 우세안을 가지고 있으며, 추론(reasoning)이란 평가 과정의 적용 중에 본인이 어느 위치인지를 정하는 것이다. 그래야만 환자 또는 신체에 대하여 우세안은 관찰되고 있는 것에 대한 가장 뚜렷한 시야를 가진다.

산만함을 줄이고 촉진 감각을 향상시키기 위한 권장 사항인 눈을 감고 촉진하는 것은 중요하지 않다. 그러나 예를 들면, "적색 반응"(예: 8장에서 설명한 전상장골극 수준의 평가 참조)을 사용할 때 시각적 인상을 촉진과 함께 사용해야 하는 경우가 많이 있다.

우세안 평가

- 앞으로 양쪽 팔을 손으로 잡고, 양쪽 눈을 뜨고 방 안의 어떤 물건을 볼 수 있는 "삼각형" 공간을 만든다(특집 주제 그림 3.1).
- 한쪽 눈을 감는다. 물체가 여전히 삼각형에 있으면, 당신은 어느 쪽이 우세안인지 알 것이다.
- 그러나 한쪽 눈만 떴을 때 이미지가 삼각형 밖으로 벗어난 경우 감은 눈을 뜨고 뜬 눈을 감으면 이미지가 선명하게 삼각형 안으로 다시 이동해야 한다.
- 두 눈을 모두 떴을 때와 동일한 시야를 보이는 눈은 신체를 자세히 관찰할 때 사용하는 눈이다.

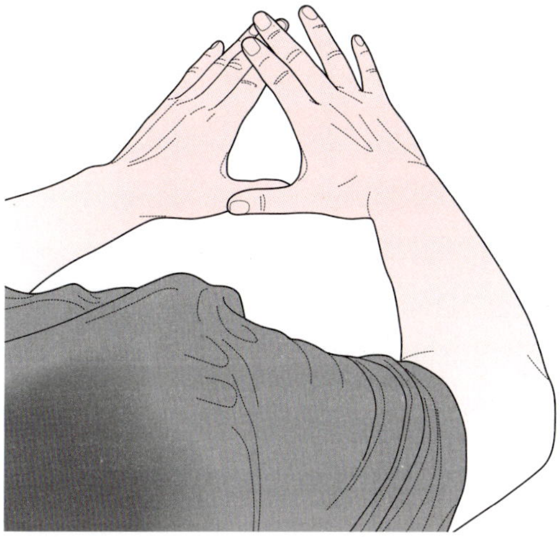

그림 ST 3.1
손의 삼각형 모형을 통한 관찰

- 환자가 검사 테이블 위에 있으면, 우세안이 소파 중앙에 가장 가깝도록 접근해야 한다.

주변 시야 사용

- 양측 늑골 기능을 평가할 때와 같이 대칭 움직임이 관찰되는 경우, 한 면을 면밀히 관찰한 다음 다른 면을 관찰하는 것은 잘못된 것이다.
- 대신 주변 시력이 제공하는 민감한 식별에 의존해야 한다.
- 늑골 위에 있는 두 개의 움직이는 손가락 사이의 한 점에 초점을 맞추고 환자가 숨을 쉴 때 주변 시야가 가동 범위의 변화를 판단해야 한다.

우세안의 사용은 적절할 때 다양한 연습에서 언급될 것이다.

그건 그렇고, 당신이 특이한 조합인 우세

한 왼쪽 눈을 가진 오른손잡이라면, 또는 우세한 오른쪽 눈을 가진 왼손잡이라면 당신은 아마 야구나 크리켓에서 훌륭한 타자일 것이다!

신체 위치와 눈

Vladimir Janda(1988)는 안구–골반(oculopelvic)과 골반–안구(pelviocular) 반사의 존재를 지적하는데, 이는 골반 위치의 변화가 눈의 위치에 또는 반대로 서로 영향을 준다는 것이다.

그는 또한 안구 위치가 근육의 긴장도, 특히 후두하근의 긴장도를 변형시킨다는 사실에 대해서도 논의한다(예를 들면, 위를 볼때 신전근이 짧아지고, 아래를 볼 때 굴곡근이 활동할 준비를 한다).

그러므로 골반과 머리 위치 변화로 인한 안구 위치의 변화는 관찰이나 촉진의 효율이 최적이 되도록 고려해야 할 또 다른 요소라는 것을 알아야 한다(Komendatov 1945).

"감각 소양"

Frederick Mitchell Jr(Mitchell, 1976)은 감각을 느끼는 능력의 훈련과 측정에 관한 주제에 대해 다양한 시각의 "부분"에 관해 논의했다. Mitchell은 다음을 시각적으로 판단할 수 있는지 묻는다.

- 환자의 자세가 좋은가 안 좋은가? 안 좋다면 얼마나 안 좋은가?
- 열상은 2.5cm 또는 3cm인가?
- 장골능선(iliac crest)의 높이가 동일한가?
- 환자의 머리가 기울어져 있나? 몇 도 기울어져 있나?
- 한 무릎이 다른 무릎보다 큰가?
- 피부병이 자색이거나 또는 단순히 핑크색인가?

그러한 판단을 내리기 위해 미첼(Mitchell)은 다음의 해야 할 일을 열거한다.

1. 색상 및 채도를 확인 및 식별한다.
2. "직선 길이 측정, 각도 측정, 곡선, 아치형 및 곡률 반경"을 정량화한다.
3. 양적 판단을 내릴 수평과 수직 준거 틀을 느낀다.
4. 움직임, 절대적 움직임, 또는 움직임에 대한 주관적인 인식, 그 자신에 관하여 또는 다른 것의 움직임에 대한 하나의 상대적인 움직임 등을 인지한다.
5. 깊이 인지와 길이와 비율을 예측하는 능력을 설명한다.

모든 시력을 가진 사람들은 이러한 기술을 가지고 있지만 예리한 정도는 다양하다. 미첼(Mitchell)은 훈련 장비를 사용하여 "시각적 소양"을 측정하고 향상시키는 방법을 제안한다. 예를 들면, 서있는 환자의 장골능선 높이 수준이나 바로 누운 환자의 다리 길이 차이 또는 다리의 운동 범위를 모의 측정해 본다.

이러한 도구가 교실 환경에서 활용될 때 학생은 평가할 때까지 실제 각도, 길이 또는 높이를 알지 못한다. 그러고 나서 즉각적인 피드백을 줘야 한다. 미첼(Mitchell)은 다음과 같이 설명한다.

성공은 자신감을 심어준다. 실패는 자신감을 없앤다. 자신감이 시각적 판단의 정확성에 대한 필수 요소는 아니다.

시각적 판단에 대한 정확성과 신뢰성이 높아짐에 따라 학생들은 오차를 줄이고 착시의 가능성을 다루는 법을 배운다.

우세안은 시각적 판단의 정확성과 배경에 대한 인식에서 중요한 요소이다.

조명은 교육 과정의 일부이기도 하며 오류의 원인이 되는 착시를 제거하는데 중요하다.

이학적 검사에서의 시각적 평가

Dinnar et al.(1982)는 이학적 검사의 시각적 구성 요소(관찰)에 대해 다음과 같이 자문한다. 선별 검사는 후방, 측면 및 전방의 세 가지 관점에서 시작한다.

이 책의 많은 연습 문제를 시작하기 전, 또는 나중에 연습 문제를 적용하고 그 기술을 향상시키려는 시도를 하기 전에, 이러한 것들을 관찰할 수 있는 능력을 평가할 수 있다.

특별 주제 실습 3.1 자세 검진

15분 주어짐

이 시각적 검사는 초기 추적진단을 위해 고안된 것으로 진단용이 아니다. 환자가 서 있다.

1. 후방보기

- 어깨와 견갑골이 비대칭(다른)인가?
- 척추중심선(midspinal line)의 외측 만곡이 있는가?
- 머리가 한쪽으로 기울어져 있는가?
- 골반의 위치가 비대칭입니까(능선 수준인가)?
- 척추주위근에 두드러지는 편평함이나 통통함이 있는가?
- 발이 대칭으로 배치되어 있는가?
- 무릎의 위치는 대칭인가?
- 신체가 전체적으로 회전되어 있는가?
- 아킬레스건이 편향되었거나 대칭인가?
- 뒤꿈치와 관련하여 복숭아뼈의 위치가 대칭인가?
- 팔 위치는 대칭인가?
- 옆구리 살 주름이 허리와 대칭인가?
- 뒤쪽 피부 표면에 흉터, 타박상과 같은 명백한 형태학적 비대칭이 있는가?

2. 측면상

- 무릎이 이완되었거나 신장되어 잠겨 있는가?
- 정상 척추 만곡이 과장 되었거나 반대로 되어 있는가?
- 신체가 중력의 중심에서 상대적으로 옮겨졌는가? 예를 들면, 머리 위치가 균형을 이루고 있는가?
- 옆 피부 표면에 흉터, 타박상과 같은 명백한 형태학적 비대칭이 있는가?

3. 정면도

- 앞정중선(mid-sternal line)에서 어깨 높이는 대칭인가?
- 머리가 한쪽으로 기울어 있는가?
- 정상적인 수평 쇄골 선이 벗어나 있는가?
- 골반의 위치가 비대칭인가(능선 수준인

가)?

- 슬개골이 외측 또는 내측으로 편향되어 있는가?
- 전방 피부 표면에 흉터, 타박상과 같은 뚜렷한 형태학적 비대칭이 있는가?

참고문헌

Dinnar U, Beal M, Goodridge J et al.(1982) An osteopathic method of history taking and physical examination. Journal of the American Osteopathic Association 81(5): 314–321.

Janda V(1988), in Grant R(ed) Physical therapy in the cervical and thoracic spine. New York: Churchill Livingstone.

Komendatov G(1945) Proprioceptivnije reflexi glaza i golovy u krolikov. Fiziologiceskij Zurnal 31: 62.

Mitchell F(1976) Training and measurement of sensory literacy. Journal of the American Osteopathic Association 75(6): 874–884.

피부 촉진 및 평가

Palpating and assessing the skin

Leon Chaitow

제4장

피부를 촉진하는 것은, 여러분이 외부 세계와 그 개인을 분리시키는 경계와 접촉하고 있게 되는 것이다. 이는 풍부한 정보 소스를 제공한다. 다른 사람의 피부와 접촉하면 정서적 장벽과 저항 장벽이 깨질 수 있다. 이 과정은 독특한 특권과 기회로 간주될 수 있으며, 이는 환자의 마음과 신체 상태에 초점을 둔 바디 워커(body worker)가 큰 이익을 얻을 수 있다. 신체 표면은 마음의 상태를 밀접하게 반영하며, 그것의 전기적인 특성 뿐만 아니라 촉진하기 좋은 물리적인 특성까지 변화시킨다.

Deane Juhan(1987)은 우리에게 피부의 중요성을 이해시키기 위한 장을 열어 놓고 있다:

> *피부는 뇌와 분리되어 있지 않다; 2개는 연속 매체의 다른 위치이다. "말초"와 "중추"는 단지 공간적 구분일 뿐이며, 뇌의 표면에서 손가락 끝과 발가락에 이르기까지 하나의 기능 단위라는 사실을 잊어버리면 유익보다 해를 더 많이 낳게 된다.* ***표면을 만지는 것은 깊은 곳을 젓기 위한 것이다.*** [나의 강조점]

이 표면의 변화를 읽는 것을 학습한다는 것은 쉬운 일이 아니지만, 그 접촉은 명백한 많은 것을 탐험할 수 있는 기회를 제공하며, 깊이 숨겨진 것도 많이 있다. 15장의 심신 연결과 관련된 다양한 개념을 살펴볼 것이다. 그러나 이 단계에서 우리는 피부의 물리적 특성의 일부를 더 자세히 볼 필요가 있다.

이전 장에서 언급했듯이, 촉진자가 쉽게 읽을 수 있어야 하는 변경 사항에는 다음과 같은 상대적인 요소들이 포함된다.

- 따뜻함 / 차가움
- 건조함 / 습함
- 매끄러움 / 거침
- 탄성 / 강성

…뿐만 아니라 지역 피부의 상대적인 두께 정도.

많은 연구와 임상 경험에 의하면, 이런 종류의 피부의 생리적 변화가 교감 신경계와 관련된 기능장애의 최종 결과인 것으로 나타났으며, 특히 근골격계와 관련이 있는 것이다(Gutstein 1944; Korr 1977; Lewit 1999)(박스 4.1).

피부 생리학의 양상

Aspects of skin physiology

피부의 기능 및 기능장애와 관련된 일부 역동성을 이해하고, 피부 촉진에서 발생할 수 있는 몇 가지 함정을 이해하기 위해서는 피부 생리학의 몇 가지 측면을 간략하게 살펴보아야 한다.

이 섹션의 많은 자료에 대한 크레딧을 얻기 위해서는 미국 연구 그룹인 Adams와 그의 동료(1982)들의 연구 자료를 참고해야 하는데, 그들의 리뷰는 피부를 촉진에 중요한 영역으로 만드는 많은 상호 작용 요소 중 일부를 아주 훌륭하게 검사한 것이다.

박스 4.1 반사 행동에 대한 모니터로서의 피부

Brugger(1962)는 신경근 증후군과 구별되는 가짜 관절(pseudoradicular) 증후군을 기술했는데, 그것은 관절막, 건 기시점 및 다른 지엽적(관절 조직) 조직과 같은 조직에서 "통증 체성모토억제 효과(nociceptive somatomotoric blocking effect)"에 기인한 것이다. 이러한 통증 반사 효과는 피부뿐만 아니라 근육 및 건의 접합부에서도 나타난다. Dvorak and Dvorak(1984)은 이 방사통과 증상이 내장체성 및 체성내장(viscerosomatic and somatovisceral) 영향에 대한 현상 카테고리로 보고 있다. 예를 들면, 장기 기능장애는 근육과 건에 변화를 일으킨다는 것이다(Korr 1975).

차가움, 창백, 홍반, 청색증과 같은 혈관 운동 장애의 다양한 패턴이 관찰되거나 촉진될 수 있는 반사적 변화를 포함한다.

Gutstein(1944)은 피부 분비물의 정상화를 강조하는데, 경추와 양 견갑골 사이의 활성화된 트리거 포인트를 제거함으로써 모발과 피부의 질감과 외모의 정상화가 가능하다고 주장했다. 과도한증, 과소한증 그리고 무한증의 조건은 혈관운동(vasomotor)과 피지선 기능장애를 수반할 수 있다. Gutstein은 과도한 땀과 무한증은 적절한 치료가 이루어질 수 있다는 것을 확인했다.

Korr(1970, 1976, 1977)는 그의 연구에서 개인 척추 주변 피부의 전기 저항에 대한 판독 결과가 달리 나왔는데, 한쪽이 정상적인 전기 저항을 나타내고, 다른 한쪽은 저항이 감소한 것으로 나타났다(분절별 촉진(facilitation) 영역에서). "스트레스"(예: 압박 또는 침)를 신체의 어느 곳에 적용하고, 척추의 두 영역을 모니터링 하였는데, 그곳은 전기적(신경학적) 활동에서 현저한 증가를 나타내는 촉진(facilitation) 영역이었다(그림 4.1).

Beal(1985)은 이 현상이 내장성 기능장애로 발생한 구심성 자극으로 인한 것이라고 설명했다.

- 반사는 내장 수용체(visceral receptor)가 척수의 후각(dorsal horn)에 전달되어 상호연결하는 뉴런과 시냅스되는 곳에서 발생하는 구심성 자극에 의해 시작된다.
- 자극은 교감신경 및 운동성 원심성으로 전달되어, 골격근, 피부 및 혈관과 같은 체세포 조직의 변화를 일으킨다.
- 내장 원심성 뉴런의 비정상적인 자극은 피부 및 관련 혈관 운동 신경계, 말단 운동 및 수면 변화에 대한 과민 반응을 일으킬 수 있다.
- 이러한 내장체성(viscerosomatic) 반사적 영향의 첫 징후는 혈관 운동(피부 온도 증가) 및 피부의 수분 증가 땀샘 운동성(피부의 수분 증가) 반사, 피부 조직 변화(예: 두꺼워짐), 피하 유체 증가 및 근육의 수축 증가이다.

Beal(1983)은 피부의 *질감, 온도 및 습기*의 변화를 찾기 위해서는 다양한 연부조직 층, 특히 피부에 주의를 기울여 촉진해야 한다고 제안한다.

또한 Lewit(1992)은 촉진(facilitation)(민감) 영역을 밝히는데 있어 가벼운 피부 촉진의 가치를 강조한다. 그는 내장 증상이 호전되면 이러한 증상이 사라지는 경향이 있음을 지적하지만, 그러나 이러한 변화가 만성이 될 때는:

- 피부 및 피하 조직이 두꺼워지고, 지엽적인 근육 수축과 함께 영양 변화가 나타난다
- 더 깊은 근육 조직은 단단하고, 긴장되고, 과민하게 될 수 있다.
- 척추 움직임에 관련된 제한과 함께 두 개 또는 그 이상의 척추 분절을 포함하는 심부 부목 고정(splinting) 수축이 있을 수 있다
- 늑횡돌기 관절은 이러한 변화에 상당히 관여될 수 있다.

이러한 변화는 연구에 의해 확인되었다. 예를

들면, 5,000명이 넘는 입원 환자를 대상으로 한 5년 간의 연구에서 대부분의 내장 질환이 하나 이상의 척수 영역에 영향을 미치는 것으로 나타났으며, 관련된 척추 분절의 수는 질병의 지속 기간과 관련이 있었다.

Kelso(1985)는 이 연구에서 표재성(연부조직 및 피부) 촉진 소견의 수가 증가한 것을 지적했다:

- 부비동염, 편도선염, 식도 질환 및 간 질환 환자의 경추 부위
- 위염, 십이지장 궤양, 신우신염, 만성 충수염 및 담즙염 환자에서 T5–12 부위.

피부 촉진은 다음을 포함할 수 있다:

- 수동 체외 진단(MTD) 장비는 지엽적 순환에 대한 변화의 증거를 제공할 수 있는데; 트리거 포인트 활동은 가장 큰 "차이"가 있는 영역에서 더 많이 발생한다(Barral 1996).
- 근막에 대한 피부 움직임 – 저항은 반사 요법 활동의 일반적인 영역, 트리거 포인트와 같은 "통각과민 피부 영역(hyperalgesic skin zone)"을 나타낸다(Lewit 1992, 1999).
- 피부 탄력성의 국지적 상실 – 위치의 정의를 개선한다(Lewit 1992, 1999).
- 가벼운 스트로크(stroke), "항력(drag)"으로 인한 감각(수분증 증가)을 찾고, 정확한 위치의 정확성을 제공한다(Lewit 1992, 1999).

이 장에서 촉진 실습은 바로 그러한 변화에 초점이 맞춰져 있다.

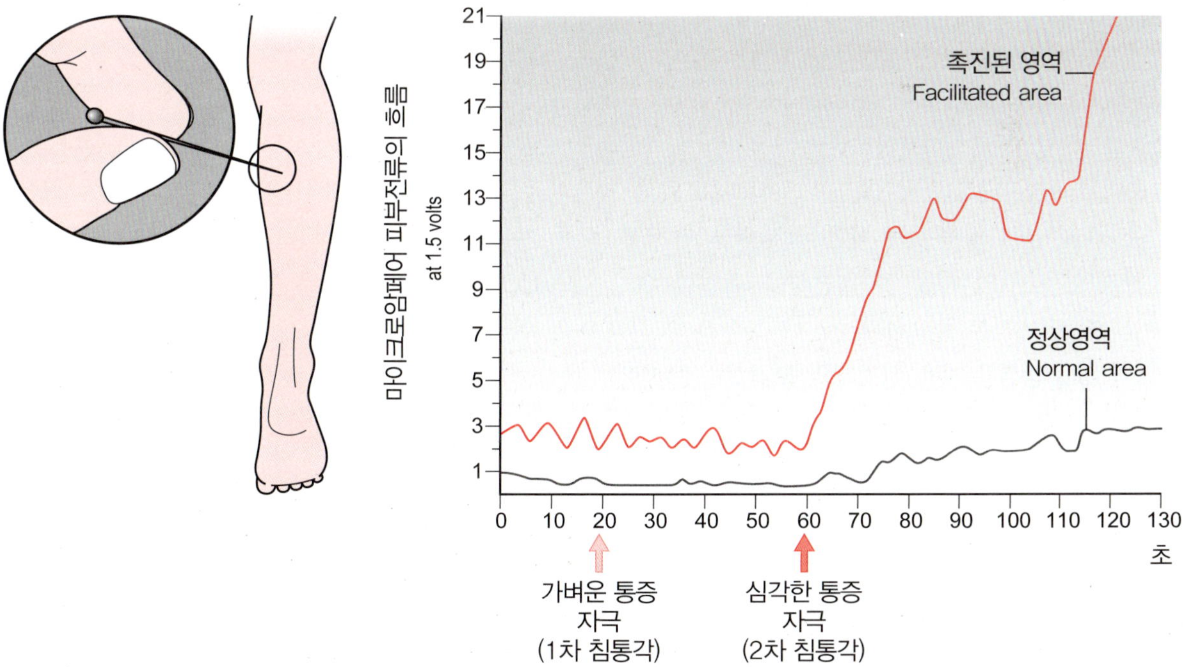

그림 4.1
통증 자극은 촉진된 영역에서 현저한 반응을 생산해 내고, 정상 영역에서는 그 반응이 적게 나타난다(회색 라인).

피부는 각기 다른 지역에 존재하는 밀도가 평방 센티미터당 7에서 135로 다양하게 변하는 약 750,000개의 감각 수용체를 포함하고 있다. 그러나 이 연구자들로부터 가장 많은 주목을 받는 것은 신경 말단(nerve endings)이 아니라, 오히려 그들은 습식 땀샘의 활동에서 유래하는 인간 피부의 특성에 많은 주의를 기울이고 있다. 이러한 분비물은 온도 조절에서 역할을 하는 것 외에 "피부의 에너지 및 물질 전달 특성에 영향을 미치고, 여러 수준의 표피 수화 및 염분을 확립하여 특성을 변화시킨다"(Adams et al., 1982). 그들은 epitrichial 땀샘과 atrichial 땀샘 사이의 명확한 구별을 할 것을 요구하는데, 전자는 머리카락과 관련이 있고, 후자는 피부에 직접 나 있는 빈틈이다. 따라서 직접적으로 피부 마찰 및 열전달 특성의 중요한 현상에 영향을 미친다.

땀의 분비는 촉진에 영향을 미친다

Atrichial(sweat) activity influences on palpation

- 손바닥 표면(및 발바닥)에 있는 atrichial 땀샘은 열 손실의 영향에는 작은 잠재력을 가지고 있지만, 피부의 마찰 및 유연성을 조절할 수 있다는 점에서는 중요하다.
- atrichial 땀샘은 자율 신경계의 교감신경 분지에 의해 전적으로 통제되는데, 이는 반사 활동으로 인한 땀 발생으로 인해 촉진에 변화를 일으킬 수 있다는 것을 의미하는 것이며, 이는 트리거 포인트가 활성화될 때 그리고 감정이나 스트레스가 작동할 때 발생하는 것과 같은 것이다.
- 운동신경과 atrichial 땀샘의 분비관 사이에 있는 화학 중재기관은 근육 수축 성향을 증가시키는 신경전달물질인 아세틸콜린이다.
- 피부를 통한 물 움직임의 복합성은 피부의 기계적, 전기적 및 열전달 특성 및 특징이 이 과정에 의해 변경된다는 점을 강조할 필요는 따로 하더라도, 우리가 우려할 필요는 없다
- 땀이 흐르면, 액체는 관을 통과할 뿐만 아니라, 건조한 피부관 주변으로 외측으로 분산된다.
- 피부 표면에 확실한 수분이 없어도 피부 아래의 땀샘 움직임은 재 흡수하는 피부 주변에 퍼지는 어느 정도의 물과 함께 계속된다.
- 이 방법은 신장 관이 소변 내의 설탕을 다루는 방법과 비교될 수 있다.
- 그러므로, 피부 표면에 물이 없다하여 땀샘이 활발하지 않다고 결론짓는 것은 정확하지 않다(Adams et al. 1982).
- 낮은 수준의 땀샘 활성화는 피부 마찰의 변화에 영향을 미친다.
- 마찰은 피부가 건조할 때 낮으며, 촉촉해지면 높아지되 극심한 땀 흘림은 다시 낮춘다. 건조한 손가락으로 책 한장을 넘기기는 어렵지만 약간의 촉촉함은 그 일을 쉽게 해주되 땀에 너무 많이 젖은 손은 아무것도 쉽게 잡지 못한다.
- 우리는 피부 표면에서 최고 마찰 접촉을 발생시키는 상피의 물 내용물(EPIDERMAL WATER CONTENT)에 좁은 범위가 있다고 결론지을 수 있다.

털이 없는 피부와 털이 있는 피부

Glabrous and non-glabrous skin

손바닥과 발바닥은 근본적인 혈관과 신경을 움켜쥐고 있으며, 몸무게 관련된 압박으로부터 지키는 밀집된 결합조직을 포함하고 있다.

둘은 움직임을 제한하기 위해 굵은 피부에 확고히 부착되어 있다(Benjamin 2009).

피부를 손등으로 여러 방향으로 문지름으로써 "정상적인" 피부와 털이 없는 피부의 다름을 쉽게 느낄 수 있다. 손바닥으로도 똑같이 시도해 보라(발바닥 또는 발등).

- 여러 종류의 피부에 문지를 때에 다름과 근본적인 결합조직의 연관성에 주목하라.

피부표면 항력 현상

The skin drag phenomenon

기본적인 땀 행동의 특성을 이해하는 것은 촉진에 적힌 표면 마찰의 영역별 변화의 이유를 설명하는데 도움이 된다. Adams와 그의 동료들은(1982) 다음과 같이 묻고 있다:

> *조사하는 의사로부터 인지된 "표면 항력" 지역 차이가 만성적이고 낮은 수준인 선천적 무모증 땀샘 활동이 자율신경계와 연관이 있으며, 결과적으로 정의된 몸의 위치에 상피 수화작용과 표면 마찰을 증가시키는 것이 가능한가? 이러한 신경계가 만성적 땀샘 활등을 통해 손목시계의 줄이 치워졋을 때 손목의 피부표면에서 발견되는 거와 비슷한 피부 표면의 기계적 성질의 변화를 만들어내는가?*

처음엔, 마찰 수준을 높이는 높은 상피의 물 수준과 제법 큰 마찰 표면은 시계 줄을 채웠을 때 살짝 조여진 감이 피부 밑에 있을 것이다. 조금 후엔 이것은 없어지며, 항력도는 피부 주변의 특징과 비슷하게 된다. 더 많은 땀이 조직에 있을수록, 더 빽빽하고 탄력이 줄어든다. 이것은 Karel Lewit(1999)이 어떻게 해서 트리거 포인트(다른 활동적인 반사작용 움직임) 활성화를 단순히 피부위의 탄성도(늘어나는 정도-예시 4.8을 보라)를 평가하고, 주변의 피부조직과 비교함으로써 알아낼 수 있었는지를 설명해 준다. Lewit은 이러한 피부 주변을 "통각과민 피부 영역"이라고 명명한다.

침 자리 전기탐지 방법을 소개하기 전에, 통각과민에 증가한 땀인, 과 긴장 부분은 왜 아무 숙련된 침술사가 빠르게 활성 포인트를 촉진으로 찾을 수 있는지와 피부의 전기저항 측정이 이것을 더 빨리할 수 있는지 설명하고자 한다(예를 들면, 피부가 건조할 때보다 촉촉할 때 더 전기를 능률적으로 만들어낸다).

우리는 더 많은 Lewit의 생각을 후에 이 장에서 조사할 것이며, 상피 수화작용(땀)의 정도가 어떻게 촉진되는 조직의 온도 통찰력에 영향을 미치는지와 촉진을 행하는 사람의 피부 상태가 과정에 어떻게 영향을 미치는지에 대해서도 조사할 필요가 있다.

그러나 먼저, 감지되는 뜨겁고 차가운 부분들의 다른 점을 평가하기 위해 몸에 터치하지 않고 몸을 훑어보는 촉진력에 대해 논의가 있을 것이다.

바디워크에 있어서 체온 측정 그래프

Thermography in bodywork

적외선, 전기 그리고 액체 결정체 방법(Baldry 1993)과 마찬가지로 수동 열 진단(MTD)들이 포함된 여러 가지의 열 평가 방식들은 트리거 포인트 활성화와 다른 기능장애 방식(Barral 1996)을 임상적으로 발견하기 위해 쓰이는 것들이다.

Swerdlow와 Dieter(1992)는 등에 트리거 포인트를 가지고 있는 365명의 환자들을 검사한 후에 '핫 스팟(hot-spots)'의 온도 기록이 대부분에게 나타났음에도 불구하고, 그 곳이 트리거 포인트가 위치한 곳이 아닌 것을 발견했다. "오래된" 트리거 포인트가 "콜드 스팟(cold-spots)"과 이어지는 허혈인 섬유 조직에 존재할 수 있는가?

Simons(1987)는 핫 스팟(hot-spot)이 주로 트리거 포인트 위치를 대표하는 동안 다른 트리거 포인트는 "정상적인" 온도 안에서 존재하고 핫 스팟(hot-spot)이 유발점의 존재가 아닌 이유로 존재할 수 있다고 한다.

참조 영역(목표 영역)의 온도 검사는 주로 피부 온도 증가를 보여주나, 항상 그런 것은 아니다. Simons는 이 변칙을 트리거 포인트가 해부학적 신경계에 주는 다른 영향으로 본다. Simons(1993)는 다음과 같이 설명한다:

> *트리거 포인트가 피부 혈액 순환의 교감 컨트롤을 조정하는 정도와 방식에 따라 참조 영역은 초기에는 더 따뜻하거나, 같거나 또는 저온일 수 있다. 트리거 포인트 부위에 가해지는 고통스러운 압력은 방사통 부위 및 그 이상의 부위의 온도를 일관되고 현저하게 감소시켰다.*

정확도 측정: Barral의 증거 자료

Scanning accuracy: Barral's evidence

피부표면에서 손을 대강 2.5cm(1inch 정도) 떼어 놓고서 조직을 "스캔"하는 것이 몇몇 의사들에게는 온도로 다른 부분을 발견하는 것과 같은 의미로 사용되었지만 이게 얼마나 정확한 것인가?

프랑스 정골의사인 Jean Pierre Barral은 "핫(hot)"으로 스캔 되어진 부분은 오로지 75% 정도로 주변보다 따뜻/뜨거운 것이란 걸 알아냈다. 뜨겁거나 차가운 부위를 스캔하는 것은 주요 다른 점이 주변에 비해 한 부위에 나타날 때마다 더 많은 열기를 자각하는 것인 듯하다. 이것은 "정상"과 차가운 부위를 스캔하는 것은 자주(보통) 더 많은 열기가 지각될 것이라는 결과를 의미한다. 이것이 스캔 방법의 유용성을 무효화하진 않지만 "뜨거워" 보이는 것이 사실은 "차가울" 수도 있다는 걸 의미한다(국소빈혈?)(Barral 1996).

손으로 열을 스캔할 때에는 어느 한 조직이 주변 조직으로부터 온도가 뚜렷이 다른 것은 뇌로부터 "뜨겁다"고 고려되어 지는 것이다. 그러므로 손으로 하는 열 스캔은 조직의 실제 열 상태가 아니고 조직의 "다른 점"을 평가하기엔 비교적 정확한 방법으로 볼 수 있다.

터치로 인한 피부 온도 측정을 위한 학습

Learning to measure skin temperature by touch

실습 4.1-4.9는 물체와 평가되는 조직의 열 변화를 밝히기 위해 필요한 기본 촉진 스킬을 설정하고, 마찬가지로 극히 유용한 촉진 도구인 "항력(drag)" 현상을 소개하는데 도움이 되고자 계획된 것이다.

실습 4.1 무생물 물체를 사용한 열 차이

소요 시간 촉진하는 부위 당 5-10초

- 나무, 플라스틱, 금속, 거친 감촉의 세라믹과 종이로 만들어진 작은 물체를 준비한다.
- 가능하다면, 각 물질로 만들어진 여러 다른 물건들을 준비하는 것이 좋다.
- 이 실험을 하는 방에 적어도 한 시간 전에 모든 물건들을 비치하도록 한다. 이 방의 온도는 변함없이 한결같아야 한다.
- 상대적으로 따뜻함과 차가움을 느끼면서 각 손으로 물건들을 개별적으로 촉진하도록 한다.
- 물체를 열전대로 측정하려면 거의 동일한 판독값을 나타내지만, 그것을 느낄 때에 온도에 뚜렷한 차이가 있음을 알았는가?

- 왜 그렇게 생각하나?
  답은 이 단원을 배우면서 찾을 수 있을 것이다.

실습 4.2 열 차이

소요 시간 15초

- 차가운 세라믹 타일, 대리석 한 조각, 또는 플라스틱 한개 위에 맨발로 선 자세를 취한다.
- 한쪽 다리를 타일 위에 놓고 다른 한쪽은 처음 방에 두었던 덮개나 수건 위에 올려놓는다.
- 한 쪽 다리는 다른 쪽보다 차갑게 느껴지지만, 아직 타일과 덮개의 온도는 틀림없이 같을 것이다.
- 인지된 다른 점의 이유가 무엇이라 보는가?

우리가 뭔가를 만지거나 촉진했을 때, 생각하고 "느끼는" 온도 변화의 정확성에 관해서 여러분의 마음속에 질문이 제기되는가?

그 생각을 기록하여 두도록 한다.

실습 4.1과 4.2에 관한 상의

Discussion regarding Exercises 4.1 and 4.2

우리가 조직의 표면에서 손가락 끝, 손, 발로 느끼는 대상물의 열 흐름에 영향을 미치는 변수는 이러한 두 개의 "교환 표면(exchanging surfaces)"의 열적 특성과 관련이 있다(아래 그림 4.2 참조). 이러한 열 성질은 다음의 사항을 포함하고 있다:

- 교환 표면 부위
- 교환 표면과 표면 사이의 온도 차이
- 열이 변위되어지는 거리
- 촉진되어지는 물건과 관련된 열전도의 본질적인 성질과 촉진 개체(손 또는 손가락)

"열전도 계수"라고 불리는 이 과정의 특유 성질에는 설명이 필요하다. 열전도계수 타일 바닥은 덮개나 카펫보다 크며, 이것은 발밑에 있는 온도수용기가 다른 발보다 더 빨리 식게 만든다. 한 발이 다른 발에 비해 차가워지는 걸 자각하는 것이 정확하나 여러분이 서있는 표면의 온도 변화와는 아무런 관련이 없다.

만약 *다른 온도를 가진 것처럼 느껴지는* 두 물체가 사실은 똑같은 온도라는 것을 자주적으로 입증될 수 있다면, 온도수용기로부터 감지된 차이는 열전도의 차이나 검사되어진 다른 열 전도체 덕분으로 돌릴 수 있으나 온도 차이는 아니다. 이것은 여러분이 촉진을 할 때 피부가 얼마나 따뜻하고 시원한지에 대한 임상적 판단을 내릴 때 분명히 중요한 것이 된다.

더한 문제는 우리가 촉진된 조직의 안과 밖 그리고 촉진하는 손의 상피 수화(땀)도의 영향을 조사할 때 분명해진다. 촉진하고 있는 조직의 온도에 대한 판단에 땀이 미치는 영향에 대해 알아보도록 하자.

실습 4.3 열전도 및 수분의 영향

소요 시간 물체 당, 실습 당 10-15초

- 온도 변화를 위해 미리 촉진해 두었던 두 개의 물체 말하자면, 연필과 금속 키 또는 다른 금속 물체를 준비한다.
- 다시 한번, 이것들을 손으로 촉진하고, 손의 온도 수용기에 만져지는 온도 감각의 다른 점을 느껴 보도록 한다.
- 각 물체들을 촉진하기 위해 똑같은 부분의 손을 사용하도록 한다(손바닥, 손등, 손가락 끝, 등).
- 마른 손으로 먼저 시도하고, 그 후에 손가락 끝(또는 사용되었던 아무 부분의 손)을 촉촉하게 한 다음 물체를 다시 촉친한다.
- 실습은 각 양손을 사용한다.

- 먼저 마른 손/손가락으로 접촉하고 그 후 촉촉한 손/손가락으로 물체를 접촉했을 때, 온도 면에서 다른 점을 알았는가?
- 만약 알았다면, 다른 점은 무엇인가?
- 찾아낸 결과물을 기록하여 두도록 한다.

실습 4.4 열 민감성의 다른 영역에 대한 테스트

소요 시간 물체 당, 테스트 당 10-15초

- 다음에, 나무 연필을 평가하고 그 후 금속 물체를 평가할 때, 손등의 열 민감성이 손바닥이나 손가락패드 부위보다 더 큰지 알아보도록 한다.
- 한 손 또는 그 손의 다른 부분으로 촉진할 때 어느 것이 온도 차이를 더 잘 느낄 수 있나?
- 또는 한 손 또는 다른 손?
- *똑같은 물체를 다시 테스트 해본다. 하지만 이번엔 혀끝을 마치 "촉진" 장기처럼 사용하라.*
- 혀끝으로 더 정확히 분명한 온도 차이를 느꼈는가? 네/아니요

실습 4.3과 4.4에 관한 논의

Discussion regarding Exercises 4.3 and 4.4

손바닥 표면의 온도수용기는 손등보다 더욱 많이 있으며(표면과 가까운 곳), 이 영역들이 열 촉진에 매우 민감한 부분이 된다. 이 뜻은 손바닥 표면과 비교된 손등의 상피 두께 차이에도 불구하고, 손바닥은 보통 온도 정보를 찾을 때 접촉하기 좋은 장소이다.

일부 사람들은 손의 등 쪽을 사용할 때 열 측정이 더 민감한 것처럼 보이기 때문에, 이것을 여러분이 직접 테스트해보면, 그 중 하나가 될 것이다. 이것은 반복적인 수작업 접촉을 통한 손바닥 표면의 민감화 및 대상물에 대한 손등 접촉이 상대적으로 부족하기 때문일 수 있다.

촉진 표면의 상대적 습기가 열의 지각에 영향을 준다는 사실을 주지하길 바란다. 이것은 물(예를 들면, 땀)이 존재할 때 더 나은 전도가 생기기 때문에, 온도수용기의 온도가 마른 상태의 부위에 대한 접촉보다 지금 테스트하고 있는 물체와 더 비슷하다.

변수 *Variables*

- 여러분 자신의 수분 상태
- 말초 부위의 순환 효율성
- 교감신경 체계의 활성도
- 최근 신체적 활성도
- 적당한 습도와 온도

…는 모두가 여러분이 촉진할 때에 열 인지에 영향을 줄 것이다.

Adams et al.(1982)는 변수를 이해하는 것에 대한 문제점을 다음과 같이 요약하고 있다:

> *손가락을 검사하는 온도수용기는 복합적인 열 교환 시스템의 한 부분이다. 검사하는 사람으로부터 느껴진 온도는 곧장 가능한 혈관 구심성(afferent) 형성 속도와 내외피 접합부 가까이 있는 온도수용기로부터 발생하는 감각신경과 관련이 있다. 그 온도는 피 순환으로부터 피부로 옮겨진(없어진) 열에 강하게 의존한다.*

인지된 온도는 환자의 피부로부터 검사관의 피부로, 안 밖으로 옮겨지는 온도의 속도로 인해 결정된다. 이것은 수많은 요인들로 영향을 받는데, 다음의 것들이 포함된다:

- 접촉되는 부위의 크기
- 검사관과 환자의 피부 두께
- 둘 모두의 상피 수화 상태

- 열전달은 두 피부 표면 사이에—시험자와 환자—공기, 물, 로션, 그리스 또는 기름, 먼지, 직물 등 두 피부 표면 사이에 존재해 있는 물질 등등을 포함하는 특성이 있다. 이 모든 변수는 촉진할 때마다 작동하며, 적어도 어느 정도까지는 그 효과를 고려해야 한다. 열 인지에 영향을 미치는 변수의 일부는 그림 4.2에 나와 있다.

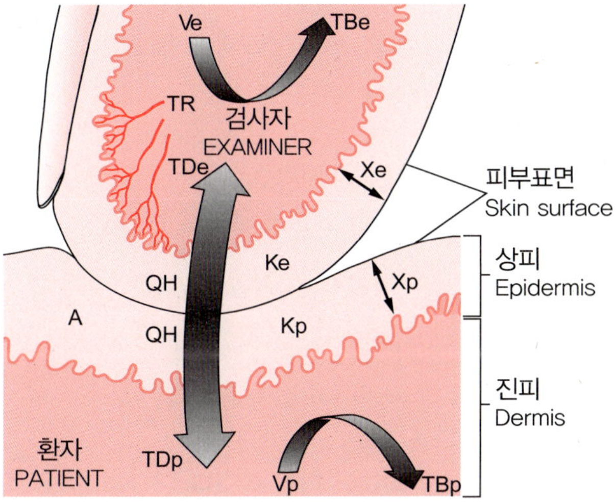

그림 4.2

이 도표는 온도수용기(TR) 방전율과 그로 인한 환자의 피부와 접촉한 검사관의 피부의 감지된 온도에 영향을 미치는 육체적 및 생리적 요소들을 묘사한 것이다. 온도와 검사관의 온도수용기 변화 속도는 조직 접촉, 접촉 부위(A), 검사관과 환자의 온도(TBe and TBp)와 피부 혈액 관류의 체적 유량율(VE and Vp), 상피 두께(Xe and Xp) 그리고 둘 모두의 열전도율(Ke and Kp), 둘 모두의 피부 온도(TDe and TDp), 그리고 두 조직 사이의 순수 열 교환 속도(QH)의 순수 효과 효능이다. 열 교환 속도는 공기, 물, 기름, 그리스, 핸드 로션, 오물, 조직 파편, 직물과 같은 두 피부 표면 사이에 존재해 있는 물질의 열전달 특성에 크게 영향을 받는다(Adams et al. 1982).

온도와 피부 변수를 위한 피부 촉진

Palpating the skin for temperature and skin variations

위에서 언급한 많은 변수 중 일부로 인해 명백한 온도 차이에 관한 정보의 오해 가능성을 인식해야 할 필요성이 있다는 것을 알고서, 특정 특성을 촉진하기 위해 인체를 이해하려고 노력해야 할 때이다.

다음 몇 개의 실습(4.5–4.8)들의 목표는 깊은 조직의 탐사를 허용하는, 피부를 소중한 정보의 근원으로 사용하는 중요함을 강조하기 위한 것이다. 이 네 개의 활동은 각각의 결과가 다른 것들과 비교할 수 있고, 차후의 요소, 그리고 임상적으로 사용될 수 있는 루틴처럼 배울 수 있게끔 같은 공부/촉진 활동시간에서 테스트가 연속적으로 완료된다.

노트

이상적으로, 실습 4.8–4.10은 한 훈련/수업 활동에서 차례대로 실행되어져야 한다. 비슷하게도, 실습 4.11–4.13은 다른 훈련/수업에서 차례대로 실행되어져야 한다.

실습 4.5 *온도 차이를 위한 체외 스캔*

소요 시간 **최대 2–3분**

- 파트너는 테이블에 옆구리를 헤쳐 놓은 채 엎드려 누워 있는 자세를 취하고, 여러분은 파트너의 허리 부위에 선다.
- 주된 손의 손바닥으로 등 표면 가까이(1–3 inches/2.5–7.5㎝)에 대고, 모든 것이 스캔될 때까지 안정된 상태에서 아래 위로 훑어나간다.
- 이런 방법으로 "체외(off the body)" 온도 변화를 "스캔"할 때에, 손을 천천히 움직이도록 한다.

- 만약 손이 그대로 있거나 너무 천천히 움직인다면, 비교할 만한 것이 없게 된다. 만약 너무 빠르게 움직이면 손이 다른 곳으로 이동하게 되어 나타나는 약간의 변화를 인지하지 못하게 될 것이다.
- 초당 대략 4-5인치(10-15cm) 속도로 스캔하는 것이 가장 좋다.

앞서 논의했듯이, 손의 다른 측면과 부위는 다른 곳들보다 더 예민할 수 있다. 그러므로 다른 곳보다 따뜻하거나 차가운지 부위들을 평가하며 손바닥, 손목 가까이 또는 손등의 예민함이 강한지 시험해 보도록 한다. 결과들은 기록되어야 한다.

이 차례의 시험에서 다음 시험에서 "따뜻"하게 느껴지는 부위에 집중하도록 해야 하는데, 이곳이 가장 큰 관심을 가지는 부위이기 때문이다. 이 장 앞쪽에서 요약되었던, 따듯하다고 느껴지는 부위는 사실 차갑고 뇌는 서로 다른 부위를 따뜻하다고 흔히 이해할 것이라고 하는 Barral(1996)의 증거를 기억해라.

- 여러분의 실험 결과로 볼 때 손바닥 표면이 손등 표면보다 더 예민하다는 제안에 대해 동의하는가?
- 찾아낸 결과물들을 기록하여 두도록 한다.

Viola Frymann(1963)은 다음과 같이 기술한다:

> *피부 위를 1/4inch 스치는 것만으로도 표면의 온도를 알 수 있다. 급성 병변 부위는 피부의 다른 부위에 비해 보통 따뜻하게 나타나고, 장기간이나 만성 병변 부위는 차게 나타날 것이다.*

실습 4.6 온도 차이를 위한 직접적인 촉진

소요 시간 이 실습 각 부분 당 3-4분(A, B 및 C)

이전의 실습처럼 파트너는 등을 헤쳐 놓고 엎드려 누워있는 자세를 취한다.

평가되어지는 조직에 손이나 손가락을 압력을 가하지 않고 올려놓는다. 앞서했던 스캔 활동에서 "따뜻"하다고 시험된 부위와 그렇지 않았던 부위를 고른다.

조직을 문지르거나 압력을 주지 않도록 한다. 가까운 부위로 옮기기 전, 몇 초간 피부 표면을 손으로 단지 형태를 잡도록 한다. 이런 식으로 피부 온도 변수를 알기 위해 두 손으로 등을 천천히 그리고 조심히 촉진한다. 한 번에 한 손 또는 두 손 모두를 사용해도 좋다.

A. 환자가 적당한 방 온도/습도에서 몇 분간 누워있었을 때
B. 환자가 몇 분 동안 뛰고, 걷고, 춤추고 또는 다른 운동을 하였을 때
C. 몇 분 동안 유사한 활동을 행했을 때

A, B 및 C 사이에 다른 점을 발견했는가?

- 비슷한 변수가 있는 환경에서 손바닥과 손등 표면 모두를 사용하여 접촉을 달리한다.
- 한 손이 다른 손보다 더 예민한가?
- 한쪽의 촉진 접촉이 다른 쪽보다 더 정확한가?
- 한 부위에서 다른 부위 표면으로의 온도 차이가 느껴지는가? 만약 그렇다면, 이전 실습에서 체외 스캔에서의 결과물들과 어떤 관련이 있나?
- 여러분과 파트너의 수분과 땀이 느낌에 어떤 영향을 주는가?
- 결과를 기록하라.

실습 4.7 근막 저항이 있는 피부 평가하기

소요 시간 3-5분

이 촉진은 1954년 물리치료사인 Elizabeth Dicke으로부터 명명된 독일 결합조직 마사지(*bridgewebsmassage*)에 근거하고 있다. 이 방법에 대한 논의는 박스 4.2를 참고하라.

그 다음으로 사용되는 치료법은 반사작용을 떠올리는 것을 목표로 한 마찰 타격(friction strokes)인 반복적인 건조-접촉(dry-contact)을 포함한다. 이 책에서 이것이 우리를 걱정시켜서는 안된다; 하지만 치료에 적합한 부위를 발견하는 진단법은 촉진 스킬에 도움이 된다.

Dicke의 진단법은 1960년 Bischof와 Elmiger에 의해 의논되어진 적이 있다.

- 대상자는 앉거나 엎드려 누운 자세를 취한다 (그림 4.3).

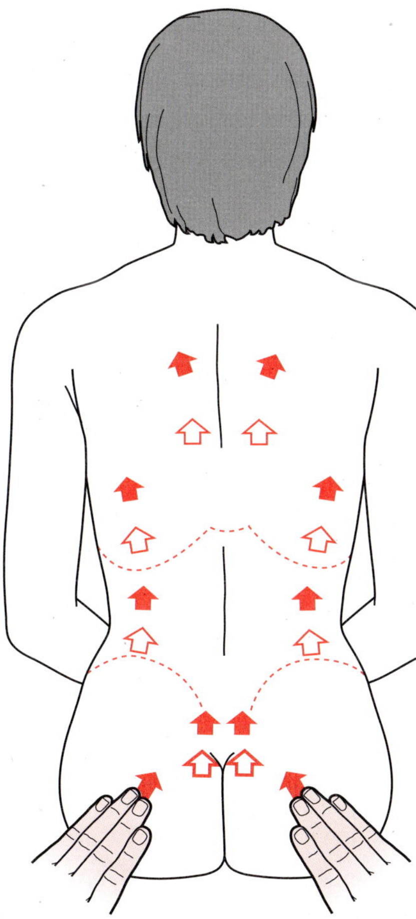

그림 4.3
손가락 패드로 피부를 양 방향으로 "밀어" 조직 유동성을 테스트 하고 있다.

- 양손(또는 손가락 패드)을 평평하게 접촉시켜서 피하 조직의 근막에 대항하여 전방으로 밀어 움직인다.
- 가능한 움직임의 정도는 조직의 긴장 상태에 달려있다.
- 대칭적인 부위(몸 양쪽)는 동시에 검사하는 것이 중요하다.
- 손가락을 약간 굽히고, 손가락 패드와 피부 사이에 밀착력을 발생시키기에 충분한 압력만 사용하여(피부에 슬라이딩 하지 않고, 근막 위의 피부를 슬라이딩시킨다), 일련의 짧고, 신중하며, 밀기 동작과 동시에 양손은 각 면의 탄성 장벽에 조직(피부 근막의 피부)을 완화시켜준다(그림 4.3 참조).
- 스캔을 하는 동안 "열"이 감지되었던 비교할 부분에 특별히 집중하도록 한다.
- 테스트의 패턴은 하방에서 상방으로 진행되어야 하며, 조직은 척추 쪽으로 양 방향에서 상방으로 비스듬히 대각선 방향으로 움직여간다.
- 파트너가 엎드려 누워있던 앉아있던, 엉덩이에서부터 어깨까지의 조직은 항상 대칭성을 알아보기 위해 비교 테스트를 해야 한다.

촉진 실습으로 결합 조직에 피부가 눌려지는 것이 반대편과 비교하여 제한을 나타내는 지역을 확인하라.

또한 Dicke은 다음과 같이 제안한다(Bischof & Elmiger 1960):

> *근막에서부터 피부주름(skinfold)을 당겨냄으로써(그림 4.3 참조) 조직 긴장과 변위의 정도가 결정될 수도 있다.*
>
> *세 가지의 다른 변위의 정도가 구별되어 있다:*
>
> - *가장 표면적인 변위는 피부와 피하조직 사이에서 발생하며, 아이와 늙은 사람들에게서 더 쉽게 발견되는데, 이는 변위가 조금 일어나기 때문이다.*

- *대표적인 변위는 피하조직과 근막 사이에서 발생한다.*
- *가장 깊은 변위 층은 근막과 세포사이 결합조직 사이에 있으며, 그 움직임은 요천골 부위, 천골, 대퇴근막의 부위와 같은 크고 평평한 부위에서 가장 분명하게 나타난다.*

- 부드럽게 양쪽 피부 주름을 잡고(그림 4.4), Dicke의 코멘트를 사용하여 판단을 할 수 있는지 확인해 보라.
- 위에서 설명한 것처럼 "근막을 눌렀을 때의 피부"로부터 얻은 결과와 이 방법을 사용하여 발견한 결과를 비교해 보라.

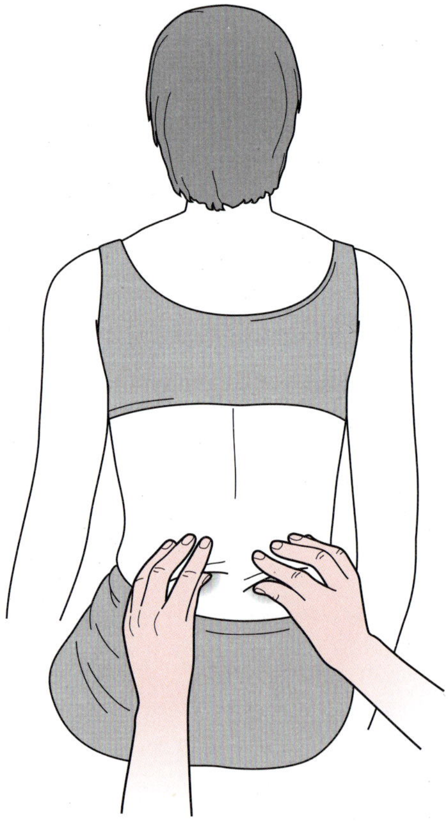

그림 4.4
피부를 감아쥐거나(rolling) 접어(fold)들어 올리는 방법으로 양쪽의 탄성 평가하기

박스 4.2 결합조직 마사지의 개념

실습 4.7(근막 저항에 대한 피부)에 설명된 진단 방법 외에도 결합조직 마사지는 두 손가락 접촉(원칙적으로 환자가 앉아 있음)을 사용하는 더 진전된 "진단적 스트로크(stroke)" 방법으로서, L5에서 C7 극돌기까지 종축 방향으로 주행하는 것이다. 스트로크(당김)가 시작되면서, 조직의 상부 층 변위는 표면적이고 부드러우나; 피하 조직과 근막을 끌어당기는 더 느리고 더 심부의 스트로크가 뒤따른다. 심부 조직과 간질 조직의 변위는 동일한 "궤도"를 따라 깊고 느린 속도로 당겨지면서 일어난다.

이것은 원하는 깊이-효과는 스트로크의 속도뿐만 아니라, 사용된 압력의 양에 의해 얻어진다는 중요한 점을 강조한다.

노트

박스 4.2의 마지막 문장에 있는 팁과 제5장에서 기술된 신경근 테크닉(Neuromuscular Technique) 압박에 관한 조언을 비교해 보라.

천천히 - 촉진은 서두르면 안된다.

그러한 의도적인 스트로크(stroke)는 무엇을 보여 주는가?

- 건강한 조직은 스트로크를 하는 손가락보다 앞부분에서 들려지거나 "솟아오르게" 된다(2-3cm/1인치 전방).
- 저항 영역에 도달하면, 늘어난 장력이 느껴지고, 피부의 더 이상의 변위가 어렵거나 불가능해진다.
- 피부의 주름은 이러한 부위에 대한 스트로크 전방에서 형성되고, 그 덩어리가 커진다.

- 스트로크의 진행 과정 또한 건강한 조직에 대한 스트로크와 비교할 때 더 느려질 것이다.
- 환자 나이, 구성 상태, 자세 및 테스트 영역과 같은 요소는 예상되는 결과를 모두 바꿀 수 있다.
- 피부 아래쪽 조직에 지방이 적은 날씬한 사람의 피부를 변위시키는 것이 더 쉽다.
- 비만인은 피하 지방과 수분 함량이 높기 때문에 변위가 더 어렵다.

Dicke은 진단 스트로크(stroke)를 사용하기 전에도 수축되거나 상승하는 반사 영역을 볼 수 있다고 지적했는데, 예를 들면, 다음과 같다:

- 조직의 수축된 밴드는 목이나 하부 흉추 경계부, 그리고 골반 및 둔부와 같은 영역에서 흔히 볼 수 있다.
- 처지거나 평평한 부위는 흉추, 견갑골, 그리고 흉추와 견갑골 사이에서 나타날 뿐만 아니라 장골의 상부 조직과 천골에서도 볼 수 있다.
- 평평하게 솟아오른 형태를 7번째 경추의 극돌기 주변 및 견갑골 외측 경계면 또는 천골 주위에서 볼 수 있다.
- 이러한 들어 올려지거나 처진 조직 부위는 마사지로는 해결되지 않으며, 만성 반사 작용을 나타낸다. 그것들은 변화된 혈액 공급으로 인해 점막 피부 반사(Viscerosomatic reflex)로 간주되어 세포와 조직에서 콜로이드성 변화를 가져온다.

이러한 진단 스트로크에 의해 밝혀진 것은 혈관 피부 반응, 조직 장력, 조직 밀도, 조직 감도 및 종종 조직 변위의 변화이다. 이러한 스트로크(stroke)와 "푸시(push)"를 사용하여 유용한 임상 증거를 수집할 수 있다.

이 시스템에 대한 더 깊은 이해를 위해서, Dicke의 연구 작업이 깊이 있게 연구되어야 한다. 다행스럽게도 이 시스템은 이제 그녀의 추종자들에 의해 전 세계적으로 가르쳐지고 있으며, 물리 치료사, 마사지 치료사 및 연부조직 치료방법을 사용하는 일부 의사, 정골의사 및 카이로프랙틱 의사들이 많이 사용한다.

Lewit의 피부 평가 방법

Lewit's methods of skin evaluation

Karel Lewit은 정보의 보물 창고가 되었으며 (Lewit 1992, 1999), 피부 촉진의 중요성에 대한 그의 논의는 어느 정도 상세하게 검토할 가치가 있다(박스 4.3).

박스 4.3 Lewit의 통각과민 피부 영역

Lewit(1992, 1999)은 19세기 후반에 Head가 처음으로 반사 활동과 관련된 특정 영역에서 바늘자극(pinprick) 감각에 대한 민감도가 증가했다고 보고한 것을 지적했다. 불행히도, 그러한 주관적 증상은 의사가 환자의 정확한 피드백에 의존한다는 것을 의미하는 것인데, 그것은 느린 환자를 위한 것이었고, 편안한 경험은 아니었다.

Lewit은 또한 피부주름(skinfold)이 손가락 사이에서 들어 올려지고 앞으로 감겨지는 "피부 롤링(skin rolling)" 테크닉에 대해 논의한다. 반사 작용이 작용하는 곳마다 피부의 주름이 더 두꺼워지기 때문에(그림 4.4 참조) 임상의가 쉽게 저항을 느낄 수 있다. 불행히도 이 테크닉은 환자에게 고통스러울 수 있으며, 피부가 밑에 있는 조직에 밀착되어 있는 부위에서는 수행하기 어려운 점이 있다.

독일 결합조직 마사지 시스템(박스 4.2 참

박스 4.3 계속

조)에서, 이 평가 방법의 변형은 시술자로부터 멀어지는 방향으로 손가락에 압박을 가하여 근막위의 피부가 잡아 당겨져 가볍게 스트레칭되게 하는 것이다. 실습 4.7에서 설명했듯이(그림 4.3 참조), 일반적으로 양측에서 수행되므로 신체의 한 쪽에서 다른 쪽까지 탄력도의 변화를 비교할 수 있으므로, 양측이 비교될 때 "신축성"의 정도가 감소된 경우 반사 활동의 증거를 산출할 수 있다.

이 방법의 단점은 그것의 일반적인 적응증에 있는데, 결합조직 마사지는 사용하는 사람들에게는 거의 중요하지 않는데, 그들은 대개 근막 자극 트리거 포인트를 확인하는 데 필요한 반사 활동의 작은 지엽적인 영역이 아닌 장기 또는 시스템 기능장애와 관련된 큰 반사 구역을 식별하려고 시도하기 때문이다.

Lewit은 위에서 언급한 것보다 진단적으로 신뢰할 수 있고, 통증이 없고 효과적인 방법을 개발했는데, 이는 치료가 연장되면 진단 평가에서 치료로 전환하는 것이다(실습 4.8 참조). 그는 이 방법을 "피부 스트레칭"이라고 부른다.

Lewit은 느슨한 부분을 가능한 만큼 줄이기 위해 먼저 최소의 힘으로 피부를 스트레칭시킨 다음, 피부가 약간 "튀어 오르는" 현상이 나타나는 최종 가동범위까지 힘을 가하지 않으면서 더 스트레칭시킨다. 그는 평가되는 영역에서 다양한 방향으로 비슷한 스트레칭을 시행한다.

통각과민 피부 영역(HSZ)이 존재하면, 이 영역으로의 반사 입력으로 인해, 탄력있는 "가동범위의 끝 부분 느낌"보다는 느슨함이 제거된 "뻣뻣한" 저항감이 느껴진다.

서로 유사한 것끼리 비교되어야 하는데, 피부에서 이용할 수 있는 탄력의 정도, 말하자면, 허리 척추 주변 근육을 등 척추 주변 조직과 비교는 거의 하지 않는다. 첫 번째는 일반적으로 상대적으로 "느슨한" 것이고, 다른 하나는 당연히 "단단한" 것이다. 그러나 등 척추 주변 피부 탄력의 한 영역이 다른 척추 주변 피부 탄력의 다른 영역과 비교되고, 이들 중 하나가 다른 것보다 상당히 덜 탄력적인 경우, 이것은 반사 활동이 "더 단단한" 피부 영역 아래에 존재할 수 있음을 암시하는 것이다.

그러한 영역을 치료하는 것은, 반사 신경 활동을 정상화시키는 것을 목표로 하며, 스트레칭된 상태를 10초 정도 유지함으로써 달성된다.

Lewit에 따르면:

> ***만약 치료사가 최종 위치에서 스트레칭된 피부를 유지하고 있다면(일반적으로 약 10초), 정상적인 탄력이 회복될 때까지 저항이 약해지는 느낌이 나타나게 된다. 통각과민 피부 영역은 다음 일반적으로 더 이상 감지되지 않을 수 있다. 통증이 통각과민 피부 영역에 의한 것이라면 이 방법은 니들링(needling), 전기자극 및 기타 유사한 방법만큼 효과적이다.***

Lewit은 이 방법을 사용하면 발가락 사이, 뼈 돌출부 및 흉터 주변과 같이 접근하기 어렵거나 잠재적으로 고통스러운 장소에 있는 매우 작은 반사 영역조차도 진단 및 치료할 수 있다고 제안한다.

이 반사 영역에서 무슨 일이 벌어지고 있는가? 그것은 때로는 어떤 척추 영역의 신경 구조가 과민 반응에 의해 다양한 유형의 반복적인 스트레스 요인에 반응할 수 있는 내장체성 반사 작용(viscerosomatic reflex activity) 또는 분절별 촉진(facilitation)(민감화)에 의해 영향을 받는 영역 위에 놓이게 되는데, 이것은 국소적 및 척추로부터 나온 신경에 의해 공급받는 두 영역에서 바람직하지 않은 결과를 낳는다.

척추 분절별 촉진(facilitation)(통각과민 피부 영역 이외)의 수준을 확인하기 위한 촉진 방법은 5장의 근육 촉진 문맥에 논의되어 있다.

국소화된 근섬유 중심 촉진은 또한 발통 지점

의 발달과 관련하여 발생한다. 이러한 국소화된 연부조직 파괴 영역은 멀리 있는 조직에 이상한 신경 자극, 종종 고통스러운 성격을 띄우는 능력을 가지고 있다. 통각과민 피부 영역은 트리거 포인트가 영향을 미치는 대상 영역뿐만 아니라, 활성("배아" 휴면) 트리거 포인트 위에서도 발견된다.

침술 치료에 관심 있는 치료사는, 경선 시스템의 활성 포인트는 그것을 싸고 있는 피부에 전기 저항이 낮아지는 영역이 있음을 알고 있을 것이다. 이 부위의 위치는 Lewit의 피부 스트레칭 방법과 항력(drag) 촉진(실습 4.14 참조)을 통해 쉽게 확인할 수 있다. Lewit에 따르면, 이러한 영역은 니들링(needling) 뿐만 아니라 스트레칭에 치료적으로 반응한다고 한다.

트리거 포인트 현상에 대한 더 자세한 내용은 제5장에 주어져 있는데, 이러한 일반적인 말썽꾼을 식별하는 방법의 요약을 포함하고 있고, Lewit의 방법을 상기시켜 주는 것이다. 특별 주제 4를 참조하라.

자세이완과 피부

Positional release and the skin

피부와 표재성 조직의 "용이함"을 평가하는 것은 연부조직이 임상 설정에서 메케니컬한 자세 결정에 반응할 수 있는 방법을 이해하는데 유용하고 중요한 단계가 된다(박스 4.4).

박스 4.4 자세이완 실습

피부 롤링이나 결합 조직을 "밀기"(실습 4.7) 또는 Lewit의 피부 스트레치 방법(실습 4.8–4.13)을 사용하여 평가할 때 "타이트(tight)" 상태로 테스트된 피부 영역을 찾는다.

- 두 개 또는 세 개의 손가락 패드를 피부 위에 올려놓고, 아래에 있는 근막 위를 위아래로 슬라이딩시킨다.
- 피부가 어느 방향으로 가장 쉽게 슬라이딩 되는가?
- 피부를 그 방향으로 슬라이딩 시키고, 그 자리에서 이제 피부의 내측 외측 슬라이딩 선호도를 테스트한다.
- 가장 쉬운 방향은 어느 것인가?
- 두 번째 용이한 위치로 조직을 슬라이딩 시킨다.
- 이미 확보한 두 개의 용이한 방향에서 이제는 시계 방향과 반 시계 방향으로 약간 회전을 시킨다.
- 피부를 회전시킬 때 가장 편안하게 느끼는 방향은 어느 것인가?
- 그 방향으로 가져가면, 이제 용이한 세 방향/위치에서 피부를 잡고 있게 된다.
- 20초 이상 유지시킨다.
- 피부를 부드럽게 풀어 재검사한다; 이제는 예전에 "타이트(tight)"했던 모든 방향에서 훨씬 더 대칭적인 선호도를 보여야 한다.

당신은 이미 장벽 쪽에서 피부를 유지하는 것(강요되지 않음)이 피부 이완(실습 4.12 참조)에 따라 기능을 변경시킨다는 것을 이미 알게 되었고, 이제는 이동하는 조직을 장벽에서 멀리 떨어뜨려도 용이하게 이완될 수 있음을 관찰해야 한다. 이것은 기능적인 자세이완 테크닉의 예이다(Chaitow 2015).

실습 4.8 *Lewit의 피부-스트레칭 촉진(A)*

소요 시간 5-10분

처음에는 이 방법을 천천히 실행해야 한다. 궁극적으로 반사 활동(또는 침술 점)의 증거가 검색되고 있는 영역을 상당히 빠르게 이동할 수 있어야 한다.

- 파트너는 이전 몇 가지 실습에서처럼 엎드려 누워있는 자세를 취해야 한다.
- 스캐닝에서 "상이"하고, 이전 실습에서 비정상적인 정도의 근막-피부 흡착도를 나타낸 부위를 평가할 두 개의 영역을 선택한다.
- 가능한 경우 7.5×7.5cm(3인치×3인치)의 등 척추를 선택하고, 견갑골 또는 늑골 위로 피부의 일부뿐만 아니라 척추 주변의 근육도 덮도록 한다.
- 두 번째 영역은 허리/엉덩이 부위에서 비슷한 크기여야 하며, 훨씬 더 탄력 있고 "느슨한" 피부가 있어야 한다.
- 이 부분을 피부 연필이나 펠트 펜(felt-tip pen)으로 표시하고 검색을 시작한다.
- 두 개의 검지를 일체의 압박을 가하지 않고 그냥 피부에 접촉만 시키는 정도로 피부에 서로 인접한 양 부분 또는 한 면씩 또는 서로 마주 보게 위치시킨다(그림 4.5A).
- 가볍게, 천천히 검지를 분리시키면서 피부가 스트레칭되는 것을 느낀다.(그림 4.5B).
- 스트레칭을 "용이한(ease)" 쪽의 한도까지 가져간다. 달리 말하자면, 피부를 강제로 잡아당기지 말고, 단지 저항이 먼저 나타나는 지점까지 가져가라는 것이다. 이것은 "저항의 장벽"이며, 조금 더 노력하면서 피부를 탄력적인 한계까지 좀 더 멀리 끌고 갈 수 있어야 한다.
- 이 스트레칭 상태를 풀어 두 손가락을 이 첫 번째 테스트 부위의 한쪽 면으로 0.5cm 이동하게 하고, 그리고 손가락을 분리시키는 것을 똑같은 방법, 똑같은 방향으로 다시 테스트한다.
- 조직의 전체 영역이 검색될 때까지, 똑같은 순서를 반복 실행한다.
- 일련의 스트레치를 수행할 때, 여러분이 채택하는 리듬이 너무 느리지 않도록 한다(스트레치 사이에 너무 긴 간격이 있으면, 일반적으로 이전 스트레치의 미세한 고유수용성감각적(proprioceptive) 기억을 유지하는 것이 불가능해 진다).
- 다른 한편으로, 일련의 스트레치가 너무 빨리 수행되면, 개별 스트레치는 평가하고자 하는 진정한 탄성장벽에 갈 수 없게 된다.
- 가능한 한 초당 1회의 스트레치를 수행하는 것이 좋다.
- 일부 영역에서는 피부가 이전 스트레치에서처럼 탄성이 없다고 느낄 수 있다. 이것은 잠재적인

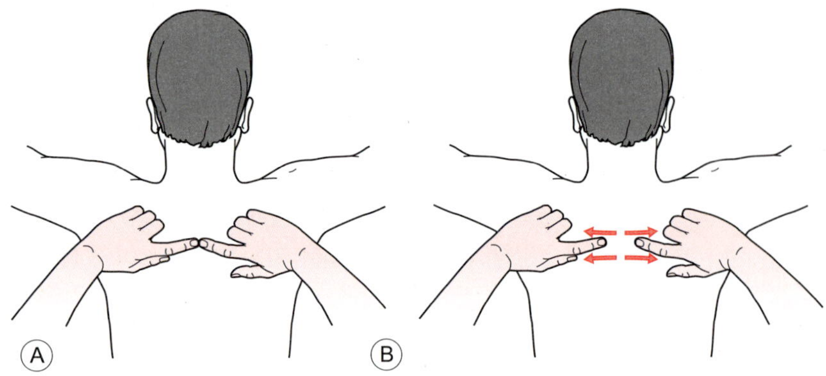

그림 4.5
(A) 손가락은 테스트 할 피부 위에 직접 접촉한다. 매우 가벼운 피부 접촉만 한다. (B) 서로 잡아 당겨서 피부 탄력 정도를 평가한다-이웃 피부 영역과 비교해 본다.

통각과민 피부 영역이다. 나중에 주의를 기울일 수 있도록 피부 연필이나 펠트 펜으로 표시한다.

- 만약 그 작은 영역의 중앙에 가벼운 손가락 압력을 가한 경우, 여러분은 거의 항상 민감한 수축 상태를 찾을 것인데, 그것에 지속적인 압력은 멀리 떨어진 장소로 감각을 방사하거나(트리거 포인트임을 의미하는 것이며, 그것은 피부에 표식이나 기록 카드–방사 감각의 방향에 첨가됨) 또는 방사하지 않을 수도 있다(이는 활동적인 침 포인트, 잠재적 또는 배아 트리거 포인트 또는 다른 반사적 징후 중 하나임을 의미).
- 결과물을 기록하여 두도록 한다.

실습 4.9 *Lewit의 피부-스트레칭 촉진 (B)*

소요 시간 5-10분

- 이제는 이전 실습에서와 똑같은 피부 영역을 재평가할 수 있다. 그러나 이번에는 각 스트레치의 방향이 달라지며, 예를 들면, 척추에 수직이 아닌 척추와 평행하게 된다.
- 이번에는 동일한 반사 영역/트리거 포인트(통각과민 피부 영역)를 식별하는지 확인한다.
- 피부 연필이나 펠트 펜을 사용하여 하나 또는 두 개의 "단단한" 부분(통각과민 피부 영역)을 표시한다.
- 결과물을 기록하여 두도록 한다.

실습 4.10 *Lewit의 피부-스트레칭 촉진 (C)*

소요 시간 10분

앞의 두 가지 실습 문제에서 설명한 바와 같이, 피부가 스트레칭을 통해 국소화된 기능장애 부위를 효과적으로 식별할 수 있다는 자기 만족감을 가지고, 다른 척추 부위들을 찾아보고 확인해 보도록 한다:

- 등 쪽 윗부분 피부와 허리/둔근 부위 피부 사이의 탄성 차이
- 그 부위에 접촉하고 있는 손가락을 움직일 때, 스트레치 방향을 바꿀 수 있고, 탄력성이 있는 피부와 탄력성이 덜한 피부를 구별할 수 있는 방법
- 프로세스 속도를 향상시켜서 신중하게 공들여 스트레칭을 하는데 5분이 걸리고, 뒤 따르는 스트레치는 정확도를 잃지 않으면서 1-2분 내에 달성할 수 있게 하는 방법.
- 결과물을 기록하여 두도록 한다.

실습 4.11 *Lewit의 피부-스트레칭 촉진 (D)*

소요 시간 12분

피부를 대각선 방향으로 스트레칭시키는 테크닉을 개발하려면, 다음과 같은 어려운 영역에서 피부의 탄력성 변화를 평가해 보아야 한다.

- 흉골/검상돌기
- 극돌기 위
- 발가락이나 손가락 사이의 갈퀴(web).

만약 파트너가 없다면, 본인을 대상으로 가능한 한 많은 실습을 해보도록 하라.

피부 연필이나 펠트 펜을 사용하여 하나 또는 두 개의 특히 타이트(tight)한 부분(통각과민 피부 영역)을 표시하도록 한다.

이러한 평가 중에 윤활제를 사용해서는 안된다는 것을 기억하라; "건조"한 상태에서 최고로 정확하게 실행된다.

털이 있는 부위는 주의하는 것이 좋은데, 이것이 분명히 불편함을 유발할 수 있기 때문이다.

첫 번째 것과 그것과 또 다른 해부학적 부위를 평가할 때, 피부 탄력도의 변화에 유의하도록 한다.

실습 4.12 *Lewit의 통각과민 영역에 대한 지속적인 피부 스트레치*

소요 시간 3-5분

- 이제 이전의 실습 중 하나에서 통각 과민성 피부 영역으로 확인되어 표시되어 있는 곳으로 되돌아 간다.
- 피부를 신축성 있는 장벽으로 부드럽게 스트레칭 시키고, 그 위치에서 적어도 10-15초 동안은 힘을 가하지 않고 그대로 유지하도록 한다.
- 그리고 나서 여러분은 탄성 장벽을 유지하고 있을 때, 손가락이 실제로 좀 더 많이 벌어지면서 피부의 타이트(tight)함이 점차적으로 풀리는 것을 느끼는가?
- 피부가 좀 더 스트레칭되면서 새로운 장벽을 만나는 위치에서 몇 초 더 길게 유지하도록 하고, 이전 평가에서 확인하고 지적한 다른 통각과민 피부 영역에도 동일하게 적용한다.
- 이제 돌아가서, 여러분이 이런 식으로 "이완시켜 놓은" 영역을 재 테스트하고, 이전에 반사적으로 제한이 일어난 피부로 나타난 이 영역들이 비교 탄력성을 되찾았는지 확인한다.
- 결과물을 기록하도록 한다.

실습 4.13 *Lewit의 큰 피부 영역의 평가/촉진*

소요 시간 2-4분

Lewit(1999)은 이전 실습에서 손가락 패드를 사용해서 피부의 작은 영역을 스트레칭시켜 평가한 것과 거의 같은 방식으로, 큰 피부 영역(예: 등)을 평가하기 위해 서로 교차시켜 놓은 손의 척골 경계 부위를 사용하는 것에 관하여 설명하고자 한다:

- 손바닥을 서로 붙여 놓고, 손의 양쪽 측면 새끼 손가락 부위를 허리의 피부(한 예로써)에 견고하게 접촉시켜 놓는다.
- 탄성 장벽에 도달할 때까지, 천천히 손을 분리 시키면서 피부를 스트레칭시킨다.
- 즉시 피부의 인접한 영역으로 이동하여 손을 얹어놓고 위와 같이 테스트를 하고, 피부가 스트레칭되는 정도와 이전의 힘의 노력과 비교해 본다.
- 순차적으로 스트레칭을 하여 등이나 허벅지까지 할 수 있도록 한다.
- 피부 탄력성이 더 정상인 영역과 비교하여 제한이 있는 것으로 보이는 스트레치를 확인하고 표시한다.
- 이 실습은 내장 기능장애 또는 기타 신경학적인 것과 관련될 수 있는 큰 반사활동 영역을 나타낼 수 있다.
- 실습 문제 4.12의 예에서와 같이 장벽이나 저항이 있는 곳에서 용이함이 나타나거나, 긴장감 완화를 경험할 때까지 힘을 주지 않은 상태에서 스트레칭을 15-20초 동안 유지함으로서 이러한 제한을 "이완"시킨다.
- 이것이 실제로 인근 영역과 비교하여 해당 영역의 탄력성에 변화를 가져왔는지를 확인하기 위해 다시 테스트한다.
- 결과물들을 기록하도록 한다.

실습 4.8-4.13에 관한 논의

Discussion regarding Exercises 4.8 to 4.13

통각과민 피부 영역으로 나타나는 반사 활동의 원인은 유기적, 체계적 또는 구조적 기능장애를 포함할 수 있으며, 그 영향에서 지엽적이거나 광범위할 수 있고, 급성 또는 만성일 수 있다.

따라서 통각과민 피부 영역을 확인하는 것이 반사 활동이 작동할 수 있는 증거를 제공하는 것이 되며, Lewit이 설명한 방식으로 피부 긴장을 풀어주는 것이 정상화 기능에 약간의 정보를 입력시킬 수 있지만, *근본적인 원인*을 다루지 않는 한 일시적인 것이 될 수 있다 .

그러므로 위에서 설명한 방법은 반사 활동에 관여하는 조직을 확인하고 국지화하는 데 유용하지만, 치료학적 측면에서의 가치는 장기보다는 단기적으로 생각해야 한다.

일반적인 고려사항 General considerations

이 장에서는 이미 피부 촉진에 대한 몇 가지 매우 중요한 개념을 설명했다. 피부 촉진 중에 주목되는 것의 중요성은 많은 전문가들에 의해 다루어졌다. 예를 들면, Walton(1971)은 다음과 같이 말한다:

> *표면 촉진에서, 시술자는 그의 손가락의 패드 부위를 사용하여 피부를 부드럽게 스트로크(stroke) 하는데, 검사할 영역에 대해 충분히 인식할 수 있도록 단단히 고정시켜야 한다. 급성 및 만성 병변 모두에서 표면 촉진이 나타내는 다섯 가지 유형의 변화가 있다.*
>
> - *피부 변화*
> - *온도 변화*
> - *표면 근육 긴장*
> - *긴장감과 부종*
>
> *급성 병변에서는 실제로 올라가면 온도 상승이 피부에서 느껴질 수 있지만, 증거가 좀 모호하고 한 순간이기 때문에 그다지 의존하지 않는 것이 좋다. 병변을 덮고 있는 피부는 그 아래 병변의 울혈 효과로 인해 긴장되고, 상대적으로 움직임이 나타나지 않게 된다. 만성 병변에서는 온도의 변화가 있거나 그렇지 않을 수도 있다… 만성 병변을 덮고 있는 피부는 기본 조직의 허혈로 정상일 수도 있고 감소할 수도 있는데, 이것은 만성 섬유성 변화의 특징이다.*

의견의 차이 Differences of opinion

Byron Beal(1983)은 급성과 만성 심혈관 질환 환자에 관한 일반적인 척추 주변 촉진 결과물(주로 상부 흉부 촉진(facilitation)된 분절 포함)을 연구했으며, 더 심부에서 촉진된 변화와 비교할 때 표층 증거의 신뢰성은 덜 중요한 것으로 보았다. 그가 보고하기를 피부 질감과 온도의 변화는 심부 근육 조직의 과긴장 상태와 비교하여 볼 때, 일관되고 강력한 결과물로 드러나지 않는다고 한다.

그러나 John Upledger는 Beal과 같은 진단에서 신뢰할 수 없는 피부 증거에 대해서는 동의하지 않는다(Upledger 1983). 그는 "항력(drag)" 촉진법을 사용하여 Beal이 심부 촉진이 더 신뢰성이 있다고 하는 그 부위의 국부적인 진단을 위한 피부 사용에 대해 설명한다.

Beal과 Upledger 사이의 의견 차이는 단순히 다른 촉진 방법으로 인한 것일 수도 있는데, 아마도 Beal이 근육으로부터 얻은 증거를 보다 안정적으로 발견하기 때문일 수도 있다(실습 5.1, 5장 참조). 결국, 그는 피부 증거가 근육 증거처럼 "일관성 있는" 것이 아니고, 피부 증거가 유용하지 않거나 신뢰할 수 없다고 말한다.

다음 몇 가지 실습에서는 증가된 수화(hydrosis)(땀)와 그것이 촉진에 미치는 영향이 "항력(drag)" 촉진으로 알려진 것에 현저한 효과를 발휘한다.

피부의 항력(drag) 촉진

Drag palpation of the skin

실습 4.14 피부의 항력(drag) 촉진

소요 시간 5-7분

- 이 실습을 하기 전에 촉진하고자 하는 조직을 검사하고, 온도가 증가한 명백한 부위를 찾는다(실습 4.6에서와 같이).
- 또한 검사에서 증가된 온도가 나타난 조직을 직접 촉진하도록 한다(실습 4.6A에서와 같이).
- 이제는 같은 피부 부위를 촉진하는데, 이번에는 특히 손가락 끝으로 피부 표면 위를 가볍게 미끄러뜨리면서(*윤활제를 사용하지 않아야 함*) 특히 주변 조직보다 더 따뜻하게 촉진되는 부위를 비교하면서 피부 마찰의 변화를 평가한다(그림 4.6).
- 각 손의 다른 손가락으로 이 실습을 실행한다.

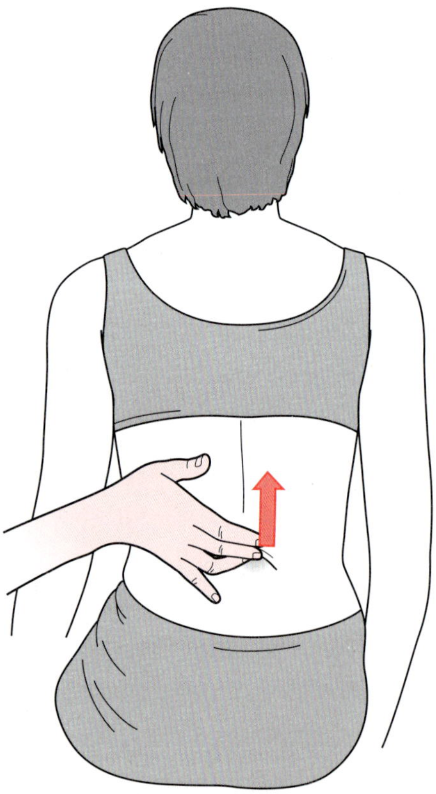

그림 4.6
피부 마찰의 변화에 대한 평가(항력, 저항)

필요한 압력의 정도는 최소인데 – 피부를 만지는 정도의 피부만 있으면 된다("깃털같이 가벼운 터치")(그림 4.5 참조).

- 촉진하는 손가락 한 개의 움직임 속도는 너무 느리지도, 너무 빠르지도 않고 목적에 맞게 적절하게 하는 것이 좋다. 초당 3–5cm(1–2인치) 정도면 충분하다.
- 피부 표면을 가로 지르는 손가락의 용이하고 부드러운 통과에 대한 저항인 "항력(drag)" 감각을 느껴보도록 한다.
- 약간 건조하거나 거친 질감의 "건조함", "사포" 같은 느낌은 이 모두가 조직에 땀이 있거나 액체가 증가했음을 나타내는 것일 수 있다.

초점의 변화("언덕과 골짜기")

Variation of focus("hills and valleys")

- 항력(drag) 촉진 실습을 하는 동안 초점 수정을 시도해 본다.
- 항력(drag)의 감각에 대해 생각하는 대신, 스트로크하고 있는 손의 한 개 손가락으로 조직을 가로 질러 움직이면서 스트로킹(stroking)의 미세한 상승 및 하강 움직임을 인지해 본다.
- 여러분은 침술사가 활성화된 침 자리를 식별할 수 있게 해주는 고대 중국의 촉진법을 사용하고 있다.
- 침자리로 알려진 부위에서 명백한 상승 또는 하강("언덕" 또는 "계곡") 감을 느낄 때 치(chi)의 초과(언덕) 또는 치(chi)의 부족(계곡)이 있는 것으로 간주되었고, 그 포인트가 그에 따라 처리되었다.

- 이전에 "항력(drag)"이라고 표시해 둔 곳에서 정확하게 가벼운 스트로크를 실행한다.
- 스트로킹 손가락이 약간 상승, 하강하는 것 같은가?
- 일부 임상의는 항력보다는 이 초점을 사용하여 평가하는 것을 선호하기도 하는데, 만약 여러분이 시그널을 얻기 위해 차별적인 초점을 적용시킨다면 둘 모두 똑같이 효과적일 것이다.

신체 실습 후 After physical exercise

- 일단 "항력(drag)"의 여러 영역을 확인하고 나면, "항력" 평가를 반복하기 전에, 여러분이나 파트너가 잠깐 동안이지만 격렬하게 실습하게 될 실습 4.6B 및 C에서 사용된 것과 동일한 변수들을 도입한다.
- 특히, 이전의 실습(스캔 및 직접 촉진, 실습 4.5 및 4.6)에서 확인된 피부 마찰 및 온도 변화가 동일한 피부 영역에서 확인되었는지 그 결과에 유의한다.
- 차트에서 결과물, 특히 로컬 피부 항력/마찰 특성 및 주변 조직보다 높은 온도를 나타내는 사항을 기록하여 두도록 한다.

실습 4.15 피부 항력(시계 줄) 촉진

소요 시간 10초

- 이전 실습(실습 4.14)에서 느끼고자 한 것이 무엇인지 조금 혼란스럽다면, 시계 또는 팔찌를 제거하고(다른 사람에게 손목시계/팔찌를 제거하게 하고), 시계 줄 아래 부위뿐만 아니라 인접한 피부 위를 가로질러 손가락을 가볍게 밀어 움직여 보도록 한다.
- 촉진 손가락을 "건조한" 피부와 "촉촉한" 피부에 동시에 대고 밀어 움직임으로서 항력과 마찰 그리고 저항의 차이를 쉽게 느낄 수 있어야 한다.
- 이제 약 5분간 기다린 다음 시계 줄/팔찌를 교체하지 않고 다시 실습을 시행한다.
- 줄 아래에 있던 피부의 항력(drag)이 어떻게 사라져서 이전의 "항력" 부위가 주변 피부와 동일하게 촉진되는지 알아본다.
- 또 다른 경우는, 연구에서 시계줄 밑의 피부에서 온도 차이가, 처음에는 그것을 제거한 직후, 그리고 나서 다시 5-10분 후에 주변 피부와 비교하여 온도 차이를 감지한 것이 있다.
- 저녁에 결과물을 기록하도록 한다.

실습 4.14 및 4.15에 관한 토론

Discussion regarding Exercises 4.14 and 4.15

주변 피부보다 더 차갑게 느껴지는 피부 부위가 실제로 더 차가운지(또는 따뜻한지), 또는 이것이 지엽적이거나 일반적인 땀샘의 활성화로 인한 표피 수화(hydration)(여러분이나 피험자의) 증가 때문에 실제 더 높은 열전도 계수와 관련이 있는지 여부를 자문해 볼 필요가 있다. 이것은 반사적 활동, 정서적인 고통 또는 일부 다른 현상(에어컨, 중앙난방) 또는 운동 때문일 수 있다(Lewit 1992, 1999).

만약 주변 조직과 다른 온도를 가지고 있는 것과 동일한 피부 영역이 피부의 마찰 특성(항력)을 증가시킨다면, 땀샘 활동이 증가할 가능성이 높다(Barral 1996).

또한 촉진할 때 말초 순환과 표피 수분 공급과 관련하여 자신의 신체적, 교감적 활동 상태를 염두에 둘 필요가 있다. 다음과 같이 자문해 본다:

- 내 손에 땀이 흐르고 있지는 않는가?
- 그들이 땀을 흘리고 있는가?
- 내가 불안해하고 있는가?

이러한 질문에 대한 답이 긍정적인 경우, 온도 조절기는 환자가 땀을 흘렸을 때 또는 상대적인 주변 습도나 온도가 높은 경우에는 온도 변수를 위한 촉진을 할 때 잠재적으로 부정확한 정보를 제공할 수 있다.

비슷한 상호 작용 영향(수분, 습기 등)이 "피부 항력"을 변화시킬 수 있다는 가능성을 인식하지 못했다면, 조직의 질감 변화(마찰 또는 "피부 항력")를 평가하기 위해 시도할 때 혼란스러울 수 있다.

"항력(drag)" 현상은 일반적으로 활성 근막 트리거 포인트와 반사적 활동 영역으로 알려져 있으며, 탁월한 평가 도구가 되기도 한다.

전반적인 촉진 스킬 상태

Overall palpation skill status

지금까지의 실습을 성공적으로 마친 것은 다음과 같은 것의 변화를 식별할 수 있는 능력을 갖추고 있다는 것을 의미한다.

- 피부/표면 온도
- 피부의 탄력성
- 피부와 그 아래에 있는 근막과의 관계.

그리고 증가된 수화 영역을 찾기 위해
"항력(drag)" 현상을 사용할 수 있어야 한다.

만약 기온 변화와 "항력(drag)" 감각에 대한 민감성의 정도에 만족하지 않는다면, 규칙적인 간격으로 실습을 반복하도록 하는데, 가능하면 매일 그러나 적어도 일주일에 몇 번씩은 실습을 반복하는 것이 좋다.

또한 손의 여러 측면이 다른 것보다 더 민감하고, 다양한 변수가 자신이 생각하고 느끼는 것의 잠재적 정확성에 영향을 줄 수 있다는 것에 스스로 만족해야 한다.

결국에는 주위 온도, 환자의(그리고 자신의) 수화(hydrosis) 변화, 예전 활동, 불안 등의 변수에 따른 촉진 결과물들을 거의 즉각적으로 계산하고, 그리고 여러분이 습득한 신체 지식에 따른 결과물을 해석할 수 있어야 한다. 그렇게 함으로써 환자가 현재 습득한 지식을 바탕으로 환자의 현재 상태 및 요구 사항을 전반적으로 평가하는 데 도움이 된다.

- 신체적 "항력(drag)" 감각을 이해하는가?
- 체외에서 스캔하거나 직접 촉진한 방법으로 온도 변화를 식별할 수 있다고 생각하는가?
- 이 촉진 현상이 나타내는 것이 무엇인지 이해한다고 생각하는가?

적절한 텍스트를 검토하고, 저널에 이러한 주제와 관련된 현재 인식 수준을 기록하도록 한다.

흉터 Scars

Karel Lewit(1999)은 또 다른 피부 현상 즉 너무 흔히 간과하는 흉터에 초점을 맞추고 있다. 그의 논의는 치료에 저항하는 상태, 또는 증상이 결과물들에 의해 설명되지 않는 것으로 보이는 경우에 관한 것인데, 그는 우리가 흉터 조직을 찾을 것을 제안한다:

> *독일 문학에는 storungsfeld - "교란의 초점" 이라는 용어를 사용되고 있다. 이것은 흔히 상처나 수술 후 오래된 흉터이며, 종종 편도선 절제술 흉터이기도 하다. 이 흉터는 일반적으로 통증이 있는 부위를 포함하고 있거나, 통각 과민성 [피부] 영역 [HSZ]에 둘러싸여 테스트할 때 긴장감이 느껴진다.*

피부 행동의 변화는 호흡계(Petrů 2003), 림

프계(Wald et al., 1999) 및 신경근육계(Lewit 2003)와 같은 다른 시스템에서 기능적 변화를 일으킬 수 있다.

큰 흉터는 자연 조직 형태, 자연 및 질감의 교란으로 인해 피부의 메케니컬한 행동의 변화를 가져올 수 있다(Cerda 2005). 조직학적 관점에서 흉터가 있는 피부는 건강한 피부에 비해 진피의 콜라겐 섬유 구조가 다르다(van Zuijlen 외 2002).

그런 흉터는 "파괴자"로 작용할 수 있다. Lewit (1999)은 흉터 근처의 통증 부위에 대한 심부 촉진을 제안하고, 피부 스트레칭으로 증가된 내성 ("유착") 뿐만 아니라 통각과민성 피부 영역을 평가한다.

만약 스트레칭으로 피부를 이완시켜서(실습 4.12에서와 같이) 상황을 해결하지 못하면, 니들링 (needling)을 하거나 국소 주사가 필요할 수 있다. 치료가 성공하면, 피부의 국부적인 저항과 통증이 사라지고 환자의 증상이 호전되기 시작해야 한다.

Upledger와 Vredevoogd(1983)는 맹장 절제술 흉터에 의해 발생한 만성 근막 긴장성 편두통을 앓고 있는 환자의 예와 함께 그것의 중요성을 보여주면서 흉터 조직에 대해 논의하고 있다. "흉터에서 내측으로의 심부 압력이 두통을 일으켰고, 외측으로의 심부 압력은 두통의 경감을 일으켰다. 흉터에 대한 지속적인 가동술이 심부 깊숙이 하지만 부드러운 압력으로 실행되었다." 유명 저자들에 따르면, 이로 인해 두통으로부터 해방되는 결과가 나타났는데, 그들이 여기에 더 첨부하기를 "상처 부위에 대한 가동술로 허리 통증, 생리장애 및 만성적이고 반복적인 경추의 기능장애 또한 자발적으로 완화되었다." 한다.

Valouchová와 Lewit(2008)은 복부 부위의 활성화된 상처로 인한 임상 증상 중에서 요통이 매우 빈번하다고 보고했으며, 다음과 같이 보고하고 있다:

> *한쪽 하복부에 활동적인 상처가 있는 환자에서 복직근 양측 사이의 표면 근전도(SEMG) 활동의 비대칭이 증가했다. 이 비대칭은 연부조직 테크닉으로 치료한 직후 감소했다. 약 절반의 경우, 상처 부위의 표면 근전도 활동이 흉부 굴곡 시 더 높았지만, 촉진에서는 저 긴장성으로 나타났다. 이러한 불일치는 겹쳐진 부드러운 흉터 조직의 저 긴장성으로 인한 것이고, 이는 촉진 환상을 유발한 것이다. 흉터 치료 후 비대칭성의 즉각적인 감소와 요통의 감소는 반사성 메커니즘을 나타내므로, 활성 흉터가 임상적 증상을 유발할 수 있다.*

연부조직 기능 및 기능장애에 대한 근막의 영향은 다음 장에서 고려될 것이다.

실습 4.16 흉터 조직 촉진

소요 시간 3분

- 흉터 조직을 촉진한다.
- 흉터 조직 자체를 느끼고 주위 조직이 어떻게 흉터 조직과 연관되는지 확인한다.
- 탄성 한계(tethering) 감각이 있는가? 아니면 흉터가 합리적이고 유연하고 탄력 있는 국소 조직에 떠다니는가?
- 가능하다면, 최근과 또한 아주 오래된 흉터를 촉진하고, 그 특징을 비교한다.
- 흉터 주위에 지방의 부드러움이 있는지 살펴본다.
- 이 경우 피부 탄력이 어떻게 변하는지 살펴본다.
- 통증이 없는 지속적인 스트레칭으로 피부를 이완시킬 수 있는가? 그렇다면 긴장성의 정도가 바뀌는가?

여러분이 겪은 가능한 많은 최근의 것과 오래된 상처의 느낌과 관련된 결과물들을 기록하도록 한다.

실습 4.17 복합적인 피부 촉진 실습

소요 시간 20 – 30분

이제 여러분은 피부의 스트레칭과 항력을 사용하여 통각과민 피부 영역을 식별하는 Lewit의 방법과 함께 Dicke의 결합 조직 방법(근막의 "Pushes"에 대한 피부) 뿐만 아니라 스캔 및 직접 온도 변화를 평가하는 것이 포함된 다양한 실습을 했었어야 한다.

그러므로 당신은 한 개인에 대해 이러한 모든 방법의 신뢰성과 정확성을 서로 비교하는 평가를 시도할 준비가 되어 있어야 한다. 만약 여러분이 동일한 비교 파트너를 사용하는 경우 분명히 그러한 비교는 유효할 것이다. 다음과 같은 순서로, 동일한 대상자에 기술된 모든 피부 평가 변수를 사용하고, 아래의 촉진 방법을 사용한 결과를 비교하도록 한다:

1. 온도 변화에 대한 체외 검사를 실시한다(추위가 허혈을 나타낼 수 있고, 뜨거움이 자극/염증을 나타낼 수 있음을 기억하라). "다른" 영역도 유념하기 바란다.
2. 이제는 직접 촉진하고, 조직에 손을 가볍게 형상화하여 온도 차이를 평가한다. 손을 길게 접촉시키는 것을 피해야 하는데, 그렇지 않으면 촉진하는 부위의 상태가 바뀔 수 있다. 몇 초 정도면 적당하다.
3. "다른" 영역(스캔 촉진에서)에 특히 주의를 기울여(검사된 구조에 가볍게 또는 견고하게 미는 방법 또는 피부 롤링 또는 조직 리프팅 방법을 사용하여) 근막에 대한 피부 밀착성을 평가한다. 이러한 영역은 검사 및 촉진 평가에서 얻은 정보와 일치하는가?
4. 이전의 평가(위의 1, 2 및 3)에 의해 기능장애가 나타난 영역을 사용하여, 국소 피부 탄력성(Lewit의 "피부 스트레치")의 변화를 찾는다. 탄성 질의 저하는 가능한 통각과민 영역 및 가능성이 더 심부의 기능장애(예를 들면, 발작 지점) 또는 병리적인 것을 나타내는 것이다.
5. 마지막으로, 한 개의 손가락으로 아주 가볍게 촉진을 하여 반사적 활동 영역(트리거 등)을 식별하고, "항력(drag)"(또는 "언덕과 계곡") 현상을 찾는다. 이 결과물들은 서로 일치하는가? 일치해야만 하는데, 만약 그렇지 않다면, 몇 번이고 다시 시도하라.

자신에게 맞는 것처럼 보이고, 편안함을 느끼는 평범한 평가 패턴에 많은 방법을 포함시키는 것이 좋다.

반사 영역의 피부-촉진 스킬 테스트

Testing skin-palpation skills of reflex areas

다양한 형태의 기능장애와 관련된 연부조직 변화는 일반적으로 촉진이 가능한데, 표면적인 항력 촉진 사용과 이 장에서 설명된 다른 방법을 통해 알 수 있다.

피부 변화가 발견되는 국소 표면, 촉진 영역에서, 다른 많은 시스템이 트리거 포인트(Travell & Simons 1992, 1999)를 포함하여 5장에서 설명되어 있지만, 이 장의 다음 실습에서 지엽적이고 정상적인 것과 잠재적으로 반사적 활동 영역("포인트")을 구별하기 위한 여러분의 능력이 평가될 것이다.

Chapman의 신경림프성 반사점

Chapman's neurolymphatic reflex points

1930년대 Chapman과 Owens는 그들이 신경림프성 반사작용이라고 부르는 촉진 가능한 반사신경 변화 그룹을 차트로 만들었다. Owens(1963)는 근막에서 발견되는 동일한 내장과 일관되게 연관되어

있는 촉진 가능한 변화에 대해 기술했다:

> *이러한 극단적으로 국소화된 조직 변화(신경절 수축)는 흉골 근처의 늑간 공간 앞쪽에 위치해 있다. 그들은 산탄총의 총알의 절반 크기에서 작은 콩 크기까지 다양할 수 있으며, 때로는 몇 배 크기도 하다. 이러한 유형의 변화는 골반에서 발견되는 반사 신경의 일부에서 명백하지만, 하지(대장, 넓은 인대 및 전립선)에서 발견되는 반사 특성은 성격이 다르다. 여기에는 "밀착된 산탄 플라크(impacted shotty plaques)" 또는 "섬유질 덩어리(stringy masses)"가 있을 수 있다.*

Patriquin(1997)은 Chapman의 반사작용 특징을 "작고 부드러우면서 견고하고, 직접 촉진이 가능하며, 직경이 약 2-3mm인 것으로 기술했다. 때로는 심부 건막이나 근막 위에 누워 부분적으로 고정되어 있는 타피오카(tapioca)의 작은 진주 같은 느낌"으로 설명했다.

최근 정골의학의 임상에서, 전방 Chapman 포인트는 내장체성 진단에 특히 유용하다는 것이 발견되었다(Fossum et al. 2011). 조직 질감의 변화는 아마도 본래의 성격과 관련 내장의 심각성의 조합과 환자 구성에 기인할 것이다.

- 촉진에 대해 언급된 긴장성의 정도는 Chapman이 "지방 용적(fat globules)"이라고 부르는 것과 차별화된다.
- 대퇴직근과 같은 일부 부위에서는 반사(표면 샘으로부터)가 급성 수축을 느끼게 된다.
- 후방 반사는 주로 극돌기와 횡돌기 정점 사이에서 발견되며, 거기에서 부종성, 부어오른 느낌이 더 많으며, 때로는 더 심부 촉진에서는 섬유질 성격이 나타난다.

Arbuckle(1977)은 Chapman이 그녀의 콜렉션 *Selected Writings of Beryl Arbuckle*에서 반사 신경을 처음 발견한 것에 대해 다음과 같이 논의했다:

> *Chapman은 근막의 다른 부위에서 매우 혼잡한 지점을 발견했으며, 매우 확실한 분류를 통해 질병의 확실한 존재를 발견했거나 또는 역으로 특정 질병과 함께 항상 이 지역에서 확실한 패턴을 발견했다. 이러한 연구 결과물들은 그가과 울혈 상태가 림프 정지, 점막 또는 땀샘으로 인한 것으로 결론짓게 했는데, 이 증상은 척수 신경 말단에서 통증이나 압통으로 나타난다. 이 추론 중 하나를 이해하려면 림프계, 자율 신경계, 내분비선의 상호 연관성, 그리고 신체의 발생학적 분절에 대한 지식이 있어야 한다.*

Arbuckle은 Chapman의 개념을 뒷받침하는 Speransky(1944)를 인용한다. Speransky는 뇌척수액이 림프계를 통해 몸의 모든 부위로 이동한다는 사실을 입증했다. 신경 액손(axons)에 의해 운반되는 많은 영양 물질의 지식과 결합된 관상 결합 조직 피브릴(tubular connective tissue fibrils)(13장에서 설명)을 통해 뇌척수액 순환에 Erlinghauser의(1959) 연구에 의해 강화된 이 사실은 신경림프 반사의 Chapman 개념을 강력하게 뒷받침한다(Korr 1967).

타당성 조사(Snider et al. 2016)

Validating study (Snider et al. 2016)

최근의 연구에 따르면, Chapman의 반사작용 평가의 실존과 유용성이 입증되었다:

> *식도, 위식도 접합부, 유문, 상행 결장 및 S상 결장의 특이한 척추의 촉진 결과물과 식도, 위식*

도 접합부, 유문, 상행 결장, 하행 결장, S상결장의 비정상; 특이한 Chapman 반사점 압통점과 식도, 위식도 접합부, 유문, 상행 결장, 하행 결장, S상결장 및 직장의 비정상; 그리고 특이한 내장 괄약근 압통점과 십이지장, 상행 결장 및 S상결장의 비정상과의 통계적으로 유의한 양성 연관성이 발견되었다.

노트

이러한 반사 작용의 도수 치료에 대한 차트와 세부 사항은 다음의 두 교재에서 찾아 볼 수 있다;
An endocrine interpretation of Chapman's reflexes(Owens 1963).
Modern Neuromuscular Techniques (Chaitow 2002).

노트

이 장의 그림과 *부록에 첨부된* 표는 촉진 목적으로만 사용하기 위한 것이다.

이 반사작용을 찾는 것이 얼마나 어려운 것일까? *How difficult is it to find these reflexes?*

Arbuckle은 이러한 반사작용을 파악하기 위한 촉진 요구 사항에 대해 다음과 같이 설명한다: "훈련하고, 보고, 감지하고, 손가락 감각을 느끼고 하는 것은 유체의 비정상적인 순환을 교정하기 위해 일부 '창문과 문을 열 수' 있게 하는 것이다."

이것을 달성하는 것이 어느 정도로 쉬운 것인가? Owens는 말하기를:

여러분은 쉽게 신경절 모양 수축을 쉽게 찾지 못할수도 있지만, 실습을 통해 여러분의 연구를 크게 촉발시키는 촉각 인식에 대한 준비를 습득하게 될 것이다. 전후방 어디에서든 과도한 압력을 가하지 않도록 한다.

신경림프 반사작용의 가능한 임상적 가치 *Possible clinical value of neurolymphatic reflexes*

이러한 촉진할 수 있는 조직 변화의 위치는 특정 내장과 관련하여 상대적으로 일정하기 때문에 그 특성을 모른 채 병리학적 위치를 확립하는 것이 가능할 수 있다.

이러한 반사작용의 가치는 세 가지로 볼 수 있다:

1. 진단 보조기구로서 유용하다. Patriquin(1997)은 맹장(오른쪽의 12번째 늑골 정점–그림 4.8, 포인트 38 참조)과 같은 반사작용 중 일부는 복부 우측 통증에 직면할 때 감별 진단에 도움이 된다는 점에서 매우 중요하다고 지적한다. "오늘날, Chapman의 반사작용은 특정 치료적 개입보다는 [정골의학적] 신체검사의 필수적인 부분으로 사용될 가능성이 더 높다."
2. 그것들은 림프의 움직임에 영향을 줄 수 있다.
3. 내장 기능은 신경계를 통해 영향을 받을 수 있다.

반사 작용은 특정 장기 또는 내장 시스템에 대한 부정적인 교감 영향을 구체적으로 줄이기 위해 임상적으로 조정될 수 있다. …과민성대장증후군으로 인해 내장이 빈번하게 움직이는 환자는 장경인대 또는 요천골 주변 조직 그리고 Chpman의 반작용 연관 부위에 대한 연부조직을 치료하면 며칠에서 몇 달 동안 정상 또는 거의 정상 기능을 하게 된다(Patriquin 1997).

우리의 목적을 위해 이러한 반사작용의 가능한 사용은 기술한 바와 같이 국지화된 변경 사항을 확인할 수 있는지 여부를 수립하는 것보다 덜 중요하다.

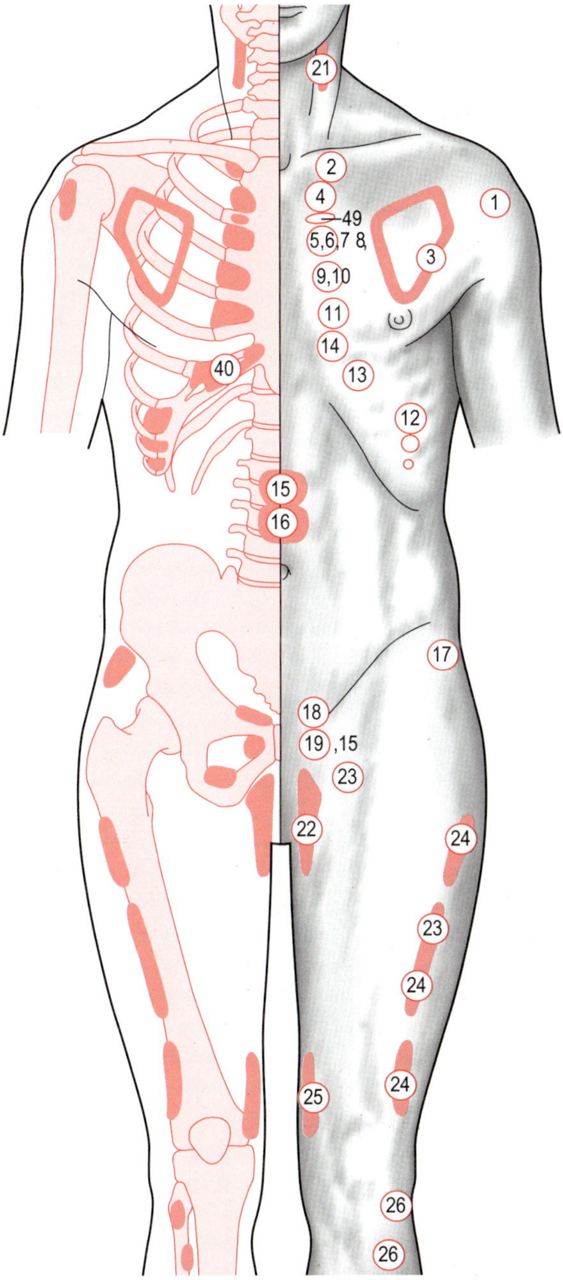

그림 4.7
Chapman의 신경림프 반사작용-전방 표면. 부록에 있는 테이블 참조(pp. 373-375).

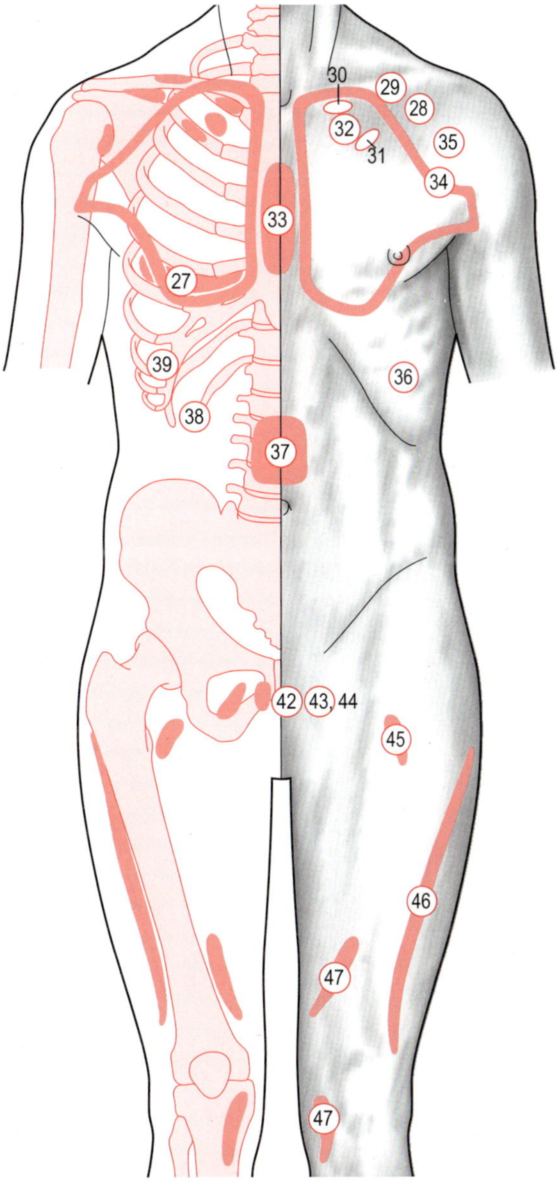

그림 4.8
Chapman의 신경림프 반사작용-전방 표면. 부록에 있는 테이블 참조(pp. 373-375).

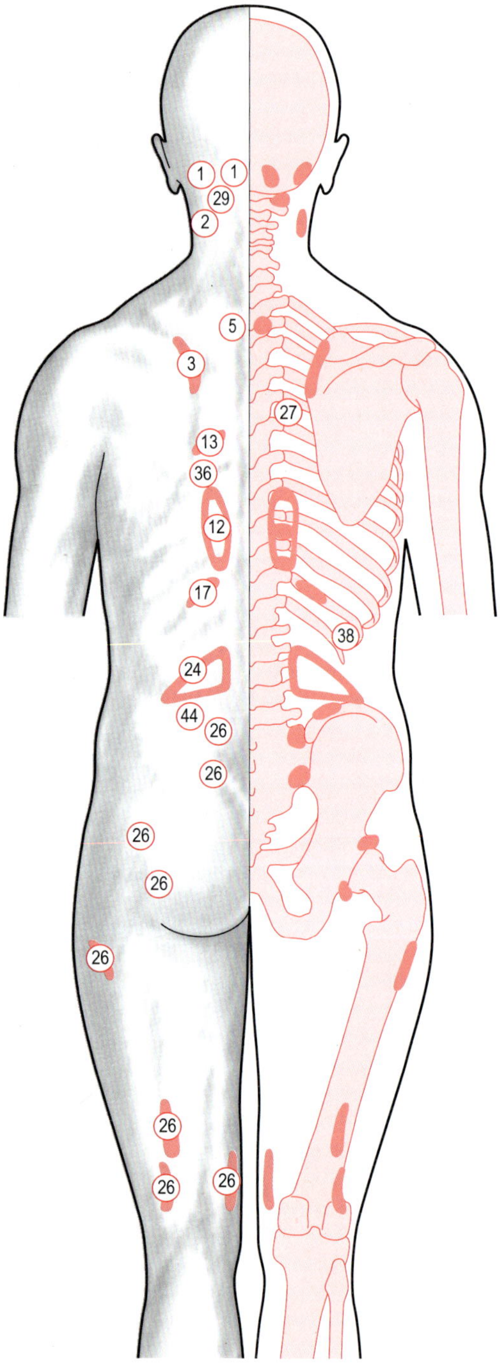

그림 4.9

Chapman의 신경림프 반사작용 – 후방 표면.
부록에 있는 테이블 참조(pp. 373 – 375).

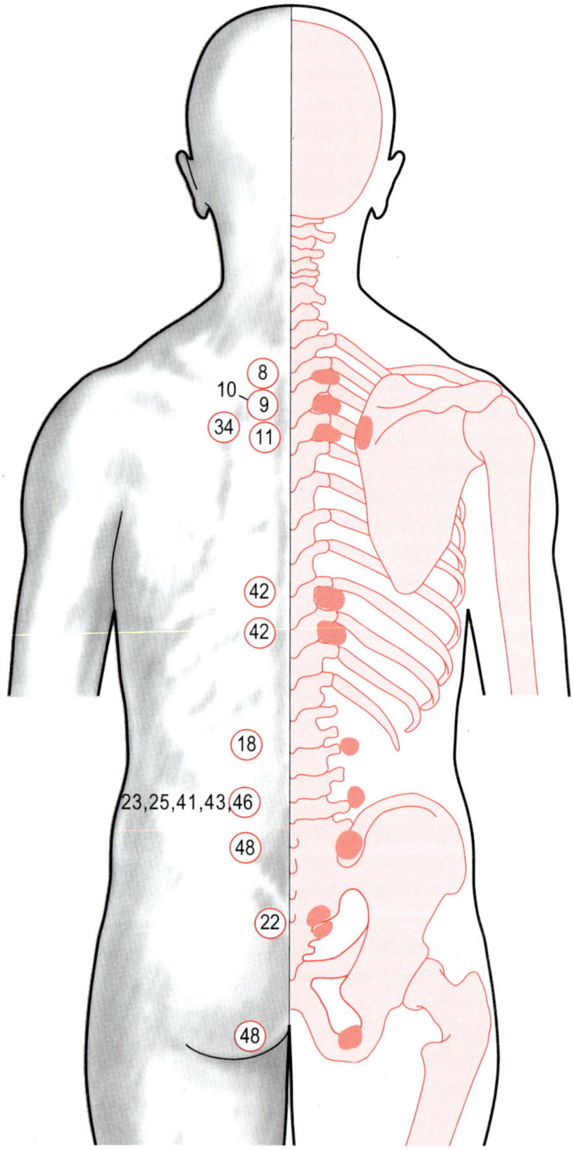

그림 4.10

Chapman의 신경림프 반사작용 – 후방 표면.
부록에 있는 테이블 참조(pp. 373 – 375).

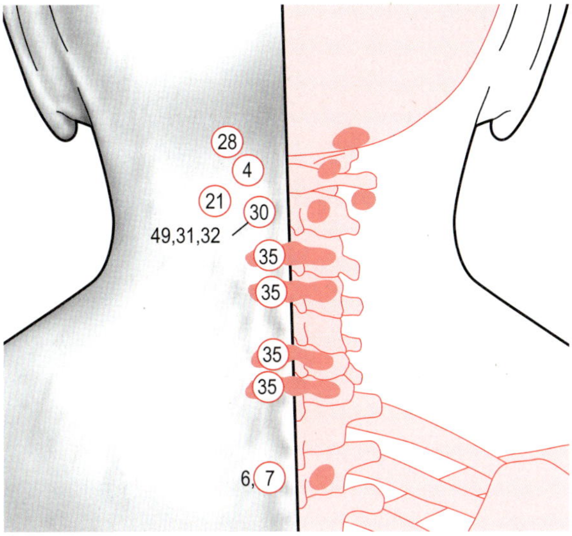

그림 4.11
Chapman의 신경림프 반사작용 – 후방 경추 표면.
부록에 있는 테이블 참조(pp. 373 – 375).

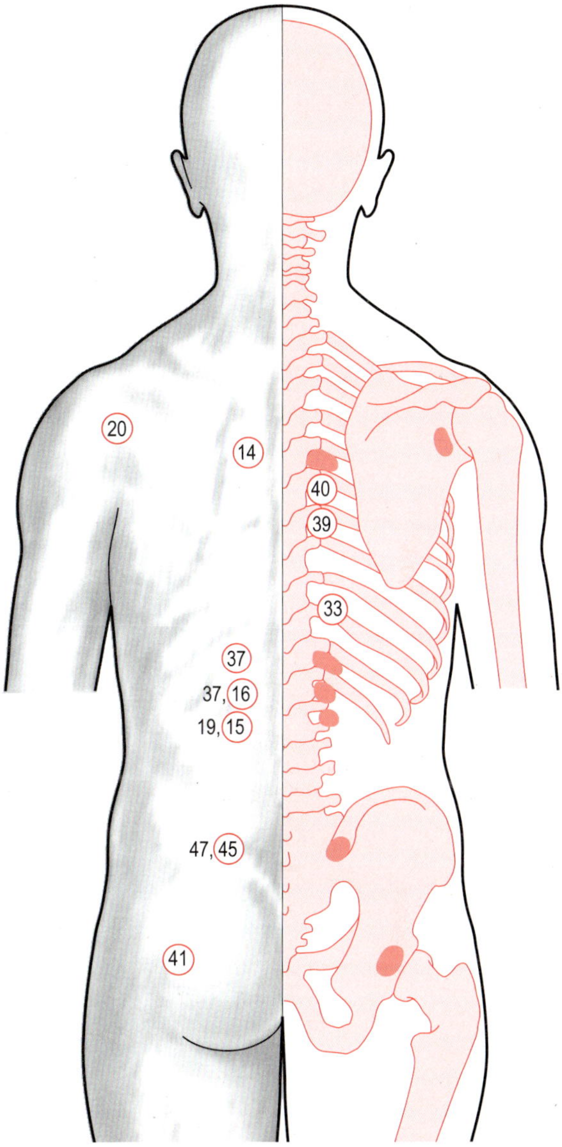

그림 4.12
Chapman의 신경림프 반사작용 – 후방 표면.
부록에 있는 테이블 참조(pp. 373 – 375).

Chapman, Owens, Arbuckle은 쌍을 이루고 있는 것의 전방과 후방 포인트 모두가 활성화되어 있어 촉진과 촉감이 동시에 입증이 될 때에만 이러한 포인트들이 유일하게 활성화되어 치료 목적으로 사용된다고 제안한다.

쌍을 이루고 있는 것의 앞쪽에 있는 민감도는 연관된 림프 울혈의 정도를 나타내는 것이다.

순서 *Sequence*

이 연구자들이 제안한 촉진 순서는 다음과 같다:

- 전방 반사 신경을 촉진하기 시작하도록 한다.
- 어떤 것이 활성인 것으로 판명되면(즉, 쉽게 촉진/위치 확인되고, 민감한 경우), 이 반사작용의 쌍은 신체의 후방 부위에서 검사하여야 한다.
- 만약 이것이 또한 쉽게 촉진 가능하고 민감한 경우, 치료는 전방 반사 포인트에서 시작한다.
- 부드러운 회전 압력은 치료 단계에서 사용되며, "치료 양"은 촉진에 의해 결정된다.

- 목표는 촉진상의 부종의 감소와 심부 근막에서의 신경절모양 수축의 완화뿐만 아니라, 전방반사 영역에서 압통점을 함께 감소시키는 것이다.
- 포인트 치료에 소요되는 실제 시간은 20초에서 2분까지이다.
- 신경절모양 수축의 완화뿐만 아니라 치료 후 민감한 부위를 부드럽게 재검사하는 것이 좋다.

노트

이 포인트는 다음 장에서 설명할 Lief의 NMT 평가에서 주장된 것처럼 피부 스트레칭, "항력(drag)" 촉진 또는 체계적인 연부조직 평가를 통해 검색될 수 있다.

실습 4.18 *Chapman의 반사작용 영역/포인트 촉진*

소요 시간 한 쌍의 반사작용 포인트를 평가하고 "치료"하는데 4-6분

- 만약 이 시스템에 관심이 있는 경우 위에서 도해(그림 4.7-4.12 참조)하고 기술한 바와 같이, 신경림프 포인트 쌍에 대해 약간의 촉진시간(이 장에서 설명한 평가 방법의 전부 또는 일부를 사용하여)을 할애하라.
- 이러한 그림들과 관련된 캡션/범례는 부록(pp. 373-375)에 나와 있는 표를 참조하라.
- 결과들을 기록하여 두도록 한다.

다음 Next

다음 장에서는 근육의 촉진과 평가가 초점이 될 것인데, 그 전에 특별 주제 5에서 침 자리와 연부조직(피부, 근막 등) 간의 연결에 대해 논의하게 될 것이다.

숙련된 피부 촉진은 표면 아래의 기능장애를 표적으로 삼을 수 있게 해 주며, 표면 조직과 근육 자체에 있는 구조적 정보에 우리의 다음 관심이 집중될 것이다.

참고문헌

Adams T, Steinmetz J, Heisey R et al.(1982) Physiologic basis for skin properties in palpatory physical diagnosis. Journal of the American Osteopathic Association 81(6): 366–377.

Arbuckle B(1977) Selected writings of Beryl Arbuckle. Chicago, IL: National Osteopathic Institute.

Baldry P(1993) Acupuncture, trigger points and musculoskeletal pain. Edinburgh: Churchill Livingstone.

Barral J-P(1996) Manual-thermal diagnosis. Seattle: Eastland Press.

Beal M(1983) Palpatory testing of somatic dysfunction in patients with cardiovascular disease. Journal of the American Osteopathic Association 82(July): 822–831.

Beal M(1985) Viscerosomatic reflexes: A review. Journal of the American Osteopathic Association 85(12): 786–801.

Benjamin M(2009) The fascia of the limbs and back – a review. Journal of Anatomy 214: 1–18.

Bischof I and Elmiger G(1960) Connective tissue massage, in Licht S(ed) Massage, Manipulation and Traction. New Haven, CT: Licht.

Brugger A(1962) Pseudoradikulare syndrome. Acta Rheumatologica 19: 1.

Cerda E(2005) Mechanics of scars. Journal of Biomechanics 38: 1598–1603.

Chaitow L(2002) Modern neuromuscular techniques. Edinburgh: Elsevier.

Chaitow L(2015) Positional release techniques, 4th edn. Edinburgh: Elsevier.

Dicke E(1954) Meine Bindegewebsmassage. Stuttgart: Hippokrates.

Dvorak J and Dvorak V(1984) Manual medicine diagnostics. Stuttgart: Georg Thieme Verlag.

Erlinghauser R(1959) The circulation of CSF through the connective tissue system. Newark, OH: Yearbook of the Academy of Applied Osteopathy.

Fossum C, Kuchera ML, Devine WH et al.(2011) Chapman's reflexes, in Chila AG(ed) Foundations for Osteopathic Medicine, 3rd edn. Baltimore: Lippincott, Williams and Wilkins, pp 853–865.

Frymann V(1963) Palpation – its study in the workshop. Newark: Yearbook of the American Academy of Osteopathy, pp 16–30.

Gutstein R(1944) A review of myodysneuria(fibrositis). American Practitioner and Digest of Treatments 6(4): 114–124.

Juhan D(1987) Job's body. New York: Station Hill Press.

Kelso AF(1985) Viscerosomatic reflexes: A review. Journal of the American Osteopathic Association 85(12): 786–801.

Korr I(1967) Axonal delivery of neuroplasmic components to muscle cells. Science 155: 342–345.

Korr I(1970) Physiological basis of osteopathic medicine. New York: Postgraduate Institute of Osteopathic Medicine and Surgery.

Korr I(1975) Proprioceptors and somatic dysfunction. Journal of the American Osteopathic Association 74: 638.

Korr I(1976) Spinal cord as organiser of disease process. Newark, OH: Academy of Applied Osteopathy Yearbook.

Korr I(ed)(1977) Neurobiological mechanisms in manipulation. New York: Plenum Press.

Lewit K(1992) Manipulative therapy in rehabilitation of the locomotor system, 2nd edn. London: Butterworths.

Lewit K(1999) Manipulative therapy in rehabilitation of the locomotor system, 3rd edn. London: Butterworths.

Lewit K(2003) Manipulační léčba v myoskeletální medicíně. Prague: Nakl. Sdělovací technika s.r.o, p 411.

Owens C(1963) An endocrine interpretation of Chapman's reflexes, 2nd edn. Carmel, CA: Academy of Applied Osteopathy.

Patriquin D(1997) Chapman's reflexes, in Ward R(ed) Foundations for Osteopathic Medicine. Baltimore: Williams and Wilkins.

Petrů V(2003) Ovlivnění ventilace u žen po ablaci prsu pomocí měkkých technik na hrudníku. Prague: Thsis FTVS UK, p 82.

Simons D(1987) Myofascial pain due to trigger points. International Rehabilitation Medicine

Association, IRMA Monograph Series Number 1, pp 22–26.
Simons D(1993) Myofascial pain and dysfunction review. Journal of Musculoskeletal Pain 1(2): 131.
Snider KT, Schneider RP, Sinder EJ et al(2016) Correlation of somatic dysfunction with gastrointestinal endoscopic findings: an observational study. Journal of the American Osteopathic Association 116: 358–369.
Speransky AD(1944) A basis for the theory of medicine. New York: International Publisher.
Swerdlow B and Dieter N(1992) Evaluation of thermography. Pain 48: 205–213.
Travell J and Simons D(1992, 1992) Myofascial pain and dysfunction, vols 1 and 2. Baltimore: Williams and Wilkins.
Upledger J(1983) Craniosacral therapy – beyond the dura. Seattle: Eastland Press.
Upledger J and Vredevoogd W(1983) Craniosacral therapy. Seattle: Eastland Press.
Valouchová P and Lewit K(2008) Surface electromyography of abdominal and back muscles in patients with active scars. Journal of Bodywork and Movement Therapies 13(3): 262–267.
van Zuijlen PP, de Vries HJ, Lamme HM et al.(2002) Morphometry of dermal collagen orientation by Fourier analysis is superior to multi-observer assessment. Journal of Pathology 198(3): 284–291.
Wald M, Křížová H, Prausová J et al.(1999) Sekundární lymfedém po lymfadenektomiích. Praktický lékař 79: 665–716.
Walton W(1971) Palpatory diagnosis of the osteopathic lesion. Journal of the American Osteopathic Association 71: 117–131.

특별 주제 4

통증의 근원: 반사작용인가 아니면 국소 통증인가?

Leon Chaitow

누군가가 먼 부위에서 연관통을 경험하고 있다면, 그 부위를 촉진했을 때 불편함이 더 증가되게 느끼지 않을 것이다. 대조적으로, 통증이 실제로 촉진되고 있는 조직에서 발생하는 경우, 이러한 조직에 압력을 가하면(비록 가볍게라도) 일반적으로 더욱 불편함을 경험하게 될 것이다.

그러나 연관통은 어디에서 오는 것일까? 3,000명이 넘는 사람들이 참여한 노르웨이의 한 연구에 따르면, 한곳에 국소화된 근골격계 통증은 상대적으로 드물며, 근골격계 통증은 대개 신체의 다른 부위의 통증과 공존한다고 한다(Kamaleri et al. 2008).

트리거 포인트 증상/통증의 분포 패턴을 정확하게 잘 알면, 통증이 근막 자극 트리거 포인트와 관련되어 있는 경우, 문제가 되는 트리거를 찾는 적합한 위치에 신속하게 집중할 수 있게 된다(만약 통증이 사실 근막과 연관이 되어 있다면).

또는, 불편함은 척추로부터 파생된 근통(radicular) 증상일 수 있다. Grieve(1984)는: "척추 문제로 인해 통증이 사지에 연관되어 나타날 때, 통증이 근원지에서 멀어질수록 성공적인 치료가 더 힘들어 진다."(원인 발생지로부터 멀어질수록 더 어려워 짐)라고 보고한다.

Dvorak and Dvorak(1984)은 "급성 근염 증후군 환자 진단은 그리 어렵지 않으나, 만성 요통 환자의 경우는 그렇지 않으므로 더 구체적인 치료를 위한 감별 진단이 항상 간단한 것은 아니지만 특히 중요하다.

> **노트**
>
> 참고: "연관통"이란 무감각 및 찌릿함과 같은 다른 감각을 포함한다. 트리거 포인트로 인한 기능 제한은 근력 약화, 동작 조정 부족, 활동성 피로, 작업 내성 감소, 지구력 부족, 관절 경직 및 능동 및 수동 가동범위의 제한을 포함한다 (Dommerholt & Issa 2009).

Dvorak and Dvorak은 혼합된 임상 양상이 일반적이라는 것을 지적하면서 다음과 같이 말한다: "근통 증후군 검사 시 모터장애와 심건 반사에 특히 주의해야 한다. 감각 근통 질환(sensory radicular disorder)을 검사할 때, 통각과민에 주의를 기울여야 한다.

"그러나 언급된 통증은 트리거 포인트나 척추에서 오는 통증이 아닐 수 있다. Kellgren (1938, 1939)은 다음과 같이 나타내 보이고 있다:

> *허리의 표재 근막, 극돌기 및 극상인대는 자극 시 국부적인 통증을 유발하고, 극간인대의 표면과 표면 근육에 대한 자극은 광범위한 통증을 유발한다.*

Mense and Simons(2001)는 근육통의 근원을 찾을 때, 의사가 알아야 할 사항에 대한 명확한 지침을 제공한다: "근육통과 압통은 트리거 포인트, 관절 기능장애 그리고 골부착부염 [근건 접합부와 관련된 염증]과 연관이 있을 수 있기 때문에 검사자는 연관 근육통과 압통을 유발할 수 있는 상태의 증거가 되는 이러한 부위를 반드시 검사해야 한다."

Mense and Simons는 "근육의 국지적인 통증과 압통은 일반적으로 트리거 포인트에 의해 유발된다"고 주장하지만, 그러한 국소 통증을 투사된, 연관된, 그리고 중추성 원인을 포함한 다른 가능한 원인으로부터 분리해야 한다고 제안한다.

- "투사 통증(projected pain)"(팔꿈치의 척골 신경이 부딪칠 때 느끼는 번개 통증)과 같은 "통증 부위에서 감각 작용 전위를 일으키는 말초신경 자극"에서 유래한 "투사 통증"
- "연관통"은 "무지근한 통증 타입"을 가지고 있다. 그러나 때때로 신경 병소에서 파생되는 더 예리한 "투사 통증"이 있을 수 있다.

내장 요인 및 "협잡꾼(imposter)" 증상

Grieve(1984)는 근골격계 이외의 상태에서 파생된 "협잡꾼" 증상을 기술했다. 그는 고통의 근원이 근골격 증상으로 가장될 때 도수 또는 기타 물리치료가 부적절하거나 어쩌면 어리석은 것이 된다는 것에 대한 인식이 필요하다고 제안한다. 그는 만약 다음과 같은 경우는 근골격계 증상을 의심해야 한다고 제안한다:

- 제시된 증상이 "아주 옳은 것"으로 보일 수는 없다; 예를 들면, 환자의 이야기와 증상이 불일치하는 경우이다.
- 임상의 경험에서 볼 때, 환자는 증상을 악화시키거나 완화시키는 활동 패턴을 보고하는데 이는 일상적인 것이 아니다.

Grieve는 불길한 원인(예: 네오플라즘, neoplasms)에서 발생하는 증상이 근골격계 증상을 유사하게 모방하거나, 실제 근골격계 기능장애와 공존할 수 있다는 사실을 염두에 둘 것을 경고한다. 치료 계획이 효과적이지 않거나, 증상의 호전이 진행되지 않거나, 치료에 대한 비정상적인 반응이 있는 경우 임상의는 긴급히 상황을 검토해야 한다.

첨가하면, 내장 병변은 근육에 통증을 나타낼 수 있는데, 예를 들면, 오른쪽 아래 복부에 충수염으로 인한 통증의 경우는 그 부위에 트리거 포인트가 있을 때 나타나는 통증과 매우 흡사하다.

중추신경 통증은 척수 손상, 중추신경 관련 수술 또는 절단 및 팬텀 통증과 같은 중추 신경계와의 연결을 방해하는 말초신경 손상과 같은 원인에 기인한다. Mense and Simons(2001)는 다음과 같이 보고하는데; "말초신경 통증 경험은 중추성 원인으로 인한 통증으로 작용할 수 있고, 또한 말초신경 연관통 패턴으로 수정하는 중앙 각인(central imprint)을 생성시킬 수 있다"는 것이다.

또한 통증은 아래의 예에서부터 근육으로 연관될 수 있다:

- 트리거 포인트가 아닌 알 수 없는 민감한 위치. 예를 들면, 활성 및 잠재 트리거 포인트로부터 수 인치의 영역에 가해지는 압력은 연관통을 유발할 수 있다. Mense and

Simons(2001)는 "정상적인 근육에서 이러한 감각 포인트는 아직 밝혀지지 않고 있다."

- 관절, 특히 관절캡슐, 관절돌기관절. 이것은 로컬 트리거 포인트가 유사한 패턴의 통증을 유발할 때 혼란을 야기할 수 있다. Mense and Simons(2001)는 "관절을 가로지르는 근육은…관절 문제 때문에 이차성 근육 관련 통증을 유발하는 트리거 포인트를 양산할 가능성이 크다"고 보고했다.

따라서 인대와 근막은 연관통의 원인이 되는 것으로 고려되어야 하며, 이것은 Brugger(1960)에 의해 더 명확해졌는데, 그는 변화가 일어난 관절 근육 구성 요소에 의해 반사성 통증이 유발되는 여러 증후군에 관하여 기술하고 있다. 이들은 통증으로 자극을 받은 조직(건, 관절 캡슐 등의 기원)이 근육, 건 및 피부에 통증을 유발시키는데 기여한다.

전방 흉부

예를 들면, 직업이나 자세에 의한 스트레스를 통해 흉골, 쇄골 및 흉골에 부착된 늑골 부위에 자극과 증가된 민감도는 늑간근, 사각근, 흉쇄유돌근, 대흉근 및 경추 근육 통증에 영향을 주거나 유발시킨다. 이 근육의 증가된 근육의 톤(tone)과 그들이 생성하는 결과적인 스트레스는 경추에 척추성 문제를 일으킬 수 있으며, 증상이 더 확산될 수 있다. 전반적으로, 이 증후군은 목, 머리, 흉벽, 팔, 그리고 손에 만성 통증을 유발시킬 수 있다(심지어 심장 질환과 유사하다).

Dvorak and Dvorak(1984)은 (주로) 척추 관절에서 파생된 "척추성 반사작용"이라고 불리는 것을 여러 개 차트로 작성했는데, 촉진된 변화는 다음과 같은 특징을 가지고 있다:

> *촉진에 의한 압박과 분리에서 알 수 있는 통증이 수반된 붓기와 압통은 지형학적으로 잘 정의된 부위의 근육 근막 조직에 위치해 있다. 평균 크기는 0.5cm에서 1cm까지 다양하며, 주요 특징은 기능적으로 비정상적인 위치(분절 기능장애)에 대한 절대적으로 적절한 시기와 질적인 연결에 있다. 병변이 존재하는 한, 자극 영역은 식별될 수 있지만, 병변이 제거된 직후 사라진다.*

Dvorak은 또한 척추의 변경된 역학이 "연부조직의 반사 작용에 의한 병리학적 변화인데, 가장 중요한 것은 촉진으로 확인될 수 있는 '근건증(myotendinoses)'이라는 것을 알 수 있다.

어떤 사람들은 적어도 일정 경우(나쁜 자세, 남용, 오용, 학대, 외상)에 있어서, 부드러운 조직 변화가 변형된 척추 상태보다 먼저 일어난다고 주장한다. 이 토론에서 여러분이 어디에 있든, "고통이 어디에서 왔는지"에 대한 몇 가지 의견에 대한 이 간단한 설문 조사는 우리가 많은 가능성을 염두에 두어야 한다는 것을 분명히 보여주고 있다.

우리가 촉진하고 평가할 때, 우리가 거의 끊임없이 질문해야 하는 질문은 "통증이나 다른 형태의 기능장애가 있는지 여부와 같은 환자의 증상 중 어느 것이 트리거 포인트와 같은 반사작용에 의한 결과인가?" 하는 것이다.

다시 말해, 우리가 이 환자의 증상(통증, 제한, 피로, 등)을 관찰하고, 테스트하고, 그리고 촉진한 것을 연결하는 촉진 가능하고, 측정 가능하며, 확인할만한 증거가 있는가? 그리고 상황을 안전하고 효과적으로 교정하고 수정하기 위해 무엇을 할 수 있으며, 재발을 막기 위해 환자에게 무엇을 하게 할 수(가르칠 수) 있는가?

참고문헌

Brugger A (1960) Pseudoradikulara syndrome. Acta Rheumatologica 18: 1.

Dommerholt J and Issa T(2009) Differential diagnosis of fibromyalgia, in Chaitow L(ed) Fibromyalgia syndrome: A practitioner's guide to treatment, 3rd edn. Edinburgh: Elsevier.

Dvorak J and Dvorak V(1984) Manual medicine: diagnostics. New York: George Thieme Verlag.

Grieve G(1984) Mobilisation of the spine. Churchill Livingstone, Edinburgh.

Kamaleri Y, Natvig B, Ihlebaek CM, Benth JS and Bruusgaard D(2008). Number of pain sites is associated with demographic, lifestyle, and health-related factors in the general population. European Journal of Pain 12(6): 742–748.

Kellgren J(1938) Observation of referred pain arising from muscles. Clinical Science 3: 175.

Kellgren J(1939) On the distribution of pain arising from deep somatic strictures. Clinical Science 4: 35.

Mense S, Simons D(2001) Muscle pain. Philadelphia: Williams and Wilkins.

특별 주제 5

반사작용과 침 포인트의 형태학

Leon Chaitow

통증 연구가들은 트리거 포인트의 약 75%가 전통적인 경선 지도에서 침 포인트에 위치한다는 것을 증명했다(Melzack & Wall 1988; Wall & Melzack 1989). 나머지는 전통 중국 의학에 따르면 자발적으로 압통 영역(경선 지도에 상관없이)이 침술(지압) 치료에 적합하기 때문에 "명예스러운" 경혈이라고 생각할 수 있다. 만약 트리거 포인트가 자발적인 압통이 아니라면, 그것은 아무것도 아닌 것이 된다!

섬세한 측정 테크닉을 사용하여, Ward(1996)는 승모근과 극하근에서 일반적인 트리거 포인트 위치인 12개의 침술 부위를 검사했다. 그는 이들 모두에서 활동적인 트리거 포인트의 전기적 활동의 "스파이크(spike)"를 정확하게 발견했다.

Mense and Simons(2001)는 "통증 치료를 위해 선택되는 침 포인트는 흔히 트리거 포인트이지만 때로는 그렇지 않다"고 하면서 덜 명확하게 진술한다.

그러나 만약 침 포인트와 같은 장소에 놓여있는 경우, 어떤 조직이 관련되는가?

Bossy(1984)는 관련 조직을 광범위하게 조사하여 의료용 전기 장치의 모든 모터 포인트가 침술 포인트("신체와 환경 사이의 교환을 허용하는 유기체의 특권적인 위치"라고도 함)라고 보고한다. 그는 피부 증상은 "보는 것보다 느끼기가 더 쉽다. 가장 표면적인 형태학적 표현은 큐풀(cupule)이다"(4장의 "언덕과 골짜기" 촉진 섹션 참조).

이 "특권적인 발생장소"를 덮는 피부(주변 피부보다 조금 더 얇음) 아래에 일반적인 특징이 있는데, 다음과 같다:

- 신경혈관 다발이 흔히 발견된다.
- 결합조직이 항상 포함된다.
- 때로는 지방 조직이 나타난다.
- 혈관과 신경은 중요한 공통 특징인 것처럼 보이지만, 치료 중 자극은 대개 간접적인데, 이는 결합 조직의 변형과 결과로 일어나는 견인의 결과이다.
- 경우에 따라 건, 관절주변 구조 또는 근육 조직이 침/트리거 포인트 형태의 한 부분으로 포함된다.

광범위한 해부를 마친 후, Bossy는 "지방과 결합조직은 침술 감각의 출현을 결정하는 요소이다."라고 말했다.

Bossy의 연구는 후속 조사에서 검증되었는데, Langevin과 Yandow(2002)가 아래에 기술한 것과 같이 가장 잘 설명하고 있다.

침 포인트와 근막

Staubesand and Li(1997)는 전자 현미경을 사용하여 인간 근막을 연구하고, 콜라겐 섬유 내에 내재되어 있는 평활근 세포를 발견했다. 이 연구는 정맥, 동맥 및 신경 구조의 근막을 통한 침투를 특징으로 하는 표면근막 층에 많은 천공이 있음을 보여주었다(주로 무수초 자율신경).

표면 근막에 이 천공이 존재함을 입증한 Heine(1995)은 침술에 대한 연구에 추가로 관여했으며, 이 천공 지점의 대부분(82%)은 전통 중국 침 포인트와 지형학적으로 동일하다는 사실을 입증했다.

Langevin과 Yandow(2002)는 침술 경선이 전통적으로 신체의 표면을 내부 기관과 연결하는 채널을 구성하는 것으로 믿어지고 있다고 지적했다. Langevin과 동료들은 침술 포인트와 경선의 네트워크가 간질 결합 조직에 의해 형성된 네트워크를 대표할 수 있다고 가정했다. 이 가설은 정상인 피험자의 경혈 점에서 결합조직 절단면을 보이는 초음파 영상에 의해 뒷받침된다. 그녀는 일련의 총체적인 해부학적 단면에서 인간의 팔에 관한 침 포인트를 지도화했으며, "침술 부위의 위치와 사후 조직 절편에서 근육 간 또는 근육 내 결합조직 평면의 위치 사이에 80%의 일치성"을 발견했다.

침술(다른 반사점)의 행동 및 형태에 대한 이러한 종류의 연구는 촉진에 언급된 공통적인 결과 중 일부를 설명하는 데 도움이 된다. 예를 들면, 약간 얇은 피부 조직으로 덮인 가벼운 "큐풀(cupule)"이나 침강 부위는 일반적으로 느껴질 수 있는데, 이곳이 침술 포인트(민감한 부분이 "활동적"인 경우 트리거 포인트가 될 가능성이 높음)이다.

Shang(2009)은 다음과 같이 "큐풀(cupule)" 현상을 설명한다. "많은 침술 포인트는 근막과 결합조직 면과 일치하는 다른 신체 부위 또는 근육 사이에 있는 전이 점이나 경계에 위치해 있다."

4장에서 확인했듯이, 다른 촉진 징후가 존재하는데, 피부 "항력(drag)"과 탄성 소실이 가장 중요한 촉진으로 알 수 있는 적응증이다.

참고문헌

Bossy J(1984) Morphological data concerning acupuncture points and channel networks. Acupuncture and ElectroTherapeutics Research International Journal 9(2): 79–106.

Heine H(1995) Functional anatomy of traditional Chinese acupuncture points. Acta Anatomica 152: 293.

Langevin H and Yandow J(2002) Relationship of acupuncture points and meridians to connective tissue planes. Anatomical Record 269: 257–265.

Melzack R and Wall P(1988) The challenge of pain. Harmondsworth: Penguin Books.

Mense S and Simons D(2001) Muscle pain. Philadelphia: Lippincott Williams and Wilkins.

Shang C(2009) Prospective tests on biological models of acupuncture. Evidence-based Complementary and Alternative Medicine 6(1): 31–39.

Staubesand J and Li Y(1997) Begriff und Substrat der Faziensklerose bei chronisch-ven'ser Insuffizienz. Phlebologie 26: 72–79.

Wall P and Melzack R(1989) Textbook of pain, 2nd edn. London: Churchill Livingstone.

Ward A(1996) Spontaneous electrical activity at combined acupuncture and myofascial trigger point sites. Acupuncture Medicine 14(2): 75–79.

특별 주제 6

근육의 문제인가 아니면 관절의 문제인가?

Leon Chaitow

환자의 통증은 연부조직의 문제인가 아니면 관절의 문제인가? 그리고 우리는 어떻게 하면 이러한 감별 진단을 신속하게 할 수 있을까?

Kaltenborn(1980)의 연구에 기초한 이러한 질문에 대한 답변으로 적용할 수 있는 몇 가지 간단한 선별 검사가 있다.

1. 통증 부위의 수동 스트레칭(견인)이 통증의 정도를 증가시키는가? 만약 그렇다면 연부조직 기원(관절 외)일 가능성이 크다.
2. 통증 부위 압박으로 통증이 증가하는가? 그렇다면 아마도 그 관절에 속한 조직을 포함하는 관절 기원(관절 내)일 것이다.
3. 만약 한쪽 방향으로의 능동적 움직임(환자에 의해 컨트롤됨)이 통증을 유발하고(제한적일 때), 반면 반대 방향으로의 수동적(치료사에 의해 컨트롤됨) 움직임이 통증을 유발(제한됨)한다면, 수축성 조직(근육, 인대 등)이 관련되어 있는 것이다. 이는 아래에 설명된 저항 테스트를 통해 확인할 수 있다.
4. 같은 방향으로의 능동적 움직임과 수동적 움직임 모두가 통증(제한)을 유발하면, 관절 기능장애가 발생할 가능성이 있다. 이것은 관절의 견인 및 압박(활주) 테스트를 통하여 확인할 수 있다(특별 주제 9의 관절 가동/"가동 끝부분-느낌" 참조).

저항 테스트는 근력 증강과 근력 증강에 대한 근육 반응의 강도와 통증을 평가하는 데 사용된다. 이것은 관절 가동범위의 중간 위치 근처 어딘가에 움직이지 않는 동안 의심되는 근육의 최대 수축이 생성하는 것을 말한다. 관절 움직임은 일어나지 않아야 한다. 이것은 위의 테스트 3에 따라 수행되어 관절 개입이 아닌 연부조직 기능장애를 확인한다. 저항 테스트를 하기 전에 압박 테스트를 실행하여 관절 관여도의 의심을 해소하는 것이 좋다.

Cyriax의 "강도" 테스트

- 만약 저항 테스트(Cyriax 1962)에서 근육이 *강하고* 통증이 있다면, 근육이나 건에 작은 병변/기능장애 이상은 없다.
- 만약 근육이 *약하고* 통증이 있으면, 근육이나 힘줄에 심각한 병변이나 기능장애가 있다.
- 만약 근육이 *약하고 통증이 없다면*, 신경학적 병변이 있거나 힘줄이 파열되었을 수 있다. 정상적인 근육은 강하고 통증이 없다.
- 알려진 진원지의 통증 상태에 대해 이러한 모든 진술에 의한 테스트를 해 볼 것을 제안한다.
- 분명히, 많은 경우에 연부조직 기능장애가 관절 기능장애를 동반한다(선행 또는 후속).
- 연부조직 기능장애의 초기 단계에서는(예를 들면) 근육 단축의 만성 단계에서보다 관절의 관련성이 적다.

- 약간의 병인학적 또는 유지 관리 없이 연부조직 침범이 없는 급성 또는 만성 관절 상태는 거의 없다.

위에서 설명한 테스트는 그러한 상황에서의 주요 참여가 주로 연성 또는 골성 구조인지 여부에 대한 강력한 표시를 제공한다.

압박 – 통증

유발압박과 관련된 관절 평가의 예로는 천장관절 기능장애에 대한 Blower and Griffin(1984)의 기술이 있다.

- 이것은 *천골과 엉덩이에 통증이 생기면* 천골의 하반부 또는 전상장골극에 작용하는 압박이 천장 골의 문제(아마도 강직성 척추염을 나타내는 것으로 진단됨)임을 보여준다.
- 연부조직 기능장애는 이러한 종류의 압박 검사에 대해 통증 반응을 일으키지 않는다.

> **노트**
>
> 요추 통증은 천골 압박에 의해 발생하는 경우에는 중요하지 않다고 생각된다. 이 작용으로 요추 관절의 움직임뿐만 아니라 요추 전체 움직임을 유발할 수 있다.

관절 기능장애 또는 근육 기능장애 – 어느 것이 일차성인가?

Janda(1988)는 이 질문에 대해 근육의 기능장애가 관절 기능장애를 일으키는지 또는 그 반대인지는 알 수 없다고 답한다. 그러나 관절 동원(쓰러스트 또는 부드러운 가동술)이 해부학적 또는 기능적 관절 관계에 있는 근육에 영향을 미친다는 임상적 증거가 많으므로 근육의 과도한 톤(tone)을 정상화하는 것이, 다른 수단(예: MET)에 의한 근육의 정상화는 유익한 결과와 함께 관절의 정상화를 가져온다. 근육 경련/수축의 감소는 일반적으로 관절 통증의 감소를 가져오므로, 많은 그러한 문제에 대한 해답은 적절한 연부조직에 주의를 기울이는 것에 있는 것처럼 보인다.

Liebenson(1990)은 카이로프랙틱의 편견을 가지고 있다.

> *(근골격계) 기능의 주요 이상은 근육의 과민성 및 관절의 막힘(blockage)을 포함한다. 이러한 이상은 구조적이기보다는 기능적인 것이기 때문에 자연적으로 되돌릴 수 있다. 특정 척추 관절이 정상적인 가동범위를 잃으면, 해당 관절 주위의 근육은 관여하는 관절에서 스트레스를 최소화하려고 한다.*

점진적 보상 과정을 설명하고 나면, 일부 근육은 길항근을 억제하면서 과긴장상태가 된다고 하면서, 계속해서 그가 말하길:

> *관절의 움직임에 대한 단순한 제한으로 시작될 수 있는 것은 근육의 불균형과 자세 변화의 발달로 이어질 수 있다. 이 일련의 사건은 우리가 아탈구의 조절을 통해 예방하려고 시도하는 것의 예이다.*

우리는 근육 이완이 종종 관절 제한을 정상화하고, 관절 정상화가 연부조직 문제를 정리한다는 견해를 가지게 된다.

두 견해 모두 정확하다고 볼 수 있는가?

물론 Kappler와 Jones(2003)는 관절의 제한이 가동범위의 끝에서 나타나는 것으로 인식되는 것을 설명하고 있다(8장에서 언급된 것처럼).:

> *장벽이 나타나면, 증가하는 힘이 필요하고 거리는 줄어든다. 장벽이라는 용어는 미는 힘으로 극복해야 할 벽이나 단단한 장애물로 해석될 경우, 이것은 오도된 것일 수 있다. 관절이 장벽에 이르면 타이트한 근육과 근막 형태의 구속이 추가 동작을 방해한다. 우리는 일부 해부학적 구조에 대항하여* ***밀기****보다는 제한에 대항해* ***당기고자*** *한다.*

두 견해가 모두 올바른 것 같다. 그러나 임상적 확실성은 Janda가 우리에게 이해를 돕기 때문에(일반적으로 제5장 참조) 필요로 하는 것은 대개 국부적인 초점일 뿐이라는 것이다.

특별 주제 실습 6.1 ***연부조직 및 관절 관련 부분에 대한 평가***
소요 시간 5–10분

이 평가를 적절하게 수행하기 위해서는 알려진 연부조직 및 관절 기능장애가 있는 촉진 파트너가 필요하다.

- 여러분이 하고자 하는 것이 순수한 관절에 기인한 것인지 아니면 연부조직에 기인한 것인지를 결정하기 위해 위에서 기술한 다양한 가이드라인을 검사하도록 하는데, 즉, 동일 방향 및 다른 방향에서뿐만 아니라, 압박–신장을 사용하여 능동 및 수동적인 움직임을 실행하는 것이다.
- 이 평가 방법이 정확한지 결정하도록 한다.
- 관절 및 관련 연부조직이 동시에 문제가 발생하는 것은 일반적인 것인데, 이는 상반된 증거(즉, 관절 및 연부조직 모두 포함)를 제공할 수 있음을 기억하라.
- 만약 관절 관련이 있는 경우라면 치료 법에 영향을 미칠 수 있다.

참고문헌

Blower PW and Griffin AJ(1984) Clinical sacroiliac tests in ankylosing spondylitis and other causes of low back pain – 2 studies. Annals of Rheumatic Disease 43: 192–195.

Cyriax J(1962) Textbook of orthopaedic medicine. London: Cassell.

Janda V(1988) Muscles and cervicogenic pain syndromes, in Grant R(ed) Physical therapy of the cervical and thoracic spine. New York: Churchill Livingstone, pp 153–166.

Kappler RE and Jones JM(2003) Thrust (high-velocity/lowamplitude) techniques, in Ward RC(ed) Foundations for osteopathic medicine, 2nd edn. Philadelphia: Lippincott, Williams and Wilkins, pp 852–880.

Kaltenborn F(1980) Mobilization of the extremity joints. Oslo: Olaf Novlis Bokhandel.

Liebenson C(1990) AMRT, pt.1. Journal of Manipulative and Physiological Therapeutics 13(1): 2–6.

근 구조 변화에 대한 촉진

제5장

Palpating for changes in muscle structure

Leon Chaitow

근육의 끝부분과 결합조직은 어디에서부터 시작하는가? Where does muscle end and connective tissue begin?

이 단원에서는 "근육"이라는 단어의 의미를 확립하는 것이 중요하다.

> *골격근은 수축성 조직으로서 섬유질 결합조직에 의해 복잡하게 짜여져 있고, 점진적으로 근육을 뼈에 부착시키는 힘줄에 통합된다. 이 힘줄 역시 섬유질 결합조직에 의해 형성되어 있다. 수축성 조직과 힘줄은 가끔 연구목적으로 인해 별도로 평가되지만, 일반적인 임상 실험과 스트레칭, 기능적인 활동 중에는 분리될 수 없다. 이러한 이유로, "근육"이라는 용어는 수축조직과 힘줄의 구성요소를 포함한 전체 골격근을 가리키는데 사용된다(Weppler & Magnusson 2010).*

위의 정의는 "근육"의 촉진 평가와 관련하여, 항상 명심하고 있어야 한다.

어떻게 느끼는가? How do you feel?

우리가 보고 만질 수 있는 피부와 달리, 임상적으로 유용한 정보를 수집하기 위해 피부 표면 아래를 탐험하려면 훨씬 더 많은 기술이 필요하다. 부드러운 촉진에 의해서 유용한 정보를 읽을 수 있도록, 주어진 조건 하에서 근 조직의 표면이 어떠한 느낌을 주는지에 대한 가이드라인이 주어질 수 있다. 이것은 "어떻게 느끼는가?"라는 문구에 대해 완전히 새로운 의미를 던져준다. 왜냐하면, 당신이 "어떻게" 느끼고/만지고/촉진하는지에 대한 정보는 해석 이후 당신이 "무엇을" 느꼈는지 결정할 것이기 때문이다.

이것은 근육의 톤, 긴장도, 수축도, 유연도 등의 상대적인 상태를 포함하며, 그 밖의 중요한 인자인 결합조직을 통한 유동체(Fluid)의 파동 및 기타 리듬의 패턴들 역시 연부조직의 정상 정도를 파악하는 데 필요하다는 것을 의미한다.

더 깊이 있는 촉진을 하거나, 더 미세한 감각을 이해하려 할 때, 이러한 유동체의 움직임을 느끼는 것이 필요한데, 이는 상당히 세련된 기술을 요한다. 이 중 일부는 15장에서 논의된 바와 같이 Upledger(1987), Becker(1963,1964,1965), Fritz Smith(1986), 그리고 신경근 기술의 주요 개발자인 Stanley Lief가 잘 살펴보고 설명했다(이 장의 후반부 참조; Chaitow 1988, 2002; Chai-tow & DeLany 2008).

이 장에서는 연부조직의 구조변화들을 결정하는 방법(긴장의 증가, 단축, 섬유성 발달, 골막 통증점, 압통점 등)에 초점을 맞추고 검토할 예정이다.

연부조직의 과사용, 오용 및 남용 Overuse, misuse, and abuse of the soft tissues

연부조직의 촉진 방법에 대해 알아보기 전에, 우리는 왜 우리가 평가하려는 변화가 발생하는지에 대해 간략하게 검토해야 한다.

상호작용하는 요소들 중 스트레스 반응, 자세

이상 및 과부하, 반복적인 신체활동(운동, 직업, 취미 등), 정서적인 고통, 외상, 구조적 요인(선천적으로 짧은 다리), 내장기 및 다른 반사활동 등은 근육의 긴장을 증가시키는 결과를 낳는다.

이러한 여러 가지 영향들은 적응과 보상적 변화를 수반하는 근골격계 구조의 *과사용, 오용 및 남용*으로 요약될 수 있다.

시퀀스 *A sequence*

근긴장항진은 문자 그대로, *너무 높은 근육 긴장*으로 정의되어 왔다(Ng et al. 1998; Simons & Mense 1998; Mense 2008).

여기에는 두 가지 유형이 있다:

- *내인성* 근긴장항진은 휴식중인 근육의 스트레칭에 대한 저항이 비정상적으로 증가되어 있을 때를 말한다.
- *신경운동성* 근긴장항진은 신경계가 자극에 반응하여, 근 활성화를 위한 준비상태가 비정상적으로 증가되어 있을 때를 말한다(Ng et al. 1998).

Masi & Hannon(2008)은 근육 손상이나 반복적인 염좌로 인한, 국소화된 결절 부위(압통점, Trigger point)가 발생할 수 있음을 주목하였다. 이러한 현상이 가능한 기전으로는, 국소적 허혈과 수축된 근절 단위로의 칼슘의 방출이 거론된다(Simons 2008).

- 이것은 만성적인 긴장성 두통에 관한 연구에서, 압통점을 둘러싸고 있는 근육의 근전도 활동이 건강한 피험자 보다 크지 않다는 것에서 찾을 수 있다(Couppé et al. 2007).
- 또 다른 연구에서는 근육의 압통(Tenderness)과 객관적인 "경도"는 전체적으로 근육보다 압통점 인근에서 더 커진 것을 찾았다(Ashina et al. 2005).

이러한 결과는 압통점과, 주변 근육의 긴장항진은 국소 증상임을 시사한다(Simons & Mense 1998)–*전체 근육이 연관되어 나타나지 않는다.*

Higham과 Biewener(2011)는 다른 근 부위에서 고려할만한 단축 또는 연장이 일어날 때, 근육의 일부에서 매우 작은 염좌가 나타날 수 있음을 보여주고, 이러한 연구는 어느 정도의 기간 동안 근육의 긴장이 증가되었을 때, 아래의 두 가지 요인으로 인해 발생할 수 있음을 제시하였다.

1. 근육의 긴장이 증가하고 산소의 요구량이 증가함으로써, 조직의 산소 공급이 충분하지 못하게 된다. 이로 인한 국소 조직에서 저산소증 또는 허혈(추후 칼슘이 방출되고, 압통점을 형성하게 됨)이 나타난다.
2. 상대적으로 배액(Drainage)이 충분치 못하게 되고, 대사 폐기물의 제거 역시 충분치 못하게 된다.

이러한 조합은 첫째로 피로감을 유발하고, 이후 자극을 유발하며, 어떤 경우에는 염증을 일으킨다. 이것은 근육의 긴장이 점진적으로 증가하는 것에 대한 몸의 "급성" 반응이다(밑의 국소 적응 증후군; Local adaptation syndrome 참조). 이 단계에서, 불편함이 발생할 가능성이 크고, 통증도 나타날 수 있다. 이 사이클은 근육의 긴장을 더욱 증가시키고 따라서 더 큰 통증을 유발시킬 수 있다. 만약 이러한 변화가 단발성 또는 단기 적응 반응으로 발생한 것(ex. 처음 테니스를 쳤을 때)이라면, 자가 조절 기전(Self regulatory mechanisms)에 의해 며칠 후에 뻣뻣함과 통증이 사라지게 된다.

하지만 적응 반응이 반복적으로 나타난다면, 다른 반응이 나타날 수 있다.

국소 적응 증후군
Local adaptation syndrome

이 단계는 Selye(1984)의 일반적인 적응 증후군(General adaptation syndrome)의 놀람(alarm) 단계와 동일시 될 수 있다. 사실, 일반적인 적응 증후군의 모든 요소들은 국소 부위(ex. 하나의 근육 또는 관절)로 적용하여 나타날 수 있고, 모두 같은 반응(놀람; Alarm 적응; Adaptation, 쇠약; Collapse)을 거치게 된다. 이것을 국소 적응 증후군이라 한다.

일반적인 적응 증후군과 국소적인 적응 증후군의 이론에 따라, 급성 단계가 지나면 적응 단계가 올 것을 예상할 수 있다. 근육에 초점을 맞춰서 생각해 보면, 이것은 증가된 근육의 긴장이 몇 주 이상 지속되면 지지하는 조직의 구조가 변화하는 특성을 갖는 만성 단계로 넘어가는 것을 의미한다.[1]

일부 학자는 이러한 적응적 변화를, 지속적으로 올라가 있는 근육의 긴장이, 굳어진 지지 밴드(Concrete, supportive bands)로 대체되는 "조직화(Organizing)" 반응으로 본다. 이러한 반응은 신체가 근육조직의 긴장이 영구적으로 증가하는 것에 대한 적응으로 보인다(Lewit 1999).

연령과 운동 정도, 영양상태 등과 같은 특징에 따라, 또는 개개인간에(지역간에) 따라 다르게 나타나긴 하지만, 이 단계에서는 허혈과 저산소증 그리고 유독 물질이 빠져나가지 못하고 정체되는 정도가 증가하게 된다. 이때 경험하게 되는 통증은 깊이 쑤시는(Aching) 증상으로 나타난다. 촉진 시에는 섬유성의 느낌과, 끈적한 질감(Stringy texture) 그리고 부종이 느껴지는 경향이 있다. 그리고 이러한 적응 단계 동안에, 영향을 받은 연부조직의 부분 부분은 촉진화(Facilitation)/민감화(Sensitization)된 국소 영역으로 변화하게 되고, 초기 징후로 근막에 압통점이 발생하는 것을 발견할 수 있다(Kuchera et al. 1990; Norris 1998). 또는 Kline(2011)의 의견은 다음과 같다.

> *"시간이 반드시 모든 상처를 치유하지는 않는다. 반복적인 운동 상해뿐만 아니라, 일회성의 사고로 인한 부상은 연부조직의 상태와 기능에 영향을 미침으로써, 근원적인 부상부위에서 멀리 떨어진 영역에서도 관련 없는 증상을 유발할 수 있다."*

Pavan et al.(2014)은 우리가 촉진할 때 표면에서 나타나는 변화의 느낌에 대해 다음과 같은 아이디어를 제공했다.

> *"식이요법, 운동 그리고 과사용 증후군들은 근막 내의 느슨한 결합조직의 점도를 변화시킬 수 있고, 이는 치밀화(Densification)를 유발하여, 쉽게 가역적인 변화를 일으킨다. 외상, 수술, 당뇨 및 노화는 근막층의 섬유를 변화시킴으로써, 근막의 섬유화를 유발한다."*

매우 민감하고, 불연속적이며, 촉진이 가능한 조직의 변화는 통증이 나타나는 영역으로 유해한 자극을 보낼 수 있으며, 이는 새로운 압통점이 나타나는 "씨앗"의 역할을 한다. 밴드의 스트레스 섬

1) Selye의 모델은, 많은 사람들에게 지나치게 단순하고 시대에 뒤떨어져 있는 이론으로 간주된다(McEwen & Wing-field 2010). 따라서 조직과 몸이 스트레스에 반응하는 것에 대한 항상성, 생체적응(Allostasis)에 대한 보다 정교한 설명이 존재한다는 인식 하에 본문에서 논의하였다. 그럼에도 불구하고, Selye의 모델은 일부라도 삶에서 일어나는 몸의 반응을 이해하는데 유용하다. "스트레스"에 관한 현재의 의견은 Le Moal(2007)을 참조하라.

유들은 긴장성 조직에서 분명해지며, 이런 식으로 영향을 받은 근육은 그것들의 건과 뼈에 붙는 부분에 긴장도를 증가시키기 시작한다(Mense & Simons 2001; Simons et al 1999)(또한 6장의 연결 조직 진단방법을 참조하라). 건이 적응하기 시작할 때, 대개 매우 긴장된 골막의 통증 지점을 촉진하는 것이 가능해지며, 또는 관절 장애의 초기 징후를 알아차리는 것이 가능하다(Lewit 2009.)

조직이 급성 단계에서 적응 단계(몇 년간 지속될 수 있음)로 변화하고 궁극적으로(적응 가능성이 고갈될 때), 퇴행과 질병의 마지막 단계까지 진행되는 이 과정은, 불안정한 만성 과긴장의 결과이다. 최종 결과는 관절염에 따른 관절의 변화, 만성 근육 또는 다른 연부조직의 기능장애의 형태로 나타날 수 있다(Lewit 2009; Murphy 2000; Ward 1997).

촉진 과제 Palpation tasks

촉진하는 손은 연부 조직의 위치(Locality), 성질(Nature), 정도(degree) 및 —가능하다면— 노화까지 열거된 순서대로 알아내야 한다. 우리가 촉진을 시도할 때, 우리는 다음과 같이 의문을 갖을 필요가 있다.

- 이러한 촉진되는 변화는 급성인가 또는 만성인가(또는 흔히 나타나는 케이스와 같이, 만성 질환의 급성 상태인가)?
- 만약 급성이라면, 염증이 이러한 변화와 연관이 되어 있는가?
- 이 촉진되는 조직의 변화가 환자의 증상 패턴과 어떻게 연관이 있는가?
- 이러한 촉진되는 변화들이 스트레스로 유발되는 변화의 일부로서 부위를 특정할 수 있고 이해될 수 있는가?
- 이러한 연부 조직의 변화가 통증과 연관이 있는가? 있다면, 통증의 성질은 무엇인가?
- 이러한 촉진되는 변화는 반사적으로 활성화(Active reflexively)되어 있는가? 만약 그렇다면, 활성 또는 잠재적인 압통점이 연관이 되어 있는가(만약 그렇다면, 환자는 촉진되는 변화 이외에 다른 곳에서 증상을 호소하는가? 그리고 그렇게 호소한 통증을 증상의 일부로 인지하는가)?
- 촉진되는 변화가 압통점 또는 다른 반사 활동의 결과인가?
- 이러한 변화가 자세 또는 속근(Phasic muscle) 그룹에 존재하는가?
- 이러한 촉진되는 변화가 관절 제한("폐색(Blockage)", 제한, 아탈구, 병변)의 결과인가? 또는 변화가 그러한 기능 장애의 원인이 되고 있는가?
- 이러한 촉진되는 변화가 병리적인 현상과 연관이 되어 있는가?

다른 말로 하면, 우리는 스스로에게 물어볼 필요가 있다. "나는 무엇을 느끼는가, 그리고 그것이 의미하는 바는 무엇인가?"

Viola Frymann(1963)는 우리가 급성 또는 만성과 같은 변화를 찾을 때, 얼마나 깊게 촉진이 수행될 수 있는지에 대해 생각해 볼 필요가 있다고 제안하였다.

좀 더 견고하게 접근하는 방법은, 검사자는 표면 근육과 소통(Communication)함으로써 근육의 긴장도, 방향, 대사 상태를 결정짓도록 한다. 좀 더 깊이 들어가면, 더 깊은 근육 층에 대해 유사한 연구가 가능하며, 근막의 상태와 응

집도 역시 파악할 수 있다.

가볍고 가변적인 터치 필요
Light and variable touch needed

너무 문자 그대로 받아들임으로써, "단단하고" "더 깊이 파고들면", "역효과(Counterproductive)"만 나는 자극적인 촉진을 유발할 수 있다. 만약 이러한 권고사항으로 인해 너무 압력이 증가하게 된다면, 두 가지 부정적인 가능성이 발생할 수 있다.

- 첫째, 촉진된 조직의 방어적인 수축, 표재 근육의 긴장이 평가를 어렵게 만들 수 있고 또는 해석된 정보를 무효화 할 수 있다.
- 둘째, 손가락 또는 손의 압력이 증가함에 따라, 특히 짧지 않은 시간동안 압력이 유지될 때, 촉진하는 손의 민감도가 떨어질 수 있다.

촉진 해결 방안 Palpation solutions

이러한 위의 문제를 해결하기 위해 다양한 해결 방안이 존재한다:

- 이 장의 후반에 설명할 신경근육평가인 Lief의 시스템에서는 이러한 문제들은 대부분이 손가락으로 촉진 시, 조직과의 저항감을 일치시키는 "가변적인(variable)" 압력의 사용으로 해결된다고 한다.
- 다른 이들은 이 문제에 대해 다르게 접근했는데, 특히 Upledger(1987)는 "융합(melding)"과 "동기화(synchronization)"를 제안하였는데, 이는 촉진하는 손과 손가락이 그곳에 있지 않더라도 환자의 몸이 무얼하고 있고, 하고 있지 않은지 정확하게 확인할 수 있어야 한다고 주장했다(15장 참고).
- Rollin Becker(1963)는 직접적으로 피부 표면에 대한 압력을 크게 증가시키지 않고도, 깊이 있는 조직에 대한 지각력을 높이는 "지렛대(fulcrum)" 촉진 기법을 사용하였다(15장 참고).
- Fritz Smith(1986)는 다른 방법들 중에서도, "반달(half-moon)" 벡터(vector) 촉진이라는 방법을 사용하여, 평가를 내렸다(15장 참고).

이 장의 첫 번째 섹션에서는 구조의 촉진에 대해 살펴볼 것이다. 구조적 변화를 파악하기 위한 한 가지 방법은 그것의 동작과, 기능을 살펴보는 것이며, Janda의 기능평가에 대한 몇 가지 예시가 이 장의 실습에 통합되어 있다. 정상적인 움직임이 이루어질 때, 근육의 동원 순서(firing sequence)를 평가하는 이러한 기능 평가들은 13장에서 설명한 대로, 미묘한 리듬의 변화와, 맥박을 평가하는 촉진 기능과 혼동해서는 안된다.

이 장에서의 실습은 Dvorak 형제, Janda, Magoun, Tilley, Lief, Nimmo, Lewit과 Beal을 포함한 다양한 학교와 분야의 저명한 전문의와 연구자들로부터 파생된 연부조직의 촉진을 위한 다양한 아이디어와 권고사항이 통합되어 있다. 이러한 촉진(치료) 기술의 개념은 불가피하게 어느 정도는 중복되지만, 각각의 컨셉은 몸을 "읽고(read)", 신체적 문제를 이해하는 데 독창적인 통찰력을 갖고 있다.

단축된 자세 근육의 평가를 위한 권장 방법들의 요약 역시 설명되어 있다. 그 중에 촉진 시 민감도를 높일 수 있는, 실습방법들도 있다. 이 장에 설명된 모든 방법은 개별적인 유용성을 위해, 시도해보고, 실습하고, 평가해 보는 것이 좋다. 모든 치료사들은 적합한 케이스에서 이러한 모든 방법들을 사용한다.

촉진과 구조의 평가

Palpation and assessment of structure

Rolf(1962)는 우리가 무엇을 촉진하고 있는지를 이해하려 할 때, 항상 근막을 마음에 새기는 것이 중요하다고 상기시켜준다.

> *"정골의학 전문가들은 몸 안의 모든 근육, 신경, 순환계 또는 내장기의 퇴행성 변화가 표재 근막에 반영되는 정도를 관찰하고 기록하였다. 퇴행의 정도가 적더라도, 모든 퇴행은 근막의 부피를 변화시키고, 두께를 변형시키며, 더 깊은 긴장과 경직이 있는 부분으로 가져오게 된다."*

Dvorak과 Dvorak(1984)은 완전한 근골격계 촉진에 대한 기본 요구사항을 요약하였다. 그들은 해부학적으로 건강한 구조는 주변을 둘러싸고 있는 조직과 구별할 수 없는 반면, "변형된 구조는 주변의 건강한 조직과 정확히 구별될 수 있다"고 주장하였다. Dvoraks은 환자가 국소적으로 증상(대개 통증)을 나타내는 곳에서 촉진을 시작하는 것 이외에도, 치료사는 촉진하고 있는 부위의 "삼차원적 해부학 인지"를 가져야 한다고 강조한다. 그들은 특정한 영역에서의 근육, 인대 및 기타 구조가 서로 위 아래 양옆으로 위치하고 있다는 것을 알고 있는 상태에서만, 그러한 지식이 "촉진 시, 특정 영역을 반영한 적절한 압력과 힘 그리고 방향에 대한 적용"으로 이어진다고 주장한다. 그들은 통증이 있는 부위에서 촉진을 시작하고, 이를 국소적으로 국한시킨 후, 단단한 뼈의 구조물과, 이어지는 건 및 부착되어 있는 구조물들을 정확하게 느끼는 것을 권한다. 또한 그러기 위해서는 섬유 방향에 수직으로 접촉해야 하고, 압력을 이용하여, 기시와 정시에 도달할 때까지 확인해야 하며, "동일한 해부학적 배열을 가진 정상적인 부위"와 비교해야 한다고 권한다.

이 장의 후반부에 설명된 Lief의 neuromuscular 촉진 테크닉과, Nimmo의 방법을 비교하여, 어떤 접근이 가장 적합하고 본인에게 맞는지 결정하길 권고한다(Box 5.2 참고).

촉진된 분절

The facilitated segment

Magoun(1948)은 근육조직의 구조 분석에 대한 우리의 이해에 중요한 공헌을 하였다. 임상가가 무엇을 찾아내야 할 것인가에 대해 논의하며 그는 "촉진(palpation)이 무엇을 밝혀내는가?"에 대해 질의하였다. Magoun은 첫째로, 만약 연부조직이 비정상일 경우, 임상가는 그러한 상태가 주병변(국소)인지 또는 내장체성(viscerosomatic) 반사인지 반드시 결정해야 한다고 언급했다.

> *"주 병변은 주로 심부 근육과 연관하여, 비활성(inert) 및 불규칙적인 경직을 유발한다. 즉, 이러한 상태가 오래 지속되는 경우, 정상적인 긴장이 결여되거나 또는 늘어지게 된다. 과민증은 대개 심부 섬유의 변성으로 제한되는데, 결합 조직의 이상성장, 석회화, 골막의 비후 등이 일어난다."*

"그러나, 조직 변화의 원인이 반사 질환(장기 질환에서 비롯된 것과 같은)인 경우, 표재와 심부 조직에서 모두 같은 정도로 과민성이 나타나게 되고, *이렇게 지속적인 수축 또는 과한 긴장은 균일하게 조직을 딱딱하고 팽팽하게 만든다.*"

Beal(1983)은 영양, 도수치료 또는 외과적 개입이 필요할 수 있는, 영향을 받은 장기의 기능장애의 원인을 다룸으로써, 내장체성(viscerosomatic) 반사의 활동을 바로잡는 것에 주의를 기울였다.

Lewit(1999)에 따르면, 내장체성 반사적 영향의 첫 번째 징후는, 혈관운동(vasomotor–피부의 온도 증가), 발한운동(sudomotor–피부의 수분 증가), 피부 조직의 변화(e.g., 두꺼워짐), 피하 체액의 증가 및 근수축의 증가로 나타난다. 따라서 앞의 장에서 설명한 것처럼 촉진(facilitation) 영역을 식별함에 있어서, 가벼운 압력의 피부를 통한 촉진은 아무리 강조해도 지나치지 않는다.

최근의 한 연구는 이전에 보고된 내장의 기능장애와, 척추 주변근육의 촉진 가능한 변화 사이의 직접적인 연관성에 대해 확인하였다(Snider et al. 2016). 연구자는 "이 연구는 체성 장애와 내시경으로 볼 수 있는 장애 사이의 수많은 연관성을 발견하였다"고 보고하였다.

Tilley와 Korr의 촉진된 분절에 대한 접근

Tilley and Korr on the facilitated segment

McFarlane Tilley(1961)은 손가락을 이용한 척추의 촉진 형태에 대해 다음과 같이 요약했다.

1. 가벼운 촉진을 통해 피부 표면의 습도가 증가된 부분을 발견할 수 있는데, 이는 땀샘의 활동이 증가한 것을 나타낸다(4장에 설명된 Drag 촉진 참조).
2. 마찰이 강해지면, 무겁게 피부가 쓸어올려짐으로 인해서 "적색 반응(red reaction)"이 나타난다(특별 주제 7 참조).
3. 깊게 촉진 시, 압력으로 인해 근육의 장력과 조직의 압통이 나타난다.

스트레스 패턴은 척추 신경의 경로와, 코드의 중심이 촉진되는(Facilitated – 과반응/민감화) 결과로써 모든 신체적 또는 정서적 이유로 호발될 수 있다고 그는 주장한다. 이러한 상태가 되면, 연관된 척추 근육이 촉진으로 알 수 있을 만큼 변하고, 이는 내장체성(organ to body tissues)과 체성내장(body tissues to organ)의 경로와 같은 반사적 관계가 연관되었을 수 있다.

Korr(1976)는 척추의 촉진된(facilitated) 부위를 "신경학적 렌즈"에 비교했는데, 신체나 정신을 포함하는 스트레스 요인들이 촉진된 부분을 통해 전달되어, 신경학적 구조를 통해 더욱 집중되고, 강화된다고 하였다.

척추 주변 조직을 "압박(compression) 또는 복원(springing)"을 사용하여 촉진된(facilitated) 부분을 찾는 간단한 진단 촉진 방법이 아래에 설명되어 있다(실습 5.2 참조).

촉진된 부분의 중요한 촉진학적 특징

Key palpatory features of the facilitated segment

- 척추 주변 조직에서 나타나는 촉진된(facilitated) 부분의 일반적인 촉진학적 특징은, 같은 레벨의 위와 아래의 조직과 비교해 보았을 때, 상대적으로 경직되고, 단단하게 느껴진다.
- 원칙적으로 이것은 단지 하나의 국소적 부분이 아닌 두 개 이상의 인접 부분이 포함된다.
- 영향을 받는 부위와 관련된 전체 가동범위의 손실과 비대칭성이 나타날 수 있으며, 한쪽이 다른 한쪽보다 더 영향을 많이 받을 수 있다.
- 만약 척추 주변조직의 경직이 내장기의 병리적 상태의 결과로 나타난거라면, 그것은 근육이나 관절들에 적용하는 도수치료로는 매우 짧은 시

간 외에는 반응하지 않을 것이다.

- 그러나, 이러한 경직된 근육의 상태는 장기의 치료가 진행됨에 따라 좋아지든 나빠지든 변화의 유용한 예후 지표가 될 수 있다.
- 따라서 3장에서 논의된 촉진 기준인 약어 "ARTT"가 적용될 것이다. 즉, *비대칭성(Asymmetry), 가동범위의 제한(Restricted range of motion), 단단함(Tenderness) 그리고 조직의 변화(Tissue changes)가 그것이다.*

McFarlane Tilley(1961)는 정골의학적 임상 관찰을 기반으로, 다양한 척추부위에서 가능한 촉진된(facilitation) 부분의 국소 조직의 영향에 대해 열거하였다.

- 심근 허혈: T1과 T4 사이의 인접한 2개의 분절에 강직성 근섬유가 나타난다(일반적으로 왼쪽이지만, 항상 그런 것은 아니다).
- 심폐 병리: 상부 흉추에 인접한 2개의 분절의 척추 주변 근육에 강직이 일어난다(한쪽 또는 양쪽에서).
- 십이지장 병리: 흉추 부위의 T6–8 사이 인접한 2개의 분절의 척추 주변 오른쪽 근육에 강직과 압통(tenderness)이 나타난다.
- 췌장 기능부전: 흉추 부위의 T6–9 사이 인접한 2개의 분절의 척추 주변 양측 근육에 강직과 압통이 나타난다.
- 간과 담낭: 흉추 부위의 T8–10 사이 인접한 2개의 분절의 척추 주변 오른쪽 근육에 강직과 압통이 나타난다.
- "부신 피로(adrenal exhaustion)" 또는 스트레스와 관련된 만성 피로: 흉추 부위의 T9–12 사이 인접한 2개의 분절의 척추 주변 근육에 강직과 압통이 나타난다.
- 신장 질환: 흉추 부위의 T11–12 그리고 요추 부위의 L1–2에 타진(Percussion)시 압력에 의해 통증이 심해지는 압통점이 나타난다.
- 여성과 남성의 생식기관의 문제: 요추천골 부위에 강직과 압통이 나타난다.

노트

결핵성 척추, 척추로의 암의 전이(1차 또는 2차) 그리고 골다공증과 같은 병리적인 상태의 결과로 나타나는 척추의 "긴장(splinting)"과 촉진된(facilitation) 분절을 구별해 내는 것이 중요하다. 척추의 긴장 시 일반적으로 2분절 이상의 인접 분절에서 긴장이 나타난다.

주의: 보호하기 위한 긴장을 줄이려고 시도하지 말 것.

ARTT 촉진은 얼마나 정확한가?

How accurate is ARTT palpation?

한 연구는 Jones(1981)의 촉진 방법들(이 단락 뒤의 Jones의 Strain–counterstrain기법에 대한 논의 참조)과 ARTT와 같은 표준 정형 촉진 절차와 비교를 하였는데, McPartland와 Goodridge(1997)은 이 연구가 5가지 질문을 고심해서 설계되었다고 설명하였다.

1. *Strain-counterstrain기법에 사용되는 진단 테스트를 하였을 때, 검사자들 간의 신뢰성은 얼마인가?*
2. *Strain-counterstrain기법과 전통적인 정골의학 검사(ARTT 검사)의 신뢰성의 비교는 어떻게 하였는가?*
3. *ARTT 테스트의 다른 양상들은 얼마나 신뢰할 수 있는가?*

4. Jones의 관점에서 양성으로 나타난 것과 척추 장애에서 양성으로 나타난 것과 상관관계가 있는가?
5. SCS 진단 또는 ARTT 검사들을 정골의학을 전공하는 학생들이 시행했을 때, 신뢰성이 더 높은가?

검사관들은 Jones(1981)가 열거한 것과 같은 위에서부터 3개의 경추 분절에서 단단한 포인트를 촉진하였다. 이러한 포인트들은 Jones의 원본 교재에서 묘사된 것과 같은 해부학적 위치에서 촉진되었으며, 단단한 결절 형태의 근막 조직으로 특징지어졌다.

ARTT 검사는 다음에 대한 평가로 구성되어 있다.

- 척추 옆 근육들의 압통
- 관절들의 비 대칭성
- 가동범위의 제한
- 조직의 비정상적인 질감

이중에서도 관절돌기간 관절(zygapophyseal joint)의 압통과 조직의 질감 변화가 가장 정확하게 나타난다.

Jones의 방법론에서 압통점의 위치는 기능 장애의 원인을 규명하는 데에 사용된다. 하지만, McPartland와 Goodridge는 "Jones가 제시한 몇몇의 주장들은 그들이 나타내고자 하는 경추의 관절들과 연관되어 있다"고 보고했다. 그들은 Jones의 압통점(연부조직의 누름통증)의 전반적인 사용이 ARTT 시험에서 사용되는 관절 압통점 평가보다 증상을 가지고 있는 환자에게 기능 장애를 국소화시키는 데 더 정확한 방법이고 "학생들은 ARTT 진단보다 SCS 진단에서 더욱 우수한 성적을 거뒀다"라는 것을 발견했다.

두 개의 방법 모두 가치가 있고 오랜 기간동안의 테스트를 견뎌냈다. 그 중 어떤 것이 당신에게 더 나은 기능 장애의 규명 방법을 제시하는지는 당신에게 달렸다.

실습 5.1 *ARTT* 촉진

소요 시간 5–10분

가능하면 알려진 내장 질환(심혈관, 소화기관, 간 등)을 가지고 있는 사람을 대상으로 할 것.

- 척추와 척추 옆 조직(횡돌기의 끝 부분보다 멀지 않은 척추를 촉진)만 목표로 하며, 더 넓고 깊은 촉진을 위한 "의심스러운 영역"을 규명하는 방법의 효율성을 평가하기 위해 피부를 촉진한다(스캐닝, 근막 피부 누르기, 피부 스트레칭 그리고 드래그 촉진과 같은 이전 단락에서 제안된 요소들을 사용).
- 이제 Magoun이 단락 앞쪽에서 언급한 것과 일치하는 국소적 분절(적어도 두 개의 인접한 척추를 포함)을 보기 위해 표면 및 심근을 척추 옆쪽으로(단락 3의 실험 3.17–3.24에 나와 있는 층별 촉진 참고) 촉진한다. – *내장체성 적응에 관여하는 경우 조직은 표면 및 심부 모두에서 고감도 및 균등한 긴장 및 경도(섬유가 두꺼워지는 것)을 보일 것이다.*
- 그러므로 적절한 분절에서 척추 한쪽 또는 양쪽에 조직의 표면 및 심부에 수축이 존재해야 한다(McFarlane Tilley의 분절 촉진(facilitation)과 관련된 척추 옆 부분에 관한 내용으로, 이 단락 앞쪽에 나타나 있다).
- 가능하면 당신이 촉진에서 발견한 것을, 가까이 있는 심부 조직 중, 이미 발견된 수축되어 있고 민감하게 반응하는 구조적(척추) 문제와 비교하라.
- 또한 당신이 발견한 것을 "정상적인" 척추 옆 조직의 느낌과 비교하라.

- 당신은 조직 변화와 비정상적 압통에 존재하는 불균형한 증거가 위치하는 부분을 알아챌 수 있는가(참고: 움직임의 제한 범위는 단락 8까지 다뤄지지 않기 때문에 이 단계에서 포함되어 있지 않다.).
- 당신의 저널에 발견한 것들을 기록하여라.

촉진을 통해 분절 촉진화 규명
Identifying segmental facilitation by palpation

Beal은 심혈관 질환으로 진단받은 100명 이상의 환자를 대상으로 척수 분절의 개입 패턴을 조사했다. 약 90%는 "왼쪽에서 T1에서 T5까지 두 개 또는 그 이상의 인접한 척추에서 분절 장애가 있었다". 또한 "절반 이상이 왼쪽 C2측 기능 장애 가지고 있었다."

Beal은 척수 기능 장애의 강도에 대한 예측이 앞서 언급된 질환의 정도(심근 경색, 허혈성 심장 질환 및 고혈압, 심혈관 질환, 관상 동맥 질환 등)와 강하게 관련이 있다고 보고했다. 그는 또한 왼쪽의 T2와 T3에서 심장 반사가 가장 강하게 발생했다고 보고했다.

Beal의 연부조직 질감에 대한 설명은 흥미롭다. "피부와 온도의 변화는 심부근육 조직의 과긴장과 비교하여 일관된 주장으로는 분명하지 않다." 근육의 주요 촉진적 발견은 섬유가 두꺼워지는 것과 표면 및 심부근육의 척추 옆 근육에 대한 과긴장이다. 이 연구에서 특별히 평가되지는 않았지만 일반적으로 압통이 분명하게 발생하였다. 환자가 반듯이 누워 있을 때는 표면적 과긴장이 줄어들었고 이것은 심부 조직의 상태에 대한 평가를 더욱 쉽게 만들었다.

흉부의 분절 촉진화 규명을 위한 Beal의 촉진법 *Beal's palpation method for identifying thoracic areas of segmental facilitation*

환자가 누워 있을 때 흉부 척추 검사는 임상가가 횡돌기 아래에서 손가락이 미끄러지는 듯, 전방으로 압박을 적용(천장을 향해)하여 시행되었고 이것은 표면 및 심부의 척추 옆 조직의 상태와 전방, 압박, 반동으로 나타나는 힘에 대한 횡돌기의 반응을 평가한다(그러므로 Beal은 이것을 "반동 검사"라고 불렀다)(그림 5.1).

이 압박은 분절 단위로 시행되었고 조절이 어려워지거나 조직에 접근이 불가능해질 때까지 척추 아래 레벨로 진행되었다. 이것은 앉거나 옆으로 누운 환자들에게도 행해질 수 있는 검사이지만, 두

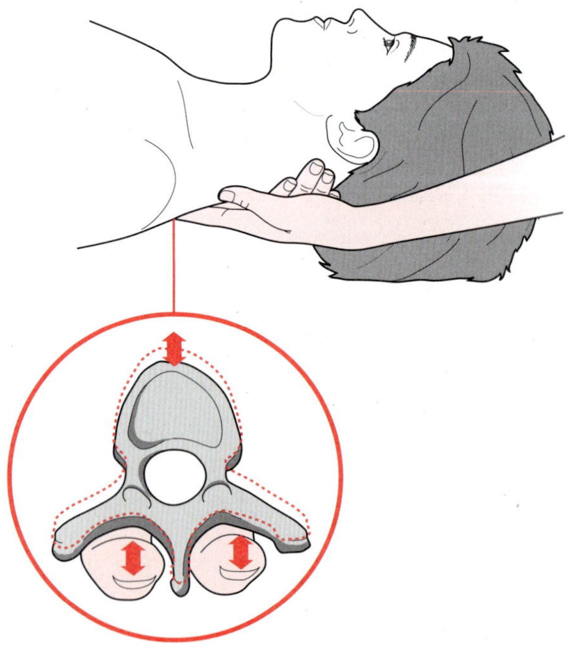

그림 5.1
Beal의 분절 촉진과 관련된 척추 옆 촉진화(facilitation)의 경화에 대한 "반동" 검사

상황 모두 누워 있을 때보다 덜 효과적이다.

실습 5.2 *Beal의 압박 촉진*

소요 시간 5-7분

이 특정 기술을 발전시키는 실습으로, 당신은 *이전 문단에서 Beal이 표현한 것과 정확하게 같은* 동작으로 천장을 보고 누워있는 당신의 파트너의 흉부 척추 옆 조직(횡돌기)을 반동시키기 위해 시간을 할애하여야 한다.

가능하면 정상적 그리고 비정상적 조직의 상태의 차이의 정도를 알아보기 위해 알려진 심혈관(내장) 질환이 있는 사람과 없는 사람 모두에게 촉진을 실행하여라.

- 당신의 촉진 모델은 누워 있고 당신은 테이블 머리 부분에 앉아라.
- 그림 5.1과 같이 T1–2 레벨에 정확하게 손가락이 위치할 수 있도록 한 손을 환자의 척추 밑으로 밀어 넣는다.
- 최소한의 힘을 이용하여, 횡돌기를 향해 접촉되는 손가락을 편안하게 하고, 조직의 느슨함을 제거한다.
- 그림 5.1과 같이 "탄력성" 또는 탄성의 정도를 평가하기 위해 천장을 향해 압박된 조직을 반동시킨다.
- T6–7 부근에서 손쉬운 접근이 불가능해질 때까지 반동/압박 평가를 반복한다.
- 실습 5.1을 시행할 때 얻은 결과를 비교하고 기록한다.

실습 5.3 *혼합된 내장체성 반사 촉진*

소요 시간 10–12분

- 실습 5.1 및 5.2를 동시에 같은 환자에게 모든 요소를 사용하고 어떤 방법이 가장 믿음직한 내장체성 반사 활동의 증거를 제공하는지 관찰한다.
- 아래 나열된 단어들(촉진적 발견의 서술 아래 있는 것들)을 적용하여 이러한 촉진 방법들과 연관된 감각들을 표현한다.

촉진적 발견의 서술

Descriptions of palpatory findings

Beal의 활동과 같이 비슷한 촉진을 실행하는 임상가가 실제로 느끼는 것을 고려하는 것이 유용할 수 있다. 내장체성 상태에서 그들의 촉진적 발견은 공통적으로 5개의 단어를 사용하여 서술되었고 (Rosero 등 1987) 그들은 그들의 사용에 따라 16개의 서술적 단어로 선택되었다.

- "저항적"(견고함, 팽팽함)
- "온도/따뜻함"
- "끈적끈적함"(끈과 같은)
- "무거운 근육"(단단함 증가)
- "수종성의"

이 중 "저항적"과 "온도/따뜻함"은 가장 공통적으로 쓰인 서술이다.

당신은 실습 5.1, 5.2, 5.3을 할 때 "저항성과 따뜻함"을 느꼈나? 아니라면 당신은 실습을 반복해야 할 것이다.

노트

이 단계에서 당신이 Special topic 1을 복습하는 것을 권고한다. 특히 촉진의 다른 단계에 대한 Pick의 조언을 – 표면, "작용", 거부 – 복습하라. Special topic 1에 있는 실습 1.1은 이 단락에서 계속되는 실습들을 수행하기 전 기술을 발전시킬 방법이다.

근육 및 촉진화 Muscles and facilitation

척추 옆 연부조직을 고려할 때 우리는 촉진화에 크게 영향을 받을 수 있는 굉장히 작은 체절간 근육들을 잊어버려서는 안된다. Korr(1975)는 다음과 같이 말한다:

> *체절간 역동성은 분절 사이에서 움직이는 쉽게 잊어버릴 수 있는 작은 근육들에 의해 미세하게 조절된다. 그들의 중요한 역할은 장기적인 퇴행적 변화에서 항상 인식되지는 못한다. 우리는 큰 근육, 예를 들면, 척추기립근과 같은 근육이 큰 동작을 시작하는 것을 볼 수 있지만 한 분절에서 다음 분절로 움직이는 힘의 병진 운동은 무엇이 조절하는가? 어떤 구조물이 한 차례가 아닌 20년 간 수백 수천 번의 특정한 움직임의 힘을 특정한 위치에 집중시킬 것인가?*
>
> *체절간 근육은 조건적 요소이고 만약 그들의 기능이 방해되는 경우, 그 결론은 특정한 위치에서 특성의 변화를 낳을 것이고 이것은 짧은 시간 내에 손상된 기능을 보여줄 것이다.*

Korr는 근육이 미세하게 역동적일수록 근방추의 수가 더욱 많이 존재한다고 말한다(손과 같이). 그는 다음과 같이 말했다:

> *심부 후두 근육과 연관되어 있는 연구들에서 작은 근육과 큰 근육들간의 근방추는 비슷한 비율을 보여주었다(손은 26:1.5의 비율). **비록 문제가 일반적인 검사에서 명백하게 나타나지는 않지만 임상가가 잘 발달된 촉진적 감각을 가지고 있으면 발견할 수 있다.** 이러한 문제점들을 찾는것과 그들을 변화 또는 제거하는 것은 예방 의학에서 가장 논리적이고 중요한 요소이다.*

실습 5.1–5.3을 포함한 촉진적 진전 논의 Discussion of palpatory progress involving Exercises 5.1–5.3

ARTT 촉진 순서를 적용하고(비록 이 단계에서는 동작의 범위 평가가 없음에도 불구하고), Beal에 의해 서술된 변화들을 촉진하고, 가장 중요하게 촉진화(facilitation)와 내장체성 영향에 포함된 매커니즘을 이해함으로써 당신은 주요한 생물역학적 기능 장애(과사용과 염좌 등)와 반사발생에 의한 변화를 구분할 수 있을 것이다.

ARTT 촉진은 물론 역학적 또는 과사용의 근원을 포함한 여러 종류의 기능 장해를 이해하는 데 사용될 수 있다. 하지만 ARTT 방법에 압박 방법(실습 5.2)을 결합시키는 것은 당신이 Beal과 다른 이들에 의해 서술된 현상에 집중하게 할 것이다.

신경근 기술 Neuromuscular technique

신경근 기술(NMT)은 전통적인 아유르베다(인도) 기술과 다른 근원에서 파생된 방법의 혼합으로 1930년대 유럽에서 발전했다. 이 진단과 치료법을 결합한 방법을 만든 사람은 Stanley Lief ND DC였다. 그와 그의 아들 Peter(시카고 소재 국립 카이로프랙틱대학 졸업)와 그의 사촌인 Boris Chaitow(국립대 졸업)는 현재 NMT로 알려진 기술을 경제적인 진단 도구(치료 도구)로 개발했다.

본문에서 우리는(치료 가능성보다는) NMT의 촉진, 평가 및 진단 가능성에 집중할 것이다. 왜냐하면 이것이 유발점 및 다른 형태의 연부조직 기능 장애의 주요 접근 가능한 부분에 대해 방법론적, 순차적, 조직적 그리고 통제적인 통합을 가능하게 하기 때문이다(Chaitow 1991, 2002; Chaitow &

Delany 2008).

Nimmo의 공헌 Nimmo's contribution

압통 유발점을 발견하는 데 자주 쓰이는 다른 평가 방법은 수용(receptor)-긴장(tonus) 기술이다. 미국에서 이것은 NMT 방식으로 통합되었는데 여기서는 두 가지의 NMT 버전(Lief와 Nimmo의 버전)이 점진적으로 통합되었다. 국소적 근막 기능 장애 이해에 대한 Nimmo의 공헌은 단락 마지막 부분에 박스 5.2에 표시된 자세한 설명과 함께 나타나 있다.

다수의 "포인트" 시스템 Many "point" systems

짧아진 근육 또는 약해진 근육 내에는 촉진화(facilitation)된 압통 유발점이 되거나 또는 되지 않을 수 있는 변화된 구조물을 확인할 수 있다. 이들은 분명하고, 국소적이며, 분리되어 있는 민감한 부분으로 다수 존재하지만 이들은 모두 잠재적인 압통 유발점이다. 압통 유발점의 기본적인 정의는 연부조직 내에서 촉진화(facilitation)되었을 때 비정상적이고 유해한 신경학적 신호를 먼곳까지 보내는 분명하고, 국소적인 민감한 구조를 말하는데 이것은 주로 통증을 유발하지만 예측되는 목표 지점에서 다른 증상을 발생시키는 것도 물론 가능하다.

근막 압통 유발점에 대한 주요 서적의 저자인 Tavell과 Simon은 통증 유발점에 대한 더욱 광범위한 정의를 제시하는데 이것은 이 단락 뒷부분에 요약되어 있다.

모든 분명하고 민감한 조직적 변화는 촉진적 분석에서 잠재적인 중요성을 보이며, 이는 압통 유발점을 의미한다(압박에 의한). 통증이 나타나는 "포인트"가 증상을 의미하지는 않지만 그들에게는 잠재적인 진단 가치가 있다는 것을 발견하는 것이 중요하다. 예를 들면, 그들은 Chapman의 신경 림프 반사(이전 단락에서 찾아볼 수 있음)와 같은 시스템에서 서술된 포인트 또는 Jones의 압박(strain)/반압박(counterstrain) "압통" 포인트, 또는 Lewit의 골막 통증 포인트일 수 있다. 이것은 단락 뒷부분에서 논의된다.

모든 포인트들은 감싸고 있는 피부가 주변의 조직보다 덜 탄력적인 경우(단락 4 참조), 또는 측정 가능한 정도의 낮아진 전류적 저항으로 묘사된다.

Lief의 방법 Lief's methods

스스로 만성화된 문제점(압통 유발점)의 주요 부분들은 근육의 정시와 기시에 가깝고, 이러한 부분들은 NMT가 다른 대부분의 시스템보다 정보를 더욱 효율적으로 탐색하는 곳이다.

이러한 기능 장애의 국소화된 공간을 찾아내는 방법은 여러 가지가 있고, 이것은 이 단락에서 서술된 Travell, Pruden 그리고 Nimmo가 설명한 방법론으로 대변된다.

Lief는 평가하거나 치료하는 것과 관계없이, 둘의 차이는 치료할 때 어느 정도의 추가적인 압력과 함께 하는 행위의 반복이라고 표현함으로써, 정확히 동일한 일련의 접촉들이 각각의 경우에 따라 이루어진다는 것을 주장하였다. 하지만 이것이 Lief가 각각 같은 치료법을 제공하였다는 것을 의미하지 않는데, 왜냐하면 NMT의 본질은 진단과 치료 모두에서 작용하는 압력이 가변적이며 이 가변성은 조직 자체에 의해 결정되기 때문이다.

그러므로 진단 또는 치료 단계가 이전의 단계와 비슷해 보일 수 있지만, 이것을 적용하는 조직의 상태에 따라 달라진다. 이 개념은 우리가 발전함에 따라 앞으로 더욱 명백해질 것이다.

손가락을 이용한 촉진 Palpating digit

- NMT에서는 피부 마찰을 피하기 위해 항상 가벼운 윤활제를 사용한다.
- 주요 접촉은 엄지의 끝 부분, 더욱 자세하게는 끝 부분의 내측에서 이루어진다(그림 5.2).
- 몇몇 구역에서는 검지 또는 중지가 대신 사용되는데(그림 5.3), 이것은 그들이 늑간의 근육계와 같은 것의 평가를 위해 갈비뼈 사이로 손쉬운 삽입을 가능하게 하기 때문이다.
- 이러한 "손가락 접촉"은 *bindegewebs massage* 에서도 찾아볼 수 있는데 이 독일 시스템에서는 윤활제가 사용되지 않는다.

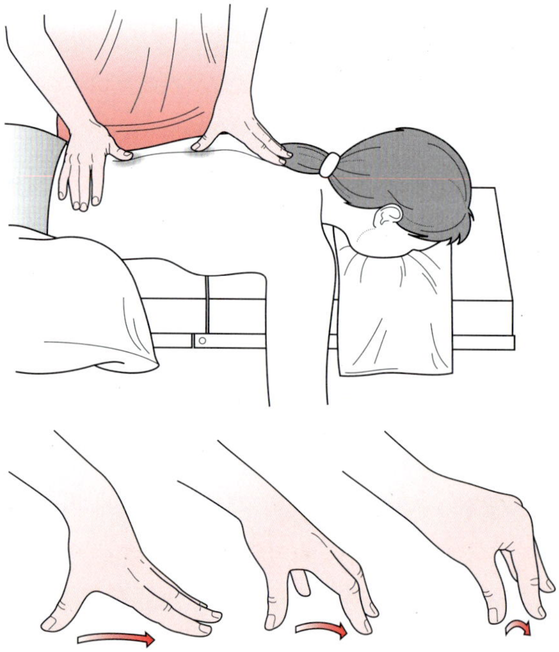

그림 5.2
신경근 엄지 기법. 임상가는 엄지손가락의 중간 부분(이상적으로)을 사용하여 조직 밀도/장력을 순차적으로 "접촉 및 일치"시키고, 국소적 기능 장애를 보이는 조직을 통해 촉진을 하여 탐색한다.

임상가의 신체 역학 *Practitioner's body mechanics*

임상가의 자세와 위치는 NMT를 적용하는 데 특히 중요한데, 왜냐하면 힘의 올바른 적용이, 소비되는 에너지와 평가/치료를 하기 위해 소요되는 시간을 극적으로 줄여주기 때문이다.

- 검사 테이블에서는 임상가가 올바르게 서고 체중을 분산시키기 용이하게 다리를 벌릴 수 있고, 팔이 곧게 펼 수 있는 높이에 위치해야 한다.
- 이 경우 임상가의 체중이 엄지를 통해 늘어난 팔로 전달될 수 있게 함으로써, 간단히 팔에 기대는 것만으로도 굉장히 작은 힘부터 충분한 힘까지 필요한 힘을 전달할 수 있게 한다.
- 이러한 압력의 적용은 엄지가 너무 유연하거나

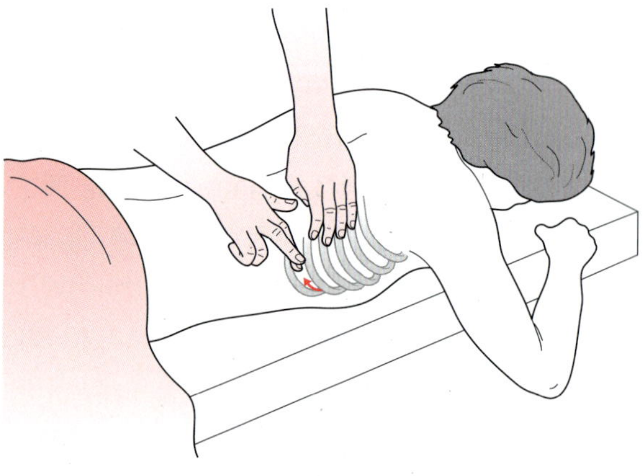

그림 5.3
신경근 손가락 기법. 임상가는 인접한 손가락(또는 두 개)에 의해 지탱되는 검지 또는 중지를 사용하여 국소적 기능 장애를 일으키는 늑골 사이의 조직을 촉진하고 평가한다. 이러한 접촉은 엄지가 요구되는 압박을 유지할 수 없을 때 사용된다.

불안정한 임상가들에게 문제를 일으킨다. 이 때 해결책은 아래 서술된 손가락 접촉만 사용하는 것이다.

- 등에서부터 다리까지의 체중 전이는 올바른 압력의 정도를 정확하게 적용하기 위한 에너지를 절약할 수 있는 방법 중 하나이다.
- 평가/치료를 하고 있는 손의 손가락들이 지렛대 역할을 하고, 접촉하고 있는 엄지보다 앞에 위치해 엄지가 전달하는 충격이 약지의 방향으로 손 전체에 전달되게 하는 것이 중요하다(그림 5.2 참조).

통제력 및 섬세한 터치 획득 *Achieving control and delicacy of touch*

위에서 서술된 것처럼 NMT에서 손과 신체의 사용 방법은 다양한 이득을 만든다. 가장 중요한 것은 통제이다. 만약 엄지가 단지 조직 사이를 밀며 힘을 가했을 때에는 섬세함 및 통제의 부재를 불러올 것이다.

- 엄지 압박에서, 손가락/지렛대(그림 5.2)는 엄지가 손바닥을 가로질러 움직일 때에 움직이지 않는다.
- 이것은 모든 손이 움직이는 일반적인 마사지 압박과는 다르다.
- 여기서 손은 움직이지 않고 오직 엄지만 움직인다.
- 각각의 압박은 진단과 치료의 목적 상관없이 엄지가 움직임을 멈추기 전 약 4–5cm까지 확장되는 데 이때 지렛대/손가락은 엄지가 움직이는 방향으로 더욱 멀리 움직일 수 있다.
- 엄지 압박은 조직을 통과하며 지속된다.

가변적 압박: 성공적인 NMT의 촉진을 위한 해법 *Variable pressure: the key to successful NMT palpation*

- 엄지 접촉의 가장 기본이 되는 다른 형태의 중요한 요소는 *가변적 압박*의 적용이다(초기 진단 압박은 오직 그램의 단위로 측정된다). 이것은 접촉하는 모든 섬유, 경화 또는 수축된 구조를 “암시”하며 지나가게 된다.
- 촉진된 조직에 의해 나타나는 저항 또는 방해의 정도는, 필요한 노력의 정도를 결정한다.
- 그러므로 크게 긴장되어 있는 조직에서는, 같은 진단 압박을 위해 더 많은 압박이 필요할 수 있다.
- 긴장되고 수축된 섬유 조직은 단순히 힘에 의해 극복되지 않는데 이것은 기능 장애를 유발할 수 있기 때문이다.
- 대신, 섬유의 특정한 조직의 수요에 맞춰 지속적으로 압력의 적용 각도나 정도를 변경하기도 하며 많은 양의 압력을 사용하여 “촉진”하게 된다.

지능적 엄지 또는 손가락 끝 The intelligent thumb or fingertip

진동을 사용한 접촉 그리고 위에 언급된 가변적 압박의 정도는 압박과 접촉으로 하여금 아무리 큰 힘이 가해져도 조직을 손상시키거나 트라우마를 겪게 하지 않는 “지능적”인 감각을 가지게 한다.

이것은 엄지 끝으로 하여금 뇌 기능의 확대로 보여지게 함으로써 조직 발견의 역학적 측면에 지능적인 가치를 추가할 수 있다. 환자는 이러한 가치를 인지하고 접근 방법이 단순히 역학적 과정이 아닌 통증 또는 기능 장애를 해결할 수 있는 친밀한 반응임을 느끼게 된다.

- 이러한 촉진에서 NMT는 일반적으로 눈을 감았을 때 적용된다.
- "nice hurt"는 심지어 압박이 다소 깊었을 때 나올 수 있는 최대한의 항의 표시이다.
- 정확한 접촉을 위해 엄지의 끝을 사용하는 것은 도움이 되고, 이것은 이러한 방식의 안정된 접촉을 제한하는 엄지 관절의 운동 기능 과잉이 있지 않는 한 얼마간의 실습을 통해 성취할 수 있다.

팔 휴식 Relax the working arm

엄지 또는 손가락 접촉이 사용되고 있을 때(손가락 접촉에 대한 논의는 아래 참조) 에너지 절약과 NMT의 부드러운 적용은 팔이 휴식을 취하고 긴장하지 않았을 때 강화될 수 있다. 만약 팔뚝의 근육이 긴장하였거나 엄지가 움직이는 방향으로 지렛대를 형성하는 손가락이 단단해진 경우에는:

- 에너지가 낭비됨
- 팔이 쉽게 피로해짐
- 통제가 줄어 듦
- 환자는 부드러움보다 거친 느낌을 많이 받음
- 이 과정에서의 내가 느끼는 인지는 둔해짐

손가락/지렛대는 조직이 위치한 공간을 움켜쥐거나 "파헤치면" 안되고, 엄지가 움직이는 방향으로 오직 최소한의 압력으로 접촉을 유지하여야 한다. 만약 힘이 더 필요하다면 체중을 곧게 편 팔로 이전하여 획득해야 하고 *팔 또는 손 힘을 사용하면 안된다*.

손가락 압박 The finger stroke

(그림 5.3 참고)

엄지 대신 손가락 접촉이 사용되었을 경우, 손은 임상가의 신체 앞으로 움직이며 *bindegewebs massage* 방법과 같이 치료하는 손가락이 살짝 구부러지게 한다. 이것은 손을 통제할 수 있고 엄지로 압박을 할 때 체중이 다르게 적용될 수 있게끔 한다.

- 엄지와 분리된 손은 움직이지 않는 엄지 압박과는 달리, 손가락 압박에서는 손 전체(가끔 팔 전체까지)가 움직인다.
- 늑간 구조와 달리 손가락 접촉이 실용성이 있는 다른 중요한 영역은 골반 측면과 종아리 측면이다.
- 촉진 중인 손이 불룩한 표면을 지나 당신에게 가까이 오게 된다면, 중요한 실용성을 인지할 수 있을 것이다.
- 뒤로 기대며 뒷쪽 다리에 체중을 분산시킴으로써, 구부러진 손가락이 통제된 방식으로 조직쪽으로 나아갈 것이다.
- 환자의 관성을 통한 어느 정도의 균형은 임상가의 최소한의 노력으로 깊은 삽입을 가능하게 한다.

환자의 반대 편에 위치한 주위의 손가락에 의해, 지탱되는 굽어진 손가락은 늑간 또는 전자(trochanter) 위에 있는 골반 측면의 근육계에 깊이 삽입될 수 있다.

임상가가 몸을 뒤로 기대고 환자의 체중이 손가락에 압박을 가하도록 하기 때문에, 이런 행위들은 서서히 조직 사이를 통과하며 기능 장애의 원인을 평가하게 된다. 손가락 접촉이 진단보다는 치료 목적으로 사용될 경우 교차 섬유 마찰 또는 지속되는 억제적 접촉 또한 가능하다.

NMT를 사용한 촉진 평가
Assessment palpation using NMT

Lief와 Chaitow가 제안하는 압박의 패턴은 가장 짧은 시간 내에 기능 장애에 최대로 도달할 수 있게 하고 이것은 변화된 위치와 노력의 낭비를 최소화시킨다. 이러한 압박은 각각의 척추 부분에 대해 제안된 임상가의 발 위치와 함께 아래 서술되어 있다(그림 5.5–5.9 참조).

- NMT 접촉을 사용한 평가는 한 개의 표면적 그리고 한 개의 심부적 접촉만을 포함한다.
- 치료가 결정된 경우, 다양한 각도에서 적용된 몇몇의 압박이 구조를 완화하고, 늘리고, 수축을 방해하고 또는 검사 단계에서 끌어낸 유발점을 다룰 수 있게 적용된다.
- 압통 유발점 치료는 직접적인 억제 압박과 이러한 영향을 받은 근육을 늘어나게 함으로써 가능하다(Chaitow 1991, 2002; Chaitow & Delany 2008 참조).

특정 부위에 적용되는 NMT
NMT for particular areas

관절 기능 장애 또는 손발을 포함한 문제 평가(또는 치료)에서, 관절과 관련된 모든 근육들이 정시와 기시에 대해 NMT를 받는 것이 제안되고, 근육의 볼록한 부분들이 압통 유발점과 다른 기능 장애에 대해 평가받는 것이 제안된다. 이 방법을 통해서 분명하게 손상된 관절들이 치료될 뿐만 아니라, 최소한 그 주변에 있는 관절들도 관리될 수 있다.

모든 척추 NMT 평가는 이 방법에 대한 숙련도가 쌓였을 때 약 15분 내에 이루어져야 한다(더 많은 관심을 요하는 부위를 치료할 때는 5–10분이 추가될 수 있다).

모든 환자는 치료가 시작되었을 때 모든 척추 및 복부(흉부 포함)의 신경 근육 평가를 받는 것이 제안되고, 이것은 변화를 평가하기 위해 주기적으로 반복되어야 한다. 각 병원 방문에서 매번 완전한 평가를 받는 것은 거의 필요하지 않다. 국소적 부위에 대해 평가받는 것으로 충분하다.

묘사된 부분과 관련하여 달라지지 않는 패턴을 따라가고, 가장 중요하게는 각 병원 방문에서 발견한 것들을 기록해 놓음으로써 개개인에 대한 분명한 기능 장애와 국소적인 구조적 변화의 패턴이 관리될 수 있다. 국소적인 부분에만 한정되지 않은 NMT의 효율적인 사용을 통해 각각의 "포인트"들이 발견될 수 있을 뿐만 아니라, 스트레스 밴드의 패턴, 변화된 연부섬유 역학 그리고 수축과 단축 역시 발견될 수 있다. Beal의 경화된 조직 촉진은 체내 활성 및 국소적 기능 장애로 인해 발생하는 변화를 쉽게 식별할 수 있다(실습 5.2 참조).

NMT는 치료를 위한 상태에서 다른 연부조직이나 골성 접근법에 대한 필요성을 없앨 수 있을 뿐만 아니라 부가적인 변화를 낳을 수 있다는 것이 입증되었다. 단지 진단적 접근법만 사용되었다 하더라도 환자는 잠재적으로 유익한 "치료"를 받은 것이다.

"신경근 테크닉"이라는 용어는 적합할까? *Is the term "neuromuscular technique" accurate?*

근방추나 골지힘줄기관의 다양한 구성 요소와 같이 신경계를 "보고하는" 기관의 기능에 대한 지식은 신경근 테크닉에 따른 결과를 설명하는 데 도움이 된다.

검출기, 즉 골지힘줄기관이 근육의 시작점 또는 정지점 근처에 사용되면 기계적 입력을 받고, 특히 쓰다듬는 방향이 근복(belly)으로 향할 때 더욱 그렇다.

- 시작점 및 정지점으로부터 떨어져 근복(belly)으로 향할 때 가해진 압박의 효과로는 우선 긴장도가 상승하고, 지속될 경우 근육의 반사 이완을 발생시킨다(Walther, 1988)(그림 5.4).
- 근복(belly)에서 떨어진 곳의 시작점과 정지점에 동시에 압박을 가할 경우, 근육의 긴장도가 떨어지는 현상이 발생한다.

근방추가 근육의 길이와 해당 길이의 변화율을 측정하므로, 신경근 테크닉(NMT)을 통한 압박은 심부의 길이를 변화시킬 뿐 아니라 신경 발사 또한 억제 효과를 일으킨다.

압박 유도된 신경 발사의 억제는 유발점에 있어서 NMT의 주요 요인이다. 신경 매개를 통한 NMT의 전반적 영향은 줄어든 긴장도가 긴장 과도의 구조에서 생성된 것이며, 이는 스트레칭이나 마찰력, 또는 액체 및 유독 폐기물을 비워내는 등의 단순히 기계적인 효과를 훨씬 뛰어넘는다.

촉진 도중 최소한의 기능 장애 부위를 파악하기 위해 요구되는 민감도를 달성하기까지 오랜 기간 동안 인내심을 갖고 작업하는 것이 필요하다. NMT를 활용하는 이들의 최종 목표는 최상의 촉진 판단 능력을 갖추는 것이다.

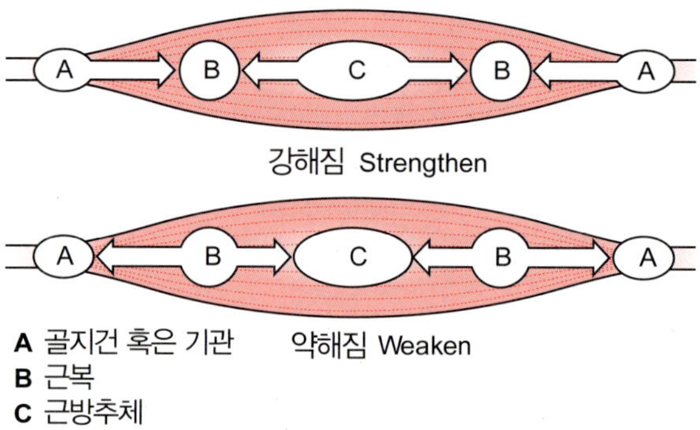

그림 5.4
근육의 고유수용기 교정

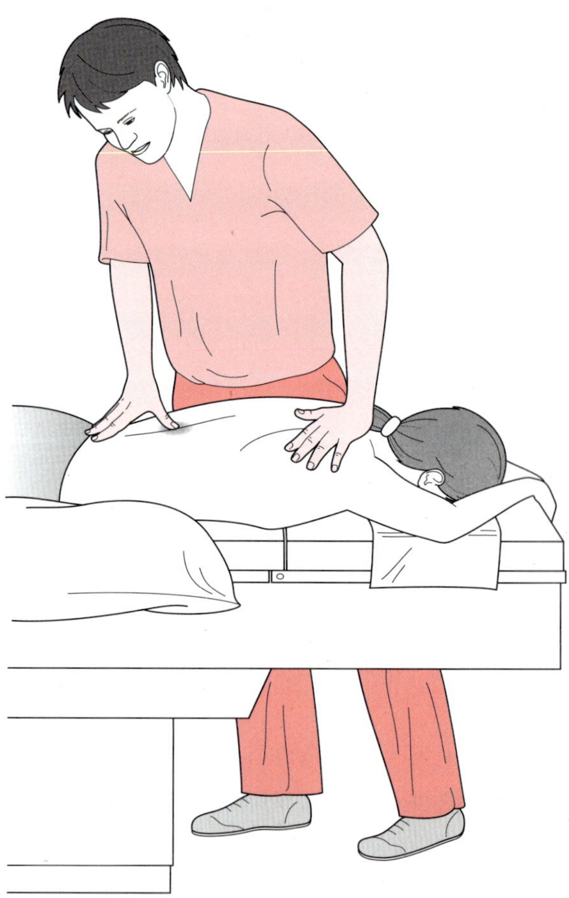

그림 5.5
신경근 테크닉을 사용하는 치료사. 발의 위치와 곧게 편 오른팔, 오른손 및 엄지의 위치에 주의.

실습 5.4 *손가락과 엄지의 NMT 스트로크*

소요 시간 15분

신체의 위치에 집중하며 NMT 실습을 시작한다.

- 치료 표면이 그림 5.5에 묘사된 것처럼 등을 구부리지 않고 설 수 있는 높이가 되도록 한다.
- 이러한 자세는(아래에서 설명하는 바와 같이 엄지의 접촉을 사용할 때) 팔을 곧게 펴는 것 뿐 아니라, 팔의 근력을 필요로 하지 않은 상태에서 체중 이동 및 압력 상승이 가능하다.
- 가볍게 윤활제를 바른 후 자세를 잡고 그림(그림 5.2) 및 설명과 같이 치료에 사용하는 손을 손가락이 지렛목 역할을 한 채로 엄지(의 안쪽 끝)가 조직 사이를 천천히, 압력에 변화를 주며 느끼도록 한다.
- 몸-팔-손-엄지 위치의 역학이 편안하고 자연스럽게 느껴질 때까지 스트로크 순서에 상관없이 이 동작을 실습한다.
- 조직의 긴장도에 맞게 다양한 압력을 사용하는 것과 필요할 때 *압력을 높이기 위해* 곧게 뻗은 팔을 통해 이동된 체중을 활용하는 데에 중점을 둔다.
- (옆 손가락의) 지지를 받는 살짝 구부린 손가락을 자신을 향해 신중한 동작으로 천천히 끌어당기는 방식으로 특히나 굴곡진 부위에서의 손가락 스트로크 또한 실습하도록 한다.

실습 5.5 *평가 모드에서의 NMT 응용*

소요 시간 구간 당 10~15분

- 그림 5.6~5.11에서 설명하는 NMT 동작 중 하나(처음 실습을 시작할 경우 그림 5.8의 A 또는 B가 가장 단순하고 이상적일테지만, 점차 모든 동작을 실습하도록 한다)를 선택하여 최대한 설명에 나오는 대로 스트로크 선을 따라 실습한다.

노트

스트로크 방향은 반대 방향이 더 편하다면 그림에 표시된 대로 화살표 방향을 따르지 않아도 무관하다.

- 환자에게 과도한 불편을 주거나 촉진하는 손에 무리를 주지 않는 한에서 정보를 수집하는 것을 목표로 삼는다.
- 기능 장애가 있는 조직을 고치기 위해 NMT는 평가시에 비해 *치료 모드*일 때 더 큰 압력을 사용하게 되지만, 본 교육과 같은 과정에서는 치료가 아니라 '정보 수집'만 함을 명심하자.
- 충분히 시간을 두고 실습을 거듭하면 결국 치료와 평가는 매끄럽게 섞이며 서로 보완하게 된다.
- 특별히 약한 부위나 긴장 구간, 수축된 섬유 조직, 부종성 부위, 단괴구조, 긴장 과도 구역, 또는 유발점 등을 포함하여 새로 발견한 사실들은 모두 기록하도록 한다.
- 유발점이 발견되었다면 그 표적 지역 또한 기록해 두자.
- 그림 5.8 A와 B의 동작은 늑간 스트로크에 대한 설명을 포함하고 있으며, 구부린 손가락을 사용해 이 구간을 살펴보길 권장한다. 예컨대, 환자의 왼편에 서서 오른쪽 늑골을 평가해 본다(그림 5.3 참고).
- 새로 발견한 사실은 모두 기록해 두자.

천천히 실습하면서, 엄지가 조직을 통해 들어가는 느낌으로, 절대 조직을 압도하지 않고, 부당하게 밀고 당기지 않는 방식에 관해 위에 설명된 방식을 따르도록 한다.

소요 시간 **복부 구간 당 20–30분**

촉진을 통한 접촉이 눈이 되게끔 하라. 눈을 감고, 촉진을 함으로써 집중력을 높이도록 한다.

손을 사용하는 이 방법에 대해 긍정 또는 부정적인 느낌을 모두 기록하고, 느낀 것과 발견한 것을 기록해 두자.

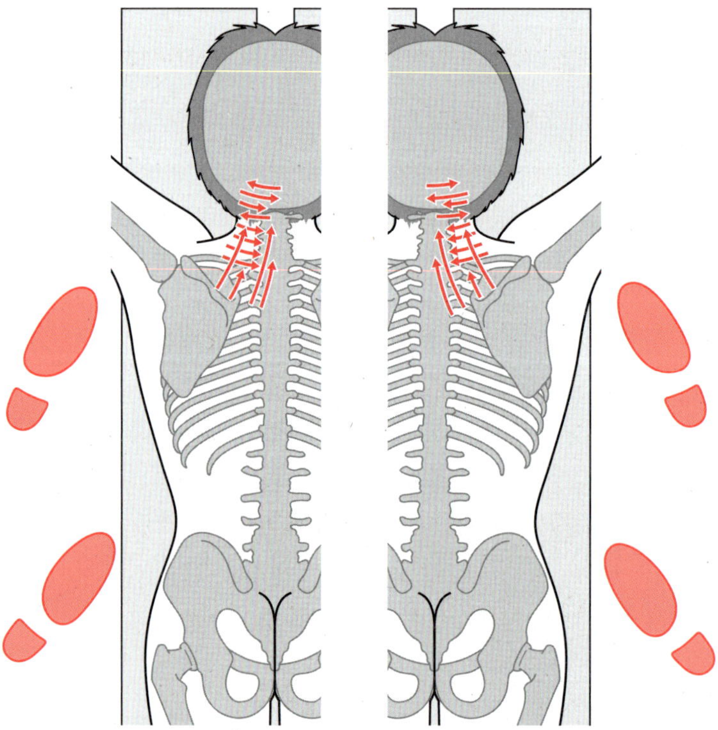

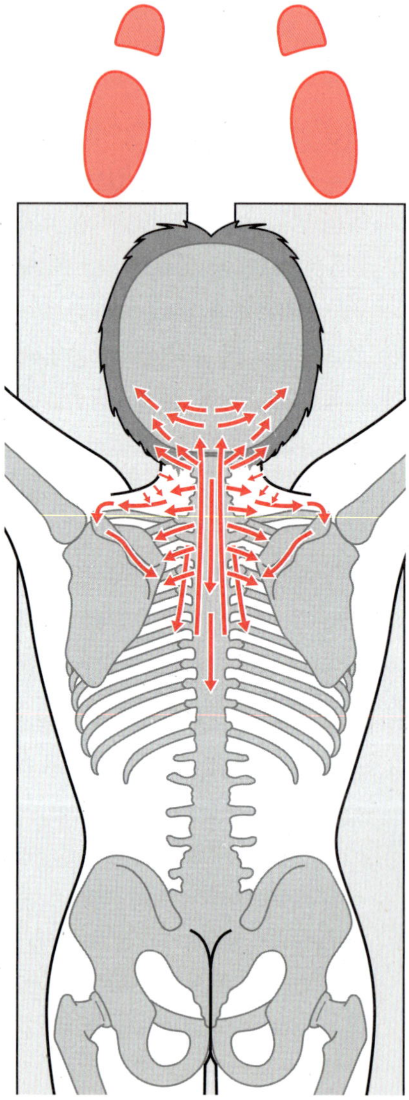

Ⓐ Ⓑ

그림 5.6

(A, B) 경추 및 상부 흉추부의 접근을 위한 신경근 테크닉. 임상가의 위치 및 적용을 위한 가이드라인을 표시해 놓았다.

그림 5.7

상부 승모근 및 경추부의 접근을 위한 환자의 두부에서 부터 시작하는 신경근 테크닉. 임상가의 위치 및 적용을 위한 가이드라인을 표시해 놓았다.

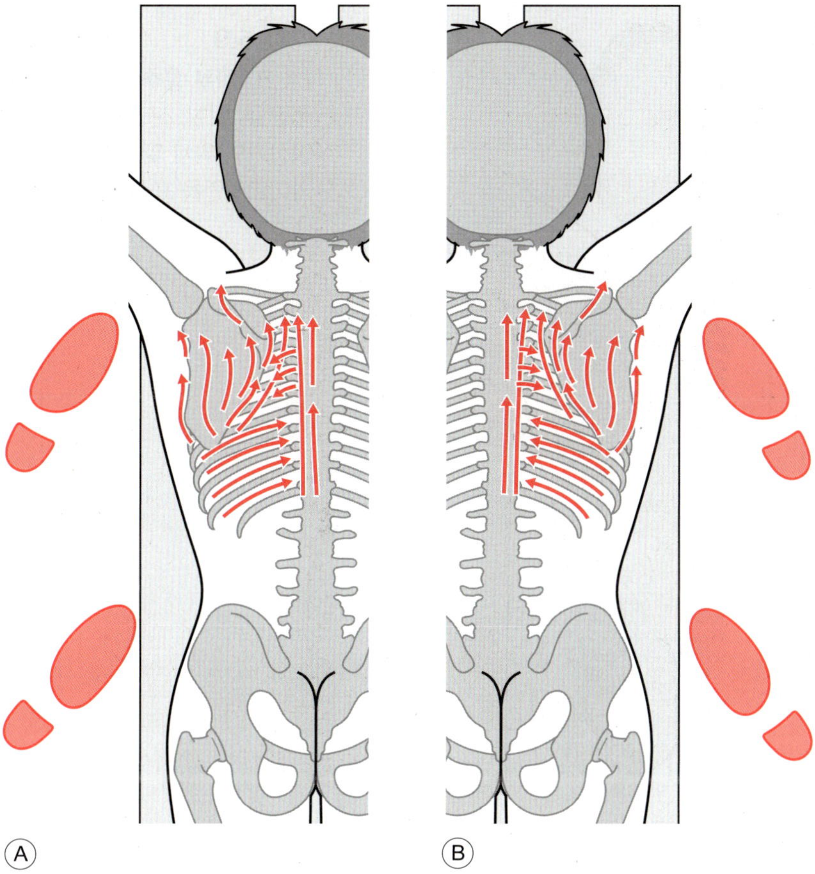

그림 5.8
(A, B) 중간 흉추부의 접근을 위한 신경근 테크닉. 임상가의 위치 및 적용을 위한 가이드 라인을 표시해 놓았다.

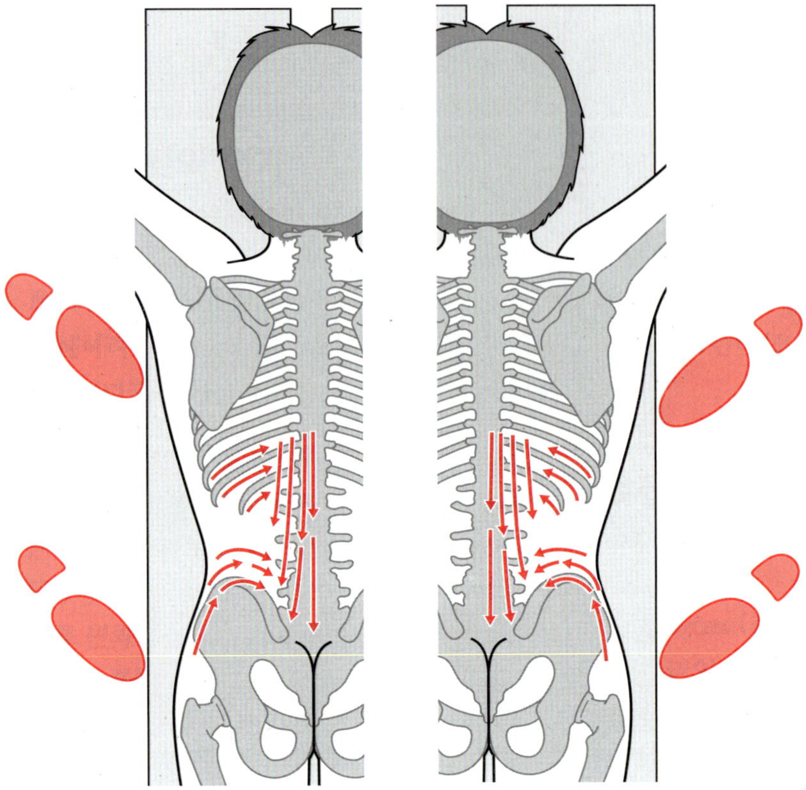

Ⓐ Ⓑ

그림 5.9
(A, B) 하부 흉추 및 요추부의 접근을 위한 신경근 테크닉. 임상가의 위치 및 적용을 위한 가이드라인을 표시해 놓았다.

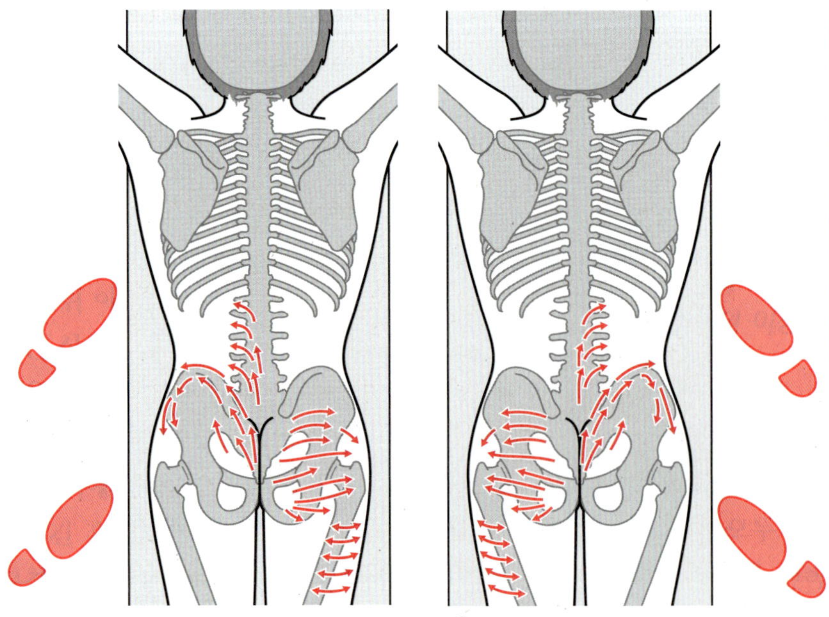

Ⓐ Ⓑ

그림 5.10
(A, B) 둔부 및 후면 하부 대퇴의 접근을 위한 신경근 테크닉. 임상가의 위치 및 적용을 위한 가이드라인을 표시해 놓았다.

NMT를 사용한 복부 평가
Abdominal assessment using NMT

연부조직 기능 장애와 관련하여 복부를 평가할 때에는 연접 조직에 특별히 주의를 기울여야 한다(Simons et al, 1999). 예를 들면, 복부에 대한 평가를 시작할 때 쯤에는 이미 다음 항목들의 해부학적 위치 및 관계를 숙지하고 있어야 한다.

- 중심 힘줄
- 복직근초의 측면
- 복직근 및 외복사근의 늑골로의 정지 (그림 5.11)

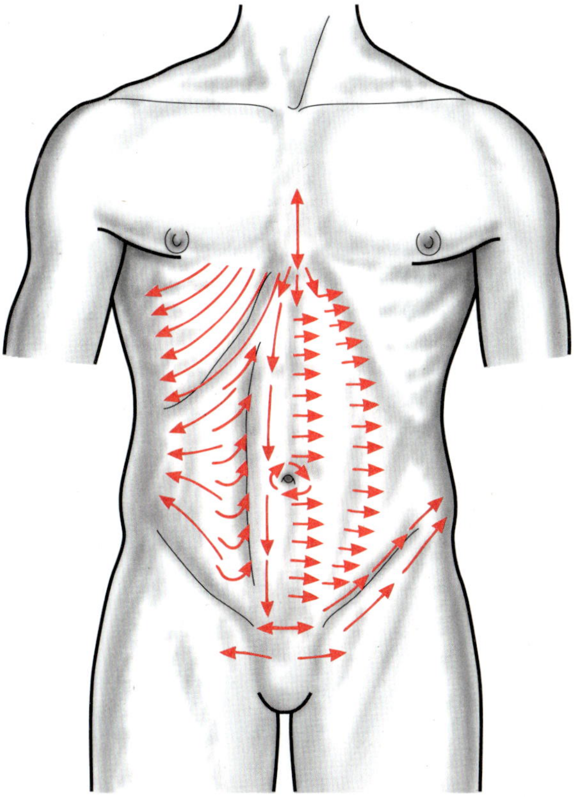

그림 5.11
신경근 일반 복부 테크닉. 적용선

- 검상돌기의 인대 및 내·외복사근의 하지 정지점
- 제5 늑골부터 제12늑골까지의 늑간부
- 횡경막 부착물의 경우 늑골연 아래(그림 5.12)

또한, 결합 조직의 유발점이 형성되는 지점일 수도 있는 이전 수술 반흔에 신경을 쓰는 것도 중요하다(Simons et al., 1999). 이러한 절개 부위는 충분히 치유가 된 후에 가볍게 꼬집거나 누르고 엄지와 손가락 사이에서 반흔 조직을 굴리는 방식으로 살펴보아 유발점의 증거를 찾을 수 있다(Chaitow & DeLany, 2000).

촉진된 통증은 근육에서 발생할까, 장기에서 발생할까? *Is the palpated pain in a muscle or in an organ?*

복부 촉진 시 근육계를 쉽게 압박할 만한 잠재적 뼈 구조가 갖추어져 있지 않다. 촉진된 통증

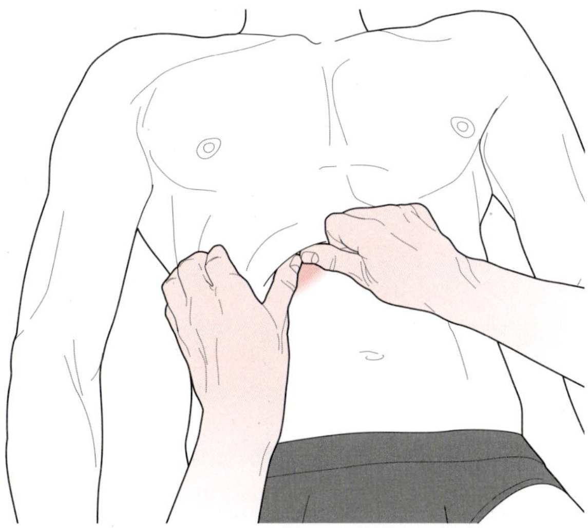

그림 5.12
횡경막 부착물의 부위를 평가하기 위한 늑골연 하단 부위의 촉진

이 표피상의 근육 조직에서 발생하는지 또는 내부 구조에서 발생하는지 결정할 수 있도록 도와주는 전략이 있다.

- 통증의 심부가 NMT나 그 외의 촉진법을 사용하여 기록될 때, 촉진하는 손가락은 고통을 주지 않는 한에서(통증이 있는 경우) 통증 또는 관련통을 유발할 정도로 세게 눌러야 한다.
- 이제 반듯이 누운 환자에게 테이블에서(곧게 편) 두 다리를 들도록 요청한다(뒤꿈치가 몇 인치 떠 있어야 한다).
- 이 동작을 취하면 복근에 수축이 일어나, 동시에 통증이 증가한다면 통증의 근원은 근육일 가능성이 높다.
- 그러나 다리를 들 때 통증이 감소한다면 통증의 근원은 근육의 아래에 위치하며, 아마도 내장의 문제일 것이다(Thomson & Francis, 1977).
- 물론 내장과 복벽 모두에 문제가 있을 가능성도 배제할 수 없다. 이러한 경우 이 실험으로 통증의 근원지를 구별하는 것은 불가능하다.
- 그러므로 이 실험은 통증을 유발하는 문제의 근원을 찾는데 도움을 주지만, 절대적인 위치를 나타내진 않는다.

실습 5.6 전면 흉곽 및 복부 NMT 촉진

소요 시간 20~30분으로 시작해서 실습에 따라 점차 10분으로 줄임

그림 5.11과 5.12에 묘사된 바와 같이 복부 및 늑골 하단 동작을 실습한다.

- 척추 주변 근육계를 대할 때보다 가벼운 접촉을 사용해야 한다.
- 이 조직들, 특히 시작점 및 정지점 주변, 가슴우리 아래, 골반 및 치골 정지점 주변, 또는 늑간구조 하부에 어떤 연부조직 변화가 있는지 살펴본다.
- 반흔이 있는 경우 그 주위를 세심히 살펴 민감하거나 단단한 구조가 형성되어 있는지 알아본다.

이 방식 및 기타 NMT 동작에 대한 추가 지침은 'Modern Neuromuscular Techniques(Chaitow 2002)'를 통해 확인할 수 있다.

전면 흉곽 및 복부 촉진 평가

Anterior intercostal and abdominal palpation assessment

(그림 5.11 및 5.12 참고)

이 부위에 적용하는 NMT 스트로크의 본 목적은 조직 장력에 부합하는 촉진 접촉을 사용하여 연부조직의 변화(활동적 또는 잠재적 유발점, 조직감 변화, 비대칭, 연도 등) 여부를 판단하는 데에 있다.

- 반듯이 누워있는 환자의 허리 높이 정도가 되도록 마주한 채 머리를 향하여 몸을 반쯤 돌린 상태에서 다리를 벌려 무게를 골고루 분산하고 무릎에 힘을 주어 압력이 팔을 통해 수월하게 전달되도록 한다.
- 늑간 및 복부에 행하는 동작 중 대다수가 손가락과 엄지의 가벼운 움직임을 수반하므로, 평가 도중 팔은 어느 정도 긴장을 풀어도 좋다.
- 그러나 특히 엄지를 활용할 때(그림 5.12)와 같이 강한 압력을 요하는 경우 경제적, 효율적으로 힘을 사용하기 위해 어깨부터 엄지까지 무게 이동에 동일한 기준이 적용된다.
- 흉골에서부터 가로로 늑골 사이의 공간을 따라 엄지의 끝으로 여러 차례 쓸어내린다(그림 5.11 참고).
- 내/외복사근의 부착물에 주의를 기울이는 것이 중요하다.

- 늑골의 가장자리는 상부와 하부 모두 엄지 또는 중지나 검지의 끝마디뼈로 탄탄하게, 미끄러지듯이 압박해야 한다.
- 압박 정도의 구분이 어려울 정도로 공간이 좁은 경우 가능한 늑골 사이 공간을 따라 쓰다듬기만 해도 괜찮다.
- 늑골 사이로 엄지를 밀어 넣을 수 없는 경우 손가락(옆면) 접촉을 사용해도 무관하며, 이때 손가락은 치료받는 면의 반대쪽에서 흉골을 향해 치료사의 방향으로 끌어당긴다.
- 특별히 막히거나 민감한 부위에 주의를 기울이며 제5 늑골부터 제12 늑골 아래의 늑골연에 해당하는 늑간의 각 측면을 2~3번 느리고 세심하게 미끄러지듯 쓰다듬는다.
- 이전 장에서 상세히 설명한 흉골 근처의 늑간에 존재할 수도 있는(Chapman's) 신경림프 반사 지점에 주의하는 것이 좋다(그림 4.7~4.12 참고).
- 상태를 확인하기 위해 접촉하는 경우 이러한 지점은 가볍게 원형으로 압박하기만 하면 된다.
- 환자에게 익숙한 통증 또는 기타 증상을 유발하는 기능 장애가 국소적으로 발견될 경우, 활동적 유발점의 위치를 찾았다는 뜻이 된다.
- 흉골을 조심스럽게 살펴보면 유발점을 내재하고 있는 흉골근 자체에서 민감한 부위를 발견하게 될 수도 있다.
- 늑간 평가시 더 편리해지는 경우를 제외하고는 평가면에 변화를 주지 않아도 된다.

늑간 근육계와 결합 조직을 촉진 및 평가하고 그 도중 발견한 모든 유발점을 기록한 후에는 검상돌기에서부터 비스듬한 측면과 전면을 엄지로 세게 압박하거나 손가락 끝 살을 이용해 짧게 여러 번 스트로크한다.

주의: 맥박 CAUTION: Pulsations

촉진 도중 검상돌기와 배꼽 사이에 위치한 복부 중앙선에 맥동하는 덩어리가 느껴진다면 주의를 기울여야 한다. Kuchera(1997)에 의하면,

> *정상적인 성인의 복부대동맥은 넓이 2.5cm를 넘지 않아야 한다. 전면에 발생하는 맥박은 정상이지만 대동맥에 가로로 발생하는 맥박은 맥관 벽이 약해졌거나 동맥류가 있음을 뜻하기도 한다. 서혜부 또한 촉진하여 제대로 된 맥박을 찾아 좌우측을 비교해 보라. 한쪽에서라도 맥박이 느려진 것이 느껴진다면 환자에게 파행이 있는지 물어본 뒤 해당 다리의 오금, 후두 경골, 그리고 발등동맥의 맥박을 촉진 및 판단한 뒤 이를 반대쪽 다리의 맥박과 비교해 본다.*

복직근초 촉진하기

Palpating the rectal sheath

엄지나 손가락을 이용해 늑골연 아래와 늑골연을 따라 강하고 느리게 여러 번 쓰다듬는다(그림 5.11 참고). 횡경막의 부착물이 발견될지는 꾸준히 지속되어 온 의문이지만, 강한(그렇지만 지나치게 공격적이진 않은) 압력은 정교한 민감도의 유발점을 발견할 수 있는 부위에 점차적으로 접근하도록 돕고, 간혹 놀라운 참조점을 포함하기도 한다. 대부분의 경우 체내에서 감각을 생산하지만, 연부조직 결손이나 목구멍, 상부 흉부, 또는 어깨에서 감각이 나타나기도 한다.

- 상대적으로 세지만 아프진 않게 여러 번 짧게 촉진하는 스트로크를 사용하여 엄지로 정중선에서 측면 복직근초까지 압박을 가한다. 이 동작은 검상돌기의 하부에서 시작하여 치골갑에서

마친다. 나타난 긴장도나 울혈, 민감도의 정도에 따라 각 측면에서 여러 번 반복해도 좋다.

- 복직근초의 외측연을 가로질러(동측의 경우 엄지를 사용하고 대측엔 손가락을 사용하여) 비슷한 패턴으로 평가를 계속한다.
- 복직근초의 늑골연의 바로 아래에서부터 서혜인대까지(주로 엄지를 사용한) 짧고 강한 느린 촉진 스트로크를 여러 번 적용한다. 양 측면 모두 이 방법을 통해 평가한다.
- 그 다음, 복직근초의 외측연에서부터 한쪽 면에 가로로 유사한 스트로크를 적용하고, 다른 면 또한 진행한다(그림 5.12 참고). 스트로크는 몸통의 윤곽을 따라가므로(늑골 하단의 곡선을 따라), 손이 가로로 이동할 때 상부 스트로크는 비교적 낮은 곡선을 따라 이동하는 반면, 하부 스트로크는(골반의 능을 따라) 더 큰 경사를 그리게 된다. 반대쪽으로 넘어가 같은 동작을 반복하기 전, 이러한 촉진 스트로크를 총 대 여섯 번 반복하면 충분하다. 이는 조직 변화의 근원지와 근본적인 긴장도, 즉 지지조직을 '끄는' 요인을 동시에 찾는 작업이라고 볼 수 있다.
- 마주보고 서 있는 면을 촉진하거나 평가할 때에는 힘이 들어가 자신쪽으로 향해 있는 손가락 끝을 사용해 스트로크를 하거나 일반적인 엄지 스트로크를 하는 편이 더 편할 것이다. 반대측을 촉진하거나 평가할 때에는 척추 교정시와 마찬가지로 손가락이 지렛목 역할을 하고 엄지가 손가락을 향해 2~3인치의 스트로크를 여러 번 반복하는 방식으로 쉽게 엄지 압박을 적용할 수 있다. 수축한 신경절 모양의 기능장애 부위는 복부에서 더 찾기 어려우므로 치료사로부터 상당히 정교한 터치와 엄청난 집중력을 요한다.

치골 결합의 촉진

Palpation of the symphysis pubis

늑골연에서부터 치골까지 이어지는 복직근의 막은 손가락 또는 엄지의 스트로크를 사용해 평가할 수 있다. 살고랑인대를 포함하여 장골와, 치골, 그리고 치골 결합의 연부조직 구성과 정지점에 주의를 기울여야 한다(그림 5.11 참고).

- 촉진 스트로크는 전상장골극(ASIS)에서 시작하여 내외복사근 및 복횡근의 부착물을 판단하는 목적으로 진행한다.
- 엄지의 살을 이용하여 치골 능의 높은 부분을 강하지만 아프지는 않게 스트로크한다. 이 동작은 치골 결합에서 시작하여 처음엔 한 방향으로 한 두번 반복한 후 방향을 바꾸어 가로로 이동한다.
- 그 다음, 치골의 전면부에 걸쳐 중심부에서 시작하여 가로로 이동하는 유사한 촉진 스트로크 동작을 행한다. 이 부위는 평상시에도 민감할뿐더러 구조의 정지점에 기능 장애가 있는 경우 더욱 극심해지므로 불필요한 압력을 가하지 않도록 특별히 심혈을 기울여야 한다.
- 그 다음, 치골에서 시작하여 장골릉을 지나 올라가며 엄지를 사용하여 살고랑인대의 상부부터 하부까지 강하고 느린 동작을 반복한다.

측면 복직근초의 촉진

Palpation of the lateral rectus sheath

측면의 직장 가장자리 아래 하단부에 엄지 또는 손가락 끝을 집어넣어 정중선의 방향으로 강한 압박을 준다. 이때 손이나 엄지는 중간 압력을 유지하며 동시에 짧은 동작을 사용해 천천히 머리쪽으로 이동한다. 이는 잠재적인 부착물로부터 결합조직을 들어올려 국소적인 경축 및 섬유 침윤을 포착(간혹 정상화)할 수 있게 돕는다.

배꼽 부위 촉진하기
Palpating in the region of the umbilicus

- 다음으로 배꼽 주위에 여러차례 스트로크를 할 수 있다. 엄지 또는 힘을 준 손끝으로 여러가지 스트레칭 동작을 행하며 사용하지 않는 손으로는 배꼽 우측 위에 가로로 약 2.5cm 먼저 지나가고 좌측에 동일한 위치를 가로지르는 촉진 스트로크 시작 지점의 조직을 안정시킨다.
- 이 스트로크의 종료 시점에서 사용하지 않는 손은 조직을 안정시키며 배꼽의 좌측 아래에 가로로 약 2.5cm 정도의 추가적인 스트레칭과 탐색용 스트로크로 사용된다. 이는 해당 부위를 안정시키며, 다음으로 우측 유사 위치에도 스트로크를 실시한다.
- 상향 스트로크를 추가함으로써 원이 완성되며, 동작이 시작된 시점에서 마치게 된다.
- 참고로 소장을 지탱하는 상장간막 부착물은 배꼽의 좌측으로 2.5cm 상단, 그리고 2.5cm 옆으로 위치해 있다(그림 5.11 참고). 중간부와 복직근초를 따라 늑골연에서부터 아래 방향으로 스트로크를 추가할 수 있다.

노트

스트로크를 할 때 일관된 목표는 긴장도, 섬유의 변화, 국소적인 부종 등의 형태로 나타나는 과도한 불균형과 비교하여 상대적 정상도를 판단하는 것이다.

백선의 촉진 *Palpation of the linea alba*

백선 자체에 정중선을 따라 별도의 스트로크를 가하며 수축이나 접착, 섬유증 소절, 부종, 그리고 민감도를 찾기 위해 탐색할 수 있다. 백선에 강한 압력을 피하기 위해 늘 주의를 기울여야 하며, 특히 환자의 임신, 수술, 부상 등을 통해 해당 근육의 접점이 약해진 경우는 더욱 조심해야 한다. 또한, 백선은 외복사근 외에도 복횡근의 부착 지점임을 기억해 두는 것이 좋다(Braggins, 2000년).

실습 5.7 종합적인 NMT 평가

소요 시간 30~60분

개별적으로 설명이 된 척추 NMT 평가 동작들을 여러 주에 걸쳐 여러 번 실습한다(처음에는 각 동작을 20분씩 하다가 점차 각 8~10분으로 줄이고, 마침내 5~6분 정도로 줄인다). 그 다음, 모두 연결하여 척추를 종합적으로 평가하며 발견하는 모든 것들을 기록한다. 처음에는 약 1시간 정도 소요될 것이다. 그러나 실습을 거듭하다 보면 20~30분 이내에 충분히 효과적으로 실행할 수 있다.

발견하는 모든 내용을 기록해 두도록 하자.

실습 5.4-5.7 관련 논제
Discussion regarding Exercises 5.4-5.7

(치료 모드와 비교해) 촉진 모드에서의 신경근 테크닉은 정교하고 효과적이며, 무엇보다(70년 이상 사용되며) 연부조직 기능 장애를 평가하는 믿을 만한 방법으로 알려져 있다. 반복적인 훈련을 통해서만 스킬을 연마할 수 있으며, 본 실습 과제를 통해 그 기회를 얻을 수 있다.

Jones's 압박/역압박 촉진

Jones's strain/counterstrain palpation

Lawrence Jones(1981)가 소개한 압박(strain)/(역압박)(SCS)이라고 불리는 그의 치료법은 늘어났거나 압박을 받았거나 또는 부상을 입은 관절의 연부조직 내에서 '압통점'을 찾아내는 것에 부분적인 비중을 둔다. Dvorak과 Dvorak(1984)에 따르면 이러한 부위는 "신체의 일부에 붓고 평탄한 부위"로 나타난다고 한다.

압통점은 주로 압박 또는 부상의 시점에서 길이가 축소된 연부조직 내(즉, 급성, 만성 여부와 관계없이 부상 과정에서 늘어난 것들의 대항근)에서 발견된다.

- 예를 들면, 많은 이들이 요통을 호소하는 앞으로 구부러지는 압박에 의해 발생한 척추 문제의 경우, 신체의 전면에서 적절한 압통점을 찾을 수 있다.
- 급작스런 압박이 아닌 만성 적응 현상이 발생하는 일종의 느린 동작에서도 유사한 과정이 진행될 수 있다.
- 이런 경우 역시 마찬가지로 압통점은 길이가 늘어난 구조가 아닌 줄어든 구조 내에 위치하게 된다.
- 대부분의 압통점은 압력과 촉진에 몹시 민감하지만 별다른 통증을 동반하진 않는다.
- 촉진된 통증이 없어지거나 눈에 띄게 줄어들 때까지 해당 부위 또는 전신이('편안'하게끔 '미세조정'되어) 원위치하게 되기 때문에, 한번 발견된 이상 이러한 압통점은(아래에 설명된 바와 같이) 감시 장치로써의 역할을 한다.
- 조직장력은 거의 대부분 촉진된 지점의 통증이 완화되는 시점에 함께 완화된다.
- '편안한 상태'가 90초 상당 지속될 경우, 부상의 결과 발생한 기능 장애가 해결되거나 최소한 눈에 띄게 개선되는 경우가 있다.

이 방법은 Jones의 저서(1981)에서 상세히 다루고 있으며, '*자세 이완 테크닉(Positional Release Techniques)*' 에는 이를 응용한 내용이 실려있다(Chaitow, 2007).

촉진 측량과 관련하여 이러한 주제를 포함시킨 이유는 Jones의 방법이 차후에 사용되었는지의 여부를 떠나 해당 원리에 대한 지식이 예전에 설명되거나 보고되지 않았던 촉진시 발견된 민감한 부위에 대한 이해를 돕기 때문이다.

노트

이러한 압통점은 수천 년간 중국에서 사용해 온 중의학(TCM)의 Ah Shi점(자발적 압통점)과 유사하다. 그러나 TCM에서는 위에 묘사된 방법으로 사용하지 않고, 민감도를 유지하는 한에서 침술 또는 지압에 유동적으로 사용된다. 이러한 압통점은 간혹 유발점으로 작용하기도 하며, 이런 경우 동떨어진 대상에 통증을 유발할 수도 있다(Baldry, 1993).

실습 5.8A 존의 *Tender point* 촉진 : *Box* 운동

Woolbright(1991)은 SCS 기술을 습득하고 다듬어질 수 있게 해주는 교육도구를 창안하였다. 이는 치료의 프로토콜로 설계되지 않았지만 관련된 체계의 감각을 얻는데 있어 아주 훌륭한 수단이다.

노트

이 운동은 환자의 머리와 목이 수동적인 위치에서 진행되므로(그림 5.13 A, B 그리고 5.14를 보아라), 힘을 사용해서는 안 된다.

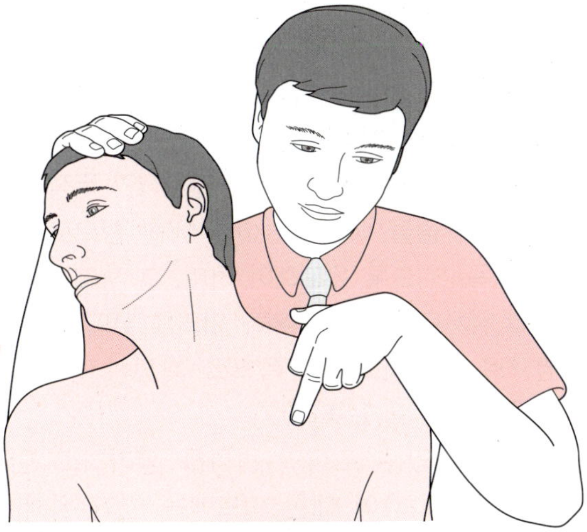

Ⓐ

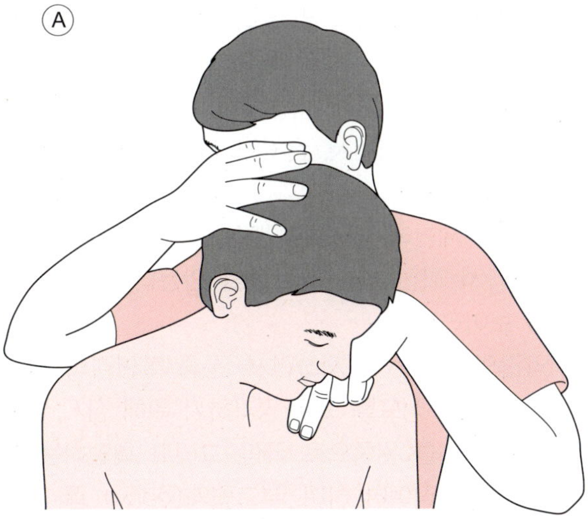

Ⓑ

그림 5.13

(A) 박스 운동에서 ②번 머리/목 위치

(B) 박스운동에서 ④번이자 마지막 머리/목 위치

- 이 운동을 시행해야 하는 목의 위치는 조직이 늘어날 수 있는 가장 먼 곳이 아니라, 저항의 첫 번째 징후가 기록되는 곳이다.
- 따라서, 검사자는 파트너의 머리와 목을 운동을 시행할 측면방향으로 굽히고 오른쪽으로 회전시키는 지시에는 아무런 힘이나 노력을 가하지 않아야 하며, 환자/모델로 하여금 통증이나 염증성 반응이 없어야 한다.
- 이 '박스 운동'에서 설명하는 각 위치를 성공하려면 3개의 주요 요소를 고려해야 한다.:

1. 당신이 촉진하는 파트너는 해당 자세가 편안하고 부담이 없는가? 그렇지 않다면, 너무 많은 힘(effort)이 사용되고 있거나, 그들이 스스로 편안한(relaxed) 상태가 아니다.

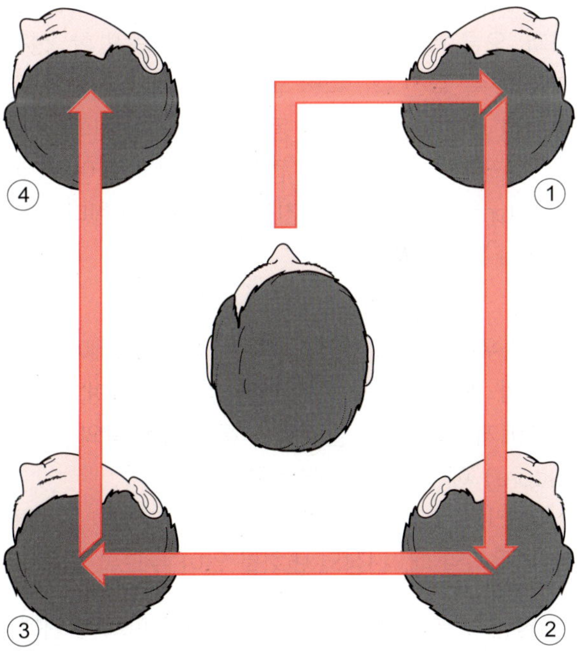

그림 5.14

박스 운동. 머리를 4방향의 위치로 부드럽게 움직이며, 조직의 긴장과 제한이 촉진되는 곳과 움직임에 의해 영향을 받는 조직들을 체크한다(위쪽 흉부/늑간근 운동).

2. 해당 자세에서, 촉진하고 있는 조직(이 운동에서는 상부 왼쪽 흉추영역을 말한다.)은 당신의 촉진파트너가 말하는 것처럼 이전의 압박에 비해 덜 민감한가?
3. 해당 자세에서, 촉진하고 있는 조직의 긴장이 줄어들고, "결합(bind)"의 증거가 줄어들며, "부드러워"지는 느낌이 드는가?

그림 5.13A는 "박스"운동의 두 번째 자세로 통증 및 조직이 긴장된 부분을 촉진하고 모니터(monitored) 하는 것을 보여준다(왼쪽 대흉근 상부를 예로 들었다.). 그림 5.13B는 "박스" 운동의 네 번째와 마지막 자세에서 통증 및 조직이 긴장된 부분을 촉진하고 모니터(monitored) 하는 것을 표현한다.

그림 5.14에는 박스운동 전체가 요약되어 있다. 머리는 4가지의 자세: 측면 굽힘을 동반한 굴곡과 오른쪽 회전 ①, 측면 굽힘을 동반한 신전과 오른쪽 회전 ②, 측면 굽힘을 동반한 신전과 왼쪽회전 ③, 측면 굽힘을 동반한 굴곡과 왼쪽 회전 ④. 이러한 자세들은 부드럽게 접근해야 하며, 압통(tenderness)과 조직의 긴장을 확인해야 한다.

방법 Method

각 위치에 도달하면 당신은 새로운 자세에 대한 조직의 반응을 체크하기 위해 멈춰야 하며, 환자/모델에게 촉진으로 발생하는 통증/불편함의 "정도(score)"에 대해 물어봐야 한다.

머리와 목이 "박스"에 나와 있는 자세의 순서를 따라 움직일 때, 긴장의 변화를 알아 두도록 한다.

- 당신의 촉진 파트너는 앉고 당신은 파트너 뒤에 서야 한다.
- 당신의 왼쪽 손가락 끝이 대흉근에 위치한 왼쪽 쇄골뼈 아래의 긴장과 압통(tenderness)부분을 촉진하는 동안, 오른손은 촉진하고자 하는 파트너의 머리에 왕관처럼 모양을 만들어 아주 가볍게 올려두어야 한다(머리에 손바닥을 대고, 손가락 끝을 이마 쪽에 닿게 하거나, 머리를 가로질러 놓아 손의 heel이 머리의 옆쪽에 있고 손가락 끝이 그 반대에 오게 할 수도 있다.). (그림 5.13A와 B를 보아라.)
- 촉진하면서 파트너의 불편감이나 통증을 체크를 하기 위해서는 충분한 압력을 가해야 한다.
- 이는 "10"의 값으로 주어지고 보고할 통증의 강도가 느껴질 때마다 숫자 10 중에 하나를 말하도록 한다.
- 불편감/통증은 머리와 목의 위치를 바꿀 때 마다 변화할 것이고, 수치가 오르든 내리든–촉진하는 조직 긴장의 고유한 변화에 대한–감각을 느낄 수 있게끔 하는 것이 운동의 일차적인 목적이다.
- 파트너가 숨을 내쉴 때, *아주 약한 힘으로* 머리를 굴곡시키도록 유도해야 하며, 그 후에는 자세 ①의 위치로 이동하기 위해 머리를 부드럽게 옆으로 구부리고 오른쪽으로 회전시켜야 한다(그림 5.13A를 보아라).
- 촉진하고 있는 조직의 변화를 평가하고 민감도(통증 수치)에 대한 피드백을 얻기 위해 일시적으로 움직임을 멈추고, 오른쪽으로 회전된 머리를 원래의 위치로 돌아오도록 하며(오른쪽 굽힘은 유지한 상태에서) 환자로 하여금 숨을 들이 마쉬도록 하면서, 굴곡을 지나 약간의 신전을 시킨다.
- 신전의 제한에 부드럽게 도달했을 때, 왼쪽 어깨로 다시 회전하여 자세 ②를 만든다(그림 5.14를 보아라).
- 약간의 신전을 유지하면서, 통증/불편감의 정도와 긴장의 정도를 모두 평가하기 위해 잠시 멈춘 후에 머리를 왼쪽으로 굽힘, 그리고 회전하는 방향으로 움직여야 하며, 부드럽게(easy) 끝 지점까지 도달한다.: 자세 ③(그림 5.14를 보아라)
- 긴장과 통증 수치를 평가하기 위해 일시적으로 멈춘 후에, 왼쪽 굽힘은 유지하면서(내쉬는 호흡 동안) 머리/목의 왼쪽회전과 굴곡을 푼다.
- 왼쪽 방향으로 한 번 더 회전하여 머리/목을

굴곡한 상태로 두어 자세 ④로 유도한다(그림 5/13B를 보아라).

- 그런 다음 박스의 모양처럼 움직이기 전에(위에 묘사된 것과 같이) 몇 번이고, 머리와 목은 다시 시작자세, 중립의, 위치로 돌아와야 하며, 이는 촉진하고 있는 조직에 대해 몇 번의 추가적인 이완(또는 긴장의 증가)을 평가하기 위해서이다.
- 눈을 감고, 환자/모델로 하여금 위, 아래 또는 측면을 "보라"고 함으로써 과정에 관한 추가적인 지원(assistance)을 얻을 수 있는지 확인(Note)하라.– 어떠한 방향으로 머리가 움직이면 그것에 따라 손도 움직인다.
- 이러한 방법으로 눈의 움직임을 실험함으로써 눈이 보는 방향이 움직이는 방향과 동일하다면 행위를 하는데 있어 편안함이 증가할 수 있다 (Lewit 1999).
- 당신은 박스운동을 하는 모델/환자의 눈과 호흡을 따라가면서 움직임을 더 유동적으로 만들 수 있을 뿐 아니라, 움직임의 방향과 속도를 인지하게 할 수 있다.
- 이 운동은 여러 번 반복하라(다른 사람들에게도 적용해보라).

실습용 5.8B 존스의 tender point 촉진: 촉진 파트너에게 행하라

소요 시간 5–10분을 제안한다

- 관절이나 척추의 외상 또는 염좌가 발생하는 동안 신장(stretched)되는 대항근(antagonists)들을 포함한 근힘줄(musculotendinous) 조직을 촉진하라.
- 이 운동의 압통점(tender points)은 통증이 없는 부분이어야 한다.
- 국소적(localized)으로 과하게 긴장(tender)된 조직은 "Jones tender point"로 사용될 수 있고 해당 부위가 "부드러워지는(easy)" 곳을 향해 위치를 바꿔가며 조직의 민감성을 모니터 하는데 사용된다.
- 해당 지점에 약한 힘에서 중간정도의 힘까지 충분한 압력을 가하라.
- 촉진 파트너에게 (임상에서라면 환자가 될 것이다) 불편함의 정도가 느껴진다면 10까지의 수치로 표현해야 하는 것을 상기시켜라.
- 또한, 촉진 파트너에게 해당 운동을 진행하면서 정기적으로 피드백을 받아야 한다고 알려주어라.
- 해당 지점의 긴장이 점점 사라지거나 70%까지 줄어들 수 있도록 천천히 관절, 또는 그 영역의 구조물들을 위치시켜라(시작 수치 10에서부터 3 또는 그 이하까지).
- 그 지점을 둘러싼 조직을 "부드럽게(ease)" 만드는 것은 종종 해당 조직이 느슨해지는 경우도 해당된다.
- 해당 위치를 30에서 90초간 유지하고, 천천히 중립의 상태로 조직을 되돌린 후 다시 촉진한다.
- 압통(tenderness)이 줄거나 사라졌는가?
- 조직이 조금 더 이완되었는가?
- 결과를 기록하고 개념이 각인될 때까지 이 접근 방식을 여러 번 시도하라.

트리거 포인트 촉진

Trigger points palpation

통증유발점(Trigger point, TPs)에 대한 우리의 이해를 돕는 의학적 선구자들인 Travell과 Simon(1992) 및 Simons 외 몇 명(1999)은 다른 근막의 변화와는 차별화되는 특별한 특성을 설명한다.

1. 활성화된 TP는 예측가능한 곳으로 전이되는 통증을 야기시키며, 환자가 인식할 수 있는 증상을 생성한다.

2. Trigger point 자체는 환자가 통증을 호소하는 곳에는 거의 위치하지 않는다.
3. TPs를 둘러싸고 있는 근육의 팽팽한 섬유들(촉진 가능한 밴드)과 압박 또는 긴장을 가지고 있는 밴드(능동적이든 수동적이든 상관없이 압박되거나 신장된 근육)는 종종 표적(target) 부위로 통증이 전이될 것이다.
4. TPs을 포함하는 근육에는 점성(ropiness)과 조그만 결절(nodularity)들이 촉진될 것이며, 해당 근육은 가동범위가 감소되어 있을 것이다.
5. TP는 모든 근육 섬유의 팽팽해진 밴드에서 가장 민감하고 긴장되어 있는(tenderness) 곳에서 발견될 것이다.
6. 만약 TP를 둘러싸고 있는 조직을 손가락이나 엄지로 빠르게 "롤링(rolled)"할 경우, 갑작스러운 압력의 변화가 생기고 "경련" 반응을 관찰할 수 있다.
7. TP에 지속적으로 가해지는 손가락의 압력은(또는 주사기를 삽입하는 경우) 종종 TP와 연관된 관련 통증 패턴이 재발된다.
8. 다른 자율 신경 반응 역시 통증과 별개로(apart from) 발생할 수 있다.

Travell은 활성화된 Trigger 지점에서 발생하는 신경 충격(impulse)의 높은 강도가 반사를 통해 뇌의 특정 부위, 척수, 그리고 신경계로 혈액을 공급하는 혈관을 수축시키고, 거의 신체 모든 부분에 광범위하게 걸쳐서 영향을 끼칠 수 있다고 하였다. Travell 등이 trigger point 활성의 직접적인 결과로 보고한 증상은(Trigger를 해결하였을 때 사라진 것으로 입증된 것처럼) 박스 5.1에 나열되어 있다.

박스 5.1 가능한 trigger point 증상들

- 통증
- 샘의 과다 또는 부족한 분비
- 저림
- 가려움증
- 국소적인 추위(coldness)
- 정상적인 자극에 과민한 반응
- 창백함
- 조직의 발적
- 경련
- 폐경기의 홍조
- 경련(twitching)
- 피부의 질감변화(아주 기름기가 많고 건조함)
- 근육의 약화 및 떨림
- 땀 발생량 증가
- 복부와 흉부 근육에서 발견되는 Trigger:
  - 구취(입 냄새)
  - 심장이 타는 느낌
  - 구토
  - 팽창
  - 신경성 설사와 변비
  - 시력 저하
  - 호흡기 질환
  - 민감성 피부

Trigger point 압박 가이드라인

Trigger point compression guidelines

(Chaitow & DeLany 2000, 2002)

주된(central) Trigger points는 보통 평면적인 촉진(엄지 또는 손가락을 사용하여 기저 구조(underlying structure)에 대항하여 가하는 압력) 또는 집게발 모양(pincer) 압박(조직을 엄지와 다른 손가락으로 C-clamp와 같은 모양으로 잡거나,

빨래집게와 같이 손가락을 펴서 더 넓게 잡는 모양)으로 촉진할 수 있다(그림 5.15).

- 엄지를 사용하는 것을 예를 들면, 평면적 촉진을 조직에 한다면, 천천히 접근해야 하고, 엄지의 끝으로 상하좌우로 움직이며 탐색해야 하며, 기저 구조 방향으로 천천히 조직을 압박해야 한다.
- 압박은 조직 어디든 신경혈관 다발을 피해서 적용할 수 있다.
- 개별 섬유의 더욱 섬세한 압박은 손가락의 끝을 사용하는 더 정밀한 집게발과 같은(pincer) 압박을 이용할 수 있거나, 기저 구조에 대항한 평편한(flat) 촉진도 가능하며, 두 방법 모두 조직의 특정 밴드를 압박한다(entrap).
- 손가락과 엄지 사이로 압박하는 것은 두 개 또는 그 이상의 손가락에서 나오는 정보를 동시에 제공하는 장점이 있는 반면에, 기저조직에 대한 평평한 촉진은 조직을 평가하는데 있어서 더 견고하며 안정적인 배경을 제공한다.

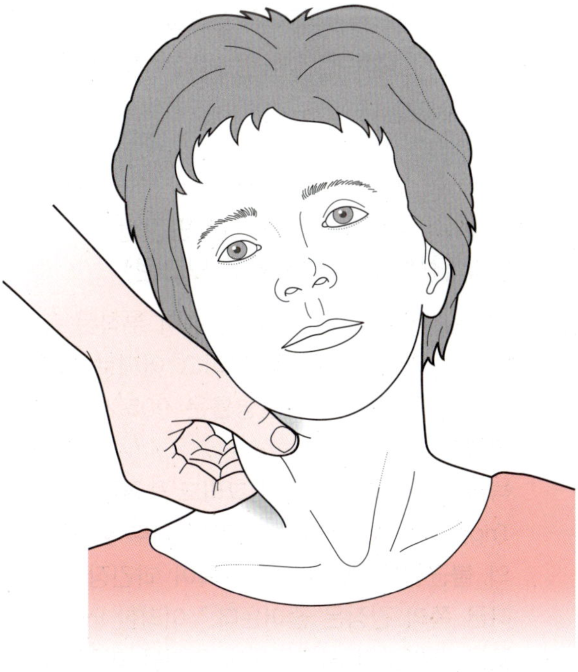

그림 5.15
흉쇄유돌근은 넓게 잡고 압박하여 평가한다.

- 평평 또는 집게발(pincer) 촉진을 사용한 압박은 일단, 환자/모델에게 통증이 국소적인지, 전이되는지, 방사되는지, 그리고 만약 방사통이 생기거나 전이가 된다면 해당 부위는 어디인지, 그리고 통증이 친근한지, 흔한(common) 증상의 경험인지, trigger가 활성화될 때의 느낌인지를 물어봐야 한다.
- 다른 모든 트리거 포인트들은 '잠재적'이며 임상적으로 덜 중요하다.
- 또한, 정도(quality), 밀도, 유동성 그리고 감각적(discerning) 접촉에 대한 정보를 제공할 수 있는 다른 특성을 평가하기 위해서 손가락과 엄지 사이에서 조직을 롤링(rolled)시킬 수 있다.

실습 5.9 *Trigger point*

소요 시간 15분

스스로 하거나 적합한 촉진 파트너에게 NMT나 "피부 끌기(skin drag)"와 같은 다른 촉진 방법과 위에 설명된 압박(compression) 지침을 이용하여 여러 Trigger point를 찾아라.

- Trigger point를 찾기 시작하는 좋은 위치는 어깨 관절과 목이 연결되는 상부 승모근에 있으며, 항상 활성화되어있진 않지만 대부분 성인이 trigger point를 가지고 있다.
- 찾아낸 각 Trigger point에 압박을 가했을 때, 통증이 전이되는 영역이나 해당 "부위"를 정확하게 체크한다.
- 만약 흉쇄유돌근, 사각근, 또는 상부 승모근에

Trigger point가 위치한다면, 그 지점들은 하나의 손가락으로 접촉하는 압박보다는 더 가벼운 "압박"을 해야 한다.

- Simons/Travell의 지침을 통해 박스 5.1에 나열된 것처럼 가능한 Trigger point와 관련된 어떠한 증상이 발현되는지 평가하여라.
- 결과를 기록하여라.

트리거 포인트에 대한 Nimmo의 관점

Nimmo's perspective on trigger points

Nimmo는 "수용 긴장(receptor tonus)"이라 불리는 체계를 개발하였는데, 이는 전신적으로 발견되지 않은 Trigger point들을 찾아내고, 만약 과긴장되어 있다면 연관된 근육을 신장하고, 긴장이 약해져 있다면 근육을 강화시키는 억제 압력으로 TP들을 "비활성화(deactivated)" 시키는 체계이다.

Nimmo는 또한 스스로 인대에서는 "유해한(noxious)"지점이라고 명명하여 적용하기도 했다. 그는 과긴장(hypertonic)과 저긴장(hypotonic)된 모든 근육들에서 적절한 압력에 대해 반응하는 민감도에 따라 모든 유해한 지점을 진단하였다. 그는 그의 접근을 다음과 같이 말함으로써 요약했다: "우리는 3가지의 것들을 고려해야 한다: 유해한(noxious) 또는 Trigger point, 인대 그리고 긴장(tonus)."

Trigger points 또는 유해한 자극지점을 식별하는 방법은 어깨에 영향을 미치는 견갑하근의 trigger point에 관한 검사를 다룬 그의 강의노트에서 다음의 인용구를 보면 이해할 수 있다:

> *척수돌기에서 왼쪽으로 약 2.5인치[6.5cm], 견갑골의 하각 쪽을 보라. 작은 근육에서 미묘한 차이를 찾을 때까지 손가락을 움직여 보라. 만약 민감한 부분이 있다면 그곳을 치료해야 한다.*

Trigger point를 다루는 그의 방법을 설명한 후(압력을 5초 동안 지속하고, 만약 필요하다면 반복하라) 그는 계속 했다:

> *한 지점에서 압력을 유지한 후에, 견갑골의 아래 면(border)의 높이에서 견갑골의 안쪽 면을 따라 위로 약 1인치[2.5cm] 정도 곧장 움직이라고 얘기한다. 보통 여기서 또 다른 지점을 발견할지도 모른다. 같은 방식으로 치료하고 또 다시 1인치[2.5cm] 위로 움직이고 다른 지점을 찾아라.*

Nimmo는 모든 환자의 90%가 이 부위 중 한곳에 Trigger point를 가지고 있으며, 이러한 지점들에 압박을 가했을 때, 전이되는 통증은 어깨 또는 머리일 것이라고 말했다. 그는 계속해서 백분율 상에서 활동적이고, 민감하며, "유해하게" 나오는 지점(Nimmo의 그림에서)들이 나열된 박스 5.2의 부분들을 몸에서 찾아보라고 제안했다. 오직 민감한 부분들만 치료하며, 통증이 나타나지 않는 부분은 치료하지 않는다.

박스 5.2 Nimmo가 제안한 민감한 지점의 탐색 위치(백분율로 보고된)

1. *견갑골의 상각*, 견갑거근의 건이 부착된 곳. 이곳은 머리, 얼굴, 목 그리고 어깨로 통증이 전이될 수 있고 발병률은 90%가 보고되었다.
2. 늑골 사이, 측돌기 사이 그리고 늑골두 주변. Trigger는 David법에 따르면, 척추 옆 근육의 불균형을 뜻한다.: "한쪽이 과긴장되면, 다른 쪽의 긴장은 줄어든다." 이러한 trigger들은 대부분의 사람들에게 영향을 미친다고 한다.
3. 견갑골의 *하각*, 극하근의 안쪽 닿는점

박스 5.2 계속

(insertion). 또한 견갑골 안쪽 면(border)을 따라서 견갑극(spine of scapula)까지 이어지는 부분. 90%의 환자들이 해당부위에 trigger를 호소한다.

4. *극상근*의 안쪽 면에 압박을 가하여 닿는 점(insertion) 방향으로 움직인다. 여기에 생기는 trigger는 "지친" 어깨에서 흔하게 나타난다. 40%의 발생률이 보고되었다.
5. 견갑골 바깥쪽의 대원근 지점(teres major point)을 찾아라. 해당 트리거는 손을 뒤쪽으로 올리지 못하는 사람들이라면 흔하게 나타날 것이다. Nimmo에 따르면, 이 근육의 트리거가 60%의 환자에게서 나타난다는 것이 밝혀졌다.
6. *상부 승모근*은 손가락과 엄지로 꽉 움켜쥐며 찾아낼 수 있는데, 천천히 어깨로부터 척추 방향으로 트리거를 찾을 때까지 움직인다. 통증은 유양돌기(mastoid) 부분이나 이마쪽으로 전이될 것이다. 아주 흔하다. 90%
7. 장골릉과 천골 극돌기 사이에 위치한 천골 상방면(border)을 압박(Nimmo는 firm이라고 말했다.)하고, *천장관절 인대*에 압력을 가하라. 위, 아래로 움직이면서 민감한 부분을 찾아라. Nimmo에 따르면 해당부위의 트리거는 모든 하부허리증후군(Low back syndromes)과 모든 환자의 50%와 연관되어 있다.
8. 상후장골극(PSIS) 안쪽 부분으로, 척추와 밀접해 있는 천골 기저(sacral base) 바로 위쪽 부분에 압력을 가하라. 이는 *장요인대(iliolumbar ligament)*이다. 대부분의 요통증후군을 가지고 있다면 트리거를 발견하기 위해 강한 압박이 요구될 것이다. 양쪽을 모두 찾아라. 90%의 발생률이 보고되었다.
9. *천좌골(Sacrosciatic) 아래와 천골결절인대(sacrotuberous ligament)* 안쪽 그리고 좌골결절 아래쪽에 갈고리 엄지를 위치시키고, 통증이 있다면 들어 올리며 바깥쪽으로 신장시킨다. Nimmo는 해당 부위의 트리거의 발생률을 30%로 보고하였다.

노트: 니모는 장요 인대와 같이 많은 노력이 필요한 부분에 압박을 가하기 위해 손바닥(palm-held)이나 고무로 쌓여있는 목재 T 바(rubber tipped wooden t bar)를 사용하였다.

10. 마지막 갈비뼈에서 골반테(pelvic rim)로 내려가며 가로돌기(Transverse process) 끝을 누르는 것을 피하면서 *요방형근(Quadratus lumborum)*의 바깥면을 엄지손가락으로 내측 압박을 가한다. 구축(민감한 것과 동반하여)이 있다면 "고무" 느낌이 느껴질 것이고 이와 반면에 정상적인 근육은 탄력적이며, 균일한 느낌이 들 것이다. 종종 이는 하부허리 문제와 연관이 되어 있다. 만약 *광배근(latissimus dorsi)*도 연관되어 있다면, 통증은 어깨나 팔로 전이될 것이다. 환자의 80%에서 해당 근육의 활성화된 트리거를 볼 수 있다.
11. *둔근*과 연관된 유해한 지점을 찾기 위해 장골(ilium)의 뒤쪽 아래 영역을 탐색하라.
12. Trigger를 찾기 위해 *중둔근* 근육 belly의 중심부에 좌골신경 형태의 통증이 나타날 수 있는 영역을 탐색하라. 90%의 발생률을 보인다.
13. 장골릉(crest of ilium)의 상부와 전자(trochanter)사이 중간쯤, Trigger가 다리나 발의 바깥 면에 영향을 끼치거나 좌골신경 타입의 통증과 비슷한 형태로 흔하게 나타나는 소둔근의 중심부를 탐색하라. 환자의 4%에서만 활성화된 트리거를 나타내는 *대둔근*과는 반대로 trigger의 90% 발병률을 보인다.
14. 상후장골극(PSIS)과 전자, 그리고 좌골과 상

박스 5.2 계속

전장골극(ASIS)를 잇는 가상의 선을 그어 교차되는 지점은 이상근이 닿는곳(insertion)을 평가할 수 있는 지점이다. 상전장골극(ASIS)에서 *미골(Coccyx)*까지 선을 그었을 때 교차되는 지점은 이상근의 근육 belly에 해당된다. 이러한 두 지점은 촉진할 수 있어야 하고, 만약 민감성이 나타난다면 근육 치료를 해야 한다. 좌골신경 타입의 통증이 무릎으로 퍼지는 것은 흔한 전이증상이다. Nimmo에 의하면, 해당 트리거는 40%의 발병률을 보인다.

15. *햄스트링*의 트리거 포인트는 환자의 20%가 무릎 관절에서 손바닥 너비만큼 위쪽에 있다.
16. *대내전근(abductor magnus)*의 트리거 포인트는 근육의 기시점과 닿는곳 가까이에 위치하며, 특히 닿는 곳에 있는 건의 주변, 그리고 좌골 주변에 있다.
17. *경골의 뒤쪽* 부분은 종아리 통증과 연관된 트리거 포인트가 있다. 환자의 90%에서 이곳에 트리거를 확인할 수 있다.
18. *바깥쪽 복숭아뼈* 주변에는 아주 많은 트리거들이 위치하며 특히 발목의 염좌가 지속적으로 재발하는 경우에는 더욱 그러하다.
19. 환자가 옆으로 누운 상태에서 임상가는 환자의 가슴 높이에서 환자를 바라보고 서고, 환자의 머리 쪽에 위치한 임상가의 손을 뻗어 부드럽게 견갑골을 최대로 외전시키며 아래쪽 손의 엄지로 견갑골 아래쪽에 *전방거근(serratus magnum)*과 견갑하근을 촉진한다(둘 다 90%의 트리거 발병률을 보인다).
20. 환자가 얼굴을 천장쪽으로 향하게 한 상태에서 *상부경추근육*의 트리거를 탐색하고 임

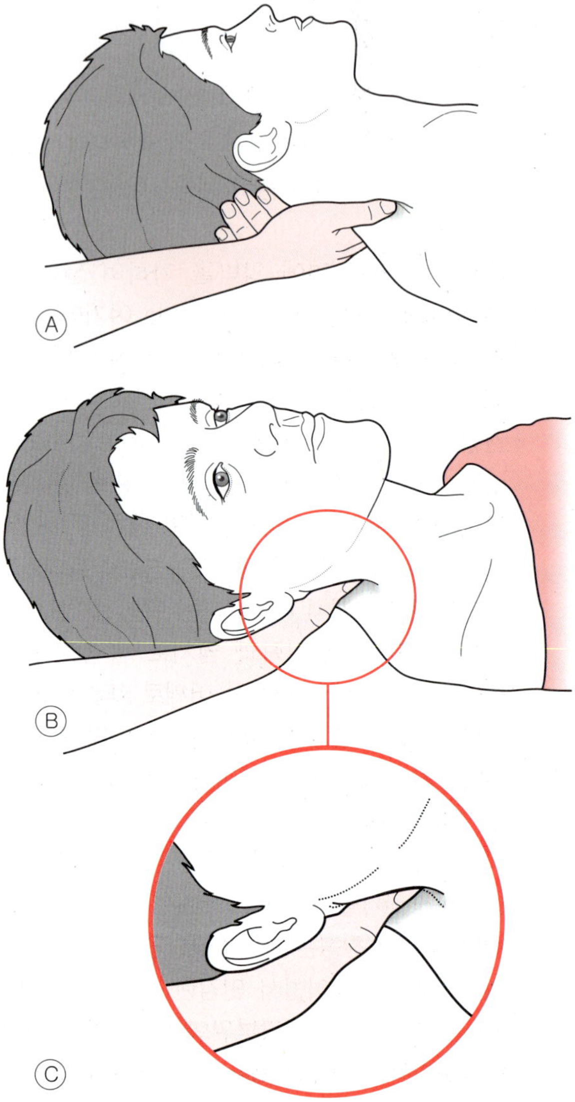

그림 5.16
엄지는 승모근 앞쪽에 형성된 "공간" 쪽으로 미끄러져 가로돌기 뒤쪽에 계속 위치하면서 직접적으로 아래쪽 사각근을 촉진한다.

박스 5.2 계속

상가의 엄지는 이 근육에 대항해서 후두골부터 목의 기저 부분까지 lamina groove를 따라 안쪽 위쪽(천장방향)으로 압력을 가한다.

21. 같은 자세로, 오른손으로 아래쪽 목을 감싸고, 엄지손가락은 승모근 앞쪽에 두고, 머리를 오른쪽으로 돌려, 손이 바닥 쪽으로 천천히 미끄러지도록 한다. 엄지는 머리 위치에 의해 생성된 “공간”안으로 들어갈 수 있다(그림 5.16 A–C). 엄지손가락이 가능한 한 멀리 도달했을 때, 두판상근(splenius capitis muscle)의 닿는점(두번째 흉추 주변)을 촉진하여 반대편 유두(nipple) 방향으로 압박을 가한다. 목 기저(base) 쪽으로 전이되는 통증이 나타나는 것은 일반적인 증상이다. 또한 해당 트리거는 사람들에게서 90%의 발병률을 보인다.
22. 환자의 머리 쪽에 서서 *흉쇄유돌근(sterno–mastoid)*의 바깥쪽인 쇄골 바로 위쪽에 오른쪽 엄지를 두고, 다른 한 손으로는 머리를 들어 올림으로써 목을 굴곡하도록 하며, 오른손 엄지가 *전사각근*의 부착지점인 쇄골 아래쪽으로 들어가도록 한다. 환자의 머리를 오른쪽으로 돌리게 되면, *사각근*이 엄지 바로 아래쪽에 위치한다. 엄지를 이용하여 바깥쪽으로 압력을 가하게 되면 트리거가 있으며, 흔하게 (90%) 발생한다.
23. 앉아 있는 환자를 임상가가 바라보는 자세에서 엄지를 턱 아래쪽으로 집어넣어 상부 가로돌기 앞쪽 면을 접촉함으로써 앞쪽 경추근육들의 변화와 트리거 포인트를 촉진한다. 엄지를 아래쪽 방향으로 미끄러지게 하여 *두장근(longus capitis)*, *긴목근(colli)* 등을 촉진한다(발병은 70%로 나타난다). 경동맥 부위에 걸리는 시간과 압력의 강도는 주의가 요구된다.
24. *흉쇄유돌근*의 촉진은 환자가 천장을 보고, 평가할 방향 쪽으로 머리를 돌린 상태에서 진행한다. 손가락과 엄지로 직접적인 압박을 가하여 “쥐어짬”으로써 촉진하는 것은 해당 근육에서는 피한다(사각근과 비슷하게, 닿는곳과 떨어진 곳에 진행).
25. *저작근(masseter)*과 *외측익돌근(external pterygoid)*에 있는 트리거는 누워 있는 환자의 머리쪽에 임상가가 앉아서 찾을 수 있다. 해당 부위의 트리거는 턱관절 기능이상, 이명, 그리고 침샘 기능이상과 연관되어 있을지도 모른다.
26. 눈의 기능장애는 *측두근*의 활성된 트리거에서 기인할 수 있으며 촉진은 25와 같은 자세로 촉진한다.
27. 누워있는 환자의 옆쪽에 임상가가 서서, 환자의 머리쪽 손(cephalic hand)으로 손목을 잡고 팔을 외전시키다; 다른 손으로 부리돌기(coracoid process)를 접촉하고 엄지로 흉골(sternum)을 향해서 미끄러지게 하며, *쇄골하근*을 평가한다. 비슷한 방법으로 부리돌기(coracoid process)에서 검상돌기(xiphoid)를 향해 손이 미끄러지며 *소흉근(pectoralis minor)*을 평가한다(Nimmo는 두 근육에서 트리거가 90%의 발병률을 보이며, *대흉근(pectoralis major)*에서는 단지 10%의 발병을 보인다고 보고했다)
28. 엄지 압력은 *이두근*의 닿는 점에서 2.5cm 떨어진 곳의 *건*이나 어깨 문제와 연관되어 있을지 모르는 트리거를 찾아 닿는점 아래쪽에 적용해야 한다.
29. 트리거 포인트는 흉골에서 갈비뼈가 부착되는 연골뿐 아니라, *흔적 흉근*(rudimentary sternalis muscle)(트리거의 40% 발생률을

박스 5.2 계속

보인다)에서도 찾을 수 있다.

30. 환자는 바로 누운 상태에서 무릎을 굽히고, 촉진은 손의 평평한 곳으로 하며(손바닥 보다는 손가락들로) 다른 손은 그 위에 둔다. 압력은 갈비뼈 가장자리의 하방에서부터 시작해서 가능한 깊이 이동하며 *상복부*의 트리거까지 접근한다(90%). 손가락 패드로 가장 위쪽 부분에서 갈비뼈 아래, 배꼽 방향까지 연속하여 움직이며 쓰다듬는다. 긴장된 밴드가 느껴질 것이며, 트리거를 포함할 것이다.
31. *전거근*은 손의 평평한 부분으로 근육의 닿는 부분까지 탐색한다(90% 발병).
32. 환자는 같은 자세이다. 임상가는 평가할 곳의 반대쪽에 서고, 배꼽 아래 7.5cm 되는 곳부터 시작해서 해당 라인을 따라 전상장골극(ASIS)까지 단단하고 평평한 손으로 촉진한다; 이것은 아래쪽과 내측으로 이뤄지며 *4번째와 5번째 요추*의 앞쪽 면에서 촉진한다(하복부경총(hypogastric plexus)과 신경절 코드(ganglionated cord)). 이것은 70%의 환자에게서 나타나는 민감한(가슴 위쪽) 영역이다. 이 촉진은 노인이거나, 비만이거나, 동맥류 또는 동맥경화를 가진 환자에게선 피할 수 있다.
33. 환자는 같은 자세이며, 임상가는 검사하고자하는 쪽에 선다. 손가락 패드를 전상장골극 바로 위에 두고 바닥쪽으로 그리고 발쪽으로 압박을 가하며, 골반극(pelvic crest) 아래의 *장골근(iliacus)*까지 촉진하여 평가한다. 미끄러지는(gliding) 촉진은 접촉하는 손가락을 구부림으로써 트리거를 찾아낼 수 있다(90%).
34. *장요근*을 평가하는 것은 *복직근*의 바깥쪽 가장자리에서부터 시작하여 왼쪽은 S결장을 지나고 오른쪽은 맹장을 지나 아래까지 손가락으로 촉진한다. 이것은 비만이 아닌 환자들의 장요근 belly를 평가하는 것이다. 다른 평가는 배꼽 약간 아래 7.5cm 중간부분(환자의 무릎을 구부리고)으로부터 척추를 향해 직접적으로 촉진한다. 척추에 접근하면서(더 단단해지는 느낌), 손가락 패드는 요추의 척추체(body) 반대쪽 측면으로 미끄러지며 촉진한다. 이것은 장요근의 기시점을 촉진할 것이며 트리거의 흔한 부위이다(50–70%).
35. *긴외전근(abductor longus)*과 *치골근(pectineus)*은 같은 자세의 환자에게서 촉진할 수 있고, 엄지손가락을 외전 방향을 따라서 치골에 부착되는 지점으로 미끄러지게 한 후에 바깥 방향으로 이동하여 치골근을 촉진한다. 이 근육은 환자의 50%에서 발생한다.
36. *대퇴사두근*은 환자가 바로 누운 자세에서 엄지, 손의 heel 또는 손가락으로 촉진하거나 탐색할 수 있다. 트리거는 *대퇴직근*(90%)과 *광근(vasti)*(70%) 둘 모두에 많이 분포한다.
37. *대퇴근막긴장근(TFL)*은 환자가 옆으로 누운 자세에서 해당 다리를 곧게 펴고 다른 쪽 다리는 굴곡시켜 받쳐 둔 상태에서 가장 잘 촉진할 수 있다. 해당 부위의 트리거는 좌골신경 타입의 통증으로 발현될 것이다(70%).
38. 무릎영역까지 연결되어 있는(건으로) 박근은 주된 트리거 위치이다(90%). 경골에서 시작해서 치골까지 근육을 따라 검사해야 한다.
39. 발과 발가락에 영향을 미치는 *전경골근*은 트리거를 거의 포함하지 않는다.

실습 5.10 *Nimmo의 가이드라인에 따른 트리거 포인트를 촉진*

소요 시간 "Nimmo" 위치마다 5–7분 소요 (박스 5.2)

- 주의 깊게 박스 5.2의 내용을 읽고 이 운동에 사용할 특정한 면을 선택한다.
- 또는 Nimmo가 제안한 트리거 포인트 위치의 프로토콜을 순서대로 수행한다.
- 예를 들면, 설명 1 또는 2(견갑거근 부착지점 및 갈비뼈 뒤쪽의 부착 부위)의 자세로 시작하고, Lief의 NMT평가방법 또는 Chapter 4에서 설명되어 있는 피부 촉진 방법 중 하나("drag", 탄성적인(elasticity) 등)를 사용하여 해당 영역에서 활성 트리거 포인트를 찾을 수 있는지 여부를 확인하며(엄지나 손가락 촉진으로), 이것은 Nimmo에 의해 정의된 트리거 영역들과 비교했을 때, 해당 방법의 정확성에 대해 평가하기 위함이다.
- 찾으려는 트리거 중에 Lewit가 설명하는 대로 관절 및 기타 제한 사항과 관련된 것이 있는지 확인한다(아래 참조).
- 노트: 이것은 다음 장에서 설명되어 있는 것과 마찬가지로 관절 촉진 방법을 사용하면 도움이 될 것이다.
- 시간이 지나면, Nimmo's의 모든 트리거 부위들을 평가해 보아라.
- 이전에 다룬 이러한 탐색 방법, 특히 피부 평가, NMT 및 깊이에 따른 촉진을 포함시키는 것이 중요하다.
- 발견한 내용을 촉진 저널에 기록하고 Nimmo가 제안한 결과와 비교하라(백분율에 기반).

트리거 포인트의 의미에 대한 Lewit의 관점

Lewit's view of trigger point significance

Lewit(1992, 1999)는 TPs들이 통증과 특정 영역에 영향을 끼치는 국소적 중요성 외에, 특정 병리학적인 것들과 연관되어 트리거 포인트가 임상적으로 중요할 수 있다고 주장했다. 예를 들면, 트리거의 부위가:

- 허벅지의 내전근에 있다면 고관절의 병리학적인 문제를 나타낼 수 있다.
- 장골근에 있다면 L5–S1(미골)의 병변을 나타낼 수 있다.
- 이상근에 있다면 L4–5(미골)의 병변을 나타낼 수 있다.
- 대퇴직근에 있다면 L3–4(고관절)의 병변을 나타낼 수 있다.
- 장요근에 있다면 등허리(TL, T10–11)의 병변을 나타낼 수 있다.
- 기립근에 있다면 해당 척추 위치의 병변을 타나낼 수 있다.
- 복직근에 있다면 검상돌기, 치골 또는 아래쪽 허리에 문제를 나타낼 수 있다.
- 흉근에 있다면 위쪽 갈비뼈나 흉부 장기들의 문제를 나타낼 수 있다.
- 견갑하근에 있다면 흔히 "오십견"이다.
- 중부 승모근에 있다면 상지의 신경근 증후군을 나타낼 수 있다.
- 상부 승모근에 있다면 경추의 병변을 나타낸다.
- 흉쇄유돌근에 있다면 C0–1과 C2–3의 병변을 나타낸다.
- 저작근에 있다면 두통과 얼굴 통증에 연관되어 있다.

골막통증지점 Periosteal Pain Points, PPP

Lewit은 또한 골막통증 지점(PPP)이 특정기능 또는 구조적인 문제와 연관되어 있다고 해석했다.

근육의 긴장도가 증가하고 만성이 되어, 섬유조직이 증가하고 탄력 있는 물질들(content)이 감소하여 연부조직 구조의 변화로 이어짐에 따라, 힘줄과 골막이 연결된 뼈 내부에 쌓인 스트레스가 증가한다. 많은 현상들이 특정한 기능장애 패턴의 특징이며, 진단 보조 장치로 유용하게 사용된다.

골막 통증 지점의 느낌은 다양하다. 그러나 흔히 촉진되는 일반적인 특징은 힘줄과 인대 부착 지점의 민감한 "부드러운 혹(soft bump)"이다. 이것은 종종 긴장이 있는 쪽의 가시돌기에서 통증이 관찰되고, 해당 부위 근육의 긴장 또는 연축과 관련되어 있으며, 척추의 부드러운 회전을 방해한다.

척추간 관절은 몇몇 곳에서 직접적으로 촉진 가능하다; 예를 들면, 경추관절은 환자가 바로 누운 상태에서 평가할 수 있다. 다른 척추관절을 평가하기 위해서는 환자가 엎드린 상태에서 척추주위(paraspinal) 조직에 더 강한 압력이 가해져야 한다(예를 들면, 위에서 설명된 NMT 접근법 사용).

많은 사지 관절들은 직접적으로 촉진 가능하다:

- 고관절은 주의를 기울인다면 서혜부를 통해서 부착지점에 닿을 수 있다.
- 견봉쇄골(AC)과 흉쇄관절(SC)은 쉽게 평가되며, 턱관절은 이주(tragus) 앞쪽에 위치한다.

테이블 5.1

골막통증지점의 설명과 Lewit이 말한 그들의 중요성(1999)	
골막통증 지점(PPP)	중요성
종족골두	종족골 통증(평발)
발꿈치뼈 돌기(전통적인 PPP)	발바닥 널힘줄의 긴장
경골 결절	긴 내전근의 긴장과 고관절 병변
측부인대의 부착지점	해당 반월판 무릎인대의 병변
비골두	대퇴직근의 긴장 또는 비골두의 제한
후상장골극	흔하며, 특별하게 나타나는 것은 없다.
치골결합(바깥쪽)	내전근의 긴장, 천장관절의 제한 또는 고관절 병변
미골	대둔근, 항문거근 또는 이상근의 긴장
장골극	중둔근 또는 요방형근의 긴장 또는 흉요추 접합부위의 기능이상
대전자	외전근의 긴장이나 고관절의 병변
T5-6의 극돌기	하부경추의 병변
C2의 극돌기	C1-2이나 C2-3의 병변 또는 견갑거근의 긴장
검상돌기	복직근의 긴장 또는 6, 7, 8번째 갈비뼈의 기능이상
유방 또는 겨드랑이 높이의 갈비뼈	흉근의 부착지점 긴장 또는 내장기 이상

테이블 5.1 *계속*

골막통증지점의 설명과 Lewit이 말한 그들의 중요성(1999)	
PPP	Significance
상부 늑골의 Sternocostal junction	사각근육의 장력
흉골 근처의 흉골	흉쇄유돌근육의 장력
첫 번째 경추의 횡돌기	경추 1번 / 후두 분절의 병변 또는 외측두직근 또는 흉쇄유돌근의 긴장
요골의 붓돌기(경상돌기)	팔꿈치 병변
상완 관절융기	팔꿈치 병변 또는 상완 관절융기 붙어있는 근육의 긴장
삼각주 부착	견갑 상완 관절 병변
하악골의 관절돌기	악관절(TMJ) 병변 또는 저작 근육의 긴장

표 5.1은 골막통증 지점의 설명과 Lewit이 그 지점들의 중요성에 대해 말한 것이다(1999).

실습 5.11 *골막 통증 점(PPP)에 대한 촉진*

소요 시간 PPP와 관련 근육 당 3–5분

- 표 5.1에 설명된 대로 가능성 있는 PPP를 선택하고 촉진 파트너에서 민감한 구조로 나타나는 PPP 수를 확인한다.
- 표 5.1의 설명에 나와 있는 것처럼 민감하게 반응하는 PPP와 관련된 연부조직을 평가한다.
- 예를 들면, 표에 표시된 근육이 변경된 근긴장의 징후를 나타내거나 이러한 변경된 근육의 부착 부위의 일반적인 "느낌"을 표시하는 것인가?
- 이 장의 후반부에 설명된 바와 같이, PPP에 연결된 근육의 단축에 대한 검사를 통합할 때 점차적으로 관련성이 높아질 것이다(Lewit 1992, 1999).
- 검사 내용을 기록하라.

검사 5.8–5.11에 관련된 촉진 진행에 대한 토론 Discussion of palpatory progress involving Exercises 5.8–5.11

- 초기 검진/장에서 설명한 기술을 사용하여 평가하면 압통 유발점(trigger points), 존스의 통점(Jones's tender points) 및 골막 통점(periosteal pain points)의 국소화가 가능하다.
- 다르게 명명된 "점들"은 모두 결국 똑같은 현상을 나타내며 다르게 보거나 라벨을 붙일 수 있다.
- 특정 신경반사영역(particular reflex areas)을 우리가 발견할 수 있는 한 중요하지 않으며 개인 및 호소하고 있는 증상에 미치는 영향을 평가한다.
- "다르다" 또는 "정상이 아닌" 것으로 나타내는 촉진 기술은 모양(texture), 근긴장도(tone), 수분 함량(fluid content) 등의 변화와 관련된다.
- Nimmo, Simons, Travell, Jones, Lewit 등 다

양한 관점을 인지하고 설명하는 점(points)/부위(zones)/영역(areas)의 촉진을 통한 식별 기술을 발전시킴으로써 기술이 향상될 것이다.

변형된 근육 기능 Altered muscle function

이 섹션(section)의 마지막 부분은 자세에 관련된 근육이 기능적 측면뿐만 아니라 상대적 단축을 평가하는 검사를 다루고 있다. 이 절차가 시작되기 전에 세 가지 "기능 평가"가 환자/모델(patient/model)이 특정 움직임을 수행할 때 근육을 활성화(firing) 하는 검사 방법으로 요약되어 있다.

근육 활성화 과정(Muscle-firing sequences)은 정상 또는 기능 장애의 증거를 제공하며, 부위에 따라 특정 근육이 단축되거나 억제(inhibited)될 가능성을 가리킬 수 있다(Janda 1983). Janda는 자세 근육이 병리학적 조건 하에서 뿐만 아니라 정상적인 사용 환경에서 종종 단축되는 경향이 있음을 보여주었다. 근골격계의 대부분의 문제는 원인의 일부로 근육 단축과 관련된 기능 장애를 포함한다고 주장되어 왔다(Janda 1978, 1983; Lewit 1999; Liebenson 2006).

자세 근육은 유전적으로 오래 되고, 스트레스나 병적인 것에 대한 반응으로 정상적으로 약화되고 억제 신호를 나타내는 phasic muscles을 비교해 보면 생리적, 생화학적 특성이 다르다. 약점(tone의 부족)이 주요 특징으로 판단되는 경우, 길항근육 단축되고, 상호 톤(tone)을 억제하는 것이 일반적이다.

그러한 약한 근육을 강화시키기 위한 노력을 하기 전에, hypertonic 길항근육은 이전의 hypotonic 근육에서 자발적인 tone이 발생한 후에 늘리고(stretched) 이완해야 한다. 만약 tone이 감소된 채로 남아 있다면, 실습(exercise) 또는 등장성근육에너지 실습을 해야 한다(Chaitow 2001; Janda 1978).

근육 동원 순서 및 기능 평가 *Firing sequences and functional assessment*

다음의 간단한 테스트를 통해 최소한의 노력으로 신속하게 정보를 수집할 수 있다. 테스트는 Janda(1983)의 연구(work)와 Liebenson(1996, 2006)의 해석을 기반으로 한다. 각 검사에 대한 설명이 끝나면 촉진 검사(exercise)에 대해 설명한다.

복와위(엎드린자세)에서 고관절 신전 검사 *Prone hip extension test*

환자는 엎드린 상태이며 임상의는 환자의 허리 높이에 서 있어야 한다. 머리쪽 손은 척추기립근 양쪽에 얹고 꼬리쪽 손의 엄지두덩은 대둔근에 나머지 손가락 끝은 슬괵근에 놓는다(그림 5.17).

환자는 고관절 신전으로 다리를 들어 올리라고 한다.

정상적인 활성화(activation) 순서(sequence)는 대둔근(gluteus maximus)과 슬괵근(hamstrings)을 동시에 더 많이 또는 덜 움직이게 하고 그 다음은 척추기립근이다(다리를 드는 반대측 다음은 동측).

슬괵근(hamstrings) 또는 기립근(erectors)이 첫 움직임(firing first)에 의해 표시된 대로 둔근(gluteus)의 역할을 채택한다. 이 두 근육은 부적절하게 일하고 있으며, 따라서 "스트레스를 받고(stressed)" 있고 단축되어 있음을 의미한다.

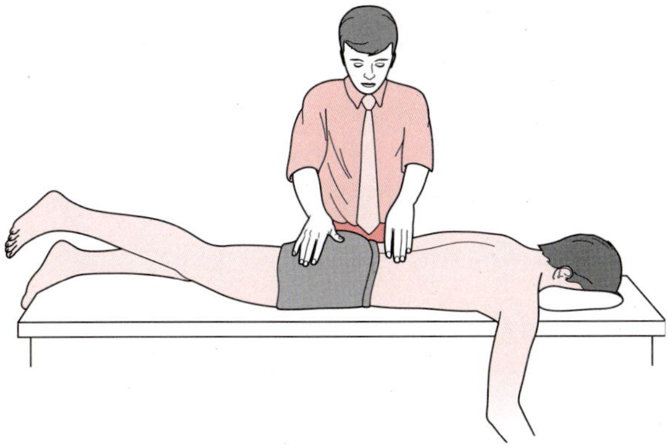

그림 5.17
고관절 신전 검사(test). 정상적인 활성화 순서는 대둔근(gluteus maximus), 슬괵근(hamstrings), 반대측 척추기립근(contralateral erector spinae), 동측 척추기립근(ipsilateral erector spinae)이다.

실습 5.12 고관절 신전 활성화 순서

활성화 순서 시간 3분

- 촉진한 파트너가 엎드린 자세로 누워 있어야 한다.
- 임상의는 허리 위치에 서 있어야 합니다. 머리쪽의 손에서 손가락 패드는 한쪽 척추기립근(erector spinae)에 상부손바닥(the heel of your hand)은 맞은편에 놓는다.
- 꼬리쪽 손에서 상부 손바닥은 대둔근에 손가락 패드는 상부 슬괵근에 오도록 놓아야 한다.
- partner에게 다리를 신전을 시키면서 들어 올리라고 지시한다.
- 근육 동원 순서(즉, 어느 근육이 먼저 움직이는지(fires), 어느 근육이 두 번째 인지 등)에 주목하라.
- 파트너(partner)는 긴장을 풀게 하고 촉진 검사를 여러 번 반복하도록 한다.

1. 둔근(gluteal)이 처음으로 작동하는가?(둔근이 처음으로 작동해야 하는가?)
2. 둔근(gluteal)이 더 나중에 작동하고 슬괵근(hamstring)이 매우 빨리 작용하는가?(두 근육이 앞 설명처럼 작동하지 말아야 하는가?)
3. 무엇보다도 우려되는 것은 기립근(erectors) 중에 하나 또는 다른 근육이 처음 작동하는가?

- 슬괵근(hamstring) 또는 기립근(erectors)이 처음 작용하면, 이 근육들은 단축될 가능성이 있고 이것은 이장의 후반에 있는 테스트에서 입증할 것이다(Liebenson 2006).

고관절 외전 테스트: 관찰과 촉진

Hip abduction test: Observation and palpation

환자는 옆으로 누워서 하측 다리는 지지하기 위해 굴곡하고 상측 다리는 몸통선을 따라 다리를 들어 올린다. 검사자는 환자의 앞에, 환자의 발 위치에 서서 천천히 외전하라고 하고 터치 없이 관찰한다:

- 정상 – 고관절 외전 45°까지
- 비정상 – 고관절 굴곡이 일어난다(대퇴근막장근(TFL)의 단축을 의미한다), 같이 또는 단독으로 외회전이 일어난다(이상근(piriformis) 단축을 의미한다), 같이 또는 단독으로 움직임 끝에 고관절 "hiking"이 일어난다(요방형근(QL)의 과활성이 된 것이고 함축적으로는 단축을 의미한다).(그림 5.18)

이 테스트는 검사자가 환자의 뒤쪽, 허리위치에 서서 요방형근(QL) 옆의 가쪽에 손가락패드로 대고 반복적으로 실행해야 한다.

다리가 외전할 때, 촉진 손가락에 twich가 느껴지거나 눌러서 사두근(quadratus)이 강하게 작동되거나 중둔근(gluteus medius)이 작동하기 전에

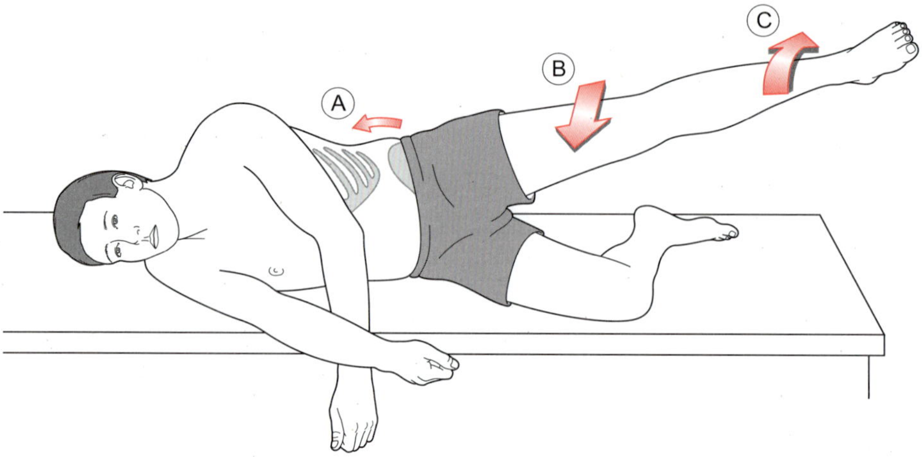

그림 5.18
고관절 외전 관찰 테스트. 정상적인 작용 순서는 처음으로 중둔근(gluteus medius)이나 대퇴근막장근(TFL) 작동되고 두 번째로 요방형근(QL)에 의해 움직인다. 요방형근(QL)이 먼저 작동하여 과활성 되면 단축될 것이다(A).
대퇴근막장근(TFL)이 단축되면 외전시 굴곡된 상태로 다리가 들어 올려진다(B).
이상근(piriformis)이 단축되면 외전하는 동안 다리와 발의 외회전이 일어난다(C).

움직임이 생기면 요방형근(QL)이 과활성 되었거나 아마도 단축을 의미한다(이것은 위에서 언급했듯이 "hip-hike"를 시각적으로 보여 줄 것이다.).

실습 5.13 고관절 외전 실시 순서 테스트

소요 시간 3-4분

- 촉진 파트너는 옆으로 누워서 하측 다리는 굴곡하고 상측 다리는 몸통선을 따라 다리를 들어 올린다.
- 검사자는 환자의 앞에, 환자의 발 위치에 서서 천천히 외전하라고 하고 아직 촉진 없이 관찰한다.
- 장골릉 윗부분을 관찰한다 - 외전 초기에 "점프(jump)" 하는가, 아니면 25° 외전이 일어나기 전에 분명히 최소한 활성화(activate)되어 있는가? 그렇다면 요방형근(QL)은 과도하게 활성화(overactive)된 것이고 아마도 단축된 것이다.
- 당신의 파트너(partner)를 완전히 이완시켜 놓은 상태에서 반복시행한다.
- 외전 중 다리가 앞쪽으로 서서히 이동하는가? 그렇다면 대퇴근막장근(TFL)은 아마도 단축된 것이다.
- 그렇다면 아마도 이상근(piriformis)이 단축된 것일 것이다(그림 5.18 참조).
- 이제 옆으로 누워 있는 파트너 뒤에 서서, L3의 극돌기 옆으로 약 2인치(5cm)에서 머리 쪽 한두 개의 손가락 패드를 요방형근 위에 가볍게 둔다(그림 5.19).
- 다리 쪽 손의 상부 손바닥을 중둔근에, 손가락 패드를 대퇴근막장근(TFL)에 놓는다. 고관절을 외전시키면서 움직임(firing) 순서(sequence)를 평가한다. 요방형근(QL)이 초기에 움직이면(firing)(촉진하고 있는 손가락을 밀어내는 강한 twitch or "jump"가 느껴진다면) 과활성화되었거나 단축된 것이다.
- 이상적인 움직임(firing) 순서는 대퇴근막장근(TFL)-중둔근(gluteus medius)-요방형근(QL)

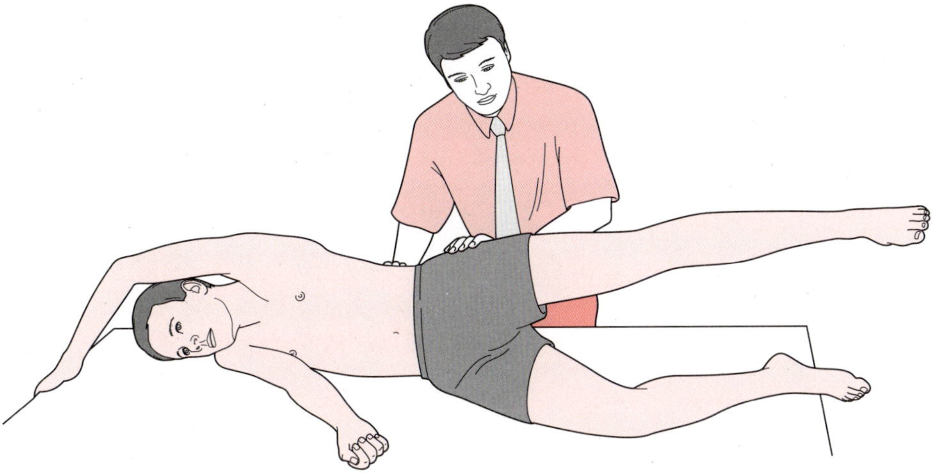

그림 5.19

요방형근 과활성(quadratus lumborum overactivity)에 대한 촉진 평가. 다리를 외전하는 동안 중둔근(gluteus medius)과 대퇴근막장근(TFL)처럼, 요방형근(quadratus lumborum)이 촉진된다. 정확한 활성화 순서는 둔근(gluteus) 대퇴근막장근(TFL)이어야 하며, 다음은 25° 외전에서 대퇴사두근(quadratus) 순으로 일어난다. 대퇴사두근(quadratus)의 즉각적인 "고관절-하이크(hip-hike)"(능동적인 수축)이 있으면 과활성(overactivity)을 나타내므로 스트레스이거나 단축된 것으로 생각할 수 있다.

(하지만 약 20-25° 외전 전에 움직임이 아니다)(Libenson 2006).

견갑 상완 리듬 검사

Scapulohumeral rhythm test

이 중요한 평가는 상부 어깨를 고정시켜 주는 근육의 상태에 관한 정보를 제공한다.

환자는 팔을 옆에 두고 팔꿈치는 굴곡하고 앞을 가리킨다

임상의는 뒤에 서서 환자가 수평으로 팔을 외전 하는 것을 관찰한다.

- 정상-어깨의 거상은 팔 외전의 60° 후에만 일어난다.
- 비정상-견관절 외전 60° 이내에서 어깨의 거상이나, 어깨와 목 사이에 명백한 "묶음" "bunching"이 생기거나, 견갑골의 날개가 생기면 견갑거근(levator scapulae)과 상승모근(upper trapezius)의 단축을, 중승모근, 하승모근(lower and middle trapezius)과 전거근(serratus anterior)의 약화를 의미한다)(그림 5.20).

어깨의 하부를 고정시켜주는 근육(lower fixators)의 약화와 상부고정 근육(upper fixators)의 과활성화(overworked)와 단축된 이 패턴은 굽은 등 자세(round-shouldered stance)를 가진 머리 전방 돌출(forward head carriage)과 관련된 자세 패턴에서 일반적으로 나타난다.

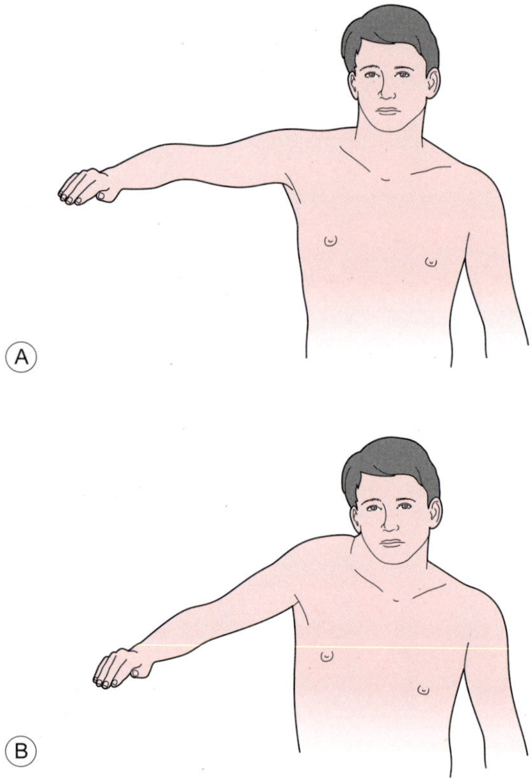

그림 5.20
견갑 상완 리듬 검사. (A) 정상 – 외전 60° 후의 어깨 거상. (B) 비정상 – 외전 60° 이전의 어깨의 거상.

실습 5.14 *견갑 상완 리듬 평가*

소요 시간 2분

- 위에서 언급한 견갑 상완(scapulohumeral) 리듬 검사에 대한 설명을 따른다. 이것은 촉진 없이 순전히 관찰 평가하는 것이다.
- 상완골의 외전이 60°에 도달하기 전에 상부 승모근의 묶음(bunching)으로 보이는 검사가 양성인 경우, 관련 근육(견갑거근(levator scapulae), 상부 승모근(upper trapezius))의 단축을 검사해야 한다(이 장의 뒷부분에서 설명).

검사 5.12–5.14와 관련된 촉진 과정에 대한 토론 Discussion of palpatory progress involving Exercises 5.12–5.14

- 지난 몇 번의 촉진 및 관찰 검사에서 구조와 기능 간의 접점(interface)에 도달했다. 특히 Janda의 기능 평가는 더욱 그렇다.
- 이런 경우에, 부적절한 행동을 느끼고 관찰할 수 있다. 단축인 경우 구조적 변화로 연결시킬 수 있다.
- 이러한 구조적 변화에 대한 단서는 이장의 나머지 부분을 구성하는 일련의 검사와 평가에 의해 확인될 수 있다.
- 신경림프(neurolymphatic) 점("points")의 촉진은 구조(연부조직 변화)와 기능(변형된 림프관 흐름) 사이의 연결 고리이다. 이러한 유형의 검사는 그러한 평가의 임상적 유용성이 명백해진다. 이것은 통증과 제한을 포함한 사람들의 현실적 문제의 영향을 미치고, 무슨 일이 일어났고, 무엇을 치료 받을 수 있는지 이해하려고 노력하는 당신의 역할에 영향을 미치기 때문이다.

단축된 근육 평가하기

Assessing muscles for shortness

포괄적인 촉진 프로토콜(protocol)의 일환으로 단축되고 단단한 근육을 표준화된 방법으로 평가하는 방법을 배우는 것이 유용하다.

Janda(1983)는 근육의 단축을 신뢰성 있게 평가하기 위해서는 다음 기준을 준수해야 한다고 제안했다.

- 시작 위치, 고정 방법 및 이동 방향을 주의 깊게 관찰해야 한다.
- 주요 근육(prime mover)은 외부 압력에 노출되어서는 안 된다.

- 가능한 경우, 검사된 근육에 작용하는 힘은 두 개의 관절 이상으로 작용해서는 안 된다.
- 검사자는 범위의 끝에서 느리게 제동하는 느린 동작을 일정한 속도로 수행해야 한다.
- 검사자는 갑작스런(jerking) 움직임을 피하면서 스트레치를 균일하게 유지해야 한다.
- 누르거나 당김은 항상 필요한 움직임 방향으로 작동해야 한다.
- 근육 단축은 관절 범위가 감소되지 않으면 올바르게 평가될 수 있으며, 이는 골성제한(osseous limitation)이나 관절 막힘(joint blockage)의 경우일 수 있다.

반사활성(reflex activity)이 단축된 근섬유에서 일반적으로 관찰될 수 있다. 이것은 압통점(trigger points), 긴장점(tender points), 과민구역(zones of irritability), 통각과민성구역(hyperalgesic zones), 신경혈관(neurovascular) 및 신경림프반사(neurolymphatic reflexes) 등 다양한 국소기능장애(local dysfunction) 형태로 나타날 수 있다. 이 부위를 국소화 하는 것은 정상적인 촉진 방법(NMT, "항력"("drag") 피부 탄력 등)이나 또는 신경근 진단 치료를 통해 가능하다.

단단한 근육의 확인은 또한 체계적으로 아래에 설명된 대로 수행될 수 있다. 제시된 평가 방법은 그 자체가 진단은 아니지만 단축된 근육이라 검사한 것에 대한 강한 징후(indications)를 제공한다.

가동범위 끝(end of range)의 다양한 특성에 대한 설명은 특별주제 9 "관절가동범위 끝 부분의 느낌"("end-feel")을 참조하라.

다음 검사는 Janda(1983)의 연구, Kendall (1952), Seffinger 및 Hruby(2008) 등 다양한 출처에서 유래되었다.

자세 근육 단축에 대한 검사
Tests for postural muscle shortening

용이함 그리고 결합
Ease and bind

자세 근육이 상대적 단축을 검사하는 근육대근육 절차(muscle-by-muscle sequence)를 시작하기 전에, 근육이 장벽(barrier of resistance) 쪽으로 이동함에 따라 "결합"("bind") 또는 저항의 감각을 검사할 수 있는 기술 습득에 집중하는 것이 도움이 됩니다.

결합 "bind" / 저항과 함께 "용이함(ease)"의 대조되는 감각을 알 수 있어야 한다. 연부조직이 현재의 편안함 또는 고통의 정도를 나타내는 데 도움이 되는 이 두 가지 특성에 대해 충분한 초점을 맞출 수는 없다.

Hoover(1969)는 "용이함"("ease")을 평형상태 또는 "중립적인" 상태로 묘사하는데, 전체 손 또는 한 개 또는 여러 개 손가락으로 평가받는 조직에 대고 임상의는 적어도 하나의 완벽하게 수동적인 듣기 접촉("listening" contact)에 의해 감지한다.

"결합(bind)"은 물론 "용이함(ease)"의 반대이며 움직임의 가동범위 끝 즉, 저항 장벽(resistance barrier)을 느끼는 관절 주위의 조직을 가볍게 촉진하는 것으로 가장 쉽게 인식할 수 있다.

과긴장성(hypertonicity)를 "읽기" 위해서, 촉진 기술을 단련시킬 필요가 있고, 실습 방법으로서 용이함과 결합 상태를 안정되게 하는 수단으로 내측 슬괵근과 단축된 외전 근육 상태를 검사하는 다음과 같은 테스트를 Goodridge의 첫 단계로 제안한다(1981).

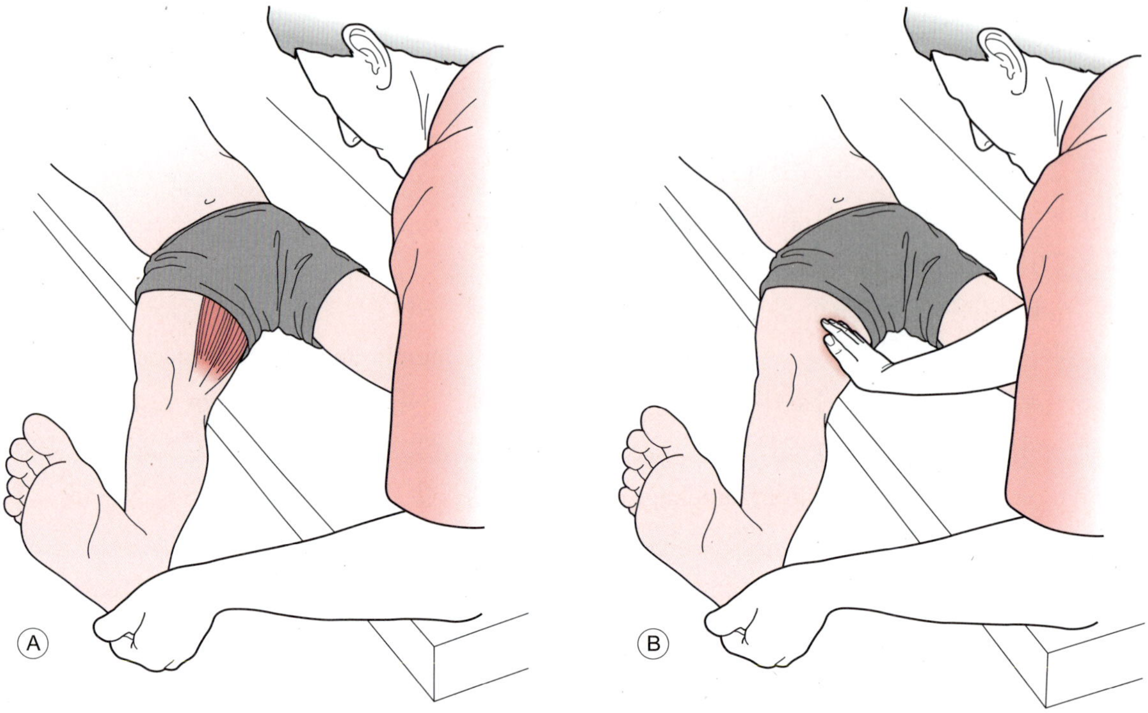

그림 5.21

오른쪽 다리의 내전근(내측 슬괵근)의 첫 번째 저항 신호와 함께 "결합"/저항 장벽을 검사한다 (A) 쉬운 움직임이 어느 정도의 노력을 요구되는 그 변화점에 대한 검사자의 인식을 장벽으로 간주한다. (B) 그 장벽은 촉진하는 손이 그 변화점까지 이완된(쉽게)(at ease) 조직에서 결합 감각을 나타낼 때 확인된다.

실습 5.15A 근육 단축에서 "Feather-Edge" 장벽에 대한 촉진

소요 시간 5분

이 촉진 검사는 대퇴의 내전근을 검사하는 동안 "용이함과 결합"("ease and bind")이라는 개념을 평가한다(그림 5.21A).

- 시작하기 전에, 촉진 파트너(palpation partner)는 똑바로 눕게하고, 검사하지 않는 다리는 약간 외전시키고, 발꿈치를 테이블 가장자리에 놓는다.
- 시험할 다리는 테이블의 가장자리 가까이 둔다.
- 검사할 다리가 해부학적으로 정확한 위치에 있는지, 무릎이 완전히 신전되었는지, 그리고 다리의 외회전이 없는지를 확인한다. 이것은 검사를 무효화 할 수 있을 상황이 될 수도 있기 때문이다.
- 바로 누워있는 환자의 발과 발목을 붙잡고 다리를 외전시켜 놓은 상태에서, 눈을 감고 자신의 몸에서 손으로부터 팔뚝을 통해 상부 팔에 이르기까지 저항의 감각이 시작되는 것을 느껴보도록 한다.
- 당신이 그것을 느낄 때 멈추고 눈을 뜨고 다리의 아크(arc)가 몇도 이동했는지 기록하라.
- 실제로, 당신이 저항을 느낄 때에 당신은 이미 조직의 장벽("barrier")을 통과했을 것이다.

여러분이 확립하려고 하는 것은 쉬운 움직임이 멈추고 노력이 시작되는(where easy motion ceases and effort begins) *자유운동 가동 범위의 끝(the "feather-edge")의 초기시점*을 알아내는 것을 배우는 것이다. 이 "장벽"("barrier")은 병리학적인 것이 아니며 조직을 움직이기 위해 어느 정도의 수동적 노력이 필요한 곳에서 저항의 첫 징후를 나타낸다.

이것은 또한 이 검사의 다음 부분에서 "결합(bind)" 감각을 촉진해야 하는 위치이다.

다음 검진절차(exercise sequence)를 시도하기 전에 저항이 시작되는 지점을 알 수 있도록 이 과정을 여러 번 시도하는 것을 제안한다. 그런 다음 검사를 다시하고, 이번에는 검사 5.16B에서 설명한다.

실습 5.15B *Goodridge의 "Ease(용이성) 및 Bind(?)" 촉진(그림 5.21B)*

소요 시간 5분

- 테이블 머리 쪽을 향한 상태에서 촉진 파트너(palpation partner's)의 일부 외전된 다리와 테이블 사이에 선다. 발목에서 다리를 잡고 지지하는 가쪽의 팔/손을 사용하여 검사하는 다리의 모든 조정(control)이 이루어지도록 한다. 테이블 쪽 손은 안쪽 허벅지에 대고 검사 중인 근육을 촉진한다.
- 이 촉진하는 손(흔히 "청취"손이라고 부름)은 검사되는 조직의 윤곽으로 만들어 피부에 접촉해야 하며, 압력을 가해서는 안되며 완전히 이완되어야 한다.
- 중립자세에서 외전된 검사하는 다리는 힘, 즉 다리를 잡고 있는 힘이 제공하는 손에 의해 저항의 첫 사인(first sign)이 나올 때까지 가쪽 손/팔에 의해 수동적으로 유도된다.
- 이 저항 지점에 접근할 때(이전의 검사에서 설명한 것처럼), 여러분의 테이블 쪽의 듣는 손이 닿는 허벅지 중앙의 조직이 단단해 지는것(tightening)을 감지할 수 있는가?
- 이러한 감각을 "결합"("bind")이라고 한다.
- 만약 이 감각이 분명하지 않다면, 다리를 테이블 쪽으로 가져갔다가 다시 밖으로 가져간다. 이번에는 쉬운 움직임이 사라지고 노력이 시작되며 가동범위의 끝을 향해 가는 지점을 지난다. 여기서 당신은 확실히 결합 감각을 느낄 것이다.
- 다리를 다시 테이블 쪽으로 가져가면, 같은 조직에서 부드러움, 이완, 용이함("ease")을 확인할 수 있다.

다른 쪽 다리에도 같은 절차(sequence)를 반복하여, 이 두 극단의 감각(ease and bind)에 점점 익숙해지는, 바로 그 순간을 주목하도록 한다. 용이함과 결합(ease and bind)이 아닌 시작되는 곳, 당신이 용이함에서 결합 또는 다른 방향으로 변하는지의 여부 즉 한쪽에서 다른 쪽으로의 전이를 촉진할 수 있는 바로 그 순간이다

편 다리를 외전 상태로 약 45°에서 정상적으로 이동시키고 설명한 대로 두 다리를 검사함으로써 내전된 두 다리가 모두 단단하고 짧은지 또는 한 다리는 그렇고 다른 다리는 그렇지 않은지 여부를 평가할 수 있다.

비록 둘 다 단단하게 단축되어 있을지라도 한 다리가 다른 쪽보다 더 제한될 수 있고 이것이 먼저 치료해야 할 다리일지도 모른다.

제안 Suggestion

검사 5.16A에 설명된 것보다 많은 다른 근육에서 용이함과 결합에 대한 촉진 실습을 심사숙고해야 한다. 능동적이고 수동적으로 움직이는 동안 근육의 톤(tone) 변화를 인식하는 기술에 익숙해질 때까지 검사한다.

결합(bind)을 느끼는 지점 또는 증가된 노력이 요구하는 처음 감각으로 조직에 손이 닿았을 때가 저항 장벽(resistance barrier)이고, 긴장된 구조(taut structures)에 근육 에너지 기법(MET)이 적용될 때 등축 수축을 시작해야 한다.

이 근육의 단축을 평가하는 두 가지 방법을 사용하여 검사를 기록하고(5.16 A와 B), 가능한 한 다음 검사를 수행할 때 가능한 직접 촉진하는 손을 사용해 결합 상태를 평가하도록 한다.

개별 근육의 단축을 평가하는 것을 포함하여 다음의 각각의 검사에 대해, 처음에는 한쪽씩 검사하는데 약 5분을 사용할 것을 제안한다. 이는 실습(practice)을 통해 약 2-3분으로 줄어들어야 한다.

여기에 포함한 대표적인 근육이다(슬괵근, 이상근, 기립근, 상부 승모근). 광범위한 평가 및 촉진 방법은 다음을 참조하라:

근육 기능 테스트(Janda 1983)
Locomotor 시스템의 재활에서의 도수치료 (Lewit, 1999)
근육 에너지 기술(Chaitow 2006).
근거 중심의 수동 의학(Seffinger & Hruby 2008)
마사지 요법의 정형외과적 평가 (Lowe 2006).

실습 5.16A 슬괵근 단축에 대한 촉진: 상부 섬유

소요 시간 5분

단축된 슬괵근(대퇴이두근, 반건양근 및 반막양근)을 평가하기 위해, 촉진 파트너(palpation partner)는 테스트할 다리는 뻗고, 다른 다리는 허리를 이완하기 위하여 무릎과 고관절을 구부려서 바로 눕는다(그림 5.22).

- 왼쪽 슬괵근(상부 섬유)의 긴장도를 평가하기 위해서 검사할 다리 쪽에 서서 테이블의 머리를 향하도록 서 있어야 한다.
- 아래 다리는 다리 쪽 손에 의해 지지되며, 약간 신전된 무릎을 유지하고, 외회전을 막기 위해서 가능한 경우 굽혀진 팔꿈치 부분에 발의 뒤꿈치를 편하게 놓게 한다.
- 다리가 거상됨에 따라 결합된 상태를 평가하기 위해, 머리쪽 손은 허벅지 중간부위의 슬괵근에 놓는다.
- 고관절 굴곡 운동 범위(유연한 슬괵근 그룹)는 결합이 되기 전에 테스트된 다리를 약 80°까지 올릴 수 있어야 한다.
- 80° 이전에, 저항, 결합의 첫 번째 징조가 발생하는가?

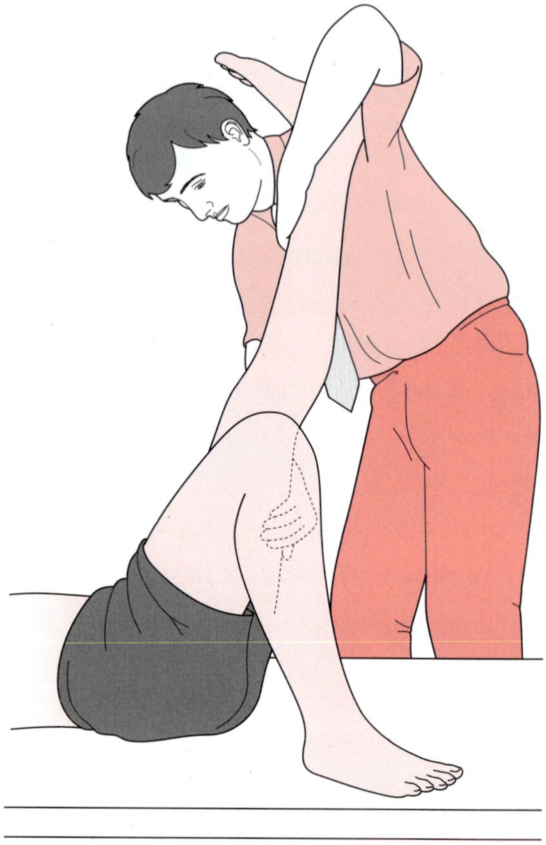

그림 5.22
다리를 올리는 동안 촉진에 의한 슬괵근, 상부 섬유의 단축에 대한 평가

- 그렇다면, 슬괵근이 단축된 것을 의미하는 것이다.
- 촉진 파트너가 머리와 목을 완전히 먼쪽으로 돌려 놓은 상태에서 촉진 검사를 반복한다.
- 촉진 파트너가 머리와 목을 검진하는 쪽에서 완전히 돌려 누워 있는 동안 촉진 검사를 반복한 다음 다시 검진하는 쪽으로 완전히 돌려 촉진 검사를 반복한다.
- 목을 돌릴 때, bind가 발견되기 전에 다리의 거상 정도에 차이가 있었는가?

경추회전으로 동측 신전근의 톤 및 반대측 굴곡근의 톤을 증가시키는 반면 반대측 신전 및 동측 굴곡근 톤을 감소시키는 강직성 목반사(the tonic neck reflex)로 인해 차이가 있을 수 있다.

간단히 말해서, 검진하는 반대쪽에서 목을 돌리면, 슬괵근이 더 이완되어야 한다는 것을 의미한다. 그리고 목을 검진하는 쪽으로 돌렸을 때, 그들은 이전보다 tighter로 검사해야 한다. 검사 중에 확실했는가?

실습 5.16B 슬괵근 단축에 대한 촉진: 하부 섬유

소요 시간 3–5분

- 이 평가를 하기 위해 검사 다리를 완전 굽힘 상태로 만든다(환자는 양손으로 상부 허벅지를 잡아 지탱하면 도움이 된다.)(그림 5.23).
- 곧게 편 다리에 bind를 평가하기 위해 오금의 아래 공간의 섬유들 위에 손을 올려 놓아야 한다.
- 무릎은 저항이 느껴질 때까지 수동적으로 곧게 펴지거나 하부 슬괵근에 촉진 손으로 결합 상태를 확인할 수 있다.
- 고관절 굴곡 상태에서 무릎이 쉽게 똑바로 할 수 없는 경우, 이는 하부 슬괵근 섬유의 단축을 나타낸다.
- 다리를 곧게 펴기 위한 시도 중에 무릎 뒤와 하부 허벅지 뒤쪽으로 당기는 정도가 보고된다.

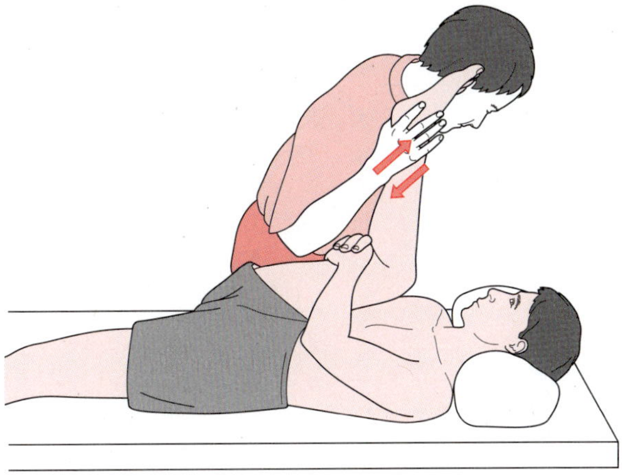

그림 5.23
다리를 곧게 하는 동안 촉진에 의해 슬괵근 하부 섬유의 단축에 대한 평가

- 고관절 굴곡 상태에서 무릎이 쉽게 똑바로 할 수 있고, 뻗은 다리를 80° 들어 올리는 직거상(straight-leg raise)을 이전에 할 수 없다면 아래 섬유의 단축이 아니고 치료를 요하는 부위는 상부 슬괵근(upper hamstring) 섬유이다.

실습 5.17 이상근(Piriformis)의 단축에 대한 촉진

소요 시간 3–4분

단축일 때, 이상근(piriformis)은 회외되어 영향을 받는 쪽 다리가 단축되고 외회전된 것으로 나타난다.

- 촉진 파트너를 검사할 쪽을 위로한 채 옆으로 눕게 하고, 골반 앞에서 골반을 마주보며 서있는 자세를 취한다.
- 이상근(piriformis)의 정지부를 촉진하기 위해서는 두 개의 상상선을 그어야 한다: 하나는 전상장골극(ASIS)에서 좌골결절(ischial tuberosity)

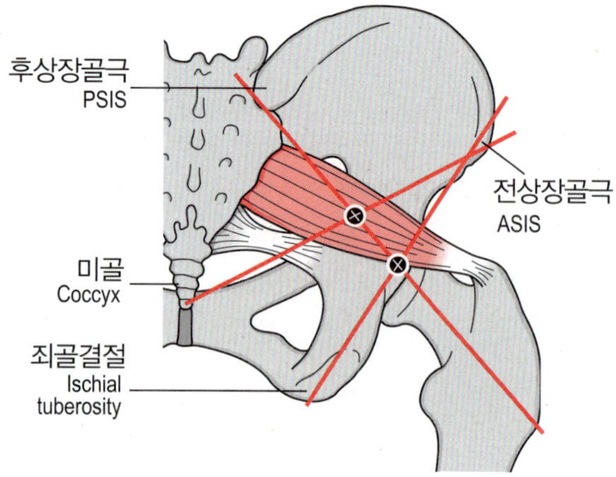

그림 5.24
Landmarks는 고관절에 이상근(piriformis)의 부착점을 찾기 위한 좌표로 사용되며 또한 근복(belly)의 주요한 압통점(trigger point) 활성된 부위로 사용된다. ASIS, 전상장골근(anterior superior iliac spine), PSIS, 후상장골근(posterior superior iliac spine).

까지 이어지고 다른 하나는 후상장골극(PSIS)에서부터 대퇴골 대전자(trochanter)의 가장 두드러진 점까지 연결된다(그림 5.24). 이 선들이 대퇴골 바로 뒤, 교차하는 곳은 근육의 정지부이며, 구조가 단축되거나 자극이 되어있는 상태에서 여기를 누르면 심한 불쾌감을 유발한다.

- 가장 일반적인 압통점(trigger point) 위치를 근복(belly)에서 찾으려면 전상장골극(ASIS)에서 그은 선은 좌골 결절보다는 미골 쪽이어야 한다. 또 다른 후상장골극(PSIS)에서부터 대전자까지의 선은 동일하다.
- 하나의 선이 다른 선을 가로 지르는 지점에 압력은 압통점(trigger point) 흔한 부위인 이상근(piriformis)의 중점(belly)에 있다.
- 여기서 가벼운 압박 통증 반응을 일으키는 것은 스트레스를 받은 것이기도 하고 아마도 단축된 근육을 나타내는 것이기도 하다.

실습 5.18 척추주변 *paravertebral* 근육 평가(그림 5.25)

소요 시간 관찰을 위해 3분의 시간이 제안되었다. 추가 촉진법이 도입되면 최대 15분까지 제안된다.

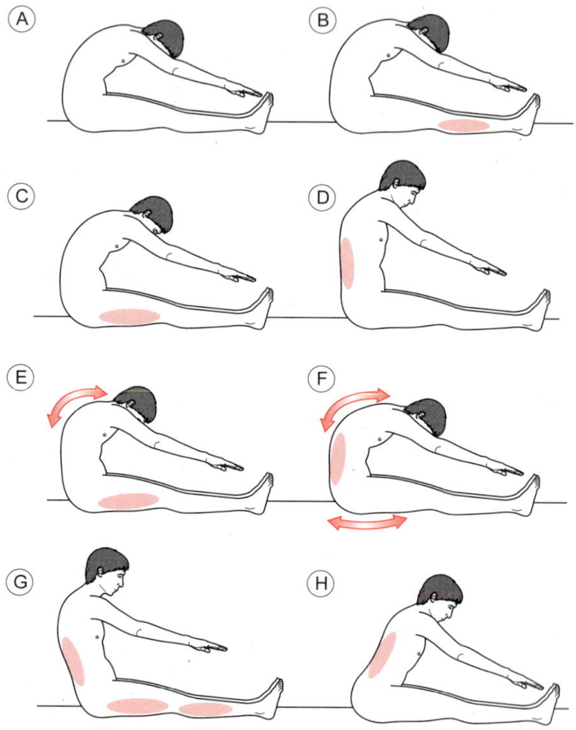

그림 5.25
척추기립근과 관련된 자세 근육의 단축 검사. (A) 척추기립근과 후방 대퇴근육의 정상 길이. (B) 비복근과 가자미근의 긴장도; 발을 배측굴곡할 수 없다는 것은 족저굴곡근(plantarflexor) 그룹의 긴장도를 나타내는 것이다. (C) 골반을 뒤쪽으로 기울게 하는 슬괵근의 긴장도. (D) 하부 척추기립근의 긴장도 (E) 슬괵근의 긴장도; 약간 긴장한 하부 허리 근육과 과도하게 뻗은 상부 뒤 근육. (F) 하부 허리 근육이 약간 단축되어 있고, 상부 등 근육이 약간 늘어나 있으며, 슬괵근은 약하게 스트레칭되어 있다. (G) 하부 허리 근육, 슬괵근, 비복근과 가자미근육의 긴장도 (H) 굴곡상태에서 전만을 유지했을, 하부 허리 근육의 심한 긴장도.

5.18A

- 촉진 파트너(palpation partner)는 치료 테이블에 앉아 있어야 하며, 다리는 신전하고 골반은 수직이어야 한다.
- 염좌가 일어나지 않으면서 이마를 무릎 가까이 근접하게 두기 위해 상체를 앞으로 굽힌다.
- 평평한 곡선은 이마가 무릎에서 약 4인치(10cm) 떨어진 거리를 두어 관찰해야 한다.
- 무릎 굴곡이 일어나지 않아야 하며 움직임은 골반 기울임을 포함하지 않고 척추에서 일어나는 움직임이어야 한다.

5.18B

- 촉진 파트너는 무릎을 굽힌 채 테이블의 가장자리에 앉아 있고, 다리는 테이블 가장자리 아래로 매달려 있으면서 슬괵근이 이완되어 있는 상태이다.
- 이마가 무릎에 근접하도록 하기 위해 전방 굴곡한다.
- 몸통의 굴곡이 이 지점에서 5.19A보다 크면 골반이 기울어지고 슬괵근의 단축과 관련이 있다.

검사 5.18A 및 5.18B 검진 동안 "척추 평평도"를 확인하고 촉진하기

Identifying and palpating areas of "spinal flatness" during Exercises 5.18A and 5.18B

이러한 평가를 하는 동안 측면에서 보았을 때 "C"커브가 분명하면서 척추전체에서 균일한 굴곡 정도가 있어야 한다. 그러나 일반적으로 척추근육의 단축 영역이 관찰될 수 있으며 특히 굴곡이 거의 또는 전혀 없는 "평평한" 영역으로 관찰될 수 있다.

어떤 경우에는 척추 전만이 최대한 굴곡에서도 유지될 수 있으며, 굴곡은 전만 없이 매우 제한적일 수 있다. 또한, 하부 허리의 관련된 긴장도를 보상하기 위해, 허리의 과도한 뻗기가 있을 수도 있다.

일반적으로 척추의 "평평한" 부위는 척추 기립근 그룹의 국소 단축과 관련된 것을 나타낸다.

- 이러한 굴곡 검사 중 하나 또는 둘 다에서 척추의 "편평한" 긴장 부위를 관찰할 수 있는가?
- 파트너가 굴곡으로 움직일 때 하나 또는 두 개의 그러한 부위를 확인하고 가볍게 촉진하라
- 곡선이 정상인 곳에서 유연성이 있는 영역과 비교하여 긴장도(tighten), 결합(bind)된 조직의 느낌을 비교한다.
- 또한 평평한 부위를 확인하는 경우, 촉진 파트너(palpation partner)가 엎드려 누운 상태에서 손가락으로 가볍게 촉진하여 과긴장성(hypertonicity)정도를 평가하고 제4장에서 설명한 피부 촉진 방법을 사용하여 긴장된 조직의 다른 소견을 더 정상인 쪽과 비교하여 평가한다(예를 들면, 트리거 포인트 찾는 데 사용된다).
- 척추와 함께 나란히 위치한 긴장된 근육들이 검사 5.1-5.3을 다시 사용하여 촉진(facilitation)된 영역인지 여부를 평가한다. 검진 결과를 기록하도록 한다.

노트

환자가 굴곡할 때 흉추의 "평평한" 부분은 호흡기능을 고려할 때 특히 중요하다. 연관성 있는 늑골 제한이 있고 최대한 자유로운 흡기/호기를 위한 제한된 능력이 있을 수 있기 때문이다.

실습 5.19 상부 승모근(Trapezius) 단축에 대한 촉진

소요 시간 3분

5.19A

촉진 파트너(palpation partner)는 앉은 자세를 취하고, 촉진할 측의 어깨에 한 손을 대고, 다른 쪽 손은 머리의 동측에 대고 뒤에 선다.

- 검사하는 쪽의 어깨가 위에서 안정되어 있는 즉, 힘이 전혀 가해지지 않는 동안 목은 굴곡, 신전 또는 회전을 허용하지 않고 부드럽게 옆쪽으로 "용이함(easy)" 쪽의 경계까지 굴곡시킨다(그림 5.26).

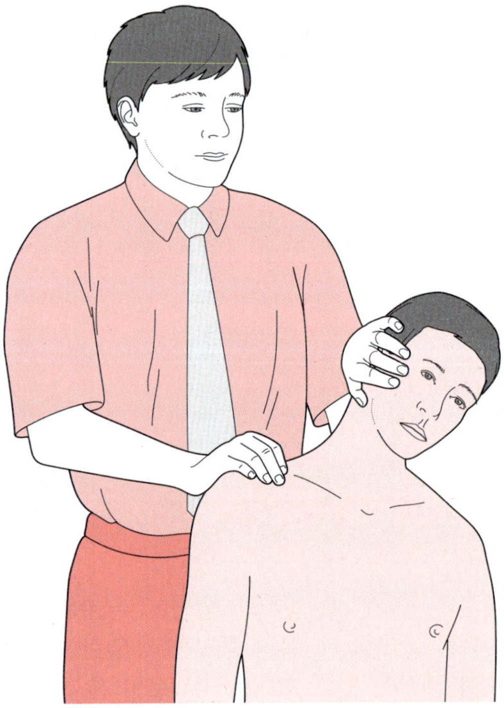

그림 5.26
오른쪽 상부 승모근(Trapezius)의 상대적인 단축의 평가. 오른쪽 어깨는 목이 외부의 힘 작용(force) 없이 첫 번째 저항신호 결합(bind)이 있을 때까지 가쪽 굴곡 되는 동안 안정되어져야 한다. 한쪽이 다른 쪽과 비교된다. 정상 범위는 약 45°이다.

- 가동범위는 각 측에서 비교되고, 촉진(예: 항력 drag)은 단축된 섬유를 나타내는 것이다.
- 동일한 과정이 똑바로 누운(앙와위) 자세에서 수행될 수 있으며 귀는 측면 굴곡 동안에 어깨로 가까이 간다.

5.19B

소요 시간 5–7분

- 오른쪽에 상부 승모근을 검사하려면 촉진 파트너(palpation partner)는 목을 완전히 왼쪽으로 돌려(그러나 강요하지는 않음) 똑바로 누운 자세에서 시작하여야 한다.
- 상승모근의 후방 섬유를 평가하기 위해서는 왼손으로 위 목/후두골 부분을 지지해야 하며, 오른손은 손바닥을 위로 향하게 한 채로 척골 부위로 목을 정항할 수 있도록 목의 오른쪽에 놓아두어야 한다.
- 손가락 패드는 상부 승모근의 후방 섬유를 촉진해야 한다. 손가락 패드로 *"바인딩"("bind")의 첫 신호*를 느낄 때까지 또는 지지하고 머리를 이동시키는 검사자의 손의 저항을 느낄 때까지 머리를 왼쪽으로 천천히 측면 굴곡시켜야 한다.
- 이제 오른손으로 측면굴곡 및 회전 정도에서 머리를 안정시키고 왼손을 교차시켜 어깨를 컵처럼 덮어 얹는다(그림 5.27).
- 머리와 목이 외측 굴곡하고 회전하는 장벽(barrier)동안 어깨가 하강할 수 있는 "용이함(ease)"을(꼬리쪽으로 움직임) 평가하라.
- 어깨를 발쪽으로 밀 때 용이한 "탄력성"이 있어야 하며, 움직일 때 가동범위 끝 부분의 느낌이 부드러워야 한다.
- 이것을 여러 번 반복한다.
- 어깨가 "튀어 오르는" "탄성적인(springing)" 경

우, 가동범위 끝이 단단하고 나무 같은 느낌이 있다면, 검사하는 상부 승모근의 섬유는 단축된 것으로 확인된다.

- 승모근 윗부분의 상대적인 단축과 기능적 효율성을, 다양한 세세부위를 각각 검사하기 위하여 (상부 승모근 후방 섬유) 검사를 위해서 머리를 완전히 평가 측에서 먼 쪽으로 돌려서 평가하고,(상부 승모근 중간 섬유) 검사를 위해서 평가 측에서 먼 쪽으로 반 돌려서 평가하고,(상부 승모근 전방 섬유)검사를 위해서 평가할 쪽으로 약간 돌린 상태에서 동일한 평가를 수행해야 한다.
- 내측 및 전방 섬유를 평가 시 외측 굴곡을 도입할 때 위의 설명과 비슷한 방법, 편안함에 따라 손바닥을 위로 또는 아래로 하면서 근육의 각 부분을 촉진해야 한다.

당신은 손의 이동으로 저항을 느끼는 경계와 결합에 대한 촉진 느낌을 동시에 확인할 수 있다.

이 검사에서 서로 다른 평가가 확인되는가?

이 촉진 검사들을 바탕으로 어떤 섬유가 단축되었나?

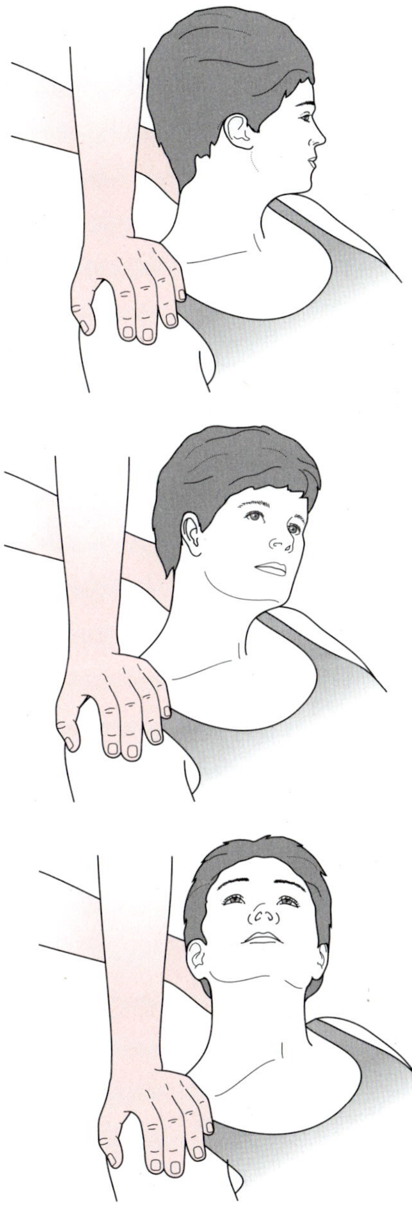

그림 5.27

상부 승모근의 단축에 대한 평가. 3가지 머리 위치와 관련이 있다. 후방 섬유(머리가 완전히 회전하고 외측 굴곡) 중간 섬유(머리 반 회전 및 외측 굴곡); 전방 섬유, 외측 굴곡하고 평가하는 쪽으로 약간 회전

추가적인 촉진 검사

Additional palpation exercises

위에서 설명한 바와 같이 통증유발점(trigger points) 및 다른 반사 자극(other reflex activity)을 검색할 때 찾은 근육 검사의 결과와 비교하는데 시간을 보내도록 한다.

- 검사시 이런 점을 가진 근육들은 지속적으로 단축되어 있는 것인가?
- 보통 때가 아니면 가끔?

위와 같이 당신과 파트너(your partner)가 자세 근육의 평가를 반복하고 검진표에서 단축된 것으로 기록한 것으로 이 장에서 마지막 검진을 시작하라. 결과는 모든 부위, 점, 연부조직 기능 장애 구역(zones of soft tissue dysfunction)(비정상, 경화(indurated), 수축(contracted) 및 민감성(sensitive)으로 촉진한 부위)의 기록지에 기록한 기본 척추 NMT(또는 복부 NMT) 평가를 수행한 후 얻은 결과와 비교해야 한다.

Box 5.2에 설명되어 있는대로 Nimmo의 평가 절차(assessment sequence)를 검사한다.

Greenman(1989)은 검사자가 느낀 조직이 확실히 확인될 때까지 몇번이고 반복할 가치가 있는 척추 부위의 근육 촉진 패턴을 설명했다. 다음은 이 부위에 대한 *"촉진 처방"(palpation prescription)*의 일부로서, 제4장에서 설명된 촉진 검사와 유사한 표면 촉진에서 시작된다.

촉진 능력 상태 Palpation skill status

이 장에서는 다양한 접근법이 있으며, 이 모든 것은 이전 장에서 습득한 기술을 추가하여 기능적으로 완전한 상태(무결성) 또는 기능이상에 대한 적응의 증거를 알아내는 것에 유용할 수 있다.

- 이 장의 검진을 성공적으로 마쳤으면 적절한(자세) 근육의 단축에 대한 평가를 할 수 있을 뿐 아니라 이 검사의 국소적인 변화를 확인할 수 있어야 한다.

확립된 바와 같이, 구조와 기능은 현실에서 분리할 수 없을 정도로 복잡하게 얽혀 있다. 구조적 분석과 촉진을 사용하여 기능적 변화가 무엇인지 예측할 수 있는 것처럼 우리는 기능을 평가하여 구조적 변화가 발생할 가능성이 있는 방향으로 이끌 수 있다. 이것은 검사 5.13, 5.14, 5.15에 설명된 기능 평가에서 명확하게 나타난다.

다음 장에서 사용된 방법은 더 이상 구조적 변화만 찾는 것이 아니라 변경된 구조를 수반하는 변경된 기능과 관련이 있다.

설명된 방법 중 일부는 감지하기 어렵고 나머지는 그렇게 힘들지는 않다. 당신이 알게 되기를 기다리는 증거를 읽는데 필요한 촉진 민감도(sensitivity of touch)를 발달시킬 수 있는 환자라면 모든 것은 검증할 가치가 있다.

다음 Next

근육과 관절 문제를 구별하는 방법에 대한 논의는 6번 특별주제 6(Special topic 6)을 참조하라.

6장에서, Tom Myers는 근막의 촉진에 주목하고 있다.

참고문헌

Ashina S, Bendtsen L and Ashina M(2005) Pathophysiology of tension-type headache. Current Pain and Headache Reports 9: 415–422.

Baldry P(1993) Acupuncture, trigger points and musculoskeletal pain. Edinburgh: Churchill Livingstone.

Beal M(1983) Palpatory testing for somatic dysfunction in patients with cardiovascular disease. Journal of the American Osteopathic Association 82: 822–831.

Becker R(1963) Diagnostic touch(part 1). Newark, OH: Yearbook of the Academy of Applied Osteopathy.

Becker R(1964) Diagnostic touch(part 2). Newark, OH: Yearbook of the Academy of Applied Osteopathy.

Becker R(1965) Diagnostic touch(part 3). Newark, OH: Yearbook of the Academy of Applied Osteopathy.

Braggins S(2000) Back care: A clinical approach. Edinburgh: Churchill Livingstone.

Chaitow L(1988) Soft tissue manipulation. Wellingborough: Thorsons.

Chaitow L(1991) Soft tissue manipulation. Rochester, MA: Inner Traditions.

Chaitow L(2001) Muscle energy techniques, 2nd edn. Edinburgh: Churchill Livingstone.

Chaitow L(2002) Modern neuromuscular techniques, 2nd edn. Edinburgh: Churchill Livingstone.

Chaitow L(2006) Muscle energy techniques, 3rd edn. Edinburgh: Churchill Livingstone.

Chaitow L(2007) Positional release techniques, 3rd edn. Edinburgh: Churchill Livingstone.

Chaitow L and DeLany J(2000) Clinical applications of neuromuscular technique(upper body). Edinburgh: Churchill Livingstone.

Chaitow L and DeLany J(2002) Clinical applications of neuromuscular technique(lower body). Edinburgh: Churchill Livingstone.

Chaitow L and DeLany J(2008) Clinical applications of neuromuscular technique(upper body), 2nd edn. Edinburgh: Churchill Livingstone.

Couppé C, Torelli P, Fuglsang-Frederiksen A et al.(2007) Myofascial trigger points are very prevalent in patients with chronic tension-type headache: A double-blinded controlled study.

Clinical Journal of Pain 23: 23–27.

Dvorak J and Dvorak V(1984) Manual medicine: Diagnostics. New York: Georg Thieme.

Frymann V(1963) Palpation – its study in the workshop. Newark, OH: Yearbook of the Academy of Applied Osteopathy, pp. 16–30.

Goodridge J(1981) MET, definition, explanation, methods of procedure. Journal of the American Osteopathic Association 81(4): 249.

Greenman P(1989) Principles of manual medicine. Baltimore: Williams and Wilkins.

Higham T and Biewener A(2011) Functional and architectural complexity within and between muscles. Biological Sciences 366: 1477–1487.

Hoover H(1969) Method for teaching functional technique. Newark, OH: Yearbook of the Academy of Applied Osteopathy.

Janda V(1978) Muscles, central nervous motor regulation, and back problems, in Korr IM(ed) Neurobiologic Mechanisms in Manipulative Therapy. New York: Plenum.

Janda V(1983) Muscle function testing. London: Butterworths.

Jones L(1981) Strain/counterstrain. Colorado Springs: Academy of Applied Osteopathy.

Kendall H, Kendall F and Boynton D(1952) Posture and pain. Baltimore: Williams and Wilkins.

Kline CM(2011) Fascial manipulation, part I. Journal of the American Chiropractic Association 48(3): 2–5.

Korr I(1976) Proprioceptors and somatic dysfunction. Newark, OH: Yearbook of the Academy of Applied Osteopathy.

Kuchera W(1997) Lumbar and abdominal region, in Ward R(ed) Foundations for osteopathic medicine. Baltimore: Williams and Wilkins.

Kuchera M, Bemben MG, Kuchera WF and Piper F(1990) Athletic functional demand and posture. Journal of the American Osteopathic Association 90(9): 843–844.

Le Moal M(2007) Historical approach and evolution of the stress concept: A personal account. Psychoneuroendocrinology 32: S3–S9.

Lewit K(1992) Manipulative therapy in rehabilitation of the locomotor system, 2nd edn. London: Butterworths.

Lewit K(1999) Manipulative therapy in rehabilitation of the locomotor system, 3rd edn. London: Butterworths.

Lewit K(2009) Manipulative therapy: Musculoskeletal medicine. Edinburgh: Churchill Livingstone.

Liebenson C(1996) Rehabilitation of the spine. Baltimore: Williams and Wilkins.

Liebenson C(2006) Rehabilitation of the spine, 2nd edn. Baltimore: Williams and Wilkins.

Lowe W(2006) Orthopedic assessment in massage therapy. Sisters, OR: Daviau Scott.

McEwen B and Wingfield J(2010) What's in a name? Integrating homeostasis allostasis and stress. Hormones and Behavior 57(2): 105.

McFarlane Tilley R(1961) Spinal stress palpation. Newark, OH: Yearbook of the Academy of Applied Osteopathy.

McPartland J and Goodridge J(1997) Osteopathic examination of the cervical spine. Journal of

Bodywork and Movement Therapies 1(3): 173–178.
Magoun H(1948) Osteopathic diagnosis and therapy for the general practitioner. Journal of the American Osteopathic Association December.
Masi A and Hannon J(2008) Human resting muscle tone (HRMT): Narrative introduction and modern concepts. Journal of Bodywork and Movement Therapies 12(4): 320–332.
Mense S(2008) Muscle pain: Mechanisms and clinical significance. Deutsches Ärzteblatt International 105: 214–219.
Mense S and Simons D(2001) Muscle pain. Philadelphia: Lippincott, Williams and Wilkins.
Murphy D(2000) Conservative management of cervical spine syndromes. New York: McGraw-Hill.
Ng J, Richardson C, Kippers V et al.(1998) Relationship between muscle fibre composition and functional capacity of back muscles in healthy subjects and patients with back pain. Journal of Orthopaedic and Sports Physical Therapy 27: 389–402.
Nimmo R(1966) Workshop. London: British College of Naturopathy and Osteopathy.
Norris C(1998) Sports injuries, diagnosis and management, 2nd edn. London: Butterworths.
Pavan O, Stecco A, Stern R and Stecco C(2014) Painful connections: Densification versus fibrosis of fascia. Current Pain and Headache Reports 18: 441.
Rolf I(1962) Structural dynamics. Newark, OH: British Academy of Osteopathy Yearbook.
Rosero HO, Greene CH and DeBias DA(1987) Correlation of palpatory observations with the anatomic locus of acute myocardial infarction. Journal of the American Osteopathic Association 87: 118–122.
Seffinger M and Hruby R(2008) Evidence-based manual medicine. Philadelphia: Saunders.
Selye H(1984) The stress of life. New York: McGraw-Hill.
Simons DG(2008) New views of myofascial trigger points: Etiology and diagnosis. Archives of Physical Medicine and Rehabilitation 89(1): 157–159.
Simons D and Mense S(1998) Understanding and measurement of muscle tone as related to clinical muscle pain. Pain 75: 1–17.
Simons D, Travell J and Simons L(1999) Myofascial pain and dysfunction: The trigger point manual, vol 1, upper half of body, 2nd edn. Baltimore: Williams and Wilkins.
Smith F(1986) Inner bridges: A guide to energy movement and body structure. New York: Humanics New Age.
Snider K, Schneider RP, Snider EJ et al.(2016) Correlation of somatic dysfunction with gastrointestinal endoscopic findings: An observational study. Journal of the American Osteopathic Association 116(6): 358–369.
Thomson H and Francis D(1977) Abdominal wall tenderness: A useful sign in the acute abdomen. Lancet 1: 1053.
Travell J and Simons D(1992) Myofascial pain and dysfunction – the trigger point manual. Baltimore: Williams and Wilkins.
Upledger J(1987) Craniosacral therapy. Seattle: Eastland Press.
Walther D(1988) Applied kinesiology. Pueblo, CA: SDC Systems.
Ward R(ed)(1997) Foundations for osteopathic medicine. Baltimore: Williams and Wilkins.
Weppler CH and Magnusson SP(2010) Increasing muscle extensibility: A matter of increasing length or modifying sensation? Physical Therapy 90(3): 438–449.
Woolbright J(1991) An alternative method of teaching strain/counterstrain manipulation. Journal of the American Osteopathic Association 91(4): 370–376.

근막 촉진

Fascial palpation

Thomas W. Myers

제6장

결합 조직 매트릭스(matrix)의 일부 형태는 호흡기 및 소화관의 열린 내강을 제외하고 몸 안의 모든 곳에서 이루어져 있으므로 이 단일체 전체 네트워크의 적어도 일부 코너에 연결하지 않고는 어디에서도 촉진할 수가 없다(Myers 2014). 신경, 순환계 및 상피 통동에 대해서도 마찬가지인데 — 모든 접촉은 여러 유형의 조직에 영향을 미친다. 이러한 주의사항으로 인해 조직이 실제로 고립이 되거나 분리될 수 없다는 점을 고려하여, 이 장에서는 이 전체적인 네트(net) 내에서 핵심적이고 중요한 근막 또는 결합 조직의 특징을 지적하고 있다. 우리의 탐험은 복강 내의 장기 인대(organic ligament) 또는 경막(meninges)과는 대조적으로 운동 시스템의 체벽 근막 내에서 확인 가능한 구조물에 제한되어 있다. 이러한 구조물에 대해서는 여기에서 *Anatomy Trains*으로 알려져 있는 근막 경선이라는 용어로 잘 묘사되어 있다(Myers 2014).

우리가 이 체계적인 과정을 시작하기 전에, 근막층에 관한 용어를 이해해야 한다. 비록 근막의 그물망(net)은 배아 발달의 두 번째 주말에 미세한 망상 섬유와 젤을 둘러싼 단일 삼차원 거미집으로 단순한 3면 배아 전체를 형성하는 첫 번째 형태가 취해지지만, 이후 연속해 일어나는 배아 발달은 원래 근막 그물망(net)을 인식 가능한 층(recognizable layers)으로 형성시킨다(Schultz 1996):

- 성숙한 표현형(그것은 우리가 될 것이다)에서 신체의 어느 곳에서나 피부를 집어 들어 올리면, 그것은 근막 집(fascial sheet)의 첫 번째 층인 진피이며, 피부의 카펫을 위한 뒷받침용으로써 어떤 방향으로도 움직일 수 있는 탄성층이다. 그리고 그것은 매우 억세어서 날카로운 칼날보다 더 무딘 것은 그 어떠한 것도 뚫고 들어오는 것을 막아낼 수 있다.
- 비록 우리는 각 근막 층이 다양한 끈끈한 액체 또는 접착성 물질에 의해 항상 옆 층과 연결되어 있기 때문에 이들 각 층이 인접 층과 불완전하게 분리된다는 것을 알고는 있지만, 다음 식별이 가능한 층은 유륜층 또는 지방층(areolar or adipose layer)으로 알려져 있다. 이 매혹적인 시스템(신체에서 미끄럼 움직임이 일어나야하는 대부분의 부위에 존재하기 때문에 관절 시스템의 일부로 간주될 수 있다)은 백혈구와 다양한 형태의 섬유 모세포를 포함하고 있으며, 점성 프로테오글라이칸(proteoglycan)과 같은 세포가 혼합되어 있다(Guimberteau와 Armstrong 2015; Langevin 외 2004, 2006).
- 유륜층 아래에는 근골격계 주위에 "단일체"를 형성하는 "심부 근막(fascia profundis)"이라는 깊은 근막이 있다. 다리에 있는 종아리 근막과 허벅지에 있는 대퇴근막과 같이 다른 부위의 이름이 부여되어 있는 이 탄력있는 천은 실제로 우리 내부의 모양을 유지하는 하나의 체계적인 층이며 가죽과 같은 보호 기능을 제공하고 있으며, 탄력있는 진피도 아니고 부드러운 유륜층도 아니다.
- 우리는 각 근육 주위에서 미세하지만 강한 근외막 층(epimysial layer)과 함께 더 작은 근육을 싸고 있는 더 작은 근주막 층과 근내막 층을 발견할 수 있다. 이 근육 군들 사이에서, 아주 강하지만 가단성이 있는 근육간 중격(intermuscular

septa)을 발견할 수 있는데, 여기에서 결합이나 단축은 확실한 구조적 기능적 결과를 낳기 때문에 촉진으로 그 식별이 가능하다. 이 중격은 계속 이어지고, 가장 깊은 근육 조직은 아래에 뼈에 가깝게 연결되어 있으며, 우리는 관절 주위 인대를 감싸고 연속적으로 뼈 주위를 랩으로 감싸 코팅한 것과 같은 골막(periosteum)을 발견하게 되고 그리고 결국에는 뼈 그 자체가 결합조직으로 간주된다.

물론 이러한 층의 배치는 장소에 따라 다르지만, 표면적인 것에서부터 깊은 층에 있는 것까지 일반적인 순서가 적용된다. 여러분의 허벅지 앞부분이 이 책 바로 아래에 놓여 있을 것이므로, 이 부분을 촉진하기 위한 부위로 사용하도록 하자(그림 6.1).

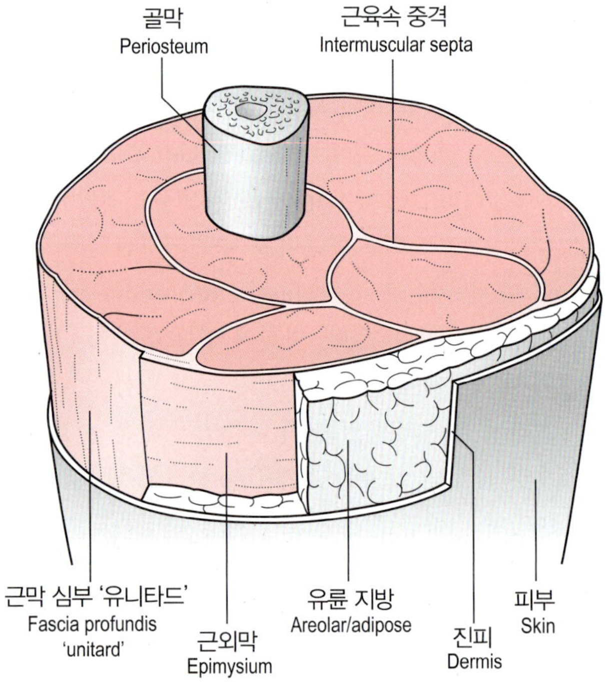

그림 6.1
여기 허벅지에서 본 전형적인 근막층. 다른 영역은 피부와 뼈 사이에 더 많거나 또는 더 적은 수의 층을 가지고 있다.

- 엄지와 검지로 피부를 집어 들어 올려 돌린다. 섬세한 피부 세포를 유지하는 피부 뒤쪽의 신축성 있는 층을 느낄 수 있을 것이다(4장 참조).
- 피부를 앞뒤로 미끄러뜨리면 밑에 있는 층의 유륜층(areolar layer)이 쉽게 미끄러지는 것을 느낄 수 있다. 어떤 방향으로 피부를 미끄러뜨리더라도, 이 유륜층은 움직임이 확인되기 전에 일정량(수 센티미터)의 미끄럼 움직임이 일어난다. 손가락을 경골의 앞쪽으로 움직여 내려가서 이 뼈로부터 피부를 들어 올려 유륜층이 매우 얇은 곳에서는 움직임에 얼마나 제한이 있는지 관찰하도록 한다(4장 참조).
- 손가락 아래 근육을 단단하게 조이기 위해 무릎을 펴보도록 한다. 검사하고자 하는 층은 아주 가는 것 같지만, 느슨하고 미끄러운 표면 근막과 근육 사이에서 강하면서 몸에 딱 달라붙는 타이츠와 같은 것이다.

근육 내의 근막의 밀도는 나이, 영양, 유전적, 그리고 대부분의 경우 여러분의 관리에 따라 다르지만, 근육 세포 자체는 매우 *끈적끈적*하면서도 놀랍게도 액체로 되어 있는데, 사체를 해부할 때 치료를 받지 않은 조직에서 찾아 볼 수 있으며, 이것이 다리에서 느낄 수 있는 조직화된 구조의 근막(피부의 긴장감과 신경계 톤과 함께)이다.

- 허벅지의 바깥쪽을 주행해 내려가는 독특한 근막 시트인 장경인대(ITT)를 느끼기 위해 허벅지의 외측 부위에 손가락을 슬라이딩시켜 본다. 엄밀히 말하면 이것은 근육 내 중격이 아니고(우리가 신체를 통해 진행해 갈 때 다른 것들을 소개할 예정임), 비록 표면에서 쉽게 접근할 수 있는 것일지라도 유사한 무거운 근막 시트의 예가 될 것이다.
- 또한 여러분은 대퇴부 전면의 표면 근육인 대

퇴직근과 그 아래에 위치해 있으면서 밀도도 더 높고 더 깊이 있는 근육인 중간광근(vastus intermedius)과의 차이를 느낄 수 있을 것이다. 이 둘 사이에는 또 다른 근육판, 즉 근육 간 중격이 있어 "소시지"와 같은 대퇴직근이 광근을 중심으로 앞뒤로 슬라이딩 움직임을 일으킬 수 있게 된다.

골막은 뼈에 매우 인접해 있고, 종종 뼈에 붙어 있기도 하기 때문에 별도의 층으로 느껴지기는 어렵다. 계단에 정강뼈가 부딪혔을 때 매우 분명하게 잘 느껴지는데, 그것은 골막에 신경 분포가 잘되어 있기 때문에 부상당했을 때 뼈 자체나 근육보다 심하게 통증을 느끼게 되는 것이다(골막 통증에 대한 논의는 5장 참조).

- 뼈 자체에 대한 촉진은 물론 다리 근처의 슬개골이나 정간뼈 표면 근처에서 뼈가 튀어나온 부위에서 가장 쉽게 할 수 있다.

근육과 뼈가 이 책의 어느 곳에서든(5장과 8장 참조) 잘 정리되어 있다는 가정 하에, 우리가 신체의 근막 시스템의 단일성 안에서 느낄 수 있는 두드러진 결합조직 구조에서 진행하도록 한다.

이 일련의 탐험은 종축으로 이루어지므로, 하퇴의 앞부분이 허벅지와 몸통의 앞면을 따라 표시되며, 아래 다리의 측면은 신체의 나머지 외측 부분과 함께 하며, 종아리 근육는 햄스트링과 등 뒤 나머지 근육 등과 같이 따라 표시된다.

이것은 하퇴의 모든 촉진을 한 곳에서 할 수 있기를 원하는 독자에게는 실망스러울 수도 있으나, 이 종축 접근 방식은 이러한 근막 구조가 실제 인간의 기능과 안정성에 있어서 어떻게 서로 관련되어 있는지에 대한 용어에 논리성이 담겨 있다. 각 섹션의 라벨링은 주어진 특정 부위에 대한 촉진 가이드에서 신속하게 정보를 수집하고자 하는 독자에게 도움이 될 것이다.

아래에 명명된 각 근막경선에 대한 훨씬 더 완전한 정보는 *Anatomy Trains* 책(Myers 2014), 비디오 및 웹 사이트 www.AnatomyTrains.com에 잘 나와 있다.

실습 6.1 표면전방선 촉진(그림 6.2)

소요 시간 20분

발과 하퇴 Foot and lower leg

- 모델을 바로 눕혀 놓은 상태에서, 한 손으로 발가락을 굴곡시키면 모델은 발가락을 위로 들어올리고 신전시키면서 굴곡시키는 힘에 대항하여 저항을 할 것이다.
- 다른 손으로는 근육이 수축하자마자 발등의 표면의 얇은 피부를 통해 위로 불룩 솟아오르는 단지신근과 장지신근의 건을 촉진할 수 있다.
- 단지신근(short extensors)은 발의 측면을 향해 기울어져 있는데; 장지신근은 우리의 첫 번째 항구인 신근 지지대(extensor retinaculae) 아래로 지나간다.
- 내측에서 가장 두드러지게 나타나는 건은 전경골근의 건이다.

해부학 아틀라스에서, 신근 지지대는 뚜렷한 구조이며 건위에 걸쳐 있는 거즈 붕대처럼 보이게 된다. 실제로 이러한 뚜렷한 구별은 해부학자의 메스에 의해 만들어지며, 치료사가 촉진을 하는 손에서는 그 두께와 넓이가 정강뼈 위와 발아래에서 크게 다르게 느껴진다.

- 모델이 시술자의 저항에 대항하여 계속해서 발가락과 발목을 신전시키면서 근육을 단단하게 유지하고 있을 때에, 가볍게 터치하고 있는 손가락으로 발목을 가로 지르는 건을 따라 올라가면 이

뼈 정착점 bony station		주행경로 myofascial tracks
	15	두피근막
유양돌기	14	
	13	흉쇄유돌근
병골	12	
	11	흉골근/흉연골 근막
5번째 늑골	10	
	9	복직근
치골결절	8	
전하장골극	7	
	6	대퇴이두근/대퇴사두근
슬개골	5	
	4	슬개하건
경골 결절	3	
	2	단 장족지신근, 전경골근, 전방하퇴구획
발가락 지골의 족배면	1	

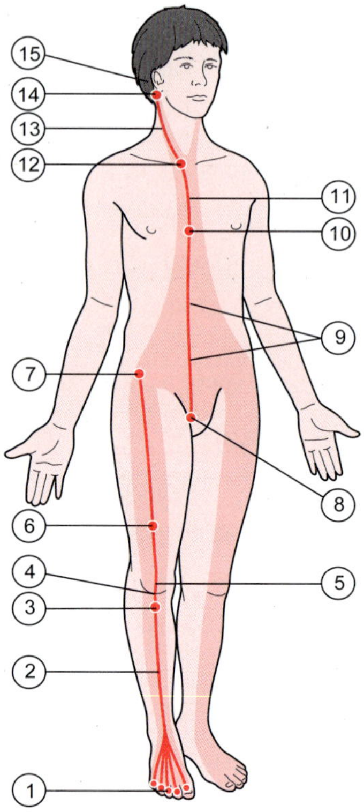

그림 6.2
표면전방선

실습 6.1 *계속*

건과 피부 사이에 있는 지지대(retinaculae)를 느낄 수 있다.

- 모델에 따라서 뚜렷한 구조로 느껴지기가 거의 불가능 할 수도 있고, 책에서 자주 묘사된 것과 같이 위아래 부분을 뚜렷하게 느낄 수도 있다.
- 어떤 경우든, 지지대는 그 자체로 구별되는 별개의 구조물은 아니지만, 지지 스타킹처럼 하퇴 전체를 둘러싸는 종아리 근막의 두께를 가지고 있다.
- 정강이의 전방 부위를 따라 위로 올라가서 피부를 경골의 평평한 표면 위로 움직이고, 뼈 위로 얼마나 이동하는지를 관찰한다.
- 이것은 모델마다 다를 수 있다. 쉽게 움직이는 피부와 움직임이 없는 뼈 사이에 존재해 있는 심부 근막(구강 띠)의 뚜렷한 층을 느낄 수 있는가?
- 이 근막 층은 뼈에서 "열리거나" 움직일 수 있으며, 일반적으로 우리의 경험에서 볼 때, 최상의 결과를 얻기 위해서는 머리 위로 들어 올리는 것이 좋다.

허벅지 Thigh

무릎에서, 여러분은 경골 결절과 슬개골 사이에 있는 슬개하 건(subpatellar tendon)을 발견할 수 있을 것이다.

- 모델이 무릎을 펴서 이 건(또는 인대, 선호도에 따라)이 선명하게 나타나게 한다.
- 시상 정중선에 위치해 있는 이 건은 무릎 관절과 경골 고원부(tibial plateau)에 부착해 있는 복합적인 "굴레" 내의 가장 강한 요소이다.
- 슬개골 아래쪽과 슬개골 양쪽을 조사하는 동안 모델은 무릎을 신전시킨 상태를 유지하게 한다. 만약 "굴레" 내에서 억제를 일으키는 밴드(restraining bands)의 일부를 느낄 수 있는지

실습 6.1 *계속*

확인한다.

- 다시 말하지만, 사용에 따라 그 두께와 정렬 상태가 아주 다양하게 나타나지만, 운동선수는 일반적으로 이 복합체 내에서 두드러지게 두꺼운 선을 보일 것이다.
- 모델에게 신전된 무릎을 이완시키게 하여 슬관절 상측에서 대퇴사두근의 연결을 느껴 보도록 한다. 이 강한 근막의 연결선은 분명히 근육이 확장된 것이다.

측면에서, 때로는 외측광근을 덮고 있는 장경인대의 앞쪽 가장자리를 촉진할 수 있지만, 외측선을 촉진할 때 이 구조를 따라 위로 올라가야 한다. 내측의 봉공근은 내측 근육 중격을 덮고 있는데, 우리가 심부전방선을 촉진할 때 역시 위로 주행해 올라가야 한다.

- 허벅지의 맨 꼭대기에서 전상장골극(ASIS)을 찾는다.
- 아래에서부터 이 힘의 연계로 이어지는 원위부에 있는 이 네 개의 구조는: 대퇴근막장근(TFL), 대퇴직근, 봉공근 및 서혜인대이다.
- 대퇴근막장근의 부착점은 모델이 다리를 내측으로 강하게 회전시키면 전상장골극의 바로 외측 아래 부위에서 촉진이 된다.
- 봉공근(sartorius)의 부착점은 전상장골극에 비해 내측 아래에서 만져지며, 모델이 다리를 외측으로 회전시켜 놓은 상태에서 시술자의 다른 손에 의한 등척성 저항의 힘에 대항하여 들어 올릴 때 가장 쉽게 촉진이 가능하다.
- 대퇴직근은 전하장골극(AIIS)에 부착되어 있으므로, 위에서 언급한 두 근육 사이에 위치하게 되는데, 대퇴직근의 건은 종종 봉공근과 대퇴근막장근 사이의 작은 "포켓" 안에 위치해 있으며, 근육은 전하장골극 쪽으로 향해 있다.

그러나 사람들의 특정 비율에서 발견된 바로는, "Morrison ligament"로서 우리 학교에서 애정을 나타내는 전상장골극(ASIS)까지 대퇴직근의 근막이 확장되어 있을 것이다.

- 서혜인대(잘못 명명된 것으로 — 그것은 독립적인 것이지만 실제로 복부 근막 층의 끝 부분이 말려 올려져 있는 것으로서 실제로는 인대가 아니다)는 치골결절에서 전상장골극까지 직선으로 이어져 있다.
- 그것은 다리와 트렁크 사이의 접혀진 부분 위로 약 1cm(1/2inch) 정도 부드럽게 튕겨질 수 있는 끈처럼 촉진이 될 것이다.
- 치골근과 장요근(pectineus and the iliopsoas) 사이에서 이 인대 아래로 지나가는 신경혈관 다발을 강하게 누르지 않도록 주의하여야 한다.

복부 The abdomen

대담한 촉진자는 치골의 상부 부위에 복직근의 둥근 하부 부착점을 발견할 수 있다.

- 이것은 일반적으로 모델에 민감한 부위이므로, 누운 자세로 무릎을 완전히 구부리게 한 다음 손가락으로 모델의 치골과 배꼽 사이의 중간 부분을 부드럽게 눌러 축척되어 있는 지방을 복강으로 잘 밀어 넣는다.
- 이 동작이 절대 고통스러워서는 안 되며, 만약 이것이 금기 사항이라면 금기 사항이 될 수 있는 것이다.
- 그런 다음 손가락 끝을 치골 쪽으로 향하게 하여 편히 두고, 손가락으로 치골을 밀어 내리는 것이 아니라 모델로 하여금 발을 바닥에 밀고 골반을 후방으로 굴려서 치골을 시술자의 손가락으로 밀어 올리게 한다.
- 방광이 소변으로 꽉 차 있는 모델은 이 촉진에서는 명확한 단점이 있을 수 있으며, 시술자가 손가락으로 치골을 밀어 내리는 대신 모델이 자신의 치골을 밀어 올리게 해야 한다.

실습 6.1 *계속*

- 치골 결절의 외측 면을 심하게 촉진하지 않도록 해야 하는데, 특히 남성의 경우는 근막 벽이 약하기 때문에, 이 부위에 대한 과도한 작업은 서혜부 탈장의 원인이 될 수 있다.

일단 발견된 것을 지켜보면, 복직근의 이러한 하부 부착점은 놀랍게도 둥근 형태를 하고 있으며 몇 센티미터 간격을 두고 떨어져 있다는 것을 알 수 있다. 그 사이에는 추체근(pyramidalis muscle)이라는 작지만 중요한 조정 역할을 하는 근육이 있다. 복직근 바로 옆 즉 대퇴직근 집(recuts sheath)의 외측 가장자리이다.

복직근은 운동선수 또는 필라테스 신봉자에게서 쉽게 느낄 수 있듯이 복직근의 건에 새겨져 분리되어 "6팩 복근"처럼 친숙한 요소로 배열이 된다.

더 중요한 것은, 복직근은 다른 복근 시트(sheet)와 연속되어 있는 근막의 집(sheath)에 싸여 있다는 것이다. 복직근이 이와 같은 다른 복근들과 닿는 곳은 이 근육의 바로 외측 부분이며 복근의 톤(tone)과 안정성을 위해 매우 중요한 근막 봉선(fascial raphe)이다.

- 이 근막 구조를 느끼기 위해서는, 복직근의 가장자리를 따라 살펴 올라가도록 하는데, 그것은 늑골을 향해 가면서 점점 넓어지게 된다.
- 근막 봉선(fascial raphe)(또는 반월 선)은 복사근과 복횡근의 중간 가장자리와 복직근의 측면 가장자리의 사이에 있으며, 치골에서 골장 상외측 방향 늑골 아래 아치를 향해 확장되어 있다.
- 4개의 복부 근육 사이의 이 근막 "교차로"는 횡격막뿐만 아니라 늑골에도 연결되어 있으며 전방 기능선(Front Functional Line)의 일부이자 이 표면전방선(Superficial Front Line)을 구성하고 있다.

전방 흉곽 The anterior rib cage

5번째 늑골 부위의 늑골 아치 위쪽에서, 실질적으로 "브래지어 라인"을 따라 복직근 상부와 대흉근의 아래쪽 가장자리 사이에서 뚜렷한 수평 근막 밴드를 느낄 수 있을 것이다. 이것은 해부학 도면에는 이름이 나와 있지 않지만, Louis Schultz 박사에 의해 기술된 이래 보편적으로 "Schultz 밴드"로 불러지게 되었으며, 이것이 너무 단축되거나 꼬여지게 되면 호흡에 제한을 일으키게 되고, 가슴을 위로 들어 올려지게 되며 팔의 움직임이 자유롭게 나타나게 되는 매우 중요한 구조물이다.

- 움직임을 제한하는 힘이 있음에도 불구하고, 이 밴드는 상당히 표면층에 위치해 있으며, 주로 아래쪽의 흉골과 늑골을 위아래로 움직인다.
- 그것은 모델의 움직임에 대한 그립을 느슨하게 하려고 넓혀 주고, 들어 올려 주는 역할을 한다.
- 흉골 근막은 —실제 대흉근 근막의 심부 "몸에 딱 붙는 타이츠(leotard)"의 일부— 흉골 위에서 움직이고 있으며, 부가적으로 생성된 근막은 흉골의 양쪽 종종 손가락 관절 모양의 흉연골 관절(sternochondral joint)에서 약간 튀어나온 부위에서 느낄 수 있다.

목 The neck

흉쇄유돌근(sternocleidomastoid, SCM)은 대부분의 촉진자에게 친숙한 근육일 수 있는데, 모델에게 머리를 어느 한쪽으로 돌리고 테이블에서 약간 들어 올리게 한 다음 등척성 저항을 시키게 하면 쉽게 촉진이 가능할 것이다.

- 여기서 촉진이 되는 부분은 근육의 상단 부위에 있는 것이다.
- 근육 조직 그 자체는 유양돌기에서 끝나지만, 근막은 성상점(asterion; 두정골과 측두골 그리고 후두골이 만나는 곳으로서, 내부에서는 소뇌천막(tentorium cerebelli)이 강하게 부착되어 있는

부위)을 향해 3~5cm 정도 확장되어 있다. 소뇌천막 자체는 귀의 상부 부착점 뒤쪽 약 3cm 떨어진 곳에서 손가락 끝 정도의 크기로 약간 패인 형태로 느껴질 수 있다.

- 모델에게 머리를 옆으로 돌리게 하고, 손가락을 유양돌기 또는 약간 위에 대고 그녀의 머리를 들어 올리게 하면 이 근막이 조여지는 것을 느낄 것이다. 여기에서 임상적 요점은 흉쇄유돌근(그리고 표면전방선의 상부 부분의 확장에 의한)은 뇌경막— 특히 소뇌천막 —의 움직임에 영향을 미칠 수 있다는 것이다.

실습 6.2 표면후방선 촉진(그림 6.3)

소요 시간 20분

발과 하퇴 Foot and lower leg

후방선은 몸의 뒤쪽을 뒤덮고 있는 선이다.

- 이 라인의 우선적인 익숙한 근막의 형태는 발가락을 신전시켜 단단하게 조았을 때 쉽게 알 수 있는 발바닥 근막이다.
- 다섯 개의 발가락을 최대한 넓게 벌리면, 발바닥 뒤쪽으로 향해 나 있는 그 근막의 가장자리를 쉽게 알 수 있고(때로는 부드러우며), 그 넓이는 단지 3/4인치(2cm)의 폭으로 갈수록 좁아지고, 발뒤꿈치에서 혼합이 된다.
- 이 근막의 지류, 즉 외측 띠는 종골의 바깥 쪽 아래 가장자리와 5번째 중족골의 바닥 사이에서 느낄 수 있다.
- 이 근막은 발 외측 아치에 안정성을 제공하며, 족내반(pronated) 및 족외반(supinated)된 발

뼈 정착점 bony station		주행경로 myofascial tracks
전두골, 안와상 능선	13	
	12	모상건막/두개외근막
후두능선	11	
	10	천요근막/척추기립근
천추	9	
	8	천조인대
좌골 결절	7	
	6	슬와부근
대퇴골의 과	5	
	4	비복근/아킬레스 건
종골	3	
	2	족저근막 및 단족지굴근
족지의 족저면	1	

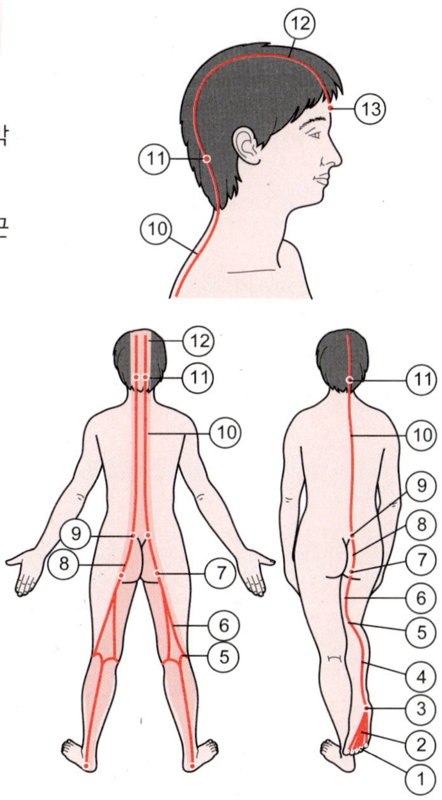

그림 6.3
표면후방선
(The Superficial Back Line)

실습 6.2 *계속*

을 치료할 때에 권장되는 근막이다.

발바닥 근막은 아킬레스 건으로 이어지는 발뒤꿈치 주변의 근막 섬유의 굴레(bridle)와 잘 어울린다. 이들은 일반적으로 합류된 것처럼 보이지 않지만, 우리는 이 연결성을 해부로서 여러 번 확인이 가능했다.

- 이 건을 따라 종아리 위로 힘줄을 따라 올라가면서 가자미근 표면에 얇고 넓게 퍼져 있는 것처럼 느껴진다.
- 무릎의 오금 부위에, 비복근의 머리와 그 둘레를 연결하고 있는 햄스트링 힘줄 사이에 근막의 연결고리가 있다.

허벅지 Thigh

허벅지 말단의 최종 끝 부분에서 햄스트링의 내측부와 외측부의 구분이 명확해진다.

- 여기서부터 상부 쪽으로 촉진하여 올라가면서 좌골결절까지 얼마나 위로 올라가는지 그리고 햄스트링이 얼마나 잘 분리되는지를 확인하도록 한다.
- 달리기 선수인 경우에, 햄스트링의 내측과 외측 부위의 근막이 서로 얽혀져서, 무릎 위 부분에서 몇 인치 이상 분리될 수 없는 경우가 있다.
- 이것은 축구나 스키에서와 같이 이 두 근육이 서로 다른 움직임을 일으켜야 할 경우, 그 동작에 제한을 일으킨다.
- 모델이 엎드려 누워 무릎을 90°로 굽힌 상태에서 햄스트링 근육 사이의 중격에 손가락 끝을 넣고 아래쪽 다리를 힘차게 내외측으로 흔들게 한다 – 여러분은 다리가 움직임에 따라 안쪽 “반근(semis)”과 외측 대퇴이두근이 교대로 아래쪽 다리가 움직이기 때문에 그 사이에서 근막의 “골짜기”를 쉽게 찾을 수 있을 것이다.
- 얼마나 쉽게 대퇴골 쪽으로 손가락을 집어넣을 수 있으며, 햄스트링의 내측과 외측 사이의 틈이 어느 정도의 윗부분까지 분리되는가?
- 근위부의 맨 끝 부분에서, 햄스트링이 천결인대에까지 근막의 연속성을 가지면서 좌골결절의 표면(하부 부위가 아닌)에 어떻게 부착되는지 주목하길 바란다.

골반 Pelvis

- 햄스트링의 상단부에서, 여러분은 천결인대에 근막의 연속성을 추적할 수가 있는데, 이 인대는 대둔근의 내측 가장자리를 따라가서 만나는 좌골결절과 천골의 아래 부분의 가장자리 사이에서 아주 단단하고 마치 뼈 같이 느껴진다.
- 천골과 흉요추근막(TLF)은 천골과 요추 위에 다이아몬드 모양을 하고 있는 많은 근막층으로 이루어진 광대한 영역이다. 인근의 골격에 대한 촉진을 해 보면, 독자들은 피부와 천골 사이에 얼마나 많은 연부조직(주로 콜라겐이지만, 천골 부위의 다열근도 포함되어 있음)이 놓여있는지 깊은 인상을 받게 될 것이다. 흉요추근막에는 광배근과 복근의 근막도 포함되어 있지만, 표면후방선(SBL) 중에서 척추기립근 그룹을 위한 자리도 제공되어 있다.

등 Back

척추기립근은 극돌기와 늑골의 각 사이의 공간을 채우고 있다.

- 하부 늑골과 후방 장골릉 사이에 요부 장늑근(iliocostalis lumborum)의 외측 가장자리 부분이 위치해 있는데, 여기서 외측 봉합선 즉, 앞쪽에 있는 복직근의 바깥쪽을 따라 주행하는 밴드를 보완하는 근막 밴드를 발견할 수 있을 것이다.
- 이 두꺼운 근막 구조는 기립근 근막, 복부 근막의 후방 한계 및 요방형근의 바깥 쪽 가장자리

실습 6.2 *계속*

근처 합류점에 위치해 있어서 종종 오해되는 경우가 있다.

머리 Head

근육이 진행됨에 따라 척추기립근의 근막은 상당히 조밀해 지지만, 표면후방선(SBL)의 바로 다음 근막 구조는 목덜미 라인에서 눈썹 능선으로 머리를 가로 지르는 두개표근 근막(epicranial fascia)이다.

- 사람이 머리를 전방으로 돌출시키는 자세를 취하는 경우, 두개표근 근막은 후두골, 때로는 두정골에서 두꺼워지게 되는데, 이는 기립근 근막에서 당기는 각도의 변화에 따른 반응에 의한 것이다.
- 두개골의 후방부위는 비교적 부드럽다.
- 만약 머리 뒤쪽의 머리카락 경계선 아래에서 융기부, 물결형태 또는 고랑을 느낄 수 있다면, 이것은 두개표근 근막이 두꺼워진 것이거나 과도한 섬유조직 때문인 것이다.
- 몸 위에서 머리를 뒤로 세워 들어 올리는 것은 쉬운 일인데, 두개골이 다시 부드럽게 느껴질 때까지 이 근막을 외측 아래로 당겨 내리면 된다.

실습 6.3 *외측선 촉진(Palpation of the Lateral Line)(그림 6.4)*

소요 시간 20분

발과 하퇴 Foot and lower leg

이제 신체의 측면을 주행하는 외측 근막선으로 방향을 돌려 보면, 우리는 장비골근(fibularis longus) 단비골근(brevis)의 건을 외측 복사과 바로 아래에서 촉진할 수 있는데, 이 비골근은 아래 다리의 외측에서 비골 측면으로 주행해 있다.

- 모델에게 강하게 족저굴곡을 시키게 하면, 가자미근과 전경골근 사이에서 이 근육을 쉽게 촉진할 수 있다.

이 근육의 양쪽에는 이 근육을 그 이웃들로부터 외측 구획(lateral compartment)으로 나누는 근육 간 중격(intermuscular septum)이 있다. 이 구획의 벽은 하퇴를 둘러싸는 종아리 근막과 잘 연결되어 있으며, 종종 단축되고 경직되면서 구획 증후군(compartment syndrome)이 발생하기도 한다. 구획 증후군은 비골근 위에 위치해 있는 종아리 근막을 이완시켜 주고, 구획 간 중격(intercompartmental septa)을 풀어 줌으로써 그 증상의 정도를 경감시킬 수 있다.

- 전경골근과 비골근 사이에 있는 전방 중격은 외측 비골 복사과에서 상방으로 촉진해 올라가면서 찾아 볼 수 있는데, 이 근육 사이에 조그만 "골짜기"를 추적해 올라가다 보면 비골골두 바로 앞에서 끝나는 것을 알 수 있다. 모델에게 족저굴곡과 족배굴곡을 번갈아 하게 하여 이 두 근육을 연속적으로 수축시키면 이들 사이의 벽을 좀 더 쉽게 촉진할 수 있다.
- 후방 중격은 아킬레스 건과 발목 뒤쪽 사이의 공간에서 시작하여 가자미근의 앞쪽과 비골의 후방 가장자리를 타고 올라가서 비골골두 바로 뒤에서 끝나 있는 것을 추적해 볼 수 있다.
- 이상적으로, 이러한 "골짜기"는 비골 아래에서 쉽게 접근할 수 있어야 한다. 그러나 많은 경우에 꼬여 있어 서로 다른 움직임을 일으키거나 골짜기조차 없어 찾기 힘들 때가 있다.
- 이것은 골짜기를 열어 주는 분리 작업을 위한 지침서이다.

허벅지와 골반 Thigh and pelvis

장경인대(iliotibial band)는 허벅지를 둘러싸고 있는 대퇴근막과 섞여있는 수직 섬유의 강한 밴드를 포함하는 허벅지의 근막 구조로 잘 알려져 있다(아래로는 비골골두의 전방 상부 부위에서 비골골두 전

실습 6.3 *계속*

방 인대를 통해 종아리 근막과 연결되어 있다).

장경인대는 허벅지의 무릎 측면 바로 위에서 쉽게 느껴지는 강하고 둥근 힘줄 같은 구조로 이루어져있어, 대퇴부를 지나갈 때 넓어지면서 대전자 위를 지나가서, 대둔근, 중둔근, 대퇴근막장근과 합류한다. 대퇴근막장근과 중둔근 사이에서, 장골릉의 관상면 중앙 부위까지 주행해 있는 묵직한 장경인대의 근막 연장선을 느껴볼 수 있다.

이 구조는 골반에서 대퇴골로 체중 전달을 위한 필수적인 지원 구조물이기 때문에 견고하고 단단해야 하나, 너무 과도하게 견고하면 힙에서의 내외전 움직임에 제한이 일어날 수 있다. 이 트랙(tract)은 앞쪽은 근막으로 형성되면서 퇴색하지만, 뒤쪽에는 두꺼워져 있으면서 외측광근과 대퇴이두근 사이의 외측 중격을 형성하고 있다.

- 장경인대를 촉진하고 평가하기 위해서는, 옆으로 누워 있는 모델의 허벅지 위에 손을 얹어 놓도록 하는데, 손가락을 무릎을 향하게 한다.
- 장경인대는 어느 부위가 가장 단단한가? 앞쪽, 중간 또는 뒤쪽 가장자리 어느 부분인가?
- 대부분의 사람들은 뒤쪽 가장자리에서 더 두껍고 딱딱한 느낌을 갖지만, 실제로는 비교해 보면 밴드의 앞쪽 부분이나 중간 부분이 과도하게 긴장되어 있다는 것을 알 수 있다.
- 밴드의 앞쪽 부분이 단축되면, 종종 골반이 전방으로 기울어지는 반면, 뒤쪽 부분이 과도하게 단축되면 후방 경사가 일어나거나 전방 이동을 수반하게 된다.
- 일단 평가가 끝났으면, 가장 주의를 기울여야 할 부분을 강조할 수 있도록 작업을 조정한다.

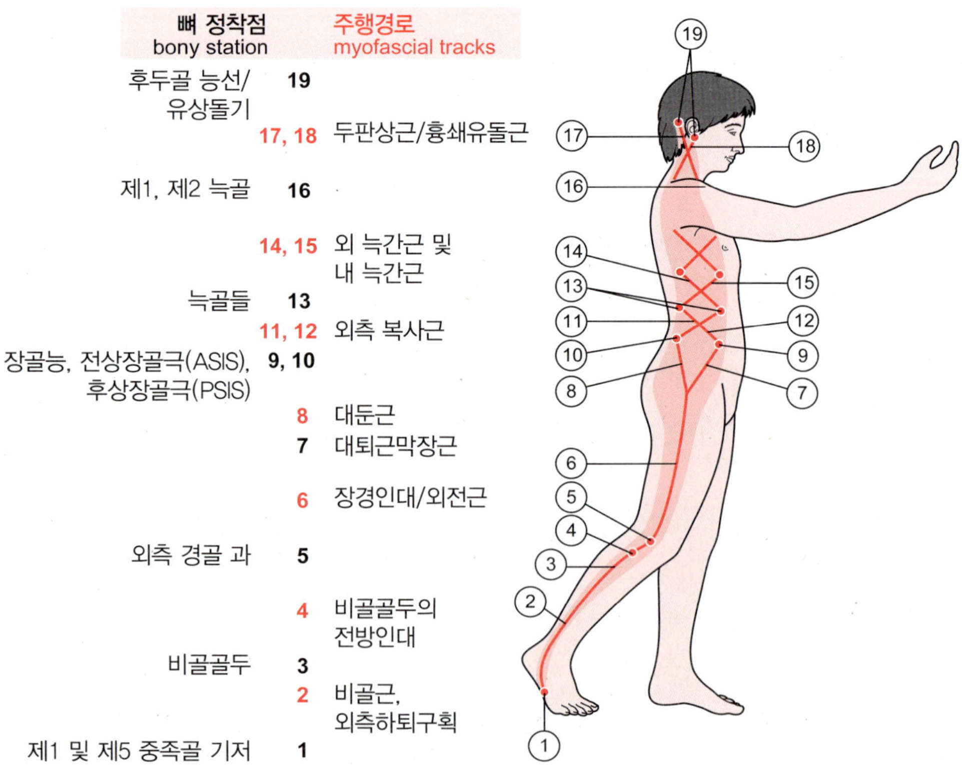

그림 6.4
외측선
(The Lateral Line)

실습 6.3 *계속*

몸통 Trunk

외측선(Lateral Line)은 복부의 외측 복사근과 늑간근에 의해 형성된 일련의 근육질 "X" 형태를 이루면서 몸통 외측에 형성되어 있는 근막선이다. 이 부분에 대한 촉진은 5장에서 다루고 있다. 보다 많은 근막량을 가진 더 깊은 구조는 요방형근(quadratus lumborum)의 바깥 가장자리에 있는 외측 봉합선(lateral raphe)을 따라 평행하게 주행하고 있는 근막이다.

- 외측 장골릉에서 12번째 늑골의 바깥쪽 끝으로 연결되어 있는 이 근막을 찾으려면, 모델이 옆으로 누워 있는 자세에서 손가락으로 장골릉의 가장자리 안쪽을 걸어주면 된다.
- 전상장골극에서 등을 향해 장골릉의 안쪽을 따라 손가락을 대고 움직여 간다. 외측 정중앙이나 바로 뒤쪽에서, 12번째 늑골(꽤 길이가 변함)을 향해 내측으로 뻗어 올라가는 근막 밴드의 선명한 가장자리를 발견할 수 있다.
- 이 근막은 주로 요추에 전만이 심하거나 압박을 받고 있는 경우에 짧게 나타나게 되는데, 이것은 이완을 시켜야 하는 핵심 부분이다.

목 Neck

흉쇄유돌근(thernocleidomastoid, SCM)과 두판상근(splenius muscle)은 외측선의 목 부분을 형성하고 있고, 모델이 옆으로 누워 머리를 들어서 회전시켜 놓았을 때 쉽게 촉진할 수 있지만, 이 선의 더 깊고 더 많은 근막 부분은 사각근(scalenes) 아래에 놓여 있다.

- 흉쇄유돌근의 가장자리 뒤 부분에서 단단한 형태의 그룹으로 쉽게 파악이 되는 이 근육은 머리가 좌우로 움직이는 것을 조절하는 "목의 요방형근(quadratus lumborum of the neck)" 역할을 한다.
- 그것은 또한 이차 호흡성 근육으로, 상부 측에서 늑골과 폐를 지지해 준다.
- 불행히도, 그것은 또한 하부 경추를 굴곡시켜서 목이 몸통으로부터 돌출되는 "거북 목"을 만드는 역할을 할 수 있다.

일반적인 방법은 아니지만, 겨드랑이를 통해 사각근(scalene)의 근막에 효과적으로 접근할 수 있다.

- 모델은 베개를 베지 않은 채 옆으로 누워 있는 자세를 취하고, 어깨 너머로 서서 그녀의 머리를 테이블에서 들어 올린다.
- 다른 손을 그녀의 겨드랑이에 편안하게 놓되, 손가락은 그녀의 머리를 향하게 한다.
- 손가락을 늑골과 평행하게 겨드랑이를 향해 밀어서 넣는데, 이때 어깨를 머리 쪽으로 당겨 올려서 불편함 없이 가능한 한 최고 상부의 늑골에 접근할 수 있게 한다. 이제 그녀의 귀와 어깨는 이제 서로 접촉되어 있는 상태가 된 것이다.
- 손가락의 패드 부위를 늑골 쪽으로 부드럽지만 견고하게 누르면서 머리를 테이블을 향해 아래로 천천히 내린다. 그녀에게 머리를 손에서 들어 올리게 하면 사각근의 연장 부분인 근막시트(fascial sheet)가 즉각 이완되는 것을 느끼게 된다.
- 사각근 근막이 손가락 아래를 쭉 따라서 당겨지는 것을 느끼게 될 것이다.
- 이러한 촉진을 단축된 사각근 근막의 치료로 전환시키기 위해서는 좀 더 많은 압력을 가하면서 반복하면 된다.

나선선의 촉진 Palpation of the Spiral Line

(그림 6.5)

나선선의 이중 나선은 지금까지의 선들과 나중에 기술된 모든 선들을 빙빙 돌려 꼬아 놓은 것이다. 나선선 형태의 근막은 이 장의 곳곳에서 다루어져 있다.

실습 6.4 어깨와 상지선 촉진(그림 6.6)

소요 시간 10분

어깨와 팔 근육의 많은 부분이 이 책의 다른 곳에서 다루어지기 때문에, 우리는 팔의 몇 가지 중요한 근막 형태에 한정 하고자 한다.

표면전방상지선 The Superficial Front Arm Line

발바닥 건막(aponeurosis)이 발바닥을 커버하고 있듯이, 손바닥 건막은 손바닥을 커버하고 있다.

장수장근(palmaris longus)에 의해 손목이 강하게 굽혀질 때 손목굴근지지대(flexor retinaculum) 위에서 그것의 건이 촉진된다. 이 근육은 변칙적인 것이어서 항상 발견되는 것은 아니다.

손가락이 신전되면 손바닥 건막은 드럼의 헤드처럼 단단하게 느껴질 수 있다. 이 건막의 중간 부위는 *Dupuytren* 수축증에 의해 단축될 수 있다.

- 손목굴근지지대는 엄지 무지근의 기저부에서 소지의 소지근의 기저부까지 걸쳐 연결되어 있으며, 손목 관절의 원위부에서 느낄 수 있다.
- 이 강한 근막 밴드는 수근관을 덮고 있는데, 이 건은 피아노를 칠 때 손목의 근위부 피부 아래에서 미끄러지는 것을 느낄 수 있다.
- 수근관증후군 환자의 경우는, 손목굴근지지대가 너무 짧아져서 수근관이 얽히게 되는 과도한 "아치"가 만들어진 것이다.
- 일반적인 굴곡근의 건은 팔꿈치 안쪽의 상완골 내측 상과(epicondyle)에서 느낄 수 있다. 상과 바로 근위부에서 근육 간 중격(intermuscular septum)을 느낄 수 있는데, 때로는 그것이 지나치게 탱탱할 때는 "낚시 줄"처럼 나타나기도 한다.
- 이 중격은 상완골 굴근을 신근으로부터 분리시키고, 신경근 다발을 둘러싸고 있으며, 대흉근의 상완골 근위부 부착점과 광배근의 부착점을 따라 어깨 관절을 향해 주행한다.

실습 6.5 표면후방상지선 촉진

소요 시간 5분

- 신근의 건은 손등을 따라 쉽게 느낄 수 있다.
- 신근지지대(extensor retinaculum)는 굴근지지대에 비해 훨씬 가볍기는 하지만, 손목의 뒷부분에서 민감한 손가락에 의해 감지될 수 있다.

전완의 근위부 말단 부분에서, 일반적인 신근의 건은 상완골 외측 상과 원위부에 위치하고 있으며, 거기에 종종 압통점이 나타난다. 상완골의 외측 상과 바로 근위부에는 외측 근육 간 중격(lateral intermuscular septum)이 존재해 있는데, 이것은 내측 것 보다 좀 더 얇아서 쉽게 느껴지지 않는다. 이 작은 중격은 상완이두근과 상완삼두근 사이에 있으며, 삼각근의 말단까지 이어져 있다.

- 삼각근 내에서, 상완골두의 앞쪽 위를 주행하는 것 중에서 가장 큰것인 다우상근의 건(multipennate tendon)을 느낄 수 있다.

실습 6.6 심부전방상지선 촉진

소요 시간 10분

- 요골의 측부인대는 요골 경상돌기와 엄지의 기저부에 있는 수근골 사이에서 느낄 수 있다.
- 요골의 근위부 말단 근처에서 상완 이두근의 건을 찾을 수 있다.
- 요골의 건을 느끼려면 팔꿈치를 구부린 상태에서 팔을 잡아 복부에 대고, 검지를 주관절 와(cubital fossa) 바로 위의 살에 갖다 대면 된다.

뼈 정착점 bony station		주행경로 myofascial tracks
후두골 능선/유상돌기 1번 경추/2번 경추 횡돌기	1	
	2	두판상근과 경판상근
아래 경추/위 흉추 극돌기	3	
	4	대능형근과 소능형근
견갑골 내측 경계	5	
	6	전거근
외측 늑골	7	
	8	외복사근
	9	복막, 백선
	10	내복사근
장골릉/전상장골극	11	
	12	대퇴근막장근, 장경인대
외측 경골 과	13	
	14	전경골근
제1중족골 기저	15	
	16	장비골근
비골골두	17	
	18	대퇴이두근
좌골결절	19	

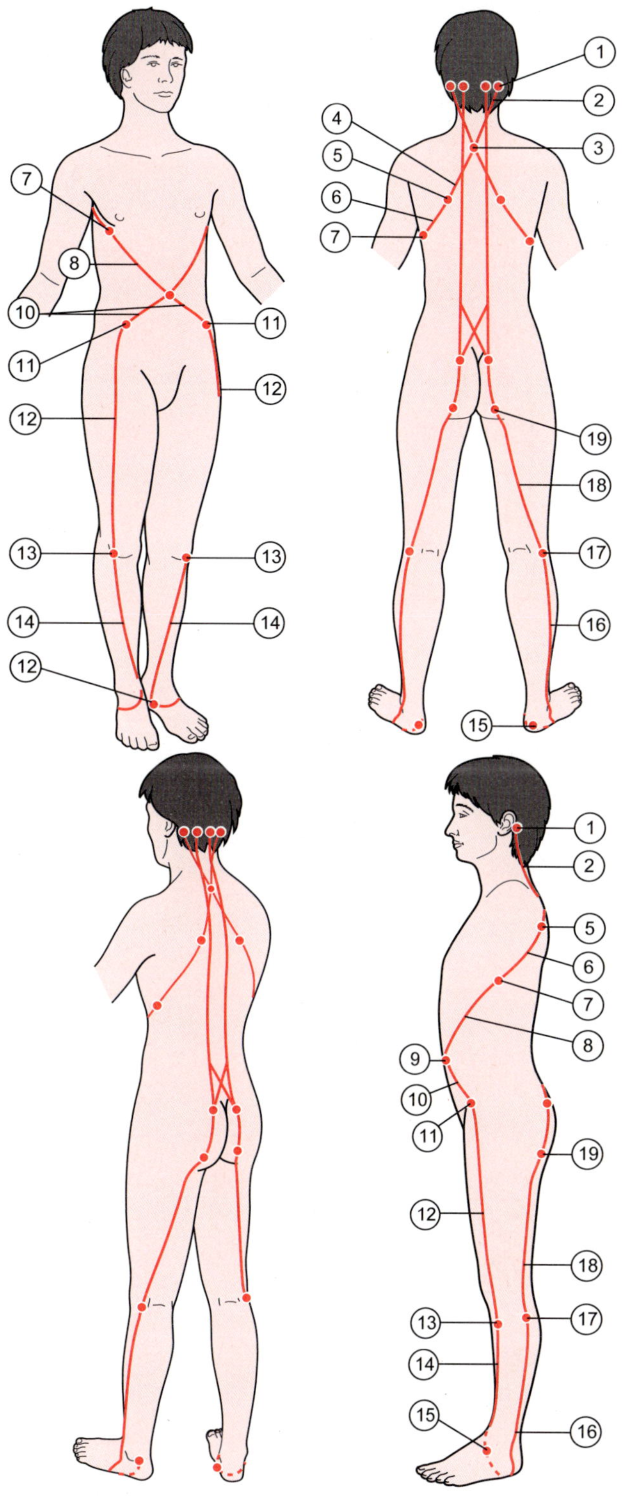

그림 6.5
나선선(The Spiral Line)

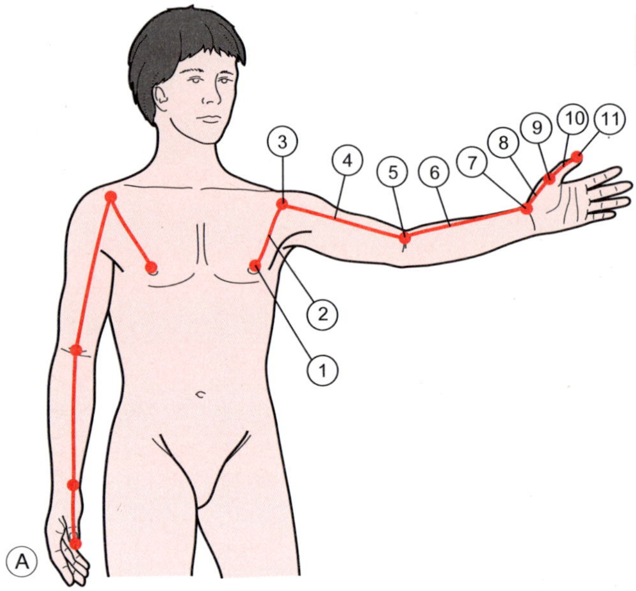

뼈 정착점 bony station		주행경로 myofascial tracks
A. 심부 전방 상지선		
3,4,5번 늑골	1	
	2	소흉근, 쇄골흉근 근막
오훼돌기	3	
	4	상완이두근
요골결절	5	
	6	요골 골막
요골의 경상돌기	7	
	8	요골 측부 인대
주상골, 대능형골	9	
	10	모지구
엄지손가락 외측	11	

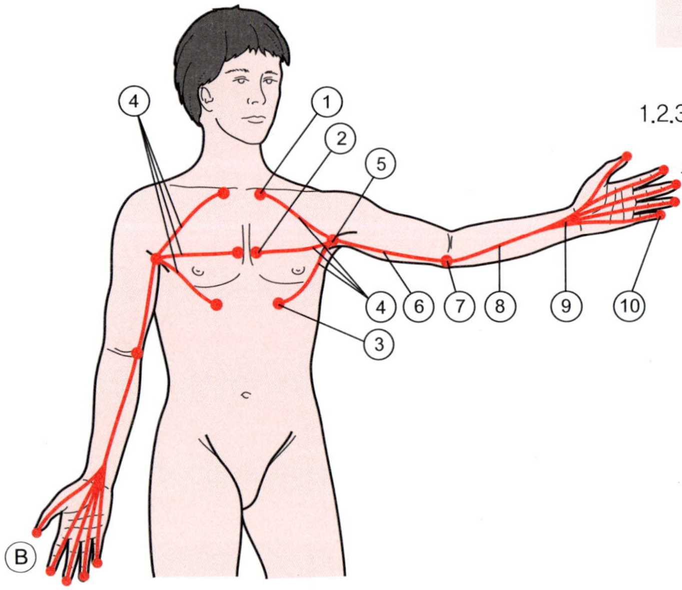

뼈 정착점 bony station		주행경로 myofascial tracks
1.2.3. 쇄골의 내측 1/3, 늑연골, 하부 늑골, 흉요추 근막, 장골릉	1	
	2	
	3	
	4	대흉근, 광배근
내측 상완골선	5	
	6	내측 근육 중격
내측 상완골 과	7	
	8	굴곡근 그룹
	9	손목터널
손가락의 바닥	10	

그림 6.6
상지선(The Arm Lines)

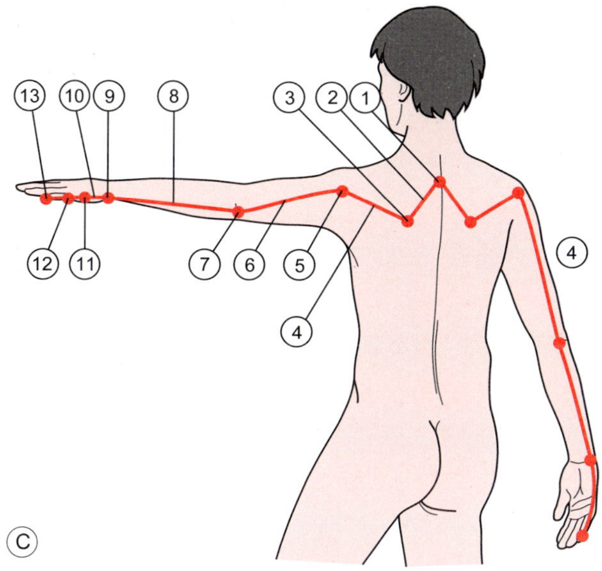

뼈 정착점 bony station		주행경로 myofascial tracks
하부경추와 상부 흉추의 극돌기, 경추1–4번 횡돌기(C1–4 Tps)	1	
	2	능형근과 견갑거근
견갑골 내측 경계	3	
	4	회전근개 근육
상완골 두	5	
	6	상완삼두근
척골의 주두	7	
	8	척골 골막을 따라가는 근막
척골의 경상돌기	9	
	10	척골 측부 인대
삼각골, 유구골	11	
	12	소지구근
새끼손가락 외측	13	

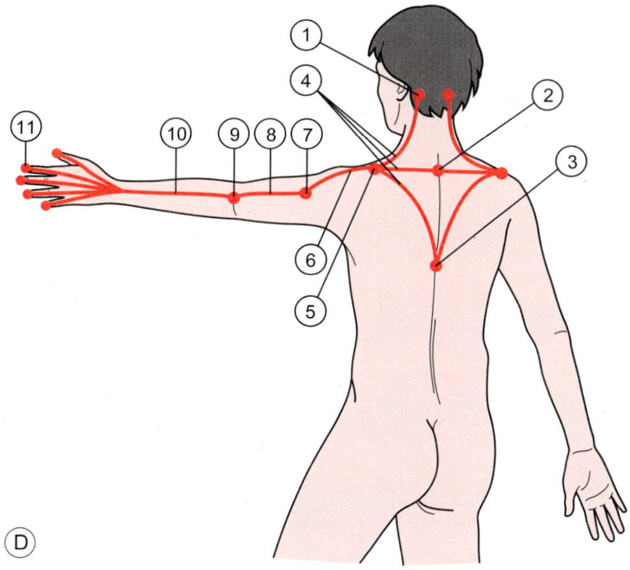

뼈 정착점 bony station		주행경로 myofascial tracks
후두골 융기, 항 인대, 흉추 극돌기	1, 2, 3	
	4	승모근
견갑골 극, 견봉, 쇄골 외측1/3	5	
	6	삼각근
상완골의 삼각결절	7	
	8	외측 근간 격막
상완골의 외측 상과	9	
	10	신전근 군
손가락 등 면	11	

그림 6.6(계속)
상지선(The Arm Lines)

실습 6.6 *계속*

- 상완이두근의 건은 명백히 큰 코드이다.
- 이 건을 느끼려면, 코드를 따라 아래 와(fossa)를 향해 내려가면서 전완을 회내, 회외시켜서 건이 요골 주위에서 움직이도록 하면 된다..
- 상완이두근의 다른 더 낮은 부착점을 찾기 위해서는 –상완이두근의 건막(aponeurosis) 또는 Lacertus의 건– 상완을 외회전시켜 손을 몸에서 멀리하는데, 이 때 팔꿈치는 내전과 굴곡된 상태가 유지되어 있어야 한다.
- 손가락을 건의 내측 면 가까이에 두고 아래로 밀고 내려가면 근막이 퍼지고, 서서히 굴곡근의 근막과 합류하게 되면서 사라지는 것을 느끼게 될 것이다. 이것이 상완이두근의 건막 또는 Lacertus의 건인 것이다.

이것은 "근육에 붙은 근육"의 명확한 예이며 과부하가 가해질 때 팔꿈치에 가해지는 스트레스를 줄이기 위해 사용된다.

이두근의 단두는 오훼돌기에 부착해 있는데, 이는 중요한 소흉근의 부착점이기도 하다. 소흉근은 근막 시트(fascial sheet) – 쇄흉근 근막(clavipectoral fascia) – 안에 위치해 있는데, 이는 가슴 깊숙한 곳이며, 대흉근의 크기와 거의 동일하다.

쇄흉근 근막은 쇄골의 상부 부위에서 시작하여 전방 겨드랑이의 하부 가장자리인 내측 경계면으로 주행해 있다. 그것은 두 겹으로 되어 있으며, 소흉근뿐만 아니라 그 층 안에 쇄골하근(subclavius)도 포함하고 있다.

- 그것이 대흉근 아래에서 겨드랑 안으로 들어가는 것을 느낄 수 있다.
- 근막은 단단한 시트의 형태로 나타나거나, 소흉근이 근막과 구별 될 수 있을 정도로 충분히 느슨하게 나타날 수도 있다.

쇄골 하부 표면에 있는 쇄골하근은 흉쇄 관절의 조절 인대 역할을 하는 매우 근막적인 근육이다. 흉쇄근 바로 아래에서, 소흉근의 최 단두는 늑오훼 인대(costocoracoid ligament)로 불리는 쇄흉근 근막(clavipectoral)이 두꺼워진 것이다.

- 이 밴드는 제 2늑골에서 오훼돌기로 주행하며, 가끔은 근막의 튼튼한 밴드로서 대흉근을 통해 촉진될 수도 있고, 소흉근에서 미끄러지는 것과 같은 느낌을 가질 수 있으나, 계속 따라가면 오훼돌기에 다다르게 된다 .
- 이 근막은 각각 또는 전부가 전방에서 어깨의 움직임에 제한을 줄 수 있다.

실습 6.7 *심부후방상지선 촉진*

소요 시간 10분

척골측부인대(ulnar collateral ligament)는 척골의 경상돌기와 소지 기저부의 수근골 사이에서 느낄 수 있다. 척골 위로 주행하고 있는 근막은 이 인대를 주두돌기에 연결하고, 거기에서 상완삼두근의 근막 건(fascial tendon)은 팔꿈치의 바로 근위부에서 촉진이 가능하다.

- 회전근개(rotator cuff)의 건은 상완삼두근의 장두를 타고 올라가다 견갑골 후방 외측 가장자리에서 소원근을 따라가면 그 근육이 부착해 있는 상완골의 후방 부위에서 촉진이 된다.
- 손가락을 소원근(대충 새끼손가락 정도의 크기이며 종종 압통점을 가지고 있다)에서 상완골두의 뒤쪽으로 움직여 간다.
- 상완골을 회전시키면 소원근과 극하근의 건이 어깨 관절의 캡슐(glenohumeral joint capsule)에서 서로 합류하게 된다.
- 견갑하근의 건은 겨드랑이에 손가락을 넣고 광배근의 건과 대원근을 통과해 가면 촉진이 가능한데, 상완골두를 향해 원위부로 살짝 미끄러지듯

실습 6.7 *계속*

움직여 가면 된다. 손가락을 소위 말하는 "견흉관절(scapulothoracic joint)"쪽 근위부로 미끄러져 들어가면, 기술적으로 "느슨한 유륜(areolar)"을 느낄 수 있지만, 실제로는 종종 견갑하근과 전거근 사이에 있는 아주 조밀하면서 보드라운 솜 같은 근막 층을 만나게 되는데, 이는 종종 견갑상완 리듬(scapulohumeral rhythm)에 장애를 일으키는 원인이 되기도 한다.

견갑골의 근위부에서, 이 선은 능형근과 견갑거근과 연결되고 외측두직근(rectus capitis lateralis)에서 완성된다. 여기서 근막에 대한 관심사는 견갑극의 내측 가장자리에서 척추 쪽으로 주행하고 있는 대능형근과 소능형근 사이에 있는 중격인데, 보편적으로 편심 긴장 자세에서 압통이 나타나는 견갑거근의 부착점이 견갑골 정점에 부차적으로 자리해 있기도 하다.

실습 6.8 *기능선 촉진(그림 6.7)*

소요 시간 **5분**

상지선 구조의 나머지 부분과 기능선의 근막에 관하여는 이 장이나 이 책의 다른 부분에서 다루게 될 것이다. 정면에서, 대담한 촉진자는 한쪽의 내전근 건에서 시작하여 근막의 연결점을 따라 올라가 치골접합부를 거쳐 반대편의 복직근의 외측 부위에 있는 근막까지 추적해 올라갈 수 있다는 것을 우리는 알고 있다 – 반월상 근막에 관하여는 이미 표면전방선 섹션에서 다루었다. 이것은 대흉근의 아래쪽 가장자리에 있는 튼튼한 근막 밴드로 이어진다.

후방부에서 살펴보면, 조밀하고 쉽게 촉진이 되는 다이아몬드 형태인 요추 근막의 표면층은 같은 쪽의 광배근에서 천요 교차지점(sacrolumbar junction)을 가로질러 반대쪽의 대둔근 하부에까지 힘을 전달해 주는 역할을 한다. 이 선은 대둔근의 아래 원위부 끝단에서 허벅지의 외측광근으로 이어지며, 외측선 섹션에서 논의된바 있는 수직 장경인대 아래에서 대각선 방향으로 지나간다.

동측 기능선은 두 가지 더 흥미있는 점이 있는데: 10, 11, 12번째 늑골 끝에 있는 광배근의 강한 부착점에 주목하길 바란다. 이 근육은 일반적으로 이러한 부착점 위를 휘감고 있어 눈에 잘 보이지도 않고 별 관심도 가지지 않게 된다. 이러한 부착점들은 외복사근의 해당 슬립과 연속적으로 이어져 장골릉을 주행하고, 전상장골극에서 봉공근으로 이어지며, 이는 거위발(pes sesorius)로 알려진 근막 복합체에서 종결된다. 경골 내측 상부 과(medial tibial condyle)에서 거위발을 찾아낸 다음, 다리를 중력이 실린 상태에서 외회전시켜서 봉공근, 박근의 합류점을 느끼고 그리고 햄스트링 건이 무릎 내측을 안정시키고, 내측 측부인대를 보강해 주고 있는 점을 확인해 보도록 한다.

실습 6.9 *심부전방선 촉진(그림 6.8)*

소요 시간 **40분**

심부전방선(또는 "코어" 라인)은 생체역학적인 면과 환자의 안전(위험 위치) 그리고 사회적 수용가능성 이유로 인해 일부 근막의 형태를 촉진하기 어렵게 만드는 우리의 해부학적 구조의 애매한 부분에 걸쳐 존재해 있다. 다음에서 적절한 주의사항이 나와 있으나, 경험이 부족한 실무자나 학생을 위한 일반적인 주의사항은 역동적이고 중요한 부분이지만, 문자대로나 구조상으로 볼 때 세밀하고 심부에 위치해 있는 구조물을 정확하고 느리고 민감한 속도로 탐색하면서 모델과 명확하게 의사가 소통되어야 할 것이다(가능한 위치를 먼저 자신에게 시도해 보도록 한다).

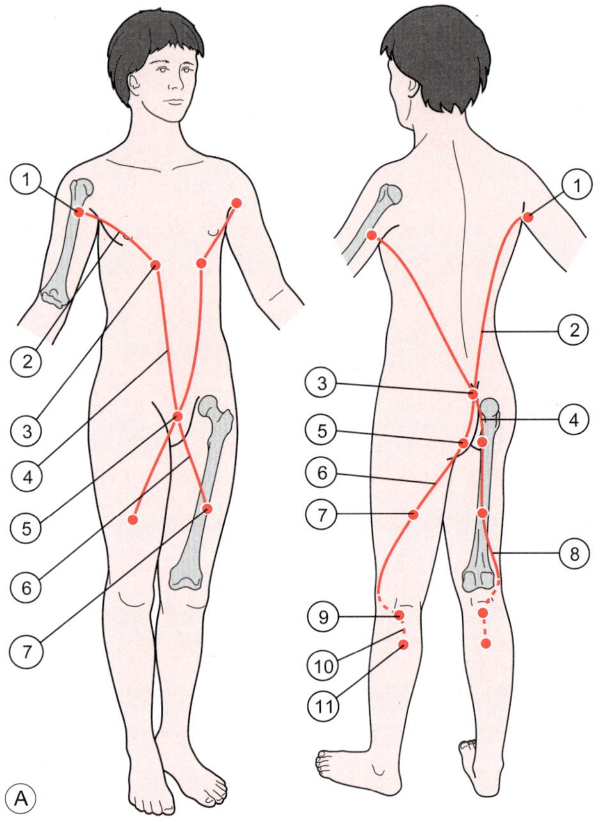

뼈 정착점 bony station		주행경로 myofascial tracks
후방 기능선		
상완골의 축	1	
	2	광배근
	3	요후측 근막
	4	천골 근막
천골	5	
	6	대둔근
대퇴골 축	7	
	8	외측광근
슬개골	9	
	10	슬골하건
경골결절	11	

그림 6.7
기능선(The Functional Lines).

실습 6.9 *계속*

하퇴 The lower leg

발목의 내측에서 이 선의 하단 끝 부분을 구성하는 세 개의 건 원위부의 말단 부분을 찾을 수 있다.

- 엄지발가락을 능동적 또는 수동적으로 신전시킬 때에, 발바닥 건막의 안쪽 가장자리에 평행하게 주행하고 있는 장무지굴근의 건(hallucis longus tendon)이 촉진 가능하다.
- 발목에서 이 건은 엄지나 손가락 끝을 아킬레스 건 앞쪽이나 내측 과(medial malleolus)의 바로 뒤쪽에 있는 내측 공간에 두면 느낄 수 있다.
- 경골 신경을 조심하도록 한다. 그러나 모델이 엄지발가락을 굴곡과 신전을 시키면, 뼈의 뒷부분에서 움직이고 있는 건이 거골을 지지해 주는 것을 느낄 수 있다.
- 후경골근의 강한 건은 모델의 내측 과의 끝 부분 바로 아래에 손가락을 대고 모델에게 다음 발가락을 가리키며 발을 족내번(invert)시키게 하면 느낄 수 있다.
- 엄청난 힘줄이 당신의 손가락을 밀어내게 될 것이다.
- 건은 발아래에서 많은 다른 뼈를 서로 연결하고 있지만, 거기를 촉진하기에는 너무 깊은 곳이다.

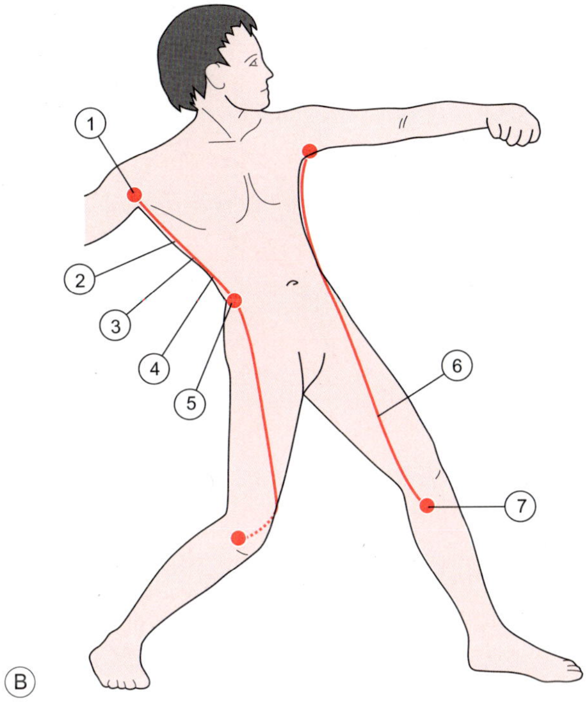

뼈 정착점 bony station		주행경로 myofascial tracks
전방 기능선		
상완골 축	1	
	2	대흉근의 아래 가장자리
5번과 6번 늑골연골	3	
	4	복직근의 외측수초
치골결절과 치골결합	5	
	6	장내전근
대퇴골의 조선	7	
일측 기능선		
상완골 축	1	
	2	광배근, 외측 가장자리
늑골 10–12 말단	3	
	4	외복사근
전상장골극	5	
	6	봉공근
아족, 내측 경골 관절구	7	

그림 6.7(계속)
기능선(The Functional Lines).

실습 6.9 *계속*

- 장지굴근(flexor digitorum longus)의 건은 후경골근 약 1cm 후방 부위에 있지만, 건은 작아 때로는 찾기가 어려울 때가 있다.

3개의 근육은 내측 발목에서 가자미근 속으로 사라지기 직전의 불과 몇 인치 위에서 촉진이 된다. 그러나 그 뒤쪽을 주행하고 있는 심부 횡격막 중격(septum)은 이러한 심부전방선의 심부 근육들을 표면후방선의 하퇴삼두근(triceps surae)으로부터 분리시켜 주며, 최소한 외측 가장자리에서 촉진이 가능하다.

- 모델에게 한쪽 무릎을 굽히고 발바닥을 바닥에 댄 채 바로 누운 자세를 취하게 한다.
- 발의 힘으로 일어나 앉으면서 종아리 앞 중간 위부분에 엄지를 대고, 경골의 뒤쪽 가장자리 뒤 부분에 내측 손의 손가락을 견고하게 대고 느껴보도록 한다.
- 다른 손으로도 이와 같은 방식으로 비골근 주변을 돌아서 그 근육이 있는 비골 뒤쪽 가장자리로 돌아온다.
- 만약 손으로 심부 횡격막 중격을 이와 같은 방법으로 "집어" 붙잡고 모델에게 발뒤꿈치를 들어 올렸다가 내리게 하는 동작을 실시하게 하면 이

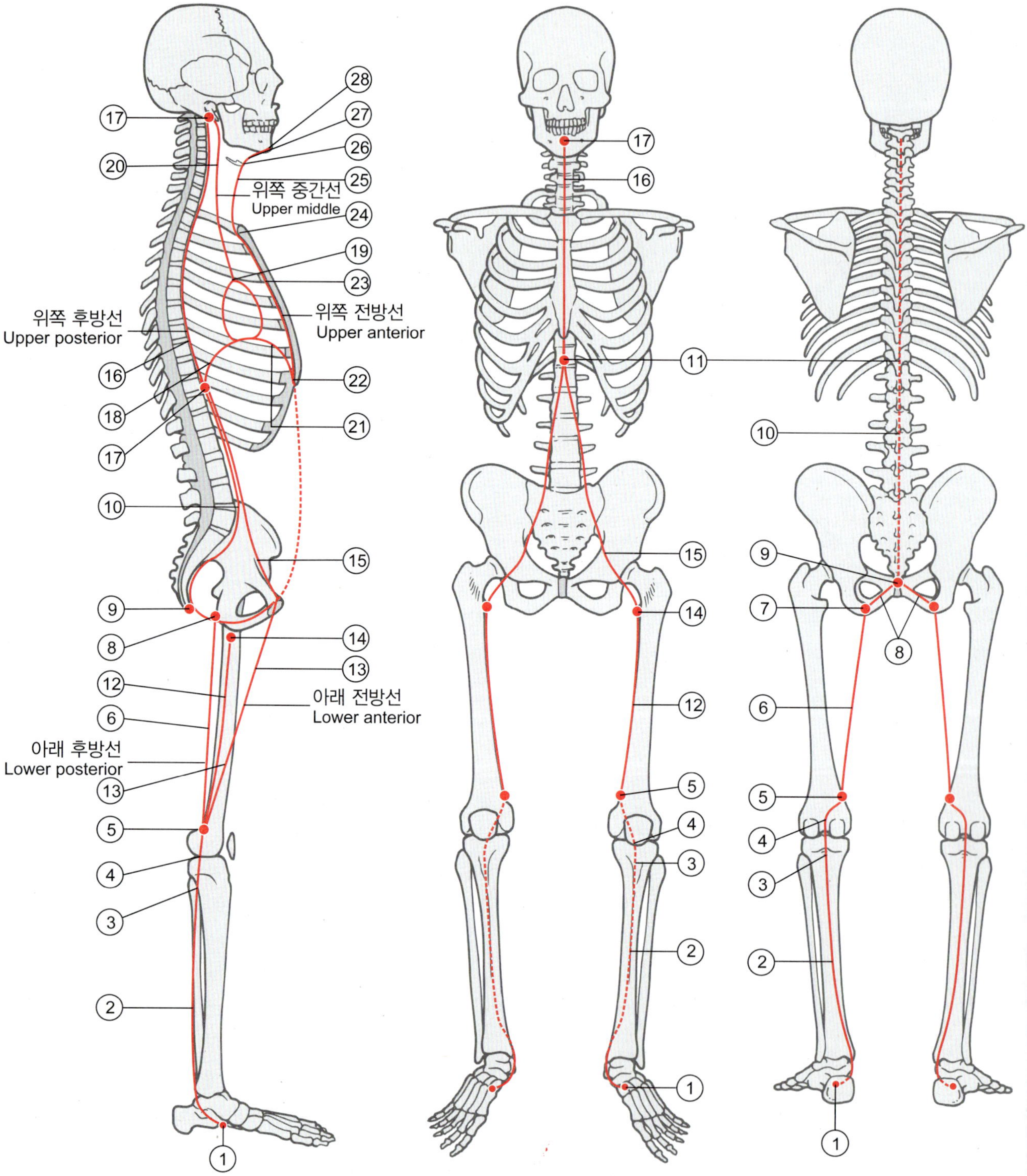

그림 6.8

심부전방선(The Deep Front Line).

뼈 정착점 bony station		주행경로 myofascial tracks
아래쪽 공통		
발바닥 족근골, 발가락의 바닥 면	**1**	
	2	후경골근, 장지골근
위/후 경골/비골	**3**	
	4	슬와근막, 무릎 관절낭
내측 대퇴골상과	**5**	
아래쪽 후방		
내측 대퇴골상과	**5**	
	6	후방 근육 간 중격 대내전근과 소내전근
좌골지	**7**	
	8	골반바닥근막, 항문울림근, 내폐쇄근막
미골	**9**	
	10	전방 천골 근막과 전종인대
요추 체	**11**	
아래쪽 전방		
내측 대퇴골상과	**5**	
대퇴골의 조선	**12**	
	13	내측 근육 간 중격, 단 내전근, 장 내전근
대퇴골의 소전자	**14**	
	15	요근, 장골근, 치골근, 대퇴상각
요추 체와 횡돌기	**11**	
위쪽 후방		
요추 체	**11**	
	16	전종인대, 경부 경장근과 두장근
후두의 기저부	**17**	

뼈 정착점 bony station		주행경로 myofascial tracks
위쪽 중간		
요추 체	**11**	
	18	후방 횡격막, 횡격막 각, 중심건
	19	심장막, 종격, 벽측 흉막
	20	척추앞 근막, 인두솔기, 사각근, 중사각근막
후두의 기저부, 경추 횡돌기	**17**	
위쪽 전방		
요추 체	**11**	
	21	전방 횡격막
늑골밑 연골의 뒷면, 검상돌기	**22**	
	23	흉내근막, 가슴가로근
병골 후방	**24**	
	25	설골하근, 기관앞 근막
설골	**26**	
	27	설골상근
하악골	**28**	

그림 6.8(계속)
심부전방선(The Deep Front Line).

실습 6.9 *계속*

중격을 지나가는 후방 구획의 근육들을 느낄 수가 있다.

- 이 접근법은 가자미근과 비복근을 직접 촉진해서 이 근육을 알아내는 것보다 더 나은 평가도구이다. 엄격하게 이 선의 일부는 아니지만, 무릎 안쪽의 거위발(pes anserinus)이 이곳에서 촉진이 가능하다. 봉공근, 박근 그리고 반막양근, 이 세 근육의 건은 경골 바로 위의 대퇴골 내측 과(medial condyle)의 하부 말단 근처에서 촉진이 된다.

허벅지 The thigh

- 무릎 내측 부위 거위발 바로 위에서 대퇴골 내측 상과의 가장자리를 찾을 수 있고, 관련하여 대내전근 원위부의 굵직한 건을 찾을 수 있다.
- 이 상과의 부착점보다 훨씬 더 위쪽에서 촉진되는 것이 있는데, 이것은 내전근 틈 사이를 지나가는 신경혈관 다발이 있기 때문에 주의가 필요하다.

대전근의 건에는 허벅지 내측을 가로지르는 두 개의 굵직한 중격 판이 있는데, 하나는 후방 부위에 내전근과 햄스트링 사이에 있으며, 다른 하나는 전방에 내전근과 대퇴사두근 사이에 있다. 내측 근육간 중격(intermuscular septum)으로 알려진 전방 벽은 그 표면에 봉공근이 지나가면서 그것에 의해 덮여있다.

- 후방 중격을 찾아내어 평가하려면 모델이 옆으로 누워 위쪽 다리의 엉덩이와 무릎을 굽히게 하면(그리고 담요를 말아 두 다리 사이에 넣어 지지되도록 하고) 테이블 위에 놓여있는 다리의 내측 부위가 나타나게 될 것이다.
- 이 중격의 하단 말단부는 무릎 바로 위 대퇴골 내측 상과의 대내전근 부착점과 내측 햄스트링의 건 사이에서 쉽게 발견할 수 있는데, 대부분의 사람들에게는 2cm 너비가 있다.
- 좌골결절을 향해 이 "골짜기"를 따라 올라간다.
- 위로 올라갈 때 골짜기를 쉽게 촉진할 수 있다면, 이 중격은 이러한 근육 그룹들 사이에서 적절히 잘 움직이고 있다는 것이다.
- 그러나 종종 골짜기가 채워지고 사라지면서 단단한 벽이 되는 것은 흔히 있는 일이지만 비이상적인 것으로서 햄스트링과 내전근 간의 구획이 결합되어 나타나는 것으로 볼 수 있다.

따라서 구획간 벽의 상부 말단은 일반 사람들에게서는 찾기가 어렵지만, 간단한 테스트를 통해 쉽게 찾을 수 있다:

- 좌골 결절의 후-하면에 세 개의 손가락을 대는데, 하나는 후방 부위에, 다른 하나는 하-내측 "코너"에 그리고 마지막 하나는 좌골결절의 하부이다.
- 모델에게 무릎을 천장을 향해 들어 올리게 한다.
- 이 동작에서 대내전근이 수축되면서 이 근육의 하부 영역에서 손가락이 튕겨져야만 한다.
- 모델에게 다리를 아래로 내리고 무릎을 등척성 저항의 힘으로 굴곡시키게 하는데(허벅지가 제공될 수도 있음), 여기에서 햄스트링이 수축되면서 손가락 끝이 좌골 뒤쪽에서 튕겨나야 한다.
- 따라서 중격의 상부 부위의 말단은 좌골결절의 모서리에 있는 두 손가락 사이에 놓여 있다.
- 대내전근 건의 바로 앞쪽과 박근 바로 뒤에는 근막에 작은 창이 있는데, 거기에서 종종 장요근의 건을 촉진할 수 있고(모델이 견딜 수 있는 한도 내에서), 그것의 원위부 부착점에서 가끔 손가락 끝에서 뼈를 느낄 수 있는데 그것은 소전자이다. 이것은 모델에 대해 볼 때 가장 손쉬운 촉진은 아니지만, 척추를 고정시켜 주는 주요 "당김 줄(guy-wire)"의 가장 낮은 부착점으로서 접근할 수 있는 보람 있는 부위이다.

좌골결절 위에 천결인대(sacrotuberous

실습 6.9 *계속*

ligament)가 있는데, 이것은 햄스트링의 위 부분인 대둔근의 내측 가장자리에서 천골의 하부 기저부까지 연결되어 있다. 이것의 바로 내측에는 좌골직장와(ischiorectal fossa)가 있고, 그것에서 골반저 근막의 뒤쪽 삼각형에 접근할 수 있다.

- 모델이 바로 눕거나 옆으로 누운 자세에서, 좌골결절의 안쪽 면에 세 개의 손가락 끝을 대고, 검지로 천결인대의 가장자리를 "가이드"로 삼아 그것을 따라 들어간다.
- 모델의 배꼽 방향으로 손가락 끝을 움직여서 항문 가장자리와 좌골 사이에 있는 열린 공간, 즉, 좌골직장와로 미끄러져 들어간다.
- 여러분의 손가락 끝이 골반저의 아래 면의 근막에 닿을 때까지 손가락 패드가 좌골의 단단한 부위를 지나 내폐쇄근의 부드러운 영역으로 가게 될 것이다.
- 모델에게 골반저근을 수축과 이완시키게 한다. 실습을 통해 골반저근과 근막의 톤(tone)을 평가할 수 있을 뿐 아니라 상/하 차원의 상대적 위치도 평가할 수 있다.

전방 중격(근육간 중격)이 더 쉽게 발견된다:

- 봉공근 바로 뒤에 촉진 가능한 "계곡"을 찾도록 하는데, 이는 내측 아래 허벅지에서 시작하여 앞쪽 허벅지 상부를 향해 돌아 올라가면 된다.
- 이 골짜기는 보통 허벅지 표면에서 쉽게 발견되지만, 뼈로 향한 여행은 구부러져 있어서 중격 상태를 실제로 평가하기 위해서는 손가락을 구부려 대퇴사두근 주변을 감아 대퇴골 후방부위의 대퇴골 조선(linea aspera)쪽으로 가야한다.
- 모델을 바로 눕게 하고, 허벅지 옆에 서서 봉공근의 바로 뒤쪽 아래의 표면에 나타나 있는 골짜기를 찾도록 한다.
- 조심스럽고 민감하게 손가락 끝으로 골짜기를 따라 허벅지로 향해 간다; 그것은 대퇴골의 후방 가장자리로 향하는 허벅지의 곡선 경로를 따르게 될 것이다.
- 약간의 연습을 통해 중격이 허벅지까지 자유롭거나 표면에서 자유롭지만 허벅지의 심부 부위에서는 거부 반응이 있는지를 다시 평가할 수 있다.

상단의 끝에서, 이 격막은 대퇴 삼각형에서 열리며, 외측으로 봉공근, 내측으로는 장내전근의 건, 그리고 상부로는 서혜인대에 의해 경계를 이루고 있다.

- 장내전근의 건은 치골에서 유래하고, 대담한 촉진자는 치골결절 근처에서 둥근 형태의 부착점을 찾기 위해 건을 따라 뼈에까지 간다.
- 외측 심부에 위치해 있는 이 부착점은 장골치골 능선에 있는 치골근의 부착점이다.
- 이 건의 후방에서 좌골치골 분기(ischiopubic ramus)를 따라 주행하고 있는 박근의 건 부착점을 촉진할 수 있는데, 이는 대내전근의 후방에 위치해 있고 위에서 자세히 논의된 상부 부착점이다.

복부 The Abdomen

서혜인대 위에는 장골근과 주요근 사이에 있는 장골 근막을 찾을 수 있다. 만약 섬유화되어 있다면, 이 근막은 두 개의 근육 사이의 미끄러짐을 억제할 수 있다(이는 하부 부착점과 거의 분리되어 있다 – "장요근"은 잘못된 이름인 것이다); 만약 그것이 짧으면, 요근을 장골 쪽으로 당기게 될 것이고, 이는 요추를 불균형하게 당기게 된다.

- 모델에게 양 무릎을 굽힌 채 바로 눕게 한다.
- 전상장골극(ASIS) 찾아내고, 후방 안쪽으로 밀고 들어가는데, 그것은 전상장골극의 바로 내측 상부에 위치해 있다.
- 장골근은 여러분의 손가락 패드의 밑에서 즉시 잡히게 될 것이다.

실습 6.9 *계속*

- 만약 이 근육에서 후방외측으로 미끄러져 가면, 마치 슬로프에서 스키를 타듯이 손가락 끝이 결국 요근에 닿게 되고, 테이블에서 발을 들어 올릴 때 긴장감을 느낄 수 있다.
- 장골 근막이 너무 짧거나 비정상적으로 밀도가 높으면 슬로프에서 스키를 타는 데 어려움을 겪게 된다. 여행은 힘든 "진흙투성이" 근막에서 끝날 것이고, 장요근의 두 부분 사이의 분리는 명확하지 않게 될 것이다. 이 근막이 느슨할 때, 특히 바로 누운 자세에서 다리를 테이블에서 들어 올려 요근을 수축시킬 때 장골근과 요근 사이의 "계곡"을 쉽게 촉진할 수 있다.

배꼽은 복부에 이르기까지 복부의 모든 층을 피부에서부터 하나로 묶어주는 "쇠고리"와 같다.

- 복직근의 한쪽에는 양 엄지를 대고 다른 쪽은 손가락을 대고, 바로 누워있는 모델의 배꼽을 집어 위로 천장을 향해 들어 올린다.
- 이것은 모델에 대한 이상한 감각이 되겠지만, 실제로 그렇게 통증을 수반하는 것이 아니기 때문에 약간의 연습으로 참을 수 있게 되나 초보자에게는 이상하게 느껴질 수도 있다.
- 경미하게 들어 올림으로써 복부의 내용물을 "측량"할 수 있으며, 복벽과 신체 벽의 연결성을 느낄 수 있다.
- 이것을 연습하면, 이러한 촉진으로 신장 주변의 복막 부착물과 인대의 유착을 평가할 수 있다.

전종인대(ALL)는 신체의 주요 연부조직으로서, 원래의 척삭(notocord) 앞면을 지나가거나, 우리의 경우에는 추간판의 앞면까지 이어지는 것이다. 따라서 맨 아래 부분 미골은 대부분의 독자의 연습 범위를 벗어나는 하부 구멍에 들어가서야 접근할 수 있다. 여러분은 일부 의지가 있는 클라이언트에 천골 곶에서 전종인대에 접근할 수 있다. 우리가 여기서 기술이 아니라 촉진을 설명하는 것이지만, 여기와 목(아래 참조)에서 전종인대를 들어 올리는 것은 중대한 영향을 미칠 수 있다.

모델에게 방광이 비어있는지 확인하고, 바람직하게는 이 촉진을 시도하기 전에 팽창하지 않는 것이 좋다(예: 생리 전).

통증은 즉각적인 금기사항이다.

- 무릎을 굽힌 채 바로 누워 복부를 부드럽게 한다.
- 배꼽 아래 음모 바로 위의 복부에 부드럽게 손가락 끝을 대고 수직으로 아래 바닥을 향하게 한다.
- 손가락으로 조직을 통해 "수영"하듯이 움직이고 – 힘을 작용시키지 않도록 한다.
- 대동맥의 맥박 위를 지나게 되면, 위치가 너무 높은 것이다; 빠져나와서 더 아래로 내려가도록 한다.
- 몸의 절반 정도를 지나서, 척추의 앞부분을 발견하게 될 것이다.
- 천골 곶은 척추가 거의 수평(천골의 앞면을 따라)에서 수직(L3 정도의 정면을 따라)으로 변하는 뼈의 가장자리이다.
- 전종인대는 천골, L5–S1 디스크(촉감이 부드럽다) 및 L5 몸체(약간 가리비 모양으로 되어 있어 전종인대가 뼈 자체와 구별될 수 있음)에 걸쳐있는 견고한 섬유이다.
- 일반적으로 척추 위로 올라가려고 할 때에, 장골동맥이 대동맥에 결합하여 좌절감을 느끼게 된다. 그 권위에 도전하지 않도록 한다.

흉부 The thorax

심부전방선의 구조 – 종격동, 흉막 및 흉막 내 근막 층 – 흉곽의 포용 범위 내에 있으며 간접적인 방법으로만 알 수 있다.

종격동, 심낭 및 횡격막의 중심 힘줄의 만성적인 단축은 촉진은 불가능할지라도 볼 수 있거나 유추될 수 있는데, 검상돌기 레벨에 움푹 꺼진 홈이 보이거

실습 6.9 계속

나, 흉골이 안으로 당겨진 것처럼 보이는 것이다. 이것은 "오목가슴(pectus excavatum)"으로 알려진 상태를 유발한다. 그러나 결함이 있거나 밀려진 것은 없다; 대신에 흉골은 늑골에 제한이 일어나면서 발생하는 근막의 제한에 의해 흉추에 가깝게 된다.

경부 The neck

사각근은 경추 주변에서 아주 강한 스커트를 형성하고 있으면서 상부 늑골에 목을 지지해 줄 뿐만 아니라 상부 늑골과 폐의 늑막도 지지해 준다. 이 근육은 상완신경총의 외피와 함께 근막 복합체를 형성할 뿐만 아니라 호흡의 2차 근육이기 때문에 흡입의 후반 부분에서 쉽게 만져질 수 있다.

- 여러분은 흉곽 바깥 아래 부위에서 사각근 복합체의 신장된 근막을 촉진할 수 있다.
- 모델을 옆으로 눕히고, 한 손을 겨드랑이에 넣되 손바닥을 아래로 하고 손가락 끝을 겨드랑이 공간까지 최대한 편안하게 밀어 넣는다.
- 다른 손으로 모델의 머리를 들어 올린다(테이블에서 목을 옆으로 굽힘).
- 동시에 손을 겨드랑이 안으로 밀어 넣어 어깨가 귀 가까이에 오게 한다.
- 천천히 모델의 머리를 테이블 쪽으로 내려서 사각근의 근막이 손가락 아래 늑골의 표면에서 신장되는 것을 느낀다.
- 모델에게 머리를 다시 들어 올리게 하여 근막의 긴장을 다시 느껴보도록 한다.

이 근육과 결합된 두 개의 근육이 있는데, 이는 목의 전종인대를 보강하고 있는 것으로서, 경장근과 두장근 (longus colli and longus capitis)이다.

- 환자를 바로 눕힌 상태에서, 치료 테이블의 머리 부분에 앉아서 흉쇄유돌근(SCM)의 끝 부위(후방) 모서리를 양손의 손바닥을 아래로 한 채 손가락 끝을 마주하여 잡는다.
- 손가락 끝의 손톱 가장자리 부분으로 흉쇄유돌근을 전방을 향해 들어 올리도록 하는데, 이 때 흉쇄유돌근 뒤에서 목 주변을 감싸고 있는 사각근과 함께 근육의 단단한 실린더 앞쪽으로 미끄러져 들어간다.
- 조금만 연습하면 목의 모터 실린더(motor cylinder)와 장기 실린더(visceral cylinder) 사이를 쉽고 편안하게 미끄러질 수 있게 될 것이다.
- 이렇게 하여 알라 근막(alar fascia) 뒤에 (따라서 장기 위험 부위 뒤) 놓여지게 되지만, 척추 전방 근막과 전종인대 앞에 위치하게 된다.
- 전사각근은 흉쇄유돌근의 쇄골 부위 아래에서, 호흡 중이거나 호흡 끝 부분에서 1/2인치 (1.25cm) 밴드 형태의 긴장된 상태로 쉽게 촉진이 된다.
- 조금 더 내측으로 들어가면, 횡돌기 전방 결절의 "융기"가 느껴지게 된다.
- 모델이 견딜 수 있는 한도 내에서 손가락을 부드럽게 하여 계속 내측으로 탐험해 들어가면, 경장근과 두장근을 발견(손가락을 상하로 움직여 감에 따라)하게 될 것이다. 모델에게 머리를 약간 들어 올리게 하여 이 근육이 작동하는 것을 느껴보도록 한다. 모델 목을 테이블 바닥에 평평하게 내려놓을 때에도 작동이 되는가? 이것은 표면전방선과 표면후방선에 포함되어 있는 목 굴곡근과 아주 강한 상부 경추 신전근 사이에 적절한 균형 상태가 있다는 것을 나타내는 것이다.
- 이러한 근육은 종종 과신전된 경추의 경우 전종인대를 보강해 주기 위해 강화되어야 하며, 감소된 경추 커브(일자 목)를 가진 환자에서는 이완되어야 한다.

이것으로 근막의 근막 네트워크에서 더 눈에 잘 띄고 이용 가능한 더 큰 특징들을 살펴볼 것인데, 여러분이 즐겁고 소중하게 여기기를 희망하는 지속적인 근막경선(myofascial meridians)의 관점에서 작성된 것이다. 결론적으로, 우리가 확인한 구조는 별도로 분리되어 있는 개체가 아니라, 전신에 걸쳐 역동적이고, 반응적이며, 의사소통이 잘되는 신체 전반의 망(net) 안에서 촉진 가능한 지형이라는 개념을 재차 강조하고자 한다.

연습을 통해, 숙련된 촉진자는 "관절 가동범위 끝 부분 느낌(end-feel)"의 정교한 감각을 가지고 환자의 움직임을 연결시켜 다른 뼈 정착점 망(station net)의 어느 한 부분에 대한 상태를 평가할 수 있다.

참고문헌

Guimberteau J-C and Armstrong C(2015) Architecture of human living fascia. Edinburgh: Handspring.

Langevin HM, Konofagou EE, Badger GJ, Churchill DL, Fox JR, Ophir J and Garra BS(2004) Tissue displacements during acupuncture using ultrasound elastography techniques. Ultrasound in Medicine and Biology 30: 1173–1183.

Langevin HM, Bouffard NA, Badger GJ, Churchill DL and Howe AK(2006) Subcutaneous tissue fibroblast cytoskeletal remodeling induced by acupuncture: evidence for a mechanotransduction-based mechanism. Journal of Cellular Physiology 207(3): 767–774.

Myers T(2014) Anatomy trains, 3rd edn. Edinburgh: Churchill Livingstone.

Schultz L(1996) The endless web. Berkeley: North Atlantic Books.

신경계의 "비정상적인 기계적 긴장"에 대한 평가 제 7 장

Assessment of "abnormal mechanical tension" in the nervous system

Leon Chaitow

우리는 이 장에서 "신경계의 기계적 긴장"과 관련된 유용한 평가방법 몇 가지를 검토할 것이다. 그렇게 하기 전에 통증 외에도 "비정상적인 긴장"을 유발할 수 있는 잠재적인 요소들에 대해서 알아볼 필요가 있다. 이에 따라 생리학적 요소 중에 이와 관련 깊어 보이는 요소 한 가지, 신경계의 영양 기능(the trophic function of nerves)에 대해서 간략하게 살펴보도록 하자.

신경수송 Neural transportation

Irvin Korr는 오스티오패시 의학에서 신경학적, 병리생리학적 과정을 주로 연구하는 선임 연구원으로 신경통로를 따라 고분자 물질을 운반하고 교환하는 현상을 연구하였다.

- (우리의 연구와) 관련 있는 그의 연구 결과물 중 하나는 표적기관과 근육에 대한 신경의 영향력이, 특정 신경 단백질의 전달에 의해 크게 좌우된다는 것이다.

반대로 되돌아가는 경로에 대한 증거들도 있는데, 전달 물질들이 신경구조물을 통해 표적기관으로부터 중추 신경계, 그리고 뇌 쪽으로 운반되는 것을 확인할 수 있다.

Korr의 여러 예시(Korr 1981)들 중 하나를 보면, 형태학적으로나 기능적으로, 그리고 화학적으로도 다른 적색 근육과 백색 근육이(Chapter 5에서 스트레스에 대한 반응이 달랐던 것처럼) 만약 서로 교차된 신경자극을 받게 되면 두 근육의 차이점들이 서로 뒤바뀌게 된다고 하였다. 그리하여 적색 근육이 백색 근육의 신경 자극을 받게 되거나 또는 그 반대로도 이루어지게 된다고 하였다. "이는, 근육이 신경에 의해 특정 형태로 변화할 수 있음을 의미하고, 신경이 유전적 영향을 매개하는 것을 보여주는 하나의 사례이다"

다시 말해, 신경이 근육의 어떤 유전자가 억압되고 표현될지를 결정한다는 것이며, 이 정보는 축색을 따라 운반되는 물질에 담겨있다는 것이다.

근육이 해당 신경과의 접촉을 잃으면(예를 들면, 척수전각회백질의 염증(anterior poliomyelitis)) 근육을 사용하지 않아 발생하는 위축이 아니더라도, 영양 교환이 이루어지는 근신경 접합부에서 근육세포와 신경세포 사이의 적절한 접합이 이루어지지 않기 때문에 자극 전도의 여부와 상관없이 위축이 일어나게 된다.

이러한 기능 및 기타 기능은 단백질, 인지질, 당 단백질, 신경 전달 물질 및 그 전구체, 효소, 미토콘드리아 및 기타 세포 기관의 축삭 운송 흐름에 의존한다. 다음의 Korr의 말들은 우리가 이 현상을 더욱 깊이 인식하는 데 도움이 된다.

- *"화물 종류에 따라 다른 속도로 운반: different cargoes being carried at different rates" 라는 말과 같이 운송 속도는 물질의 종류에 따라 1mm/일에서 수백 mm/일까지 다양하다.*
- *"수송 파장(the wave of transportation)을 위한 원동력은 축삭 자체에 의해 발생된다."*
- *"역행 수송은" 뉴론들 사이나 뉴론과 비 뉴론 세포 사이의 소통을 위한 기본수단으로 보*

여진다.

Korr는 이 과정이 "신경계의 소성(plasticity), 운동 신경 세포와 근육 세포 또는 두 개의 시냅싱(synapsing) 뉴런을 유지하는 역할, 서로 상호 적응하고 서로의 변화하는 환경에 반응하는 역할"을 유지하는 데에 중요한 임무를 수행하고 있음을 보여주었다.

시사점 Implications

이 지식의 임상적 시사점은 무엇이며, 더 구체적으로 우리의 촉진 연구와 어떤 관련이 있을까?

연부조직의 구조적 및 기능적 특성에 영향을 미치는 신경의 영양학적인 면을 고려하여, 양방향으로 이루어지고 있는 영양 수송 통로의 흐름이 방해될 수 있는 상황에 대해서 주의해야 한다.

Korr가 설명하길:

> *축삭에서 수송 메커니즘을 엉망으로 만들거나, 축삭으로 운반된 물질의 양과 질을 만성적으로 변화시키는 요인은 영양적으로 해로운 영향을 미칠 수 있다. 이러한 변화는 구조, 기능 및 신진 대사의 이상을 일으켜 역기능과 질병에 기여하게 된다.*

Korr는 이러한 수송 메커니즘에서 자주 발생되는 부정적인 영향들을 "신경 및 뿌리의 변형(압박, 신축, 각짐 또는 비틀림 같은)"이라고 말한다. Korr는 이러한 스트레스가 사람들에게서 매우 흔하게 발생하고, 신경 구조가 가장 취약한 곳에서 특히 많이 발생한다고 하였다: "움직임이 많은 관절 주변, 뼈로 구성된 구멍, 추간공, 근막, 그리고 강하게 수축된 근육들을 가로지르는 신경 통로(예를 들면, 척추 신경의 후방 가지와 척추 신근)."

Korr는 더 나아가 "지속적인 과활동성 말초 뉴런(감각, 운동 및 자율)"에 대해 논의할 때, 신경영양학적 기능에 미치는 부정적인 영향요소들과 관련된 고려사항을 더욱 자세하게 설명하였다(예를 들면, 촉진된 분절과 트리거 포인트). 신경 구조에서 많은 양의 분비물이 나올 때 뉴런의 신진 대사는 영향을 받는다. "그리고 거의 확실하게 단백질과 다른 거대 분자의 합성과 전환이 이루어진다."

신경계의 부정적인 기계적 긴장을 평가하는 방법을 검토할 때, 충동(impulse)의 전달 외에도 신경계의 중요한 영양적인 역할에 관한 이러한 생각들(그리고 아래에 주어진 Korr의 다른 점들)은 염두에 두어야 한다. Che 등이 관찰한 내용을 보면(2016): "얇은 축삭을 따라 이동하는 양방향으로 이동하는 물질들은 뉴런의 구조, 기능 및 생존에 필수적이다. 축색수송의 결함은 신경 퇴행성 질환의 기전과 관련이 있다."

신경계의 부정적인 기계적 긴장 평가 Assessment of adverse mechanical tension in the nervous system

부정적인 기계적 긴장(AMT)은 흔히 근골격계 기능 장애뿐만 아니라 병리학에서 더 넓게 퍼져있는 주요 원인이 되기에, 신경 구조의 "긴장"을 테스트하고 치료하는 것은 통증과 기능부전을 다루기 위한 대체적인 방법을 제공하기도 한다(korr의 연구를 염두해 보라).

Maitland(1986)는 우리가 이러한 평가와 치료의 형태를 단순한 스트레칭보다는 신경 구조의 "움직임"을 포함해보기를 제안했다. 그와 또 다른 학자들은 연부 조직과 골조직(근육, 관절 등)의 정상적인 움직임에 적절하게 반응하지 못하는 상태에서는 이 방법들을 적용해볼 것을 권장했다. Maitland

와 Butler(Butler & Gifford 1989)는 수년에 걸쳐 척추관과 다른 부위에서 신경 구조에 악영향을 미치는 기계적 제한에 대해 논의했다.

신경을 둘러싼 물리적 환경에서 이러한 생체역학 변화를 설명하기 위해 명명된 용어가 아직은 일반적으로 동의된 단어가 없다. 이에 Maitland et al.(2001)는 "비정상적인 신경 움직임"이 "신경 긴장"보다는 더 정확한 묘사라고 제안했다. 우리가 기능부전 패턴에 대해 무엇이라 명명하든, Butler와 Gifford는 신경 기능에 부정적인 영향을 미치고 통증을 비롯한 수많은 증상을 유발하는 "부정적인 기계적" 변화에 중점을 두어 통증과 기능부전의 일부 측면에 대한 우리의 이해에 이례적인 공헌을 하였다.

이후에 부정적인 신경 긴장을 관리하기 위한 Maitland, Butler 그리고 다른 학자들이 지지했던 많은 개념과 방법들이 검증되고 개선되었다(Efstathiou 등 2015; Saurab Sharma 등. 2016).

기본 테스트 *Base tests*

Butler와 Gifford(1989)는 신경계와 관련된 정확한 기계적 제한을 발견하도록 사용될 수 있는 일련의 "기본 테스트"들에 대한 틀을 마련해 두었다. 기술될 "기본(긴장) 테스트" 중 5가지는 단지 진단 뿐만 아니라 관련된 구조물의 수동적 움직임에도 유용하게 사용될 수 있다. "기계적 긴장"과 관련된 조직은 신경의 주변을 싸고 있는 근육, 결합조직, 순환 구조물, 경막 등 뿐만 아니라 종종 신경 자체도 포함된다.

다섯 가지 긴장 테스트 방법은 아래와 같다.

- straight leg raising(SLR)
- prone knee bending(PKB)
- passive neck flexion(PNF)
- a combination of these called "slump" position and variations of this
- upper limb tension tests(ULTT).

이 테스트들은 종종 서로 연계되어 수행된다(예를 들면, 슬럼프와 PKB). 이러한 테스트들 중 일부는 다른 셋팅에서도 이루어지고 있지만, 만약 신뢰할 수 있는 결과를 원한다면 특정한 지시내용에서 묘사하는 대로 수행 방법들을 면밀히 따라 시행하는 것이 중요하다.

Butler와 Gifford는 요추 신경근의 긴장 변화가 스트레칭 동작 동안에 나타났으며 SLR 중 발목의 족배 굴곡 추가를 통해 목이나 팔(때때로는 머리)의 통증이 즉각적으로 변하는 경우가 종종 있었다는 연구를 보고하였다. SLR 중에 발목의 족배 굴곡을 수행하는 것과 같이 이러한 추가적인 스트레칭을 이 연구에서는 "증감" 동작이라고 명명하였다.

신경 구조에 긴장을 추가하는 것은 아래에 설명되고 예시된 바와 같이 글라이드/슬라이드를 추가적으로 수행함으로써 변화 줄 수 있다(그림 7.3A, B 참조)(Beltran-Alacreu 등 2015).

올바른 자세의 중요성
Correct positioning important

Butler와 Gifford(1989)는 통증의 변화를 평가하기 위해 이루어지는 테스트 부위에 신중을 가하여 자세를 취하는 것이 필수적이며, 정확한 자세는 발견된 제한을 풀어주기 위해 적용될 수 있는 수동적 스트레칭(또는 글라이드) 수단으로 사용될 수 있다고 언급했다. 신경계의 부정적인 기계적 긴장을 위한 긴장 테스트의 개발자들은 인체의 움직임들이(따라서 이 검사들이) 신경 내의 긴장을 증가시킬 뿐 아니라 그 신경과 관련된 주변 조직 또한 움직이고(슬라이드/글라이드) 있다는 것을 알려주고 있다.

기계적 인터페이스
Meet the mechanical interface

신경 구조들을 둘러싸고 있는 조직을 기계적 인터페이스(MI)라고 한다. 이러한 인접한 조직은 신경계와 독립적으로 움직일 수 있다(예를 들면, 회외근은 요측굴을 통과하여 지나기 때문에 요골 신경의 MI이다).

- MI의 어떠한 병리는 신경 움직임에 이상을 일으켜 예측 불가능한 파급효과로 신경 구조의 긴장을 유발할 수 있다.
- MI 병리학의 좋은 예는 디스크 돌출 또는 골극 접촉, 그리고 수근관 압박에 의한 신경 충돌이다.

이러한 문제들은 신경제한과 관련된 기계적 근원 부위와 관련 있다고 여겨진다. 신경 구조들에서 나타나는 기계적 충돌로 인한 증상은 순수한(수동적) 긴장 보다는 움직임이 포함된 테스트에서 보다 쉽게 유발될 수 있다.

신경 긴장의 화학적 또는 염증 원인들은, 예를 들면, "신경내 섬유증(intraneural fibrosis)"의 결과처럼 탄력성 감소와 "긴장"을 증가 또한 유발하는데, 이는 이 구조물들에 대한 긴장 테스트로 명백해질 수 있다(5장의 제목 "국소적 적응 증후군(Local adaptation syndrome)" 내용에서 연부조직 기능부전의 급성에서 만성으로의 진행 과정 논의를 참조).

염증으로 인한, 또는 화학적 손상(즉, 독성)으로 인한 병리 생리학적 변화는, 예를 들면, 디스크 병변에 의해 부과되는 것 같은 기계적 이유와는 다른 방식으로 신경 구조의 내부 기계적 제한으로 이어지진다고 일반적으로 알려져 있다.

Butler와 Gifford에 따르면 부정적인 기계적 긴장의 변화(또는 "비정상적인 신경 움직임")가 신경 전도에 반드시 또는 자동적으로 영향을 미치지는 않는다고 하였다. 그러나 Korr의 연구를 보면 이러한 변화에 의해 축삭 운송이 영향 받을 가능성이 높아 보인다. 현재의 신경과학 연구는 Korr의 연구의 많은 부분을 확인해 왔다(Che 등 2016).

부정적인 기계적 긴장과 통증의 부위가 반드시 같지는 않다 *Adverse mechanical tension and pain sites not necessarily the same*

긴장 테스트가 양성일 때(즉, 통증이 한 가지 테스트나 또는 테스트의 어떤 요소에 의해 발생되었을 때 — 초기 자세만으로 또는 "증감"을 추가하였을 때), 이는 신경계 어딘가에 AMT가 있음을 의미하며, 이 위치가 통증이 나타나는 부위와 꼭 같지 않을 수도 있다.

Butler와 Gifford(1991)는 수근관 증후군이나 팔꿈치의 척골신경 병변이 있는 115명의 환자 중 70%가 목에 신경병소가 있다는 명백한 전기생리학적 및 임상적 증거를 보여준 연구 결과를 보고했다. 그들은 이는 아마도 일차적으로 척추에서의 오래 지속되는 장애가 종종 말단에서의 2차적 또는 "원격" 기능 장애를 초래하는 "더블 크러쉬(double crush)" 현상이라고 주장하였다.

또한 이 현상은 역으로도 발생될 수 있다. 예를 들면, 손목에서의 척골 신경 포착이 궁극적으로 팔꿈치의 신경 포착으로 이어지게 된다(그들은 이를 "역전된 더블 크러쉬(reversed double crush)"라고 명명하였다).

긴장 포인트와 테스트 설명
Tension points and test descriptions

Butler와 Gifford(1991)는 신경계가 움직임 동

안 주변 인터페이스(interface)와 관련되어 아주 작은 정도만 움직이는 곳이나 신경계가 비교적으로 고정되어 있는 특정 해부학적 부위들이 AMT로 발전될 가능성이 가장 높은 부위라고 지적했다. 이 부위들은 대게 신경의 분기점이나 근육에 진입하는 지점으로, 이러한 부위를 "긴장 포인트(tension points)"라고 부르며 이 지점들은 테스트 설명에서 언급될 것이다.

1. 긴장 테스트의 양성은 테스트 과정에 의해 환자의 증상이 다시 유발되거나 이 증상들이 "하중이 추가"되거나 AMT의 초기 진단을 확인하는 "증감동작(sensitizing maneuvers)"이라고 불리는 변화된 방법들에 의해 달라질 수 있는 경우이다. SLR중 족배굴곡을 추가하는 것은 증감동작의 한 예이다.
2. 정확한 증상을 재현하는 것이 가능하지 않을 수 있지만, 만약 이 테스트나 관련된 증감의 과정 동안 또 다른 비정상적인 증상이 나타난다면 이 테스트는 여전히 적절할 수 있다. 예를 들면, 반대쪽 사지의 검사 결과와 비교해보면, 아마도 비정상이라 말할 수 있을 정도의 가치 있는 시도는 될 수 있다.
3. 움직임 범위의 변화는 테스트 초기 자세 중이든 증감을 추가하고 있는 중이든 관계 없이 비정상의 또 다른 지표가 된다.

검사와 치료 동안의 신경계의 수동적 움직임 변화 *Variations of passive motion of the nervous system during examination and treatment*

1. 말하자면 "슬럼프" 테스트와 같이 양쪽 끝에서 이루어지는 긴장의 증가는 *신경내부 구성요소*에서 긴장이 발생될 수 있다.
2. 움직임 제한 가능성이 높은 부위인 "긴장 포인트"에서의 신경과 해당 MI의 최대 움직임(SLR과 같은)에 의해 발생되는 긴장의 증가는 *신경외부 구성요소*에서 발생될 수 있다.
3. 다른 면(plane)에서의 *신경외부 조직*의 움직임을 설계할 수 있다.

아래 연습 문제를 시작하기 전에 Box7.1을 살펴보고, 적용을 위한 일반적인 주의사항과 금기사항에 대해 알아보자.

박스 7.1 일반적인 주의사항과 운동 7.1–7.6을 위한 금기사항

1. 디스크 문제가 있거나, 목이 민감한 경우(또는 환자가 어지러움을 느끼기 쉬운 경우) "슬럼프" 테스트 동안 척추에 주의하라.
2. ULTT 중에 목을 과도하게 측굴 하지 않도록 주의하라.
3. 민감한 부위가 있는 경우, 테스트를 수행하는 동안 기존의 상태를 악화시키지 않도록 주의하라(팔은 다리보다 모션 조절이 되지 않아 악화되기 쉽다).
4. 만약 명백한 신경 문제가 있다면, 격하거나 강한 스트레칭으로 악화시키지 않도록 특별한 주의를 기울여라.
5. 당뇨병, 다발성 경화증, 최근에 수술을 받은 환자 또는 검사 대상 부위가 순환기 장애의 영향을 많이 받는 환자에게도 유사한 예방 조치를 적용한다.
6. 최근에 신경학적 징후가 나타나거나 악화한 경우, 또는 마미증후군이나 척수 병변이 있는 경우 이 검사들을 적용하지 말아야 한다.

부정적인 기계적 긴장의 시사점

Implications of adverse mechanical tensions

연부조직(골)의 기능부전이 신경 구조에 나쁜 영향을 줄 수 있는 여러 방면들의 증거들을 염두에 두면, 이러한 테스트들(또는 이러한 테스트에 기초한 후속 치료)이 고려되기 전에 정상적인 방법으로 인터페이스 조직과 관련된 모든 근육들을 최대 이완시켜보는 것은 논리적이다.

5장의 단축된 자세 근육들을 위한 테스트들의 예제(대부분)에서 치료를 위한 자세가 테스트 자세와 비슷했던 것을 제외하고는 본문의 범주에 비정상적인 긴장을 풀어주는 방법을 설명하는 것은 속하지 않는다.

Butler는 이런 방식으로 신경계의 부정적인 기계적 긴장을 치료할 때, 초기 스트레칭은 개개인의 민감성과 상태에 따라 통증 부위로부터 먼 쪽에서부터 잘 시작되어야 한다고 제안한다. 또한 치료 중에 정기적으로 재검사를 하고 테스트하여 테스트가 이루어지는 동안 가동범위가 증가되거나 통증 유발이 감소되는지를 확인하는 것은 바람직하다.

주의: 치료에 의해 발생된 모든 민감성이 즉시 가라앉아야 한다는 것이 중요하다. 그렇지 않은 경우 관련된 신경 조직에 염증의 원인이 될 수 있기 때문에, 테크닉 / 테스트는 중지되어야 한다.

실습 7.1 *Straight Leg Raising (SLR) 테스트*

소요 시간 "증감"을 추가할 때마다 3-4분

5장(운동 5.16A)의 슬괵근(단축을 위한) 테스트와 그것에 수반되는 그림(5.22)에 관한 내용 또한 참고하라.

무릎 신전과 함께 시상면을 따라 다리가 경계에 도달하거나 저항이 나타나거나 또는 증상이 나타날 때까지 들어 올린다.

추가적인 증감을 적용할 수 있다.

- 발목의 족배 굴곡(이는 경골을 지나는 좌골신경에 로딩(loading)을 준다).
- 발목 족저 굴곡에 내번을 더함(총비골신경에 로딩을 주어 정강이 앞쪽과 발등의 증상에 유용하게 사용될 수 있다).
- 수동적인 목 굴곡
- 고관절 내회전 증가
- 고관절 내전 증가
- 척추의 자세 변경(예를 들면, 척추를 오른쪽으로 측굴 함으로서 왼쪽 SLR에 "증감"을 가하게 된다).

증상, 새로운 증상, 제한 등의 변화를 평가하기 위해 SLR테스트와 포함된 각각의 증감을 추가적으로 수행하라.

증감을 추가하여 적용하였을 때, 증상(기존 또는 새로운)이 나타나지 않고, 힘을 더 가하지 않아도 다리가 쉽게 정상적으로(대략 80°) 올라갈 수 있는가?

SLR 테스트를 위한 노트

SLR 테스트는 요천골 신경근과 연관되어 있는 인터페이스 조직을 꼬리뼈 방향으로 글라이딩하는 움직임이 있다(이러한 움직임이, 척추 사이의 디스크가 탈출되었을 시에 SLR 테스트로부터 양성반응 — 다리를 들어올리는 데에 대한 통증 및 제한 가능성 — 을 나타내게 한다).

잘 알려지지 않은 사실은 무릎 근위부의 경골신경이 SLR 동안 발 끝(기계적 인터페이스와 관련하여) 방향으로 움직이는 반면, 무릎의 원위부는 두개골 방향으로 이동한다는 것이다. 무릎 자체 뒷면에서는 경골 신경의 움직임이 나타나지 않고, 그러므로 "긴장 포인트"라고 알려져 있다.

총비골신경은 비골두에 단단히 부착되어 있다(또 다른 "긴장 포인트").

실습 7.2 *Prone Knee Bend(PKB)* *테스트*

소요 시간 **각각의 자세(방법1과 2)의 "증감"을 추가할 때마다 3-4분**

방법 1 Method 1

촉진 파트너를 엎드리게 한다.

무릎을 구부리며 뒤꿈치를 엉덩이 쪽으로 다가가게 하면서 기존 증상이 재현되거나, 다른 비정상적인 증상이 나타나는지, 또는 운동 범위에 변화(발 뒤꿈치는 엉덩이와 비교적 쉽게 가까워져야 함)가 있는지를 평가한다.

고관절과 허벅지를 안정화한 상태에서 무릎을 구부리면 이는 L2, 3, 4 신경들과 그 뿌리들, 그리고 특히 대퇴 신경과 그 가지들을 움직인다.

방법 2 Method 2

그러나 만약 이 테스트를 옆으로 누워 있는 사람에게 적용한다면, 이 테스트 동안 고관절은 폄 상태를 유지하도록 한다(이 대체된 자세는 외측대퇴피신경의 포착 문제를 감별하는데 더 적합하다고 생각된다).

PKB 테스트는 대퇴직근을 스트레칭시키고 골반을 앞으로 회전시켜 요추를 신전되게 하므로 신경의 충돌증후군을 분석하는데 혼란이 생길 수 있다.

증감 동작에 의지하면, 이러한 분석에 도움이 된다. 여기에는 다음과 같은 추가 사항이 포함된다(테스트는 엎드리거나 옆으로 누워서 할 수 있다).

- 경추 굴곡
- 슬럼프 자세(실습 7.3)를 도입 — 테스트의 측와위 자세만
- 고관절 외전, 내전, 회전의 변화

증감을 추가하여 적용하였을 때, 증상(기존 또는 새로운)이 나타나지 않고, 힘을 더 가하지 않아도 무릎을 쉽게 끝까지 구부릴 수 있는가?

실습 7.3 *"슬럼프 테스트"*

소요 시간 **"증감"을 추가할 때마다 3-4분**

Butler는 여기 소개되는 테스트들 중에서 이를 가장 중요한 테스트로 간주한다. 이는 뇌교(pons)와 다리까지의 신경 및 결합조직 요소들과 연결되어 있기 때문에, 수행과 분석에 주의를 요한다(그림 7.1).

이 검사는 모든 척추 장애, 대부분의 하지 장애, 그리고 일부 상지 장애에서 사용되도록 권장된다(특히 신경계와 관련이 있다면 더욱 더).

당신의 촉진 파트너에게 이 테스트 동안 다음의 일련 동작을 시행하도록 한다.

- 흉추 그 다음 요추 굴곡, 뒤이어
- 경추 굴곡
- 무릎 신전
- 발목 족배굴곡
- 때때로 고관절 굴곡(몸통을 고관절 쪽으로 굴곡하거나 SLR강도를 높임으로서).

슬럼프 테스트 동안의 증감동작은 원칙적으로 관절의 말단 위치의 변화에 따라 이루어진다. Butler는 예제에서:

- 예를 들면, "슬럼프 자세"가 요추나 허벅지 방사통을 유발할 경우 —목의 최대굴곡을 줄이라 지시하면— 그 결과로 위 증상이 완전히 감소될 수 있다.
- 발목과 무릎의 위치가 변하면 경추통, 흉추통, 또는 두통이 확연하게 바뀔 수 있다.

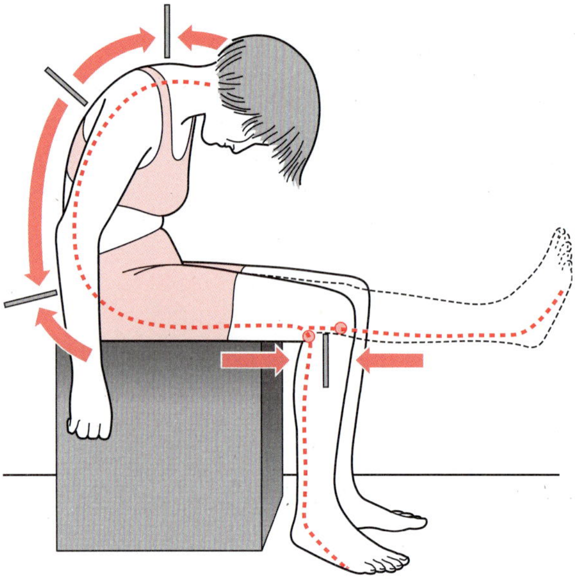

그림 7.1
슬럼프 테스트의 자세는 뇌교(pons)에서 부터 발까지의 전체 신경 네트워크를 늘어나게 한다. 경막(dura mater)과 신경근이 늘려지는 방향을 노트하라. 다리를 뻗게 되면, 경골과 대퇴 부위의 경골신경 움직임이 화살표가 가르키고 있는 방향으로 일어나게 된다. C6, T6, 또는 L4 위치나 무릎 뒤에서는 신경의 움직임이 일어나지 않는다(이 부분들을 "긴장" 포인트라 한다).

실습 7.3 *계속*

- 위 두 경우 모두 AMT의 정확한 위치를 파악하긴 힘들더라도, 존재하고 있음은 확인할 수 있다.

슬럼프 자세에 있는 사람에게 추가될 수 있는 증감 움직임에는 몸통의 측굴과 회전 —심지어는 몸통의 신전, 고관절의 내전, 외전, 또는 회전— 그리고 경추의 다양한 자세 변화들 역시 포함된다.

"슬럼프 테스트"는 *움직임*보다는 신경계의 긴장과 관련이 있다.

슬럼프 자세 노트

사체 해부연구에서 신경수막(neuromeningeal)의 움직임은 다양한 방향으로 움직이지만, C6, T6, 그리고 L4의 추간 레벨에서는 위치 변화가 없이 견고하다(움직임이 없기에 "긴장 포인트"가 됨).

Butler는 "슬럼프" 테스트 중에 확인된 많은 제한들은 적절한 척추 매니플레이션(manipulation)에 의해서만 교정될 수 있으며, SLR은 요천골 부위의 신경 긴장을 더 잘 짚어낸다.

SLR에서 양성(증상의 재발현 됨)이 나타나고 슬럼프에서는 음성(증상이 나타나지 않음)이 나타나거나 또는 그 반대로도 나타날 수 있기에 항상 두 테스트 모두 수행하는 것이 좋다.

슬럼프 테스트를 이용한 연구에서 다음과 같은 결과가 보고 되었다.

1. "정상" 사람들의 50%에서 몸통과 목 굴곡 중에 중부(Mid)–흉추부터 T9 사이에서 통증이 나타났다.
2. 다음의 경우들 중에서 만약 대칭적으로 나타났다면 정상으로 간주한다:

- 무릎을 신전시키고 발목의 족배 굴곡을 증가시킨 상태에서 몸통과 목의 굴곡을 시행하는 중에 슬괵근과 무릎 뒤쪽에서 통증이 나타난 경우.
- 무릎이 신전되어 있는 동안에 몸통/목 굴곡 시 발목의 족배 굴곡에 제한이 생길 때.
- 목의 굴곡을 풀면 전반적으로 통증이 줄거나 무릎의 신전과 발목의 족배 굴곡 범위가 증가.

만약 환자의 증상이 슬럼프 자세에 의해 재발현되고, 증감 동작에 의해 감소될 수 있다면, 이 역시 양성 반응이다. 증상의 재발현 뿐만 아니라, 긴장이 없을 때는 발생되지 않았던 운동 범위의 감소가 대칭적으로 감소되는 경우 또한 양성반응으로 강조된다. 예를 들면, 슬럼프 테스트 동안 양측 발목 굴곡에 제한이 발생되는데, 목을 굽히지 않으면 사라지는 것처럼 말이다.

어떤 경우에는, 목 굴곡 자세에서 되돌아올 때 통증이 증가되거나 몸통을 움직여 고관절을 굴곡할 때 증상이 감소되는 경우와 같은 이례적인 반응이 관찰되는 경우도 있다. 이는 기계적 인터페이스(MI) 병리학에서 설명이 가능하다.

노트

슬럼프 테스트를 "글라이딩" 운동으로 변형하는 방법은 아래 운동 7.6에 설명해 두었다.

실습 7.4 *Passive Neck Flexion (PNF) 테스트*

소요 시간 **각각의 변형을 위해 1－2분**

SLR 테스트와 같이, 이 테스트도 양쪽 중 한 쪽 가동범위 끝에서만 느슨해진다. 이는 신경수막의 기계적 인터페이스(MI)인 척추관과 관련되어 신경수막 조직을 움직이게 한다.

산업 조사에서는 허리 통증 환자의 22%가 PNF 테스트 양성으로 판정되었다.

- 시술자의 손으로 머리와 목을 받치고 턱을 가슴 쪽을 향해 가져간다.
- 정상적인 목에서는 힘을 주지 않아도, 별다른 증상 없이도 턱을 복장뼈(sternum) 가까이 다가갈 수 있다.
- AMT를 찾아내기 위한 목적으로 목의 신전, 측굴과 PNF, 다른 테스트들과의 조합과 같은 변화를 적용하는 것이 좋다.

실습 7.5 *상지 장력 테스트(ULTT 1 and 2)*

소요 시간 **각 테스트 버전에 "증감"을 추가할 때마다 3~4분**

ULTT 1

- 촉진 파트너를 앙와위 자세로 눕게 한다.
- 테스트할 팔의 관절와상완(glenohumeral) 관절을 외전, 신전, 그리고 외회전 시킨다. 일단 이러한 자세가 이루어지면, 팔꿈치를 신전하는 동시에 전완을 회외 시킨다.
- 수동적으로 손목과 손가락 신전을 추가적으로 시행시킨다.
- 만약 피술자를 테스트 자세로 취하는 중의 어떤 단계에서나 추가적인 증감 동작(아래와 같은) 동안에 통증이 나타난다면, 특히 예전에 호소했던 목이나, 어깨, 그리고 팔의 증상을 재현시킨다면, 이 테스트는 양성이며 기계적 인터페이스가 신경 구조물에 어느 정도로 영향을 주고 있는지 확인할 수 있다.

추가적인 증감은 다음과 같이 수행 된다.

- 테스트가 이루어지는 방향으로부터 멀리 떨어지도록 경추의 측굴 추가.
- 동시에 다른 팔에도 ULTT1 도입.
- 동시에 straight leg raising을 양쪽 또는 한쪽에 적용.
- 손목의 회외 보다 회내 적용.

ULTT 1에 관한 노트

이 테스트 동안에 많은 신경의 움직임이 일어난다. 사체에서 목과 손목의 움직임 동안 정중신경은 기계적 인터페이스와 연관되어 최대 2cm(0.8인치)의 움직임이 관찰되었다. 상지의 "긴장 포인트"는 어깨와 팔꿈치에서 발견되었다.

ULTT 2

Butler는 ULTT1보다 더 민감한 이 테스트를 개발하였다. 그는 상지에서 발생하는 반복 장애의 여러 사례와 관련된 업무 자세를 묘사하였다고 주장한다("과사용 증후군").

ULTT2을 적용할 때 다른 쪽 팔과 항상 비교하라.

오른쪽 ULTT 2 예제

- 아래 테스트의 경우 피술자는 테이블의 오른쪽 끝 가까이에 누워 견갑골이 바닥에 닿지 않도록 위치시킨다.
- 몸통과 다리는 환자가 안정감을 느낄 수 있도록 침대의 왼쪽 다리 쪽을 향하여 비스듬히 둔다.
- 시술자는 피술자 머리 쪽에서 다리 쪽 방향을 바라보고 서서, 시술사의 왼쪽 허벅지를 이용하여 피술자의 어깨 거들(girdle)을 내려 누른다(그림 7.2).
- 시술자는 손으로 완전히 굽혀진 피술자의 오른쪽 팔의 팔꿈치와 손목 부분을 지지한다.
- 허벅지 접촉면을 다르게 하여 천장을 향해 들어 올리거나, 바닥을 향해 고정시키는 등 어깨 내림의 정도와 각도에 약간의 변화를 줄 수 있다.

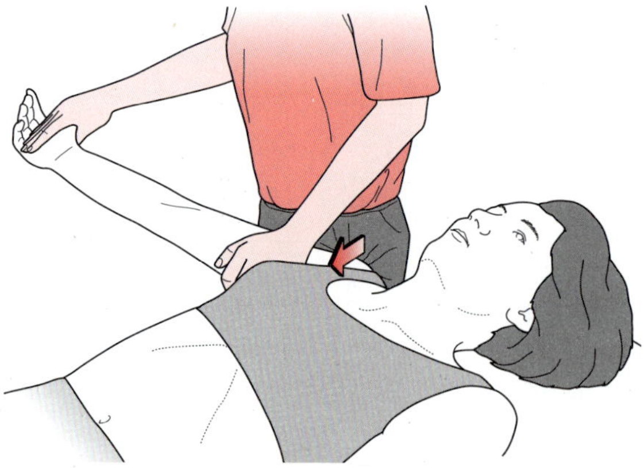

그림 7.2
상지 긴장 테스트 (2). 증감 동작에서 시술자는 허벅지로 어깨를 눌러 내림을 수행할 때 유의하라.

어깨를 내리는 동안 시술자의 오른쪽 손은 환자의 오른쪽 손목을 붙잡고, 왼쪽 손으로는 상지를 잡는다.

아래와 같은 방법으로 테스트 중인 팔에 증감 동작이 적용될 수 있다.

- 어깨의 내회전 또는 외회전
- 팔꿈치 굴곡 또는 신전
- 전완의 회외 또는 회내

시술자는 미끄러지듯 피술자의 우측 손바닥으로 이동하여 회외와 회내 또는 손가락/엄지를 스트레칭시키거나 또는 요골측/척골측 변위를 도입한다.

추가 증감은 다음을 포함한다:

- 목의 움직임(예를 들면, 테스트 반대 방향으로 측굴) 또는
- 외전 또는 신전을 증가시키는 것과 같은 어깨 위치 변경.

(어깨 내림은 유지한 채로) 어깨의 내회전, 팔꿈치 신전과 팔뚝의 회내을 조합하여 적용하는 것이 가장 민감한 테스트 자세로 여겨진다.

노트

피술자의 93%에서 테스트 방향에서 멀어지는 쪽으로의 경추 측굴을 적용하였을 때 팔에서 나타나는 증상이 증가하였고, 테스트 방향으로 가까워지는 측굴을 하였을 때는 70%의 케이스가 증가하였다(Butler & Gifford 1991).

Butler와 Gifford는 ULTT가 경추의 경막을 횡 방향으로 움직이는 반면, "슬럼프"는 경막을 종 방향뿐만 아니라 전후 방향으로 이동시킨다고 보고하였다.

실습 7.6 *신경역학 스트레칭과 슬라이더 운동*

Beltran-Alacreu 등(2015)은 신경을 움직이는 이러한 운동들이 즉각적이고 광범위한 통각 감퇴 효과가 있음을 발견했다.

7.6A: 신경역학 스트레칭

신경의 스트레칭 효과를 유도하는 과정은 피술자의 시작자세부터 최종자세까지를 반복적이고 일정하게 움직이도록 하고, 이를 다시 또 반복하게 하는 과정이 요구된다(그림 7.3).

피술자의 신체 상태에 따라 반복적으로 적용되는 속도는 달라질 수는 있으나, 일정한 움직임을 유지해야 한다.

- 시작할 때, 피술자는 무릎을 굴곡한 상태로 앙와위 자세를 취하고, 오른쪽 다리의 오금부위가 왼쪽 다리 위에 닿도록 하여 올려놓는다.
- 쿠션/부드러운 쐐기(wedge)는 흉추 굴곡을 증가시키기 위하여 엉덩이나 하부 흉추 부위 밑에 선택적으로 위치시킬 수 있다.
- 피술자의 두 손은 교차하여 가슴 위에 둔다.
- 시술자는 피술자의 우측면에 서서, 한 손과 팔로 상흉추, 경추, 그리고 후두부를 지지한다.
- 다른 손은 피술자의 교차된 손 위에 놓는다(그림 7.3A).
- 최종 자세로 만들기 위해서 시술자는 피술자의 흉추와 경추를 굴곡시키는 동시에 피술자의 흉부 부위에 위치한 교차된 손에 일정한 압력을 가하여 흉추의 후만(kyphosis)을 증가시킨다.
- *동시에*, 피술자가 오른쪽 무릎을 펴게 하여 오른쪽 다리를 들어올리게 한다. — 왼쪽 다리 위에 올려둔 오른쪽 오금부위와의 접합부는 그대로 유지 — 발목을 최대한 족배 굴곡하고 무릎을 최대한 신전시킨다(그림 7.3B).
- 그 후 시작자세로 다시 돌아온 후에 이 과정을 반복한다.
- 이 테크닉으로 신경을 스트레칭하는 결과를 얻는다.

7.6B: 신경동적인 슬라이딩

신경 글라이드 효과를 유도하는 과정은 피술자의 시작자세(그림 7.4A)로부터 최종자세(그림 7.4B)까지를 반복적이고 일정하게 움직이도록 하고, 다시 반복하게 한다. 반복속도는 피술자의 신체 상태에 따라 달라질 수는 있으나, 꾸준하게 움직여

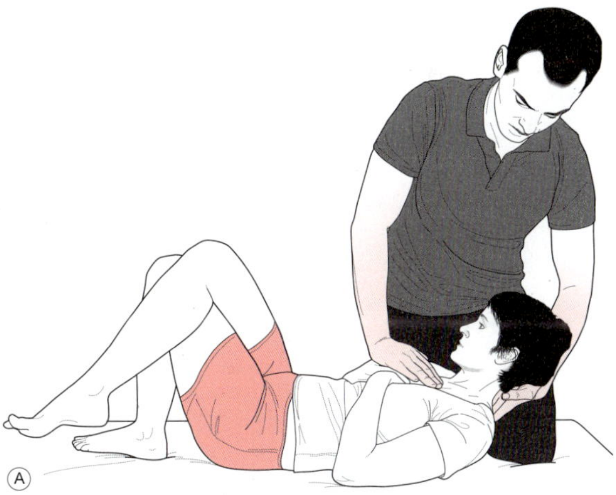

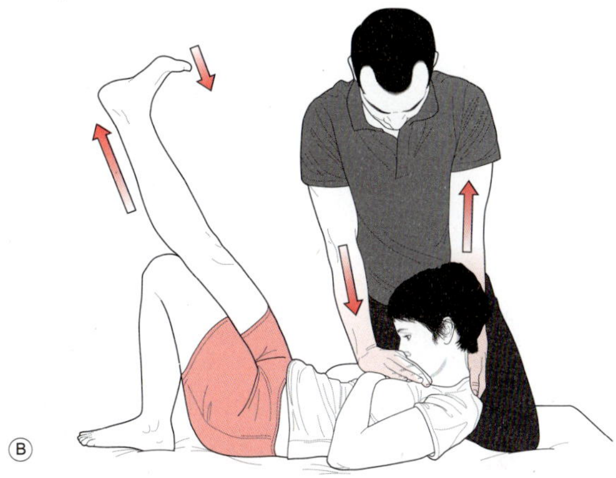

그림 7.3
신경동적 스트레칭에서 사용되는 시작자세(A)와 최종자세(B).

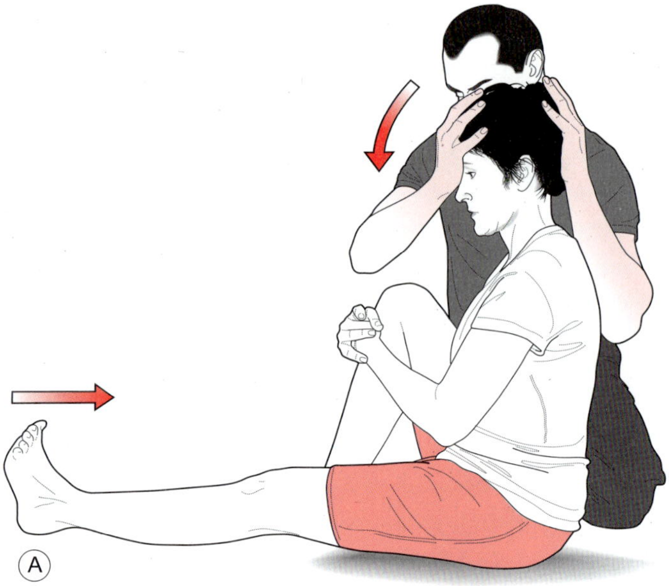

Ⓐ

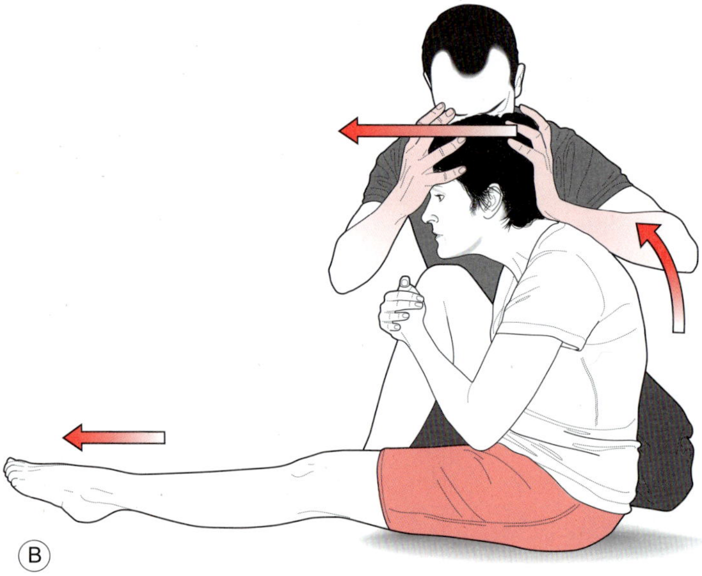

Ⓑ

그림 7.4
신경동적 슬라이딩에서 사용하는 시작자세(A)와 최종자세(B).

실습 7.6 계속

야 한다.

- 위 테스트/치료를 위해, 피술자는 왼쪽 하지를 펴고 오른쪽 하지를 구부린 채로 앉게 한다; 양쪽 손으로는 오른쪽 무릎을 잡는다.
- 시술자는 하지를 굽힌 쪽 방향에서 무릎으로 피술자의 허리를 지지하여 요추의 후만을 방지한다.
- 두개골/목 굴곡을 적용하기 전에 두 손으로 피술자의 머리(후두골과 전두골)를 잡고, 동시에 피술자는 오른쪽 발목을 족배 굴곡 한다(그림 7.4A). 이것이 첫 번째 자세이다.
- 최종자세에 도달하기 위해, 시술자는 피술자의 두개골/머리에 신전을 적용하는 동안, 피술자는 흉추 후만을 증가시키는 동시에 오른쪽 발목을 족저 굴곡 한다(그림 7.4B).

실습 7.6 *계속*

- 그 다음 시작 자세로 돌아와 이 과정을 반복한다.
- 이 테크닉의 적용으로, *초기 움직임*에서는 경추의 척수는 스트레칭, 후방 척수는 짧아지며, 이와 함께 다리 뒤쪽 신경은 스트레칭이 조합되어 신경이 글라이드 한다.
- *마지막 움직임*에서는, 경추 척수는 짧아지고 후방 척수는 스트레칭되며, 동시에 다리 뒤쪽 신경은 느슨해진다.

운동 7.1-7.6에 관한 토론

촉진의 능력을 향상시키기 위한 목적을 지닌 이 책에서 위 테스트들을 다루는 것은 의문의 대상이 될 수 있다. 촉진과 함께 해야 할 부분은 무엇인가?

나는 이전에(5장) 설명되었던 근육의 길이 평가에 더하여 관절 놀이(8장과 특별 주제 9의 관절 놀이) 그리고 신경구조의 AMT가능성 평가를 위한 이번 7장 모두 논리적으로 근육들과 근막뿐 아니라 피부(그리고 피부 아래 영역) 촉진의 연장선이라고 생각한다.

"끝느낌", 운동 범위 및 제한 경계에 대한 개념은 다른 곳에서 논의되었고, 경계와 제한에 대한 평가나 정상적인 "끝느낌" 평가는 촉진 능력에서 가장 중요하게 여기는 섬세한 감각이 요구된다. 이러한 능력은 이번 장에서 설명된 테스트들이 섬세함과 주의를 기울이며 수행되는 경우 향상 될 수 있다.

Butler가 "긴장" 포인트라고 불렀던 것에 대한 인식은 앞서 설명되었던 것과 다른 방식으로 촉진하거나 테스트 하는 경우에도 항상 자각하고 있어야 한다.

Lief, Nimmo, Lewit, Beal, Smith 또는 Becker가 발전시켜온 방법을(또는 그 밖에 다른 촉진 방법) 사용할 때에도 이러한 지식은 잠재적으로 매우 유용하다. 예를 들면, NMT 촉진이나 Becker의 촉진 방법을 적용했을 때, Butler가 설명했던 것처럼 만약 연부조직의 변화가 "긴장"포인트 지점에서 촉진되는 경우, AMT의 개념을 이해한 경우에만 신경학적 포착 가능성에 대해 분명히 알 수 있게 된다.

위에서 설명했던 테스트 중 한 가지 또는 모두를 시행해보면 이러한 가능성들에 대해서 확인 또는 부정을 할 수가 있게 된다.

단축된 근육 구조(제5장)와 관절 제한(제8장)의 변화는 쉽게 신경계의 부정적인 긴장의 원인이 될 수 있기 때문에 이를 위한 평가 테스트들을 추가하는 것 또한 유용하다.

이러한 테스트를 포함하는 이유는 신체의 기능 부전을 평가 하는데 있어서, 일부 익숙한 테스트(straight leg raising과 같은) 뿐만 아니라, 숙련된 촉진 기술을 요하는 다른 복잡한 도수 테스트(예를 들면, ULTT2) 방법들 역시 사용할 것을 권장하기 때문이다.

신경 구조에서 AMT의 기본 개념뿐만 아니라 관련 테스트들의 임상적 적용을 위해서는 이 방법들에 대한 충분하고 전문적인 훈련이 요구된다.

만약 당신이 이 테스트들과 각각에 추가된 증감을 성공적으로 수행할 수 있고, 당신이 수행한 대상자(들)의 신경계의 AMT에 대한 유용한 피드백과 정보를 얻을 수 있다면, 최근 몇 년 동안 물리치료 방법론에서 벗어났었던 이 주제에 대한 추가 교육을 열망할 수도 있을 것이다.

참고 문헌

Beltran-Alacreu H, Jiménez-Sanz L, Fernández Carnero J and La Touche R(2015) Comparison of hypoalgesic effects of neural stretching vs neural gliding. Journal of Manipulative and Physiological Therapeutics 38(9): 644–652.

Butler D and Gifford L(1989) Adverse mechanical ten- sions in the nervous system. Physiotherapy 75: 622–629.

Butler D and Gifford L(1991) Mobilisation of the nervous system. Edinburgh: Churchill Livingstone.

Che DL, Chowdary PD and Cui B(2016) A close look at axonal transport: Cargos slow down when crossing sta- tionary organelles. Neuroscience Letters 610: 110–116.

Efstathiou M, Stefanakis M, Savva C and Giakas G(2015) Effectiveness of neural mobilization in patients with spi- nal radiculopathy: A critical review. Journal of Bodywork and Movement Therapies 19: 205–212.

Korr I(1981) Axonal transport and neurotrophic function in relation to somatic dysfunction, in Korr I(ed) Spinal Cord as Organizer of Disease Processes, part 4. Newark, OH: Academy of Applied Osteopathy, pp 451–458.

Maitland G(1986) Vertebral manipulation. London: Butterworths.

Maitland G, Hengeveld E, Banks K and English K(2001) Maitland's vertebral manipulation, 6th edn. London: Butterworth Heinemann.

Saurab Sharma S, Balthillaya G, Rao R and Mani R(2016) Short term effectiveness of neural sliders and neural tensioners as an adjunct to static stretching of ham- strings on knee extension angle in healthy individuals: A randomized controlled trial. Physical Therapy in Sport 17: 30–37.

특별 주제 7

적색, 백색, 그리고 흑색 반응

Leon Chaitow

오스티오패시(osteopathy), 카이로프랙틱(chiropractic), 그리고 네츄로패시(naturopathy)와 같은 다양한 배경을 지닌 많은 연구자들과 임상가들은 도수치료(manual), 보조도구, 또는 마찰압력(frictional pressure)을 적용한 후에 적색에서 백색, 심지어 짙은 남색 등 다양한 색으로 변하는 "선" 형태의 반응에 대해 설명해 왔다.

이 현상은 이미 오스티오패시의 초창기였던 19세기에 사용 중이었다. McConnell(1899)는 다음과 같이 보고했다.

> *나는 처음에 척추 분절들을 따라 등에서 시작하여 밑으로 천골까지를 평가하는데 환자 바로 뒤에 서서 중간 손가락을 가시돌기 위에 두고 양 옆의 두 손가락 사이에 척추의 척추체들을 꽉조여 평편한 면으로 등의 윗부분에서 천골까지를 따라 끌어당긴다; 이렇게 하여 척추의 추체들 위 피부혈관에 압력을 주어 그 부위를 따라 기다란 적색 줄을 남긴다. 이 방식을 통해 나타난 적색선을 관찰하는 것이 약간의 측방향 척추편차를 가장 정확하게 말해 줄 수 있다. 척추체나 척추 분절이 뒤로 치우쳐 있다면 굵은 빨간선이 잘 보이고, 척추체나 척추 분절이 앞으로 치우쳐 있다면 빨간선은 잘 보이지 않게 된다.*

수십 년 후 Marshall Hoag(1969)는 피부 마찰을 적용한 척추 부위 검사에 대해 다음과 같이 기술하였다.

> *견고하지만 적당한 압력으로 손가락 지문(pads)부위로 피부면 위를 반복적으로 문지르면서, 척추양쪽 부위를 수직으로 길게 따라서 광범위하게 스트로크 한다. 단순히 색의 변화를 감지하기 위한 목적이기에 마찰 시 도구 끝의 무딘 부분이나 펜을 사용할 수는 있지만 피부가 찰과상을 입지 않도록 주의해야 한다. 일반적인 반응과 비교하여 특정 부위에서 덜 강렬하고 빠르게 퇴색되는 곳은 자율 반사 활동의 교란을 의미하는 것으로 해당 부위의 혈관 수축이 증가되었기 때문이다. 이 적색 반응과 (osteopathic)병변과 관련된 반사 활동 변화에 대한 또 다른 증거의 의미들이 연구에서 조사되었다. 다른 연구에서는 홍반(erythema)의 정도가 증가되거나 적색 선의 반응이 장기간 지속되는 것에 의미를 부여한다.*

이와 같은 주제에서 Upledger와 Vredevoogd(1983)는 이 현상에 대해서 다음과 같이 설명했다:

> *촉진된 분절(Facilitated segment-신경 감작(sensitization)이 장기간의 스트레스로 이루어졌던 연부조직의 과민화된 국소 부위)에 의해 발생된 피부 감촉의 변화는 등의 척추 양쪽 부위 근처 위를 가볍게 손가락으로 끌어보면 촉진*

*이 가능하다. 나는 주로 목 부위 제일 위에서부터 천골 부위까지를 한 번에 이동하면서 피부 끌어내리는 평가를 한다. 손가락 끝으로 피부 위를 끌어내리는 지점에서 아마 촉진된 분절(***facilitated segment***)를 찾을 수 있게 될 것이다. 증가된 힘으로 여러 번 반복하게 되면, 영향 받은 부위는 인근 부위보다 더 붉게 나타날 것이다. 이것이 "적색 반사"이다. 이 위치(***level***)의 근육 및 결합 조직은:*

1. *"총알"느낌이 난다(피부 아래에 산탄 총알의 느낌).*
2. *촉진 시 더 민감하다.*
3. *팽팽하고 척추 움직임에 제한을 하는 경향이 있다; 그리고*
4. *손끝이나 고무 망치로 두드렸을 때 가시돌기에서 압통이 나타난다.*

카이로프랙틱 sacro-occipital 테크닉(SOT)의 개발자인 De Jamette(1934)는 그의 고서인 반사 통증(Reflex Pain)에서 소개되었던 몇몇의 복잡한 분석들과 함께 "적색 반응"에 대하여 광범위하게 적었다. De Jarnette은 초기에 이 범주의 기반으로 여기는 상대 산소량 수준을 바꾸기 위해 치료를 받게 하면서 환자들을 다양한 범주(부분적으로는 혈압수치를 기준)로 평가했다. 이러한 방법들이 피부 반응에 대한 설문조사와 관련은 없지만, 혼란을 피하기 위해서 그의 설명에 대한 전제는 필요하다.

그의 SOT 환자 Type 1에게 — 요약된 적절한 사전(preliminary)주의("이산화탄소 제거 테크닉")를 받은 환자 — 그는 다음을 따르도록 제시했다.

환자의 등을 바라보고 환자 바로 뒤에 앉거나 서라. 환자를 앞으로 약간 구부려라. 환자의 등에 그림자가 생기지 않도록 빛을 고루 비추어라. 오른손의 검지와 중지를 일곱 번째 경추에 대는데, 두 손가락을 일곱 번째 경추에서 옆으로 2.5cm[1인치] 정도 간격을 갖도록 둬라. 척추를 따라 내려갈 때 손가락을 일정 간격으로 유지하여 각각의 줄이 가능한 일직선이 되게 하라. "Type 1" 환자(적절한 기술 후 정상 혈압)의 경우 가벼운 터치를 사용하라. 두 손가락이 등에 고른 압력을 가하게 하기 위해 왼쪽 손가락들을 오른 손가락들 위에 포개듯 위치시켜라. 당신이 척추를 따라 내려갈 때 압력은 손가락으로 피부가 움푹 들어갈 정도가 되게 하라.

이제 손가락을 척추를 따라 밑으로 매우 빠르게 꼬리뼈까지 끌어 내려가라. 물러서서 반응을 지켜보라. 빨간 선은 대개 척추 아래 끝까지 나타난다. 이는 곧 사라지기 시작하고, 사라지는 과정을 잘 지켜봐야 한다. 사라짐이 시작되면서 가장 붉게 나타나는 영역이 이 환자의 주요 [병변]이며, 피부에 그릴 수 있는 연필로 표시하라. 종종 이런 유형의 환자들에게서 알아차릴 수 있는 것은 주요 병변 부위가 등을 따라 밑으로 나타난 선의 다른 부위 보다 훨씬 넓다는 것이다. 이는 조직 침투(tissue infiltration)에 의한 것이다.

De Yarnette의 사전(preliminary) 치료 후 "Type 2" SOT 환자는 혈압이 약간 높아질 것이다. 같은 시작 자세를 취한 후에 그는 다음과 같이 제시한다.

손가락으로 견고한 압력을 가하면서 균등하고 천천한 움직임으로 척추를 따라 끌어 내려라. 7번 경추에서부터 꼬리뼈까지 손가락을 끌어내리면서 15까지의 숫자를 일정하게 셀 수 있어야 한다. 등에 빛이 잘 비춰지고 있다면, 위의 결과로 일부분은 더 밝거나 일부분은 매우 희미한 적색선이 보여질 것이다. 이제 선이 사라지는 것을 지켜봐라. 가장 백색을 띠는 부위가 여기서의 주요 [병변]이며, 이곳이 가장 빈혈(anaemic)적인 척추근육 부위이다. 여기는 환자의 몸의 어떤 피부 부위보다도 창백하게 보일 것이다.

마지막 SOT 범주를 살펴보면(고혈압 환자), De Jarnette은 같은 시작 자세를 취하도록 한 다음에:

강한 압력으로 주어 척추를 따라 경추 7번에서 꼬리뼈까지 숫자 20을 세어가며 천천히 내려오라. 이제 반응을 지켜봐라. 이 선에서 가장 백색을 띠는 곳이 주요 [병변]이다. 혈압이 180(systolic)이 넘는 유형에서 가장 백색을 띠는 부위는 반질반질하고(waxy), 창백한 색을 띠며, 아마 수 분간 지속될 것이다.

Korr(1970)는 어떻게 적색 반사 현상이 일어난 부위가 전기저항이 낮아짐으로써 역치가 낮아진 부위, 그리고 피부층과 깊은 부위에 발생된 압통 부위("교감신경긴장(sympatheticotonia)과 관련된 분절"로 명명된)와 잘 일치되는가를 설명하였다. Korr는 도수(manual)를 통한 임상 검사에서 기능 부전과 잘 일치되는 혈관이 강하게 수축된 부위를 찾아낼 수 있었다.

특정 근육과 부분적으로 관련 있는 피부영역이 반드시 해당 근육 위에만 덮여 있는 것은 아니기 때문에, 피부의 저항(또는 적색 반응)이 나타나는 부위와 그 부위의 더 깊은 곳의 병리학적 장애의 분포를 완벽하게 일치시키려고 해서는 안된다. 예를 들면, 넓은등근(latissimus dorsi)의 근섬유 장애가 둔부 위에 나타나도 이 근육은 경추 부위의 척수로부터 신경 자극전달을 받기 때문에 반사 표현은 훨씬 위쪽 피부절에서 나타날 수 있다.

일정한 속도로 적용되는 압력을 수치화 하는 기구를 사용하고 뒤이어 피부 위에 마찰 자극기를 활성화 하여 나타난 발적 결과의 지속기간을 측정하여, Korr는 도수를 통한 임상 검사에서 기능 부전과 잘 일치되는 혈관이 강하게 수축된 부위를 찾아낼 수 있었다.

손가락으로 척추근육들을 따라 내려가며 "스트로크(strokes)"와 "끌어 내리기(drawing)"를 하는 동안 조직을 "느낌(feel)" 할 수 있는 기회를 놓쳐지고 있다는 생각을 Morrison(1969)는 결코 떨쳐 버리지 않았다.

그는 "경결(induration)" 테크닉이라 명명한 그의 관점에 대해 다음과 같이 설명하였다.

당신의 손가락들로 등과 허리 척추들(가시돌기에서 옆으로 2인치(5cm)까지 연장된 부위)을 따라 수직으로 내리면서 "단단"하거나 정상 조직과는 다른 느낌이 드는 조직의 지점에서 멈춰라. 이러한 두꺼운 부위들, 견고해진 인대들, 뭉쳐있는 근육 띠들 모두 경결된 조직을 나타내는 것이다: 그 부분들은 일반적으로 방어적이고 염증이 나타나며 기능 장애가 있는 부분이다. 일단 이러한 경결된 부위에 압력을 주어 촉진을 하게 되면 거의 항상 민감해져 있고, 이는 치료가 필요함을 나타내는 것이다.

Morrison은 이러한 수축들을 완화시키기 위해 Lawrence Jones의 스트레인/카운터스트레인(Strain/Counterstrain) 시스템(Jones 1981)에서 설명했던 것과 비슷한 방법을 사용했다.

Osteopathic 연구원 Cox 등(1983)은 관상 동맥 질환에서 나타나는 촉진 가능한 근골격계 결과들을 식별하는 연구를 했으며(5장의 촉진(facilitated)된 부분에 대한 주석 참조), 검사 절차의 일부로서 그들이 사용한 적색 반사에 대해 기술하였다(다른 방법으로는 척추 분절과 갈비뼈의 관절가동범위 테스트와 촉진을 통한 국소 통증과 연부 조직 감촉의 변화를 평가). 그들의 연구에서 관상동맥 협착을 예측하기 위한 주요한 인자로 밝혀진 가장 민감한 변수(parameters)는 가동범위 제한과 연부 조직 감촉의 변화였다.

"척추 양옆부근 [T4 및 T9–11]을 꼬리뼈 방향으로 피부를 강하게 스트로킹 하게되면, 동시에 피부 자극을 통한 "적색 반사"가 원위부 방향으로 나타난다.

환자는 임의적으로 세 그룹으로 나뉘었다.

Grade 1 – 피부 자극 후 15초 미만 지속되는 척추 조직의 홍반.

Grade 2 – 자극 후 15–30초 동안 지속되는 홍반.

Grade 3 – 자극 후 30초 이상 지속되는 홍반.

이런 맥락에서 홍반이 지속되는 Grade 3은 가장 기능부전적인 반응을 나타내는 것으로 보여진다.

Roger Newman Turner(1984)는 "흑색선" 현상을 처음으로 설명했던 또 다른 오스테오패시/네츄로패시의 Keith Lamont 연구에 대해 기술하였다.

이는 가장 활성화된 병변들을 찾기 위해 척추 측정기(spinal meter)를 사용하는 오스테오패시 닥터들에게는 일반적인 관찰법 중 한 가지인데, 약 0.5cm 직경의 반구형 탐침으로 척추의 어느 한 쪽 방향에 압력을 가하면, 어떤 환자들에게서는 진한 남색이나 흑색 선이 나타난다. 탐침의 압력은 피부 저항력(전기에 대한)의 변화를 등록하기 위함 이기에 대게 매우 약하게 가하지만, 그래도 이는 피부 밑 모세혈관망의 세동맥과 세정맥에 꼬집은 듯한(pinching-off) 효과를 줄 수 있다. 산소가 결핍된 정맥피

가 머무는 모세혈관계의 국소적 충혈은 혈액 순환이 되돌아오면서 사라지게 되는 선이 느리게 사라지게 되는 원인이 된다.

이러한 징후가 보여지는 환자들에게서 이는 영양 결핍과 관련되었음이 고려되었다. Newman Turner는 처음 흑색 선 현상에 주의를 기울인 Lamont가 비타민 E, 바이오 플라보노이드 복합체 및 동종요법의 철-인산염(ferrum phosphate)의 투여가 이러한 결핍을 바로 잡았다는 결과물을 제시했다.

Hruby 등(1997)은 이 현상에 대한 생각을 기술하였다.

가벼운 압력이지만 견고하게 적색 반사를 시행하고, 척추 양쪽 조직 위 피부를 두 손가락으로 머리 방향에서 꼬리뼈 방향으로 스트로킹 하라. 스트로크된 부위는 잠시 홍반이 나타나겠지만 대부분 즉시 원래의 색으로 돌아간다.

만약 피부의 홍반이 몇 초 이상 지속된다면, 이는 그 부위의 급성 체성 기능부전을 의미한다. 기능 부전으로 만성적 조직 변성이 일어나면, 그 조직은 스트로킹 후에 빠르게 창백해지며 촉진 시 건조하고 서늘한 느낌이 난다.

Hilton's law를 떠올려 보면 꼭 전체 근육은 아니더라도, 근육이 끝나는 지점의 관절뿐 아니라 관절을 덮고 있는 피부에도 동시적으로 신경자극이 일어나는 것을 확인할 수 있다. Hilton's law에 따르면 어떤 관절을 지배하고 있는 신경은 관절을 움직이는 근육과 이 근육이 끝나는 지점의 관절을 덮고 있는 피부 또한 지배하고 있다는 것을 말하고 있다.

적색 반응의 타당성

분명히 척추 주변 근육들을 스트로킹하는 간단한 절차에 대해 배우는 것은 좋은 점이 있다. De Jarnette의 사전(preliminary) 방법이 가치가 있는지 없는지와는 상관없이 다양한 압력을 적용하고 기능 변화의 증거로 초기의 적색 반응보다 적색이 사라지는 것에 초점을 두었던 그의 일련의 관찰 과정은 평가절하될 가능성 없이 지혜롭다.

이와 유사하게, Lamont의 영양학적 관찰은 검증이 필요하지만, 이것이 일부 환자들에게서 "흑색 선(Balck streak)"이 특이적으로 나타난다는 사실을 변화시키는 것은 아니다. 촉진을 많이 하면 할수록, 시술자가 느끼거나 관찰되는 것이 무엇인가에 대해 궁금증을 유발하게 된다. 이러한 "무언가"가 의미하는 것이 무엇인지에 대한 해석은 논쟁거리가 된다.

Upledger, Korr, Hoag, Hruby, Morrison 및 McConnell(그의 동료들)의 관찰법들은 손쉽게 적용할 수 있으며 이러한 방법들의 유용성을 평가해보기 위해 이미 확인된 기능부전에 대하여 테스트 해보는 것이 좋다.

콕스(Cox) 등의 연구는 한 가지의 근골격계 평가방법만으로는 신뢰할 만한 진단을 내리기엔 충분치 않을 수 있다는 것을 보여주고 있다. 하지만, 조직의 질감이나, 그러나, 예를 들면, 조직의 질감, 가동범위의 변화, 통증 그리고 "적생 반응"을 모두 사용하여 비슷한 결과가 나왔다면 촉진(facilitation)의 과정 중에 있는 기능부전임을 가르키는 좋은 지표가 된다. 이는 1장에서 설명되었던 주장을 뒷받침한다.

반응에 대한 더 간단한 사용법

적색 반응의 덜 복잡한 사용법은 1세기 보다 더 이전인 맥 코넬(McConnell)의 방법으로, 척추 편차를 강조하는 것이다. 뒤에 서서 손끝으로 견고한 스트로크를 적용해 척추 양쪽에 홍반이 생성되도록 하여 만들어진 패턴 안에서 국소적인 어떤 편차뿐 아니라 일반적인 척추의 윤곽을 시각화 한다.

질문

위와 같은 평가들이나 다른 부위 양측을 촉진하고 있을 때, 촉진하고 있는 당신의 손가락들이나 엄지손가락에 균등한 압력이 가해지고 있음을 어떻게 알 수 있나? 균등한 압력이 가해지고 있는지를 알 수 있는 유용한 지표는 손톱 밑이 창백해지는 정도를 비교함으로써 알 수 있다. 균등하게 백색, 분홍색, 적색인지?

스페셜 토픽 실습 7.1 적색 반사 평가

소요 시간 20분

- 위에서 설명한 것처럼 다양한 "스트로크"를 수행하라.
- 척추 가까이, 평행하게 있는 조직들을 손가락이나 탐침으로 견고하게 누르며 시행하라.
- "적색 반응"뿐 아니라 어떻게 사라지도 관찰하라.
- 주변 조직과 비교했을 때 더 자극된 부위와 덜 자극된 부위를 찾아보라.

가장 극적으로 반응하는 부위들과 가장 빨리 사라지는 부위들을 표시 한 후, 4장, 5장, 6장, 8장에서 논의된 방법의 일부 또는 전부를 사용하여 조직을 다시 촉진해서 이 조직들이 다르게 느껴지는 점이 무엇인지 평가해보라.

- 활발한 스트로킹으로 과긴장 반응이 일어난 것처럼 보이는 조직이 정상적이거나 좀 더 약화(flaccid)된 조직과는 다른 종류라고 느껴지는가?
- 이 방법에 따라 스트로크 했을 때 빨개지거나 창백해진 부위의 민감도가 증가되었음을 적어 놓는가? 약간의 차이가 있는가?
- 각기 다른 영역들의 피부 "긴장" 정도는 어떻게 다른가?
- 각기 다른 영역들에서 결합 조직 하부에 있는 피부의 점착 정도(피부 압연(rolling) 또는 들어 올릴 때)는 어느 정도인가?
- 몸에서 약간 떨어져서 느껴보면 대조 부위의 온도 차이를 느낄 수 있는가?
- 당신에게 임상적 가치가 있는 "적색 반사"를 이끌어 낼 수 있는가?

참고문헌

Cox J, Gorbis S, Dick L and Rogers J(1983) Palpable musculoskeletal findings in coronary artery disease(double blind study). Journal of the American Osteopathic Association 82(11): 832.

De Jarnette B(1934) Reflex pain. Nebraska City, NB: privately published.

Hoag M(1969) Osteopathic medicine. New York: McGraw-Hill.

Hruby R, Goodridge J and Jones J(1997) Thoracic region and rib cage, in Ward R(ed) Foundations for osteopathic medicine. Baltimore: Williams and Wilkins.

Jones L(1981) Strain/counterstrain. Colorado Springs, CO: Academy of Applied Osteopathy.

Korr I(1970) The physiological basis of osteopathic medicine. New York: Postgraduate Institute of Osteopathic Medicine and Surgery.

McConnell C(1899) The practice of osteopathy. Kirksville, MO: Journal Printing Company.

Morrison M(1969) Lecture notes. Presentation/seminar, Research Society for Naturopathy, British College of Osteopathic Medicine, London.

Newman Turner R 1984 Naturopathic medicine. Wellingborough: Thorsons.

Upledger J and Vredevoogd W(1983) Craniosacral therapy. Seattle: Eastland Press.

특별 주제 8

타진-촉진 및 치료

Leon Chaitow

다양한 타진 접근 방식이 있으며, 그중 일부가 아래에서 논의되었다(Miller–Keane과 O'Toole 2006).

- *청진타진법*: 청진(둔탁한 공명음)은 *타진판*(체표면 위의 플라스틱 또는 검사자의 손가락)에 부딪힌 충격에 의해 만들어진다. 이 과정을 중개 또는 *간접 타진*이라고도 한다.
- *타진판*은 대체로 검사자가 오른손이 우세한 손이라면 왼손 중지가 사용된다. 측정하는 부위(복벽, 간 부위 등)를 손가락으로 단단히 눌러서 몸과 타진판 사이에 공기를 제거한다. 다른 부위를 평가하기 위해 타진판을 움직인다. 예를 들면, 간의 아랫부분을 평가하기 위해 타진판을 이동시킬 수 있다.
- 손가락의 원위부를 전완 전체가 아닌 팔목을 이용하여 반복적으로(손톱이 아닌) 두드린다.
- 즉각적인 또는 *직접 타진*은 타진판을 사용하기보다 인체 표면을 타진한다. 이것은 치료적으로 *척추치료(spondylotherapy)와 발통점 치료*에 사용된다.
- *촉진타진*은 순전히 청각효과보다는 촉각을 제공하는 촉각과 타진의 조합이다.

이 방법이 얼마나 유효한가?

초음파 이미지와 같은 현대 기술에서는 지나간 '구식방법'이라고 생각될 수 있지만, 다음 예제들은 그렇지 않다는 사실을 보여준다.

Skrainka와 그의 동료들에 의하면:

- *75명의 입원환자에서 학생, 전임의, 그리고 전문의가 독립적으로 간 범위를 측정했다. 이 측정은 촉진, 직접 및 간접 타진에 의해 정중선에서 흉골 길이의 1/3 정도의 오른쪽 시상 염선까지 최대 흡기한 상태에서 3회 이루어졌다. 이 측정은 서로 비교되었고, 초음파 검사는 앙아위 자세에서 최대 흡기에서 초음파를 하고 평안한 호흡 상태에서 섬광스캔을 하였다.*
- *직접 타진에 의한 간 범위의 측정은 초음파만큼 정확하였지만, 간접 타진은 부정확하였다. 섬광스캔은 초음파와 비교하였을 때, 간 범위가 과도하게 측정되었다. 간 범위의 임상적 평가는 이제 그만두어야 한다는 기존의 제안은 잘못되었을 수 있다.*

Gilbert 연구(1996)에 따르면:

- 정상인 45명과 환자 20명의 늑골연골 아래쪽에 위치한 간을 찾아보기 위해 촉진, 경타진, 청진의 수치를 비교하였다.
- 청진진동으로 봤을 때 정상인 중 소수만의 간이 1cm 이상 늑골 아래에 있는 것으로 발견되어, 늑골 아래로부터 2cm 이상 떨어져 있는 간은 비정상적인 것으로 판단하였다.
- 환자 그룹에서는 청진진동으로 12명의 간

을 찾을 수 있었다; 이 방법만으로 4개 간과 1개의 담낭수증을 발견했다.

- 오른쪽 측면을 청진하는 방법으로 1개의 담낭수증을 발견했다.
- 촉진법으로는 환자 12명을 발견했고, 그 중 6명의 간은 이 방법으로만 발견할 수 있었다.
- 경타진법으로 환자 6명의 간을 찾았고, 그 방법으로 갈비뼈 안에 간의 둥근 지붕이 내려앉았는지 찾는 데에는 2명에게만 유용했다. 15명의 간기능 결과는 비정상으로 나왔다.
- 이러한 연구 결과들은 위의 방법들이 간 관련 질병을 발견하는데 중요하다는 것을 의미한다.

타진음의 의미

타진법을 사용하여 장기의 위치와 상태를 찾는 것은 서양의학과 동양의학에서 사용되었다는 오랜 역사가 있다. 타진은 넓은 범위의 다양한 소리를 내고, 그 소리의 해석은 여러 의학 서적에 나오지만 그 중 백여 년 전에 발표되어 아직도 쓰이고 있는 Robert Hutchinson의 저서에서 특히나 철저한 해석을 볼 수 있다.

그는 촉진법으로 장기의 경계를 찾아낼 수 있는 방법이나 각 장기의 정상적/비정상적 공명을 섬세하게 설명한다. 예를 들면, 흉부타진을 설명하는 부분에서 양적 차이(과다공명에서 둔탁음까지)와 질적 차이(다양한 tympanic pitches, skodaic, boxy, cracked-pot, bellsound/coin percussion, amphoric 등)를 설명한다. 각 질적 변화를 검사자가 가지고 있는 다른 정보들과 함께 해석한다면, 잠재적 진단 및 예후적 가치를 지닌다.

소리의 변화는 타진이 적용되는 방법뿐 아니라 상대적인 견고성과 공허한 정도, 촉진된 장기의 모양, 개입된 조직의 성질 및 정도, 뼈, 근육, 지방 또는 다른 연부조직인지의 여부와

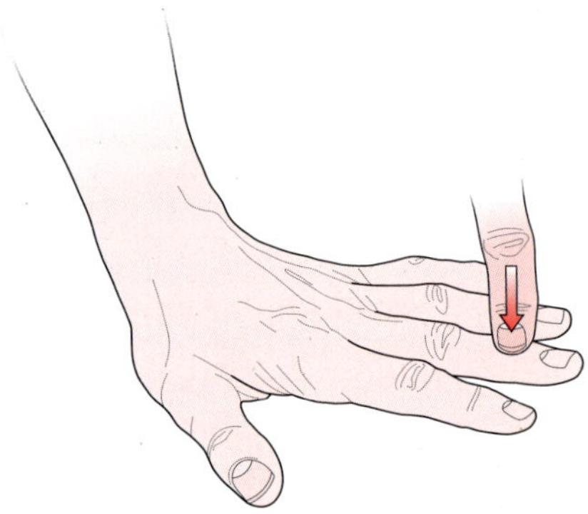

그림 ST 8.1
마디 원위부의 위치를 평가 부위 표면에 수평하게 둔다.

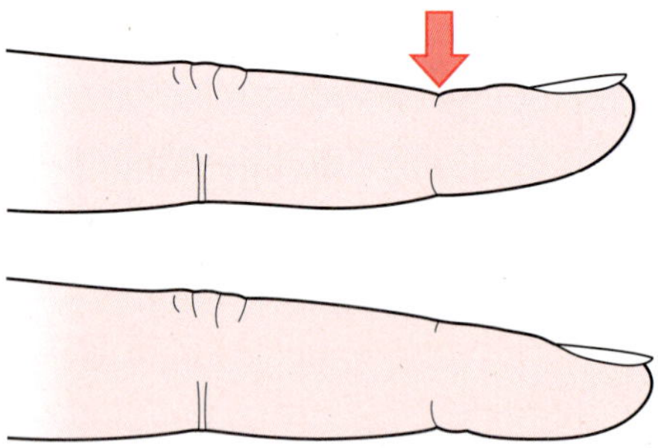

그림 ST 8.2
화살표는 효율적인 치료 타진을 위한 이상적인 위치이다. 손가락 대신 손의 두상골을 이용한다(Abrams 1910).

공기의 양에 따라 달라진다(특별 주제 그림 8.1과 8.2).

방법

- Hutchinson은 왼손 중지를 타진판으로 이용하기를 권장한다.
- 피부와 손가락 사이에 공기가 없도록 타진할 조직 위에 밀착하여 놓는다.
- 오른손 중지로 두드린다.
- 타진판 손가락은 조직의 저항력을 판단하는데 유용할 수 있다.

중간 마디뼈 뒤쪽(왼손 중지)을 오른손 중지 끝부분으로 두드린다. 손목과 손가락 관절을 이용해서 두드려야 하며 팔꿈치를 사용하지 않는다. 두드릴 때는 팔꿈치가 아닌 손목과 손가락 관절에서 이루어져야 하며, 두드리는 손가락을 구부려서 끝 마디가 중수골과 직각이 되도록 하여 타진판에 수직이 되도록 두드려야 한다. 두드린 즉시, 피아노 해머가 와이어를 친 다음 바로 올라오는 것처럼 두드린 손가락을 위로 올려서 손가락으로 발생된 진동이 흐트러지지 않도록 한다. 만약 더 강한 타진이 필요하다면 여러 손가락을 사용할 수도 있다; 하지만 언제든 한 손가락을 사용하는 것이 항상 더 낫다… 어느 상황에서든 한 곳에 2~3번 이상 두드리는 것은 거의 필요하지 않다. 타진 시 주목해야 할 것은 공명음의 크기와 음의 높이, 그리고 손가락으로 느껴지는 저항력이다.

Hutchinson에 따르면, 기본적인 타진에는 세 가지 규칙이 있다:

1. *첫째, 근접한 장기의 경계를 찾을 때 타진은 공명이 있는 쪽(더 공허한 쪽)에서 덜한 쪽(더 견고한 쪽)으로 해야 한다.*
2. *둘째, 타진판(중지)의 긴 축은 장기의 끝 부분일 것 같은 모서리와 평행을 이루게 하고, 타진 라인은 그 끝과 직각으로 한다.*
3. *셋째, 타진판 손가락은 평가하려는 조직에 밀착되게 놓는다.*

복부 타진의 경우 Hutchinson에 따르면, 타진으로 들리는 음의 높이는 장기 안의 공기 공간의 깊이와 둘러싼 벽의 긴장에 따라 다르고 이 둘은 같은 내장이더라도 때에 따라 크게 차이가 난다.

예를 들면, 복막 안 가스의 존재는 간이나 쓸개의 정상적인 둔탁음을 사라지게 한다. 비정상적인 둔탁음이 들린다면 이 소리가 모든 포지션에서 일정하게 나는지 아니면 포지션을 바꿀 때 움직이는지를 확인해야 하고, 복수와 같이 부자연스러운 액체가 의심되면 이는 더 확실히 확인해야 한다. Hutchinson은 가스, 복수, 새로운 증식으로 인해 생길 수 있는 비정상적인 복부 팽만의 예를 들었다. 종양이나 액체는 둘 다 둔탁한 소리를 야기할 수 있는데 환자의 포지션을 바뀌었을 때 액체는 움직이지만(따라서 소리도 바뀔 것이다), 종양은 그러지 않을 것이다.

특별 주제 과제 8.1 ***타진을 이용한 간의 위쪽과 아래쪽 경계 찾기***

시간제안: 10~12분

간의 둔탁음을 감지하기 위해, 앞쪽 타진의 경우 촉진/타진 대상자는 바로 눕고, 뒤쪽 타진을 위해선 앉거나 서있기를 추천한다.

- 두 번째 갈비뼈에서부터 아래로 타진하여 폐의 소리는 괜찮은지 찾는다.
- 더 둔탁한 소리가 들릴 때까지 갈비뼈에서 갈비뼈를 지나며 아래로 타진한다 – 그 다음, 갈비뼈 대신 갈비뼈 사이 사이를 따라 아래로 타진한다.
- 이러한 방식으로 유방, 중액와, 견갑선을 따라 타진한다.
- 중심선상에 있는 간탁음계(liver dullness)의 상한선은 심탁음계(heart dullness)와 잘 구분되지 않는다.
- 위치를 파악하려면 심첨박동에서 심장의 오른쪽 가장자리와 간탁음계(liver dullness)가 만나는 지점까지 직선을 그린다.
- 간탁음계(liver dullness)의 상한선은 흉부 근처에서 수평에 가까운 선을 형성한다.
- 간의 아래쪽 경계를 측정할 때에는 매우 가벼운 타진법을 사용하여 위로 이동하며 측정한다.
- 간의 아래쪽 가장자리의 정확한 위치는 변화하기 매우 쉽다. 일반적으로 간의 아래쪽 가장자리는, 유방선의 늑골연과 일치하지만 장기에 병리학적 변화가 전혀 없는 상태에서도 이보다 훨씬 위 또는 아래에 위치할 수도 있다.
- 폐로 덮이지 않은 간의 표면을 타진할 때에는 저항 또는 탄성이 어느 정도 발생한다. 정확한 정도는 연습을 통해서만 파악할 수 있다.
- 장기에 비대 또는 울혈이 있는 경우 흉부벽에 더 단단히 밀착되므로 타진에 대한 저항이 강해진다.
- 제시된 바에 따라 간을 타진하라 – 간의 경계를 정확히 파악할 수 있는가?

치료적 타진

타진은 더 널리 사용되어야 하는 촉진의 한 종류로서, 치료에 사용되는 타진은 습득한 이 기술을 자연스레 발전시켰을 때 가능하다. 자세한 양상은 아래에 설명되어 있다.

정형의학/신경학적 타진

정형의학 진단에서 일부 신경의 문제는 타진법의 초기 평가에 의존하기도 한다. 예를 들면, 티넬 징후(Tinel's sign)는 촉진 가능한 상황에서 완신경총의 특정 신경근, 신경원이나 신경삭, 또는 말초신경에도 유발될 수 있다.

손목 터널 증후군의 경우, 손목을 따라 정중신경을 두드리는 방식으로 티넬 테스트를 시행한다. 정중신경을 두드렸을 때 손가락에 저린 느낌이 심해질 경우 양성 반응으로 확인한다.

척수신경반사요법

다년간 타진법은 도수 치료 및 진단의 수단으로 사용되어 왔다. 치료의 용도로 사용된 주요 결정적 연구 중 첫 번째는("블랙 박스"로 잘 알려진) Albert Abrams의 연구로, '*척수신경반사요법*'이란 방대한 내용의 글이 1910년에 처음으로 출간되었다(Abrams, 1910년). 책의 머리말 중 다음과 같은 내용이 있다.

> *척추신경반사요법에서 기계적 진동의 사용은 치료를 하기 위한 가장 중요한 역할 중 하나이다. 이는 쉽게 컨트롤 가능하며, 척추 타진에 능숙한 손은 실용적, 효과적으로 사용될 수 있다.*

Abrams는 타진력을 어떻게 응용했는지에 대해 다음과 같이 설명하고 있다.

> *단순 타진의 경우 길이 15cm, 두께 4cm의 고무줄 또는 리놀륨을 스트로크 부위에 적용하여 타진판을 만들고 타격 전달용으로는 큰 고무 머리가 달린 타진 망치를 사용한다… 극상돌기를 손가락 관절로 치거나, 이보다 나은 방법으로 손가락을 타진판, 꽉 쥔 주먹을 타진 망치로 사용하는 방법도 있다… [이상적으로] 리놀륨 조각이 타진할 극상돌기 또는 극상돌기들에 적용되고 망치로는 타진판에 날카롭고 힘찬 타격을 여러 번 가하게 된다. 물론 타격이 환자에게 조금은 거슬리겠지만 이 외의 다른 고통은 없다.*

주의: Abrams가 제시한 노력의 양이나 도구를 추천하는 것은 아니다. 단순히 역사적인 관심거리로서 전달한 내용이다.

몇 년 후 Johnson은 이 타진 진동을 위한 도수 또는 기계적 도구의 사용은 "충분한 속도를 적용하는 경우에만 효율적"이라고 설명했다(1939년).

척수신경반사요법(척추 타진)

금기증:

- 골다공증
- 악성 종양
- 치료 부위의 염증
- 치료 부위의 새로 생긴 외상
- 타진 치료 시 통증

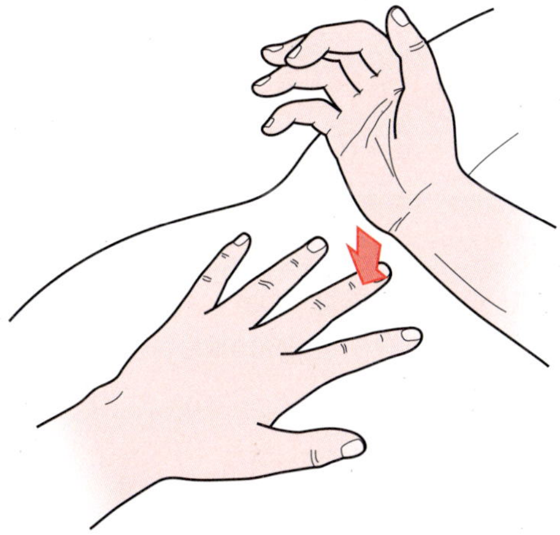

그림 ST 8.3
반사 효과를 위한 타진: 척수신경반사요법.

오랫동안 오스테오패시 및 카이로프랙틱 의사들은 척수 경로를 통해 장기를 촉진하기 위한 직접 타진 기술을 사용해 왔다. 지난 100년간 미국에서는 다양한 기계적 방식의 타진이 진화해 왔고(Abrams, 1910년), 중지를 해당 극상돌기에 올려놓고 다른 손으로 손가락을 빠르게 여러 번 타진하는 방식의 효과적인 도수법 또한 사용되었다.

이러한 치료 방식을 척수신경반사요법이라 부른다(Johnson, 1939년) (특별 주제 그림 8.3).

초당 1~2회 타진을 반복한다. 척수신경반사요법에서 타진은 일반적으로 인접한 척추뼈 서너군데(또는 그 이상)에 적용된다. 위에 설명된 치료법이 그 예로, 간기능 부전증이 있는 경우, 다섯 번째 흉부 극상돌기부터 아홉 번째까지 점차적으로 내려와 적용한다. 해당 부위가 촉진 압력을 가할 때 통증을 느끼는 경우에만 치료를 진행한다. 또한, 열 번째, 열한 번째, 열두 번째 흉부 극상돌기의 타진은 신장 기능을 촉진시킨다.

척수 반사를 사용하여 장기 또는 조직을 촉진하려면 15~30초간의 타진을 4~5분 동안 서너번 반복하는 짧은 치료만으로 충분하다. 보통 증상이 조금 심해지거나 치료 부위에 민감도가 상승한다면 목표로 한 타진 정도가 성공적으로 이루어졌음을 나타낸다.

기능을 억제하거나 인접 혈관을 팽창시키기 위해서 Johns 박사는 장기간 반복적인 타진을 반복하여 반사 신경을 피로하게 만드는 것이 필요하다고 제시하였다(1939년).

압통 유발점 타진 요법

Travell과 Simons에 따르면, 타진 스트로크를 여러 차례 가함으로써, 효과적으로 압통 유발점을 치료할 수 있다(1992년). 그들은 다음과 같은 내용을 제시했다.

1. 수동적 저항이 시작 될 때까지 근육을 늘인다.
2. 치료사나 환자가 단단한 고무 망치 또는 반사망치를 사용하여 정확히 같은 지점의 유발점을 10회 정도 두드린다.
3. 이는 1초에 1회 미만의 느린 속도로 적용해야 하지만 최소 5초에 한번은 가해야 한다. 속도가 느리면 효과가 더 좋을 것이다.

Travell과 Simons는 이를 통해 냉기와 스트레칭을 함께 사용하는("스프레이 & 스트레치") 요법이 향상되거나 이를 대체할 수 있다고 제시했다.

그들이 타진 요법으로 가장 크게 도움이 된다고 한 근육으로는 방형근, 상완요골근, 장수지신전근, 장/단비골근 등이 있다.

주의: 다리 근육의 전면 및 후면 부위는 구획증후군으로 인해, 근육에 출혈이 있을지도 모르니 타진으로 치료하지 말아야 한다.

TCM 타진 금기증:

금기증:

- 급성 질환
- 심한 심장질환
- 결핵
- 악성 종양
- 출혈 질환
- 치료 부위의 피부 질환
- 영양실조나 무기력증 등의 저조한 체질 상태

중국에서 실시한 타진법과 관련된 조사는 이러한 방법들에 대한 잠재적 지식을 넓혀

주었다(Zhao-Pu, 1991년). 중국 전통 의학(TCM)에서 타진법은 "지압법"의 다양한 분야 중에 내포된다.

Zhao-Pu는 다음과 같이 말하였다. "지압법은 침술과 동일한 이론에 기반을 두고 경락과 동일한 지점을 사용한다. 지압법의 치료 효과는 억제된 기능을 얼마나 순환시키고 정상화 하느냐에 따라 좌우된다." 이러한 기능(및 가정된 에너지 전송) "자극이 되는 혈액 순환… 그리고 개선중인 신경 전도성"도 포함된다.

TCM에서 타진 기법은 다음 세 가지 방식 중 하나로 진행된다.

1. 중지를 엄지와 검지로 지지하여 사용하는 한 손가락 타진 방식
2. 엄지, 검지, 중지를 사용한 세 손가락 타진 방식
3. 엄지를 포함한 모든 손가락을 사용한 다섯 손가락 타진 방식

타진 시 사용되는 힘의 정도 또한 세 가지로 나뉜다.

1. 손목 관절로부터의 손 움직임을 사용하는 약한 단계
2. 손목을 어느 정도 뻣뻣하게 한 상태로 팔꿈치 관절부터의 움직임을 사용하는 중간 단계
3. 손목을 뻣뻣하게 한 채로 어깨부터 상완의 움직임을 사용하는 강한 단계

치료는 매일, 이틀에 한번, 또는 3일에 한 번 제공되며 한 코스당 20 세션으로 진행된다. 보통 환자당 세 코스 이상 치료를 받는다.

Zhao-Pu 는 마비 증상 및 대뇌에 출산 손상이 있는 환자들에게서 주목할 만한 임상 결과를 발견했다.

대뇌에 출산손상이 있는 환자들의 지압(타진 및 압박 기법) 치료 전과 후의 대뇌 혈액동태학에 대한 연구를 했다. 대뇌 순환을 통한 짧은 반감기 방사성 물질을 관찰하기 위해 스캐닝 기법이 사용되었다. 환자 중 3분의 1에 달하는 인원의 국소뇌혈류량이 28~60회의 지압법 세션 후 상승하였다.

이러한 접근법은 즉각적인 결과를 나타내진 않지만 환자의 조직에 잠재적인 회복 및 개선 가능성에 영향을 주고 점차적으로 도움을 준다. 동양학적 치료법에 대해 자세히 알고 싶은 경우 Sun Chengnan이 주재한(NMT 방법론을 모방한 다양한 측면이 있는) 중국 치료용 마사지 매뉴얼을 추천한다(Chengnan, 1990년).

참고문헌

Abrams A(1910) Spondylotherapy. San Francisco, CA: Philopolis Press.

Chengnan S(1990) Chinese bodywork. Berkeley, CA: Pacific View Press.

Gilbert VE(1996) Detection of the liver below the costal margin: Comparative value of palpation, light percussion, and auscultatory percussion. Southern Medical Journal 87(2): 182–186.

Hutchinson R(1897) Clinical methods. London: Cassel and Company.

Johnson A(1939) Principles and practice of drugless therapeutics. Los Angeles, CA: Chiropractic Educational Extension Bureau.

Miller-Keane and O'Toole MT(2006) Miller-Keane Encyclopedia and dictionary of medicine, nursing and allied health, revised reprint, 7th edn. Philadelphia, PA: Saunders Philadelphia.

Skrainka B, Stahlhut J, Fulbeck CL, Knight F, Holmes RA and Butt JH(1986) Measuring liver span. Bedside examination versus ultrasound and scintiscan. Journal of Clinical Gastroenterology 8(3/1): 267–270.

Travell J, Simons D(1992) Myofascial pain and dysfunction, vol 2. Baltimore: Williams and Wilkins.

Zhao-Pu W(1991) Acupressure therapy. Edinburgh: Churchill Livingstone.

특별 주제 9

관절 놀이/"끝 느낌"/가동 범위란 무엇인가?

Leon Chaitow

*관절 놀이*는 표면 분리(견인과 같이) 또는 관절 표면의 평행 이동(병진 또는 평행 왕복 활주라고도 함)과 관련된 뼈 사이의 특정 움직임을 말한다. 이러한 움직임은 연부조직의 탄력정도에 따라 제한되는 대부분의 관절 사이에서 다소 가능하다. 따라서 연부조직의 길이 변화는 자동적으로 관절 이동 허용 범위에 영향을 준다.

관절 분리 또는 "견인 정도"

관절 표면 사이의 분리 가능한 범위에 따라 등급이 주어진다.

- 관절을 수직방향으로 견인하여 약간의 분리가 일어나면서 주변 조직에 고유적으로 압박되던 힘 정도만을 제거한 정도를 견인 Grade I 이라고 한다.
- 더 분리하여 느슨함이 사라지고 주변 조직이 팽팽해지기 시작하면 견인 Grade II 라고 한다.
- 조직이 실제적으로 늘어나거나 시도되면 Grade III이 된다.

활주 또는 병진

관절 표면 사이에서 병진 활주가 일어나게 되면, 이는 서로 평행한 관절면에서 이루어진다("rollgliding"이라고도 함). (특별 주제 그림 9.1).

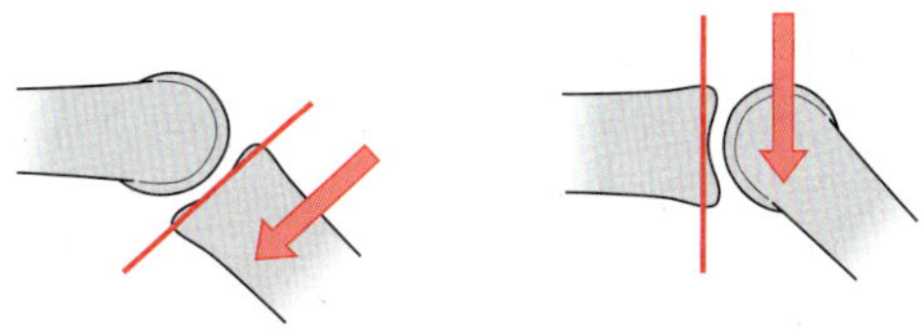

그림 ST 9.1
병진 활주에 따른 뼈의 평행 이동 (after Kaltenborn). 한쪽 뼈가 관절을 둘러싼 주변조직이 팽팽해지거나(Grade II) 관절을 가로지르는 조직이 늘어날(Grade III) 때까지 치료면과 평행하게 움직인다.

어느 상황이든 관절 중 한쪽 면 만이 반대쪽 면에 평행하게 움직일 수 있다. 관절의 표면이 완전하게 평평하지 않는 이상 다른 관절면에 대해서 오직 일부 면만 움직임 중 특정 순간에 평행하게 된다(엄밀히 따지면 이는 표면이 고르게 형성되어 있지 않기 때문).

다시 한번 Grade를 나누어 볼 수 있다.

- Grade I 활주는 병진 중에 느슨해짐, 그리고 연부조직이 경계에 맞딱드린 것 같은 팽팽함 정도이다.
- Grade II는 병진운동이 계속되면서 관련된 연부조직이 실제로 늘어나거나 또는 늘어나려 하는 경우이다.

볼록과 오목 규칙

관절표면의 오목함 또는 볼록함과 관련된

중요한 규칙이 Kaltenborn에 의해 서술되었다(1985). 여기에 서술되기를:

- 만약 *오목면*이 다른면과 관련되어 움직이는 경우, 미끄러지는 방향과 뼈의 움직임 방향은 같다. 이는 움직이는 뼈와 관절 오목면의 움직임 축이 같은 쪽에 있다는 것을 의미한다(특별 주제 그림 9.2).

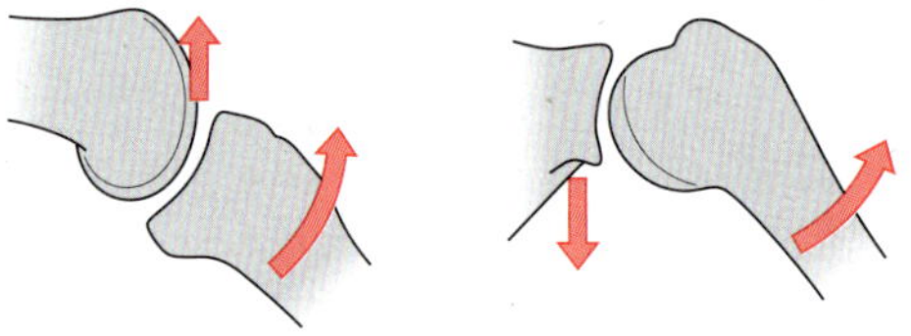

그림 ST 9.2
관절에서 활주의 방향은 움직임이 일어나고 있는 표면이 오목한지 볼록한지에 따라 달라진다. 만약 오목 면에서 활주가 일어나면 뼈의 움직임(왼쪽)과 같은 방향으로, 볼록 면에서 활주가 일어나면 뼈의 움직임과 다른 방향(오른쪽)으로 일어난다(after Kaltenborn).

반면에

- 볼록한 관절 표면의 활주 움직임에서 뼈의 움직임은 활주 방향과 반대쪽으로 향하게 된다. 이는 움직이는 면과 뼈의 회전축이 반대쪽에 있음을 의미한다.

그러므로, 주의 깊게 관절 놀이(즉, 활주 시도) 평가하면서 관절에 제한이 있음을 알게 되었을 때, 관련된 관절의 모양에 대해 알고 있어야 하는 것은 필수적이다.

- *볼록한 관절 표면*(예를 들면, *상완골두*)의 경우 치료사에 의해 뼈는 제한된 뼈의 움직임 방향과 반대 방향으로 움직여야만 관

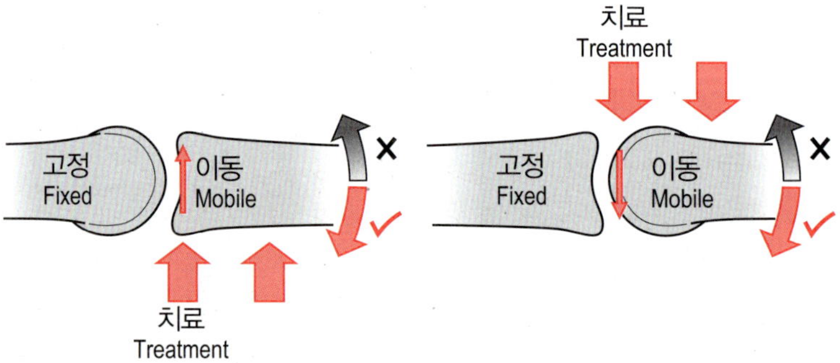

그림 ST 9.3
이 그림은 고정된 뼈로 부터 이동성 뼈가 움직일 때 나타나게 되는 "볼록-오목 규칙"을 보여준다. 왼쪽: 관절면이 오목하다(경골, 척골 또는 지골 관절의 경우처럼). 만약 이동성 뼈가 위쪽 방향으로 제한되면(회색 화살표), 치료에서 이루어지는 활주 움직임 또한 위쪽 방향이 될 것이다(두 개의 큰 화살표로 표시). 오른쪽: 볼록한 면을 구성되어 있는 이동성 뼈이다(상완골두, 대퇴골 또는 거골과 같이). 만약 이것이 위쪽 방향으로(회색 화살표) 제한되면, 치료에서 이루어지는 활주 움직임은 아래쪽 방향이 될 것이다.

절의 가동 범위를 증가시키거나 개선시킬 수 있다.

- *오목한 관절 표면*(예를 들면, *척골의 근위부*)의 경우, 뼈는 제한된 뼈의 움직임 방향과 같은 방향으로 움직여야만 관절의 가동 범위를 개선시킬 수 있다(특별 주제 그림 9.3).

관절 놀이의 중요성

관절 놀이가 몸에 얼마나 중요한지는 Kuchera와 Kuchera(1994)의 거골하관절 논의를 보면 명백하게 드러난다. 이 관절은 "충격 흡수체(shock-absorber)"라고도 불리는데, "발 관절들의 협응 사이에서 결정적으로 발의 골격과 연부조직에 힘을 분산하는 역할을 하기 때문"이라고 했다.

Mennell(1964)는 이러한 충격 흡수 잠재력을 가시화하여 설명했다.

> *여기에서 가장 중요한 움직임은 의식적인 근육 활동과는 완전히 독립되어 나타나는 종골에 대한 거골의 흔들림 움직임이다. 이 움직임은 발가락이 차였을 때의 스트레스와 긴장감을 받아들이고, 심한 외상으로부터 발목을 예방하고, 걷는 동안 정상적인 기능 또는 비정상적인 스트레스가 발목 관절에 가해졌을 때, 보행시 발가락이 땅에서 떨어지거나 뒷꿈치가 땅에 닿을 때 중요하다. 만약에 거골하관절에서의 흔들림 움직임이 무의식적으로 이루어지지 않는다면, 골절과 탈구는 더욱 일반적으로 발생하게 되었을 것이다.*

비슷한 충격 흡수 잠재력이 천장 관절(SI)에도 존재하는데, 만약 관절이 융합되어 이 기능을 잃게 되어버리면 천골에서 골절이 유발될 수 있다(Greenman 1996).

제안:

1. 8장의 천장관절 "형태와 힘" 폐쇄의 논의를 참조하라.
2. 제14장에서 의식적으로 움직일 수 없는 "기초 관절들"이라는 용어에 대한 Smith's의 견해를 참조하라.

경계

모든 관절은 정상적인 가동범위를 가지고 있고 촉진 평가는 비정상적인 제한이나 과운동성을 찾아내는 검사들을 포함하고 있다. 관절의 가동 범위가 끝나는 지점에서 특정 느낌을 받게 되면 이를 "끝 느낌"이라고 한다 (특별 주제 그림 9.4).

- 관절을 능동적이거나 수동적으로 정상 운동 범위의 마지막 부분까지 가져가면 저항이 느껴지는 지점을 찾게 될 것인데, 이는 생리학적인 경계 지점에 도달하게 된 것이다. 이는 단단하게 느껴지긴 하지만 뚜렷하게 끝 느낌이 느껴지는 것은 아니다.
- 경계에 도달하기 전에 자유 운동 범위가 끝나기 시작했다는 것을 인식할 수 있어야 한다. 오스테오패시에서는 이것을 "경계의 깃털-가장자리 feather-edge"라고 부르며, 쉽게 일어났던 움직임에서 관절을 조금 더 움직이려면 약간의 노력이 필요해지는 지점이다.

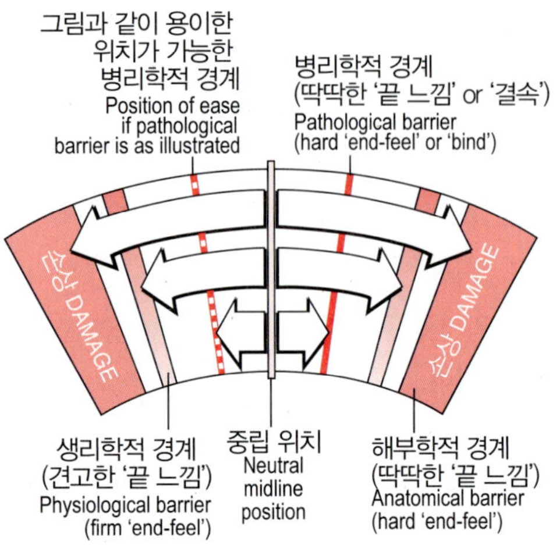

그림 ST 9.4
정상적인 경계 한계(해부학 및 생리학적) 뿐만 아니라 병리학적 경계와 최대한 용이한 위치를 나타내는 동작 범위의 도식적 표현. 이들 각각의 "끝 느낌"의 질은 현저하게 다르게 느껴진다.

- 기본적으로 자유로운 움직임 평가/촉진 중에 첫 번째 경계가 나타나고, 그 경계를 넘어 섰다면, 조직은 이미 긴장상태로 들어가 있다.
- 움직임이 "쉬운" *생리학적* 경계를 지나서 절대적 한계까지 도달했다면, 그것은 해부학적 경계에 도달된 것이다.
- 만약에 어떠한 이유로든 가동 범위 내에서 제한이 생겼다면, 그 방향으로의 능동적 또는 수동적 움직임 중에 *병리적* 경계가 나타날 것이다.

만약에 제한의 이유가 뼈 사이의 변화라면(예: 관절염) 끝 느낌은 더 갑작스럽고 뚜렷하게 나타날 것이다. 그러나 만약 제한이, 일반적인 이유처럼, 연부조직의 기능이상 때문이라면 끝 느낌은 좀 더 부드러운 성질을 갖게 될 것이다. 특별 주제 6에서의 Kappler와 Jones(2003)의 견해를 참조.

Kaltenborn은 정상적인 끝 느낌의 종류에 대해서 다음과 같이 요약했다.

- 정상적이고 부드러운 끝 느낌은 연부조직 압박(무릎 굴곡과 같이) 또는 연부 조직의 스트레칭(발목의 배측 굴곡과 같이) 때문이다.
- 정상적으로 단단단 느낌의 끝 느낌은 관절낭 또는 인대의 스트레칭(예를 들면, 대퇴골의 내회전)으로 인한 결과이다.
- 보통 딱딱한 끝 느낌은 팔꿈치의 신전과 같이 뼈와 뼈가 만났을 때 발생한다.

그러나 *병리학적 끝 느낌*은 다음과 같은 다양한 종류가 포함된다.

- 더 단단하고 덜 탄력있는 느낌, 반흔 조직이 운동을 제한하거나 결합 조직이 짧아져 있는(밀도가 높거나 섬유화된) 경우이다.
- 탄력적이고 덜 부드러운 끝 느낌은 근육 긴장이 증가하여 움직임을 제한하는 경우이다.
- 비어 있는 끝 느낌, 극심한 통증(골절이나 활성화된 염증)이나 심인성 요인의 결과로 사실상 끝 느낌에 닿기 전에 환자가 움직임을 멈추는 경우(또는 멈추라고 요청하는)이다.

과가동성 관절들

관절들을 보호하는 데에 있어 적합하지 않

을 정도의 과가동성을 가진 인대들과 근육들은 과도한 가동 범위가 일어나지 않도록 막아주는 역할을 제대로 수행하지 못하게 된다. Janda(1984)는 그의 경험에서 "통상적으로 과움직임을 가지고 있는 인종에서는 근육통과 힘줄 통증이 널리 나타나고 일반적인 허리 통증이나 좌골신경통은 드물다"는 것을 관찰하였다.

논리적으로, "가짜 인대"의 역할에 적응되어 과도하게 사용되고 있는 근육은 힘줄에 스트레스를 주고 근육의 기능이상을 일으키며, 이미 약화된 무언가에 대한 길항제의 긴장도를 증가시키므로 변화된 움직임 패턴을 포함하여 이미 복잡해진 불균형을 더 복잡하게 만든다(Beighton et al., 1983).

비정상적인 경계들을 발견했을 때 해야 할 것

제한점을 찾기 위한 촉진을 하는 목적 중 한 가지는 다양한 방향으로의 가동범위를 적용하여 제한 정도를 명확히 하는 것이다. 또 다른 목적 중 하나는 끝 느낌의 부드러움이나 단단함을 판단하여 여러 요소들 중에서도 제한의 성격을 평가하는 것이다.

관절가동범위를 넓히기 위한 다양한 다른 방법들을 적용하기 전에 일부 도수 테크닉들은 병리적 경계를 개선하기 위한 방법이 포함되어 있다. 쉽게 말하자면 경계점 뒤로 밀어버린다. 이것은 근육 에너지 테크닉(MET)에서와 같이 주동근(단축된 근육 또는 근육군) 또는 길항근의 등척성 수축을 사용하거나, 카이로프랙틱이나 일부 오스테오패시 치료에서의 능동적 고속 쓰러스트(High–velocity thrust – HVT) 어저스트먼트/매니플레이션(adjustment/manipulation)이 포함된다. 또는 긴 지렛대나 관절 놀이 기술을 사용하여 관절 가동술을 할 수도 있다.

다른 접근법으로는 스트레인/카운터스트레인(Strain/Counterstrain) (제5장 참조)과 같은 기능적인 오스테오패시 치료 테크닉에서와 같이 제한 방향이나 반대 방향으로 이동시켜 제한 경계를 벗어나게 한다.

능동적인 움직임과 수동적인 움직임

능동적 또는 수동적 가동범위 검사 중에 통증이 나타난 후, 움직임을 더 주었을 때 통증이 사라지는 것을 통증호(Painful arc)라 한다. 통증호가 나타나는 동안 정상경로의 이탈은 회피 전략으로 보여지며 이는 진단적으로 중요하다.

원칙적으로, 능동적 움직임은 모든 해부학적 구조뿐 아니라 환자가 움직이고자 하는 정신적인 의지까지도 테스트하게 된다. 수동적 움직임은 오직 비수축성 조직만을 테스트하며, 그러한 움직임은 상응하는 반대쪽 관절의 정상적인 움직임과 비교된다. 끝 느낌, 통증호, 단축된 근육, 제한되거나 과가동성 관절 기능은 모두 이런 식으로 평가된다.

8장의 많은 연습들은 끝 느낌을 "읽어내기" 위한 기술들을 다듬을 수 있는 기회를 제공하고 있다.

특별 주제 연습 9.1 경비골 관절의 근위부에 관절 놀이 적용

시간제안: 3~4분

- 촉진 파트너는 위로 반듯이 누워 고관절과 무릎을 구부려서 발바닥이 테이블에 평평하게 놓여 있게 한다.
- 시술자는 환자의 발가락 위에 앉아서 발이 테이블에 안정되게 한다.
- 비골두를 한 손의 엄지와 검지 사이로 잡고, 다른 손은 슬개골 밑 부분의 경골을 단단하게 잡는다.
- 비골신경이 가깝게 지나고 있는 비골두의 뒤쪽 부분을 과도하게 압박하지 않도록 주의하라(Kuchera & Goodridge 1997).
- 비골의 앞쪽면에 놓여있는 엄지손가락 위에 다른 쪽 엄지손가락을 위치시켜 지원하도록 한다.
- 비골두를 약간 곡선(즉, 앞뒤 움직임이 완전한 직선은 아니고, 대략 30° 정도의 후하방, 그리고 전상방으로의 곡선)을 그리게 하며 확실하게 뒤쪽과 앞쪽으로 가져가 보는 움직임은 각 방향으로 관절의 활주가 잘 이루어지는지를 알 수 있게 해준다.

만약에 어떤 방향으로도 제한이 나타난다면, 비골의 가동성 끝 부분에서 반복적으로 리드미컬(rhythmical)하고 부드럽게, 스프링과 같은 움직임을 주어 정상 관절 놀이로 회복될 수 있게 한다.

비골두가 전방으로 활주하면 비골의 원위부(바깥쪽 복사뼈)에서 후방으로 자동적으로 상호운동이 일어나고 비골두의 후방 활주는 비골의 원위부에서 전방운동을 초래한다는 점을 주목할 필요가 있다. 따라서 비골의 원위부에서의 제한은 근위부 및 반대쪽 작용에 영향을 줄 수 있게 된다.

- 활주를 느낄 수 있는가?

참고문헌

Beighton P, Grahame R and Bird H(1983) Hypermobility of joints. Berlin: Springer Verlag.

Greenman P(1996) Principles of manual medicine, 2nd edn. Baltimore: Williams and Wilkins.

Janda V(1984) Low back pain – trends, controversies. Presentation, Turku, Finland, 3–4 September.

Kaltenborn F(1985) Mobilization of the extremity joints. Oslo: Olaf Norlis Bokhandel.

Kappler RE and Jones JM(2003) Thrust(high-velocity/lowamplitude) techniques, in Ward RC(ed) Foundations for osteopathic medicine, 2nd edn. Philadelphia, PA: Lippincott, Williams and Wilkins, pp 852–880.

Kuchera M and Goodridge J(1997) Lower extremity, in Ward R(ed) Foundations for osteopathic medicine. Baltimore, MD: Williams and Wilkins.

Kuchera W and Kuchera M(1994) – Osteopathic principles in practice. Columbus, OH: Greyden Press.

Mennell J(1964) Joint pain. Boston, MA: T and A Churchill.

관절의 촉진과 평가(척추와 골반을 포함한) 제8장

Palpation and assessment of joints (including spine and pelvis)

Leon Chaitow

관절 촉진 및 평가에 대한 탐구를 시작하기 전에, 여러 정골의학 당국의 조언을 반영하는 것이 좋을 듯하다. 그들의 말은 우리가 명백한 것 외의 것을 생각하도록 해 주는데 … 일단 반영되고 받아들여지더라도, 조언이 분명히 분명해야만 한다!

Kappler와 Jones(2003)은 관절 평가 중에 제한 장벽이 발견될 때 우리가 느끼는 바의 본질을 정의하려고 시도했다:

> *장벽이 형성되면, 힘의 증가가 필요하게 되고 간격이 좁아진다. 장벽이라는 용어는 푸시(push)로 극복해야 할 벽이나 단단한 장애물로 해석되는 경우는 오도된 것일 수 있다. 관절이 장벽에 도달하면, 경직된 근육과 근막에 형성되어 있는 긴장이 더 이상의 동작을 억제하게 된다. 우리는 일부 해부학적 구조에 대항하여 밀어낸다기보다 잡아당겨야 되는 것이다.*

Mitchell(1998)은 비슷한 생각을 일으키게 하는 관찰을 하는데:

> *관절운동 제한의 원인이 경직된 근육과 마찬가지로 치료하면 정상적인 관절 운동을 회복하는데 도움이 된다.*
>
> *제한의 원인에 관계없이 … "단축된 근육" 패러다임을 기반으로 한 치료법은 일반적으로 막힘이 근육으로 인한 경우가 아니더라도 그 막힘을 제거하고, 정상적인 운동범위를 복원하는데 완전한 효과를 나타낸다.*

지난 세기 이상에 걸쳐 많은 정골의학, 정형외과학 및 카이로프랙틱 의학 교과서에서 관절의 기능적 완전성 또는 그렇지 않은 상태에 대한 평가가 철저히 다루어져 있다. 이 장의 목적은 그러한 정보를 복제하는 것이 아니라, 일부 "정상적인" 운동범위가 무엇인지 예상할 수 있는 가이드와 함께 관절 촉진의 중요한 요소를 요약하고, 이를 평가하는 방법에 있다.

또한 좀 참신한 면에서, 정골의학의 맥락에서 발전된 접근 방법과 마찬가지로 개인의 구조 적응 잠재력의 현재 정도를 평가한다고 주장하는 몇 가지 새로운 순차적 평가 접근법이 다루어질 것이다(Zink & Lawson 1979).

관절 촉진에 심오한 관심을 가지고 있는 학생은 임상적 관절 평가에 대한 보다 포괄적인 설명을 위해서 다른 부분을 찾아 보아야 할 뿐만 아니라, 제9장에서 Whitney Lowe의 정형이학 검사 토론도 공부해야 한다.

관찰, 촉진, 능동적 및 수동적 테스트

Observe, palpate, actively and passively test

관절의 기능장애는 세 가지 방법으로 시연될 수 있으며, 이들 모두는 근골격계의 포괄적 평가의 일부를 형성한다.

1. 관찰
2. 촉진
3. 기능 테스트(능동적 움직임과 수동적 움직임으로 구분된다)

우리는 이전의 장에서 근육 단축의 증거를 밝히기 위한 유용한 연속 스크리닝(screening) 접근법

(예: 자세 근육 스크리닝을 위한 제5장 참조) 또는 근육 내 변화(예: NMT 평가, Nimmo의 방법 등) 들에 관해 이미 살펴 보았다.

Mitchell et al.(1979)은 주의 집중의 초점이나 더 상세한 테스트가 필요한 곳에서 정보를 도출하기 위한 간결한 방법에 대한 유용한 지침을 제공한다. 그러한 접근이 필요한데, 왜냐하면 모든 일반적인 협의 테스트에서 각각의 모든 근육, 관절 및 테스트를 다루는 것이 명백하게 불가능하기 때문이다. Mitchell은 다음과 같이 말한다. "목적은 신체 부위 또는 신체 부위를 확인하는 것이다. 신체 부위는 더 자세한 평가가 필요하다."

노트

아래의 각 부분과 번호가 매겨진 연습은 촉진 및 관찰 기술을 개발하고 실습하기 위한 개별 기회로 볼 수 있다. 이 책은 구조 및 기능분석에 대한 자세한 지침을 제공하는 것이 아니라 이를 수행하는데 필요한 기술을 향상시키기 위한 것이므로, 모든 관절이나 기능이 다 다루어지지는 않는다.

증상 Symptoms

기능장애를 촉진하고 평가할 때 무엇이 증상을 완화시키고, 더 악화시키는지 확인하는 것이 중요하다. 이렇게 하면 생체역학 및 신경생리학적인 특징을 "가중" 및 "제거"하는 패턴이 나타나기 때문에 많은 증상이 나타난다.

환자에게 도움이 되는 것과 증상을 악화시키는 것에 대한 자신의 견해뿐만 아니라, 제한 및 비정상적인 조직 상태가 존재할 수 있는지에 대한 임상의의 평가와 표준검사 및 촉진 동안 장애가 어떻게 나타나는지에 대한 정보는 병력과 함께 기초를 형성해야 한다. 평가되는 기능장애의 본질에 대한 잠정 판단에 도달하기 위한 것이다. 그러한 판단은 객관적 증거와 주관적인 증거의 혼합을 토대로 진단이 내려졌음을 의미하는 것은 아니며, 오직 작용하는 가설이 공식화되었다는 것을 의미하는 것이다.

반복은 중요하다 Repetitions are important

평가(예를 들면, 어깨 내회전 테스트)를 수행할 때 특정 행동으로 증상이 나타나지 않으면 동작을 여러 번 수행하는 것이 유용할 수 있다. Jacob과 McKenzie(1996)는 "표준 가동범위 검사 및 정형이학 검사는 특정 환자의 척추[또는 다른 신체 부위] 역학 및 증상이 특정 동작 또는 위치에 어떻게 영향을 받는지를 적절하게 탐색하지 못한다"고 설명했다.

아마도 많은 검사(examination)와 테스트(test)의 가장 큰 한계는 환자의 불만이 어떻게 반응 하는지를 판단하기 위해 각 검사 동작을 한 번만 수행해야한다는 가정이다. 반복적인 움직임의 영향 또는 다양한 시간 동안 유지되는 위치는 "실제 세계"에서 발생하는 것에 가장 근사할 수 있다.

평가는 자세 및 위치와 관련된 증상을 평가해야 할 뿐만 아니라, 기능이나 동작과도 관련하여 증상을 평가해야 한다. 기능은 질과 관련하여 평가를 해야 하지만, 대칭성과 관절의 가동범위(질)와 관련하여서도 평가되어야 한다(9장 및 10장 참조).

모든 평가는 평가 대상자의 성별, 나이, 신체 유형 및 건강상태를 고려해야 하며, 이러한 모든 요소가 "정상"과의 비교에 영향을 줄 수 있다. 또한 증상에 대한 동작(특정 동작이 수행될 때 통증이 나타나는가?)에 대한 효과뿐만 아니라, 동작에 의해 드러난 기능적 정상도의 정도에도 주의를 기울여야 한다.

실습 8.1 *환자 관찰*

소요 시간 10-12분(연습을 통해 3-5분으로 줄일 수 있다)

천천히 걷고 그리고 활발하게 걷는 파트너에서, 다음을 관찰하도록 한다:

1. 보폭의 정상 및 동등한 길이
2. 발끝부터 발끝까지, 발뒤꿈치부터 측면 발 중족 관절까지 발바닥 체중 전달의 적절성
3. 다리의 외회전 또는 내회전의 증거
4. 고관절, 무릎 발목의 정상 굴곡 및 신전

발을 바닥에 대고 체중이 실릴 때, 발의 내측에 아치가 있는지 또는 잘 발달되어 있는지 여부에 특히 주의를 기울인다.

정상적인 보행은 다음을 포함해야 한다.

- 체중은 각 발에 균등하게 분배되어야 한다.
- 골반은 거의 수평이며, 약간의 흔들림은 정상이다(여성에서 더 그렇다).
- 척추 만곡부는 뒤에서 관찰할 때 요추 중심부에서 가장 큰 범위의 파도와 같은 방식으로 좌우로 움직여야 한다.
- 흉요추 접합부는 항상 천골 위에 있어야 한다(이 장 뒷부분의 긴 다리/짧은 다리에 대한 참고 사항 참조).
- 팔의 흔들림은 약간의 머리의 움직임과 함께 어깨에 의해 일어나야 한다.
- 팔의 위치는 대칭을 이루어야 한다.
- 어깨 상부 고정근은 이완된 상태여야 한다.

무엇보다도 다음을 관찰해야 한다:

1. 비대칭 패턴, 경직성, 그리고 흔들림 또는 절뚝거림
2. 무릎과 복사과의 대칭성
3. 형태학적 비대칭 – 흉터, 타박상 등

Lewit(1992)은 환자가 걷는 소리를 듣고 제안을 해 준다. 그는 또한 "환자가 눈을 감고, 발끝이나 발뒤꿈치로 걸을 때 어떤 문제점이 있으면, 필요시 검사를 받아야 한다"고 지적한다.

평가의 일환으로 환자에게 전형적인 작업 자세를 채택하도록 항상 요청한다.

외설적이거나 "군사적" 우울증 또는 기타 진부한 자세에 대해 미해결 또는 신체화된 정서적 문제를 암시하는 신체 언어를 읽어야 한다. 모든 결과를 기록하도록 한다.

실습 8.2 *자세 관찰 – 후방 및 외측 면*

소요 시간 10-12분(연습을 통해 3-5분으로 줄일 수 있다)

자세는 뒤에서 관찰하고, 다음의 목록에 주의를 기울인다:

- 머리 균형(귀가 같은 높이에 있는가?)
- 목과 어깨 대칭
- 견갑골의 레벨
- 측면 척추 곡선
- 늘어뜨린 양 팔과 몸 측면과의 간격 차이
- 허리 높이에서 접힌 주름의 레벨(대칭인가?)
- 둔부 주름(바닥과 같은 높이인가?)
- 형태학적 변화

그리고 난 다음 측면을 검사한다:

- 전후 척추 곡선의 정상 여부
- 신체에 대한 머리 위치
- 복부 쳐짐
- 익상견

- 발의 각도
- 형태학적 변화

모든 결과를 기록하고, 차트로 작성하도록 한다.

실습 8.3 자세 관찰 및 척추의 가동범위

소요 시간 10-12분(연습을 통해 3-5분으로 줄일 수 있다)

자세와 대칭성을 정면에서 먼저 관찰하고, 그리고 나서 다음을 관찰하고 기록하여 대칭성이나 다른 점을 평가한다:

- 자세(발 배치)
- 슬개골 높이
- 늑간 각
- 쇄골

측면도를 다시 평가한다.

- 머리/체중의 중심이 몸 가운데 있는가 또는 앞이나 뒤에 있는가?

후방 굴곡을 시켰을 때, 가동성은 35°가 되어야 하고, 요추천골 접합부 또는 흉요추 접합부(이동성이 증가한 경우)에서 굴곡이 일어나야 한다.

무릎이 신전된 상태에서의 전굴은 약 60°의 정상범위를 가진다.

햄스트링 단축은 이 테스트에 영향을 미치게 되므로, 앉은 자세에서의 전굴 테스트가 허리 유연성을 평가하는데 더욱 정확하다.

무릎 관절의 불편함이 이 검사에 영향을 미치므로 앉은 자세에서의 테스트가 허리 유연성의 보다 정확한 평가 방법이 될 수 있다.

측면 굴곡은 전굴이나 후굴 없이 아주 엄격하게 하여 측정했을 때 각 면에서 20°의 범위를 달성해야 한다.

Lewit(1992)에 따르면, 요추의 과가동성 상태에서는 편히 서있을 때 허리가 과전만되고, 편히 앉아 있을 때는 과장되게 후만이 되는 점에 주목한다.

관찰 결과를 기록하도록 한다.

실습 8.4 장골릉 높이 촉진

소요 시간 2-4분

촉진 파트너에게 맨발의 상태로 등을 보고 서 있게 한다(치료사의 눈높이를 장골릉의 레벨에 맞춘다).

발은 조금 벌려서 발목이 고관절 바로 수직 아래에 놓이게 한다(발뒤꿈치가 10-15cm(4-6인치) 서로 떨어져 있음), 발가락은 곧바로 정면을 향해 있어야 한다.

검지의 외측면(손바닥을 아래로 향하게 함)을 장골릉 위에 놓고 손가락이 안착할 수 있도록 안쪽으로 단단히 밀어 넣는다.

손이 수평이면 해부학적 다리 길이 차이가 없는 것을 의미한다.

만약 차이가 있다면(장골의 회전이나 척추측만증이 없는 경우), 해부학적 다리 길이의 차이가 있을 수 있다(이 장의 뒷부분에서 다리 길이의 불일치에 대한 설명 참조).

얇은 책을 짧은 쪽 발뒤꿈치 아래에 두어 다리 길이가 같아지고, 장골릉의 높이가 대칭이 되도록 하여 아래 테스트를 수행할 수 있도록 한다.

- 해부학적 다리 길이 차이가 있을 수 있지는 않는가?
- 짧은 다리를 "들어 올려" 장골릉 높이의 균형을 맞출 수 있는가?

실습 8.5 후상장골극의 위치 촉진

소요 시간 2-3분

후상장골극(PSIS; posterior superior iliac spine) 위치의 평가는 천골 딤플 바로 밑을 촉진함으로써 알 수 있는데, 이들의 대칭성을 촉진한다.

다른 하나와 비교하여 전방 또는 후방 중 어느 쪽으로 기울어져 있는가?

한쪽의 후상장골극이 다른 쪽 것에 비해 전방으로 기울어져 있으면 그 중 하나가 짧은 것이다.

- 만약 힙이 굴곡이 되지 않는다면, 동측의 외회전근 즉 장요근과 요방형근, 쌍자근(상, 하), 그리고 폐쇄근(내, 외)이 관련되어 있을 수 있으며, 만약 힙이 굴곡이 된다면 이상근이 관련되며, 또는
- 이측의 내회전근 즉, 중둔근과 소둔근 그리고 햄스트링(만약 힙이 굴곡되지 않는다면) 또는 대내전근과 햄스트링(만약 힙이 굴곡이 된다면)이 포함될 수 있다.

장골의 후방 변위는 정확하게 단축의 정반대 패턴의 가능성을 나타낸다.

- 한쪽의 장골릉이 다른 쪽보다 위에 있는지 아래에 있는지 촉진으로 그 구별이 가능한가?

하방 변위는 햄스트링의 단축, 장골 또는 치골의 기능장애로 인해 일어날 수 있다.

한쪽의 장골릉이 다른 쪽의 장골릉과 비교하여 전방 또는 후방 위치 여부와 상방 또는 하방 위치 여부를 기록한다.

천장관절 촉진 평가에 대한 사고

Thoughts on sacroiliac palpation assessment

임상에 있어서, 명백히 제한된 천장관절은 통증이 보고될 수도 있고, 그렇지 않을 수도 있다(Freburger & Riddle 2001). 따라서 통증의 원인을 확인하기 위해 움직임의 기능장애/제한 검사(아래 참조)를 가정할 수 없으며, 유사한 통증 유발 검사(일부 검사는 9장에 설명되어 있지만 천장관절에 대해서는 설명되어 있지 않음)는 확인된 운동장애와 연관되어 있다고 가정할 수 없다(Laslett 2008).

현재의 증거에서는 단일 검사가 천장관절의 기능장애를 진단하기에 충분하지 않으므로, 시험 집단을 적용해야 한다는 것을 제시하고 있으며(연습 8.6, 8.8, 8.10A 및 B에서와 같이), 제한/기능장애를 제시하기 위해서는 최소한 한 개 이상의 테스트에서 양성 반응이 나와야 한다고 한다(Robinson et al. 2007).

실습 8.6 선 자세에서 전방굴곡 테스트

소요 시간 3분

위의 실습 8.4에서와 같이 파트너는 서 있는 자세를 취해야 한다(즉, 비대칭이 발견되면 짧은 다리 아래에 얇은 책을 놓아둠으로써 장골릉의 레벨을 맞춘다). 엄지는 후상장골극의 아래쪽 경사면에 단단히 고정시켜 두어야 한다. 파트너는 무릎을 신전시킨 채 상체를 앞으로 굽히고, 치료사는 접촉하고 있는 엄지를 후상장골극 위에 그대로 유지하고 있어야 한다(그림 8.1).

엄지에 움직임이 있는가?

특히 전방으로 굽히는 동작이 끝나는 무렵에 어느 한쪽의 후상장골극이 다른 쪽 것보다 더 전상방향으로 움직이는지를 관찰해야 한다.

한쪽 엄지가 굴곡 도중 전상방향으로 더 먼 거리를 이동하면, 그 쪽의 장골이 천골에 "고정"되어 있다는 것을 나타내는 것이다(이측 햄스트링이 단축

실습 8.6 ***계속***

되었거나 동측 요방형근이 단축되어 있다; 따라서 이 모든 근육들은 5장에서 본 바와 같이, *선 자세에서의 굴곡 테스트 전에 평가돼야만 한다.*

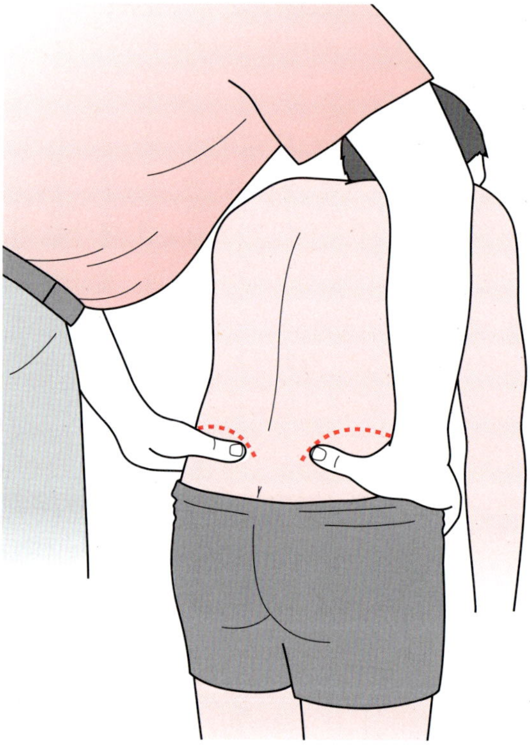

그림 8.1
천장관절의 기능장애를 알아보기 위한 선 자세에서의 전방 굴곡 테스트. 동작에 제한이 나타나는 쪽이 굴곡 시 엄지에 움직임이 있는 곳이다.

노트

양쪽 햄스트링이 너무 짧으면 선 자세에서의 전방 굴곡 테스트는 근육의 단축에 의한 잠재적 굴곡의 제한으로 인해 그 결과가 가음성(false negative)으로 나올 수 있어 장골 운동의 정확한 평가가 방해된다.

굴곡 동작의 끝 부분에서, Lee(1999)는 요추를 신전시키게 하기 위해 파트너에게 제자리로 똑바로 돌아와서는 뒤로 굽히라고 요청한다. "정상적인 경우라면, 후상장골극은 하방으로 동등하게 움직여야 한다."

기립 자세에서의 굴곡 검사는 서있을 때 하지의 근육이 천골과 장골의 관계에 영향을 미치기 때문에 *천장관절의 기능장애*를 나타낼 수 있다고 볼 수 있다.

그 영향은 파트너가 앉았을 때 사라지는데(실습 8.8 참조), 이때 검사의 양성반응은 *천장관절의 기능장애*(즉, 엄지 움직임에 의해 입증된 착석 자세에서의 굴곡 동작에서 후상장골극의 비대칭이 발생하는 경우)을 나타내는 것이다.

- 기립 자세에서의 굴곡 동작 상태에서 엄지가 대칭 이동하는가, 또는 전혀 그렇지 않은가?
- 만약 있다면, 어느 쪽이 기능장애를 가지고 있는가?

노트

선 자세에서의 굴곡 테스트(위)와 황새 테스트(아래 실습 8.10 참조)는 단지 골반의 *어느 쪽*이 가장 기능이 좋지 않거나, 제한적이거나, 또는 저가동성이 있음을 입증할 수 있다. 그들은 어떤 *유형*의 기능장애가 발생했는지에 대한 증거를 제시하지는 못한다(즉, 전후 회전 장애인지, 내외 플레어(In/Ex flare) 기능장애인지 또는 다른 것인지).
기능장애의 성격은 다른 방법으로 평가할 필요가 있으며, 그 중 일부는 아래에 설명되어 있다.

실습 8.7 기립 자세에서의 굴곡 동작에서 회전형 척추측만증에 대한 관찰

소요 시간 2-3분

파트너가 서서 전방으로 완전히 굽힌 상태에서, 척추 주변 근육의 대칭성을 확인하기 위해 척추를 정면에서 잘 볼 수 있도록(척추를 내려다 봄) 위치를 잡는다.

파트너가 앉았을 때 기록된 후속 증거와 비교하여 발견된 내용을 기록하도록 한다(연습 8.9).

Mitchell(1998)은 다음과 같이 제안했다:

- 척추의 한쪽에 근육이 더 두꺼운 층이 있는 경우, 이것은 그 부위가 횡돌기의 후방 회전에 의한 회전형 척추측만증(rotoscoliosis)의 정도를 나타내는 증거일 수 있다.
- 앉은 자세에서의 굴곡보다 선 자세에서의 굴곡에서 보다 더 명확한 경우는, 근육 긴장/단축(예: 다리/골반의 자세 근육)이 회전형 척추측만증을 보상하는 주요 요인이 될 수 있기 때문이다.
- 그러나 착석 굴곡동작에서 더 큰 근육층이 나타나면, 회전형 척추측만증은 아마도 일차적인 것이 되며, 골반 불균형과 자세 근육 단축이 보상 작용으로 나타나게 될 것이다.
- 굴곡 자세에서 한 쪽에서 두꺼운 근육층의 정도가 앉거나 서있을 때 동일하다면, 회전형 척추측만증은 다리 근육의 보상 작용이 없는 일차적인(척추측만증에서와 같이)것이 된다.
- 굴곡 시 척추기립근에 "두께"가 증가했는가?
- 그렇다면 위와 같은 Mitchell의 가이드라인에 따르면, 무엇과 관련이 있는가?

실습 8.8 착석 자세에서의 굴곡 동작 테스트

소요 시간 2-3분

앉은 자세에서의 굴곡 검사는 천장관절 기능장애를 평가하고, 척추 근육의 긴장에 관한 증거를 추가할 수 있다.

파트너는 낮고 표면이 단단한 곳에 다리를 벌리고 앉아, 양 팔을 허벅지 위에 올려 놓은 자세를 취하게 한다. 눈의 높이는 후상장골극 높이에 맞춰 놓고, 엄지는 각 후상장골극의 아래 부위에 촉진한다(그림 8.2). 파트너에게 천천히 최대한 앞으로 굽히게 하면서 엄지가 움직이는 양태를 관찰한다.

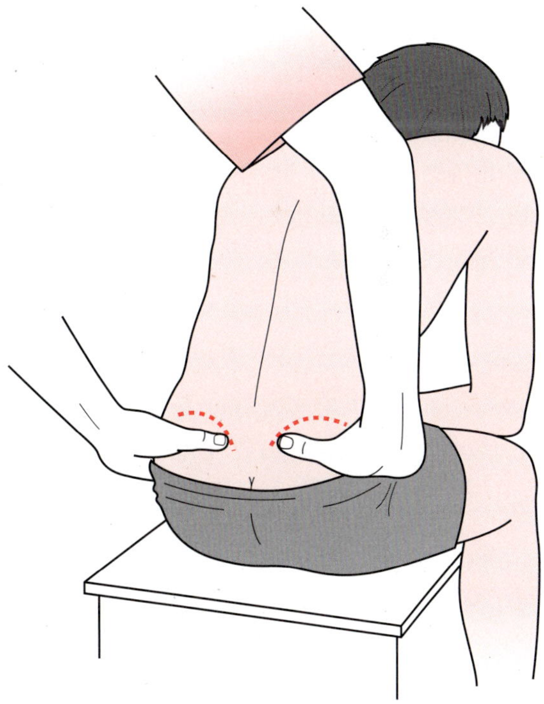

그림 8.2
천장관절 기능장애를 찾아내기 위한 앉은 자세에서의 테스트. 굴곡 시 엄지가 움직이는 곳이 동작의 제한이 있는 부위이다.

실습 8.8 *계속*

특히 굴곡 동작이 끝날 무렵에 하나 또는 다른 후상장골극이 다른 후상장골극보다 다른 곳으로 "이동"하는지 관찰해야 한다.

한쪽 엄지가 굴곡 시 전방으로 더 멀리 이동하면 천골이 그 쪽의 척추에 "고정"되었음을 나타내는 것이다. 그러므로 그것은 천장관절이 제한된 것이라고 볼 수 있다.

박스 8.1 천장관절과 장천관절 제한의 차이점

만약 당신이 장골을 프레임으로 삼고, 천골을 그 프레임의 양면에 둘러싸인 쐐기 모양을 생각한다면, 관절 표면의 한 부분으로 보이는 것이 어떻게 다른 부분에 "붙어있는"지를 쉽게 이해할 수 있을 것이다. 전혀 다른 원인이 있을 수 있다. 예를 들면, 문과 문틀을 생각해보라. 문이 열렸을 때 문이 잘 움직이지 않으면, 문제는 프레임이 왜곡되거나 문이 휘어지거나, 또는 둘 다 관련이 될 수 있는 것이다.

실습 8.9 ***착석 자세에서의 굴곡 동작에서 회전형 척추측만증에 대한 관찰***

소요 시간 2-3분

이 동일한 위치(착석 자세에서의 굴곡)에서, 파트너의 앞쪽에서 척추 근육의 상태를 관찰해야 하며, 관찰 결과는 위의 실습 8.7에 설명된 대로 해석하면 된다.

만약 앉은 자세에서 굴곡 시에 척추 근육이 더 두껍고 분명하게 나타나고 회전형 척추측만증이 눈에 띄는 정도가 아니라면, 그 부위에 요방형근의 단축이 의심된다.

이것은 골반을 기울게 할 뿐만 아니라, 호흡을 방해할 수도 있다(부착된 12번째 늑골이나 그것이 부착되는 부위 또는 근막과 병합되는 횡격막에 영향을 줌).

제5장에서 기술된 옆으로 누워 다리를 외전시키는 검사 또는 요방형근 외측 부위에 대한 직접적인 촉진은, 장골릉 위에 있는 근육의 경련이나 압통점의 활성화뿐만 아니라, 요방형근의 단축과 같은 과활동성에 대한 증거를 제공해 줄 수 있다(실습 5.13, 그림 5.18과 5.19 참조).

- 이 검사 중에 척추 근육에 비대칭이 나타나는가?
- 그렇다면 어떻게 해석할 것인가?

기립 자세에서의 굴곡 테스트 결과에 대한 확증 Confirmation of standing flexion test findings

단일 시험 결과를 기능장애의 증거로 사용한다는 것은 결코 현명한 것으로 볼 수 없다(이에 대한 논의는 2장 참조). 그러므로, 예를 들면, 만약 기립 또는 착석 자세에서 하는 굴곡 테스트에 기초한 것에서 장천관절이나 천장관절 기능장애의 징후가 있는 경우에는 다른 방법을 사용하여 기능장애를 확인하는 것이 좋다.

실습 8.10A와 B뿐만 아니라 8.11A 및 B에서 설명한 테스트는 이전에 수집된 정보의 정확성을 지원하거나 도전할 수 있는 기회를 제공해 준다.

Lee(2002)는 개별적으로, *어떤 시험은 그 시험이 여러 평가 전략을 포함하는 순서로 결합될 때, 특히 "임상적 추론 과정이 그들의 발견에 적용된다"고 말하면서, 그들은 논리적인 생체역학 진단을 제공하고, "사과 없이 그들은 계속 옹호되어야 한다."*

이(다른) 장에서 연습을 수행할 때, 촉진 테스트의 가치와 타당성에 대한 심층적인 토론과 2장에 대한 재검토가 필요하며, 테스트의 중요성을 결정할 때에는 적어도 한 개 이상의 증거가 필요하다는 것은 중요한 사실이다.

임상적 추론은 증상 그리고 환자의 개인 및 병력과 서로 관련하여 시험 및 평가 결과의 상대적 중요성을 평가할 때 사용해야 한다.

실습 8.10A 기립 자세에서의 장천관절 "스토르크" 테스트 또는 Gillet 테스트

소요 시간 3-4분

촉진 파트너의 뒤에 서서, 한쪽 엄지를 후상장골극에 두고, 다른 쪽 엄지는 동측 같은 레벨의 천골릉에 둔다.

파트너는 무릎과 고관절을 굽혀 들어 올려서 반대쪽 한 다리로만 서있게 한다.

정상적인 반응은 장골이 후방으로 회전을 일으키고, 천골은 장골이 움직이는 쪽으로 회전을 한다. 이 상황에서 후상장골극 위에 있는 엄지는 내측 하방으로 움직이게 된다. Lee(1999)는 이 검사(만약 오른쪽을 테스트 했다면)는 "오른쪽 무명골의 후방 회전 능력, 천골의 오른쪽 회전 그리고 L5 척추의 오른쪽 회전/외측 굴곡 능력을 검사하는 것이다"라고 명시한다.

그러나 무릎과 고관절의 굴곡 시 동측 후상장골극이 천골과 관련하여 머리 쪽으로 움직인 경우, 이는 동측의 치골결합부 및 장천관절의 기능장애의 징후로 볼 수 있다.

이 촉진 결과물은 위의 서서 한 굴곡 테스트(위)의 결과를 확인하는 데 사용될 수 있다.

Petty and Moore(1998)는 또한 Gillet 양성 반응은 동측 천장관절의 기능장애를 시사한다고 제안했다.

Lee(1999)는 이 검사가 "환자가 체중을 반대편 다리로 전달하고 균형을 유지할 수 있는 능력"을 평가할 수 있는 것이라고 한다.

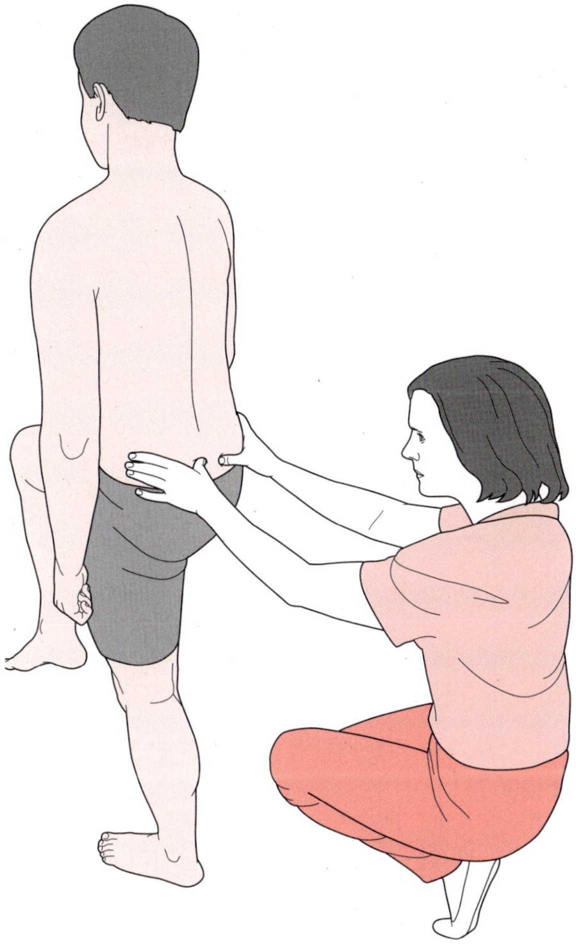

그림 8.3
기립 자세의 장천관절 "스토르크(stork)" 테스트 또는 Gillet 테스트

실습 8.10B 기립 자세에서의 고관절 신전 테스트

소요 시간 3-4분

파트너는 양쪽 발에 똑같은 체중을 싣고 서 있는 자세를 취한다.

치료사는 스토르크와 Gillet 테스트(실습 8.10A)에서와 같이 후상장골극과 천골 기저부를 촉진한다.

파트너는 테스트를 받는 쪽의 다리를 신전시킨다.

실습 8.10B 계속

무명골은 앞쪽으로 회전해야 하며, 후상장골극 위에 있는 엄지는 천골과 관련하여 상방외측으로 변위되어야 한다.

그렇게 하지 않으면 무명골이 앞쪽으로 회전하게 되고, 천골 위에서 앞뒤로 미끄러지듯 움직일 수 있는 능력이 제한된다.

- 후상장골극 위에 있는 엄지가 상방외측으로 적절하게 움직이는가?
- 그렇지 않다면, 무엇을 의미하는 것인가?

천장관절의 힘 폐쇄와 형태 폐쇄에 관한 주

Notes on form and force closure of the SI joint

"형태 폐쇄(form closure)" 및 "힘 폐쇄(force closure)" 알려진 두 개의 메커니즘 모두 천장관절을 생리적으로 잠그는 역할을 한다(Vleeming et. al. 2007):

- *형태 폐쇄*는 움직임의 기회를 줄이기 위해 천장관절의 표면을 밀착시켜야 할 때 관절을 안정화 시키기 위해서 발생하는 것이다.

형태 폐쇄의 효율성과 정도는 관절의 특성(크기, 모양, 나이)과 관련된 하중 수준에 따라 다르다. Lee(1999)는 다음과 같이 설명한다:

> *골격으로 성숙한 상태에서, S1, S2 및 S3는 [SI 관절의] 천골 표면 형성에 기여하며, 각 부분은 다른 수직면으로 배향될 수 있다. 또한 천골은 전후에 쐐기 모양으로 되어 있다. 이러한 요소는 수직 및 수평 방향 이동에 대한 저항성을 제공한다. 어린 시절에는 쐐기가 불완전하여, 천장관절이 3단계 모두에서 평평해져 있어서, 골화가 완료될 때까지(30대) 전단력에 약하다.*

- 힘 폐쇄는 해당 지역의 인대에 의해 천장관절에 제공되는 지원뿐만 아니라, 다양한 근육 및 인대 슬링 시스템(이 장 및 그림 8.4의 토론 참조)과 관련된다(Vleeming et. al. 1997). 강제 종료의 예는 다음과 같다:

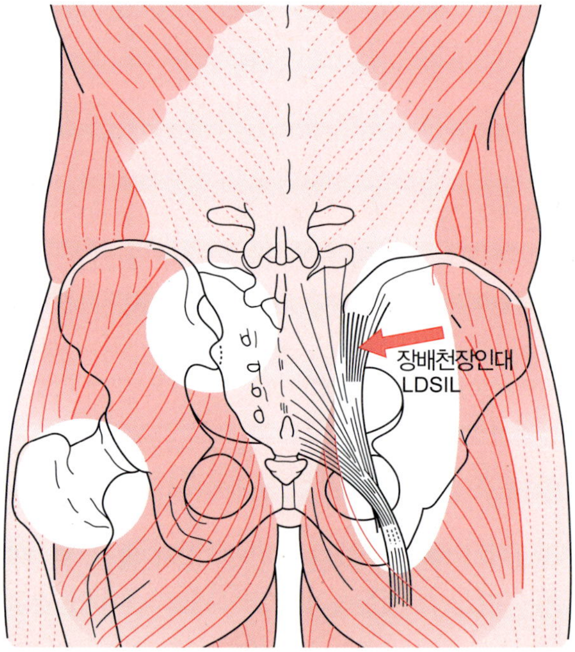

그림 8.5
천장관절 장배천장인대(LDSIL)

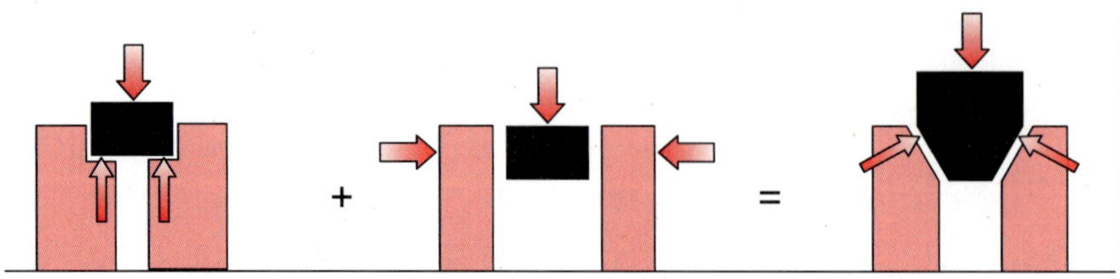

그림 8.4
천장관절의 힘 폐쇄와 형태 폐쇄를 나타내고 있는 그림

- 무명골이 앞쪽 회전하는 동안, 또는 천골이 반전굴(counternutation)하는 동안 천장관절은 장배천장인대(LDSIL)가 조여지면서 안정화된다(그림 8.5).
- 천골의 전굴(nutation) 또는 무명골의 후방 회전하는 동안 천장관절은 천결인대 및 골간인대에 의해 안정화된다.

실습 8.11 *형태 폐쇄 및 힘 폐쇄 테스트*

소요 시간 3분

8.11A: 복와위 능동 직거상 테스트

이 기능적 평가는 착석 굴곡검사(실습 8.8)에서 파생된 정보를 향상시켜 준다.

- 엎드려 누워있는 파트너에게 다리를 약 10°정도 들어 올리게 지시한다.
- 관절의 경첩 작용은 고관절에서 발생해야 하며, 골반은 전체가 테이블과 접촉 상태를 그대로 유지되어 있어야 한다.
- 횡단면에서 과도한 골반 회전(즉, 전방 골반 회전)은 기능장애의 가능성을 나타내는 것이다.
- 만약 흉요추근막의 긴장을 고조시키기 위해 광배근을 활성화시킨다면, 운동 중에 *힘* 폐쇄가 강화될 수 있다. Lee(1999)는 다음과 같이 진술했다: "이것은 다리를 들어 올리기 전에 내측으로 회전된(반대쪽) 팔의 신전에 저항하는 [치료사]에 의해 이루어진다."

해석 Interpretation

*힘 폐쇄*가 정상 천장관절의 기능을 더 향상시키면, 운동 및 개선된 사용 패턴을 통해 개선의 예후를 달성할 수 있다(그림 8.6A).

만약 천장관절의 *형태 폐쇄*(즉, 구조적 구성 요소)에 결함이 있으면, 복와위 자세에서의 직거상은 절차 진행 중에 관절의 내측 압박이 무명골에 적용될 때 더욱 정상적으로 된다(그림 8.6B).

8.11B: 골반 안정화를 위한 앙와위 직거상 테스트

이 기능적 평가는 착석 굴곡검사(실습 8.8)에서 파생된 정보를 향상시켜 준다.

- 앙와위 자세를 취하고 있는 파트너에게, 한쪽 다리를 들어 올리라고 지시를 한다.

만약 다리를 올리는 동안 다리를 들어 올리는 쪽에 골반의 보상 회전의 증거가 있으면, 기능장애가 확인되는 것이다.

전상장골극의 레벨에서 각 무명골의 측면에 손을 대고 골반을 가로 질러 내측으로 향하는 압박을 준 다음, 다시 같은 쪽의 다리를 들어 올리게 한다(이것은 천장관절의 형태 폐쇄를 증가시켜 준다).

힘 폐쇄를 강화하기 위해서는, 치료사의 저항에 대항하여 파트너가 상체를 약간 굴곡시키고, 테스트하는 방향으로 회전을 일으키면서 반대편 어깨 쪽으로 다리를 들어 올리게 하면 된다. 이것은 복사근의 힘과 동측 천장관절의 힘 폐쇄를 활성화시켜 준다(아직 평가 중에 있음)(그림 8.7A).

만약 이 *형태* 폐쇄로 인하여 다리를 쉽게 들어 올릴 수 있는 사람의 능력이 향상된다면, 이는 관절(형태) 내의 구조적 요소가 지지 벨트(그림 8.7B)와 같이 외부에서 강화된 지지를 필요로 할 수 있음을 암시하는 것이다.

해석 Interpretation

초기 직거상 노력이 천장관절 기능장애를 시사하고, 이것이 힘 폐쇄에 의해 감소되는 경우에 의한 것이면, 환자가 적절한 재활운동을 하면 예후는 좋다.

- 복와위 또는 앙와위 자세에서 직거상 테스트 중, 어느 하나가 장골 기능장애를 시사하는가?

실습 8.11 계속

- 형태 폐쇄를 적용시켰을 때, 이러한 징후가 감소했는가?
- 설명된 바와 같이 저항력이 있는 근육 활동으로 힘 폐쇄가 발생하였을 때, 그러한 징후가 감소했는가?
- 여기서 나온 이러한 결과가 어느 것이 착석 굴곡 검사, 스토르크 또는 기립 고관절 신전 검사를 기반으로 한 천장관절 기능장애 검사 결과를 뒷받침해 주는가?

실습 8.12 The F-Ab-ER-E 테스트

소요 시간 3-4분

굴곡-외전-외회전-신전을 순서대로 평가하는 것으로 불리는 F-Ab-ER-E 테스트를 수행해야 한다. 이 검사는 고관절의 병리를 찾아내는 것으로서, 파트너는 앙와위 자세를 취하고 있고, 치료사는 검사를 받는 다리와 가장 가까운 테이블의 측면에 서게 된다. 다리를 굽히고 외회전시켜 발이 반대쪽 무릎 바로 위에 놓이게 한다.

테스트하고 있는 다리의 무릎을 테이블 쪽으

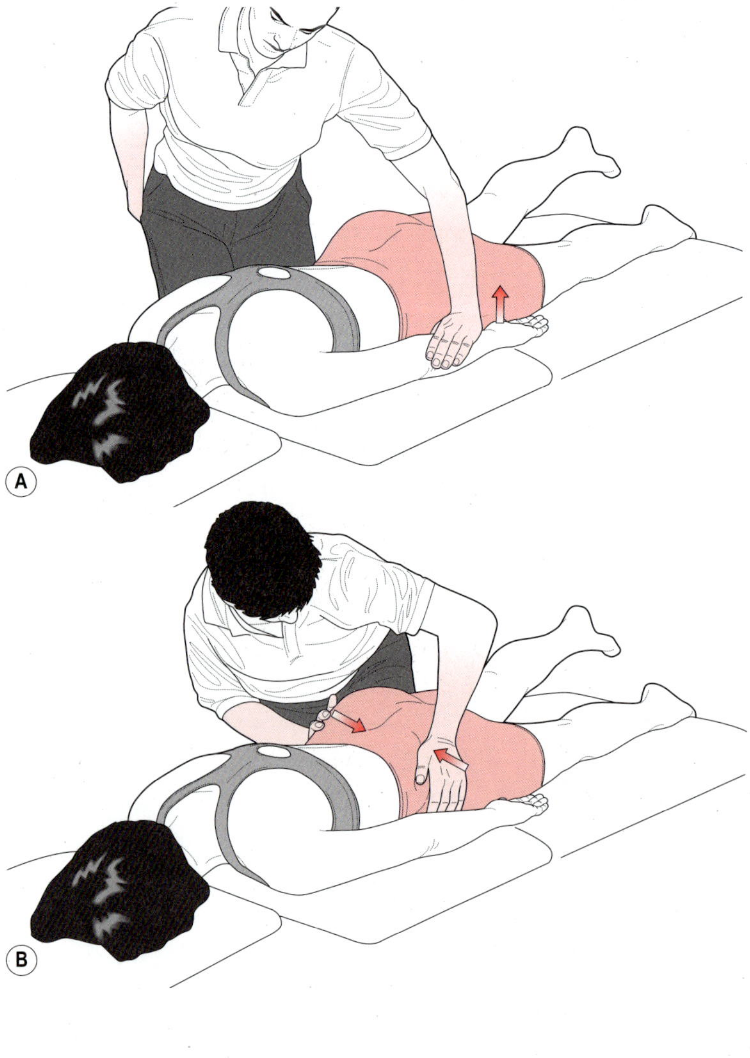

그림 8.6
(A, B) 복와위 자세에서의 힘 폐쇄 및 형태 폐쇄 테스트

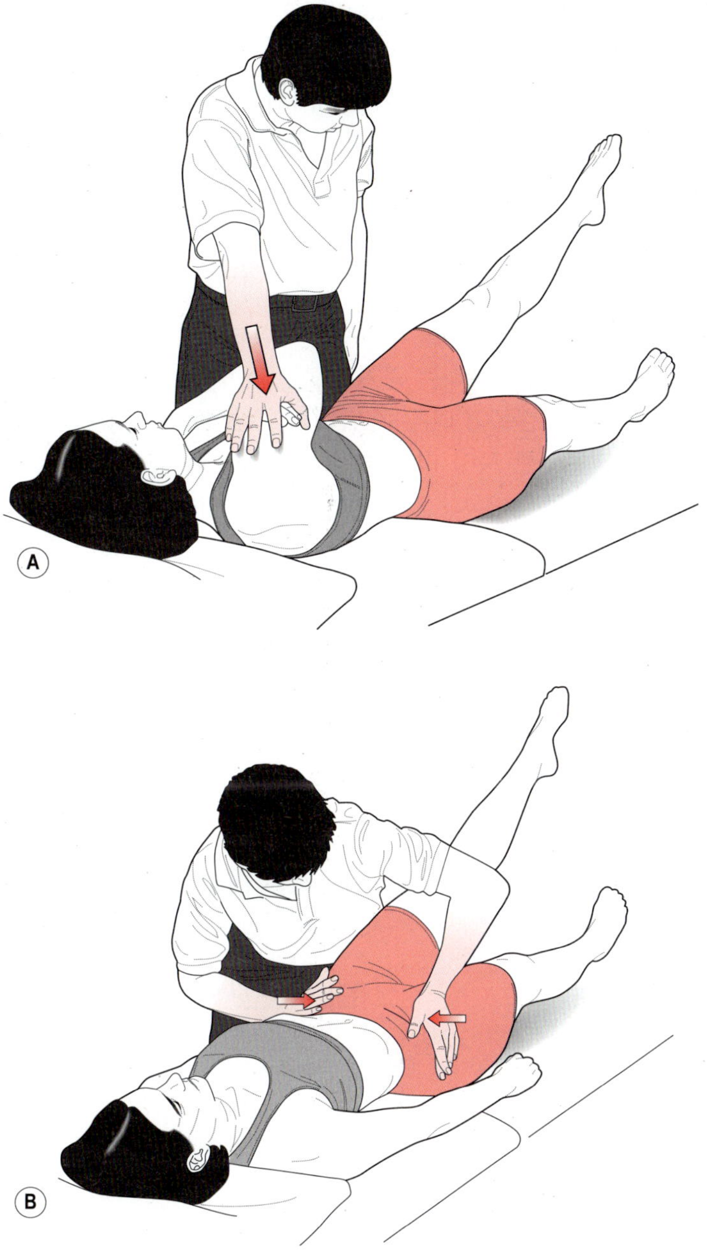

그림 8.7
(A, B) 앙와위 자세에서의 힘 폐쇄 및 형태 폐쇄 테스트

로 떨어뜨린다. 테이블 아래쪽 다리가 수평이 되는 위치에 도달해야 한다. 이것이 가능하지 않은 경우 조심스럽게 바닥 쪽으로 무릎을 대고 그 위치로 가져가도록 한다(그림 8.8).

다른 쪽과 범위를 비교해 본다.

- 만약 무릎이 바닥을 향해 떨어지면서 고관절에 통증이 나타나면 엉덩이 병리적 이상이 있을 수 있다.
- 파트너에게 이 검사로 입증된 고관절 장애가 있는가?

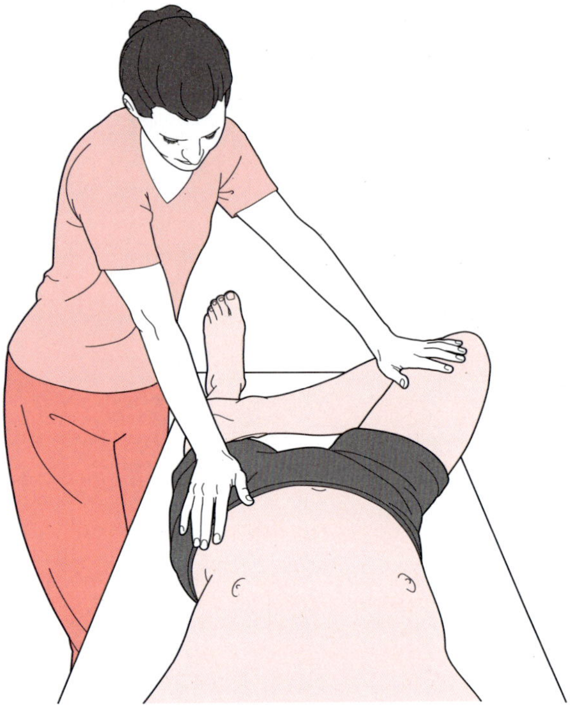

그림 8.8
The F-Ab-ER-E 테스트

실습 8.13 치골결절 촉진

소요 시간 3-4분

Mitchell과 그의 동료들(1979)은 이 부위에 대한 평가, 특히 치골결절 높이에 대한 평가를 제안했다.

앙와위를 취하고 있는 파트너에게 치골릉을 찾으라고 하고, 치골 접합부 근처 뼈의 상면에 손가락 패드를 댄다.

치료사는 한쪽서 머리 쪽을 향해 서는데, 그 위치는 허벅지의 상단부 레벨이다.

일단 치골의 상면을 찾게 되면, 테이블 쪽에 있는 손의 손바닥을 아랫배 위에 올려놓되, 손가락은 배꼽 가까이 오게 한다. 손바닥의 힐 부분이 치골의 상단면에 다다를 때까지 발쪽으로 미끄러져 내려간다.

이 경계표를 찾은 상태에서 두 개의 검지를 치골 접합부의 앞면에 위치시키고, 치골결절의 위치를 평가하기 위해 각 손가락을 측면으로(서로 반대편으로) 약 1-2개 끝 너비 정도로 밀어낸다.

- 결절 중의 어느 하나가 다른 것보다 더 상부 또는 하부에 위치해 있는가?
- 서혜인대를 부착지점의 어느 한쪽에서 긴장이 증가했다는 증거가 있는가?
- 한쪽이 다른 쪽에 비해 압통점이 있는가?
- 한 쪽이 더 상부 쪽으로 올라가 있으면 기립 굴곡 검사(상기 실습 8.6)를 참조하여 어느 쪽에 기능장애가 있는지(즉, 한쪽이 너무 올라갔거나 다른 쪽이 너무 내려간 것인지?)를 발견할 수 있다.
- 그 부위의 기능장애는 그 검사에서 촉진하는 후상장골극(엄지)의 관련 동작으로 나타날 수 있다.
- 치골의 한쪽이 다른 쪽보다 머리에 더 가깝게 촉진이 되는가?
- 만약 그렇다면 그 쪽이 위로 올라간 것인가 아니면 다른 쪽이 아래로 내려간 것인가?

실습 8.14 좌골결절 높이에 대한 촉진

소요 시간 3-4분

양손의 힐(heel) 부위를 각 좌골결절에 올려놓고, 손가락은 머리 쪽으로 향하게 한다.

좌골결절의 가장 아랫면은 엄지와 함께 위치하게 되며, 상대적인 높이가 그것의 바로 위에서 치료사의 눈에 의해 평가된다(지배적인 눈의 사용에 관한 특별 주제 3의 주석을 참조하라.)

좌골결절이 레벨을 이루고 있다면, 아무런 기능장애가 없는 것이다. 만약 한쪽이 다른 쪽보다 상방으로 올라가 있다면, 그쪽에 상방 기능장애(superior dysfunction)가 있는 것으로 추정해 볼

실습 8.14 계속

수 있다.

이것은 천결인대의 상태를 평가해 봄으로써 확인할 수 있다. 이를 테스트하기 위해, 엄지를 지금 천결인대의 저항을 만날 때까지 양측으로 내측 상방(미골 쪽)으로 미끄러져 움직이도록 한다.

만약 좌골결절이 상방 아탈구/기능장애가 있다면, 그 쪽의 인대는 다른 쪽과 비교해 볼 때 느슨해진 상태로 촉진이 될 것이다.

- 좌골결절은 서로 레벨을 이루고 있는가?
- 그렇지 않다면, 어느 쪽이 위로 올라가 있는가?

실습 8.15 내측 복사과의 촉진

소요 시간 3-4분

명백한("기능적") 짧은 다리 평가는 일차적으로 내측 복사과의 레벨의 평가에 기초해 있다.

테이블 아래 부분에 서서 바로 누워 있는 파트너의 내측 복사과의 레벨을 비교한다. 이것의 레벨에 불일치가 있다면, 이는 장천골과 치골의 기능장애로 인한 단족을 의미할 수 있다.

파트너에게 엎드려 눕게 하고, 내측 복사과를 다시 검사하도록 한다. 만약 이 자세에서도 불일치가 발생하면, 짧은 다리는 천장골이나 요추 기능장애로 인한 것으로 볼 수 있다.

노트

짧은 다리/긴 다리 문제에 대해 좀 더 자세히 검토하고자 한다면, 이 장의 뒷부분에서 이러한 개념과 다른 개념들이 기술되어 있는 것을 참조바란다.

- 명백한 짧은 다리가 있나? 그렇다면, 이것이 장천골(iliosacral) 또는 천장골(sacroiliac) 문제 때문인가?
- 이러한 결과물은 기립/착석 굴곡 테스트로 확인이 되는가? 또는 스트로크/기립 다리 신전 테스트 또는 형태폐쇄/힘폐쇄 테스트에 의한 것인가?

실습 8.16 전상장골극 촉진

소요 시간 5분

전상장골극의 위치에 대한 테스트는 장골 회전 장애와 플레어(flare) 패턴을 찾고자 하는 것이다. 전상장골극의 레벨을 비교해 볼 때에, 기능장애가 있는 쪽은 기립자세에서의 굴곡 테스트에서 엄지가 머리 쪽으로 움직이게 된다.

8.16A

파트너는 두 다리를 편 채 바로 누운 자세를 취한다. 치료사는 전상장골극의 상/하, 대칭/비대칭의 정도를 비교하기 위해 양 엄지로 전상장골극의 바로 아래 슬롭(slop) 부위를 찾아내어 촉진하고 골반 바로 위에서 지배적인 눈(dominant eye)으로 확인한다(눈 지배(eye dominance)에 관한 특별 주제 3 참조)(그림 8.9A). 만약 전상장골극이 레벨을 이루고 있다면 불균형은 나타나지 않을 것이다.

반대로, 오른쪽이 기립 굴곡 검사에서 기능장애가 있다면, 왼쪽 전상장골극은 이 평가에서 하방으로 내려오게 될 것이고, 이것은 오른쪽 골반이 후방으로 회전된 것을 의미한다.

잠깐 시간을 내라(스케치를 그리거나 파트너를 검사한다.). 그것이 혼란스러울 때 왜 이것이 그렇게 작용하는지를 연구한다.

만약 한쪽의 전상장골극이 다른 쪽의 전상장골극보다 상방에 위치해 있다면, 그쪽 장골이 후방으로 회전되어 있거나, 다른 쪽의 것이 전방으로 회전되어 있다고 볼 수 있다. 이것이 기립 굴곡 테스트의 결과를 비교함으로써 차별화가 되는 것이다. 기

실습 8.16 *계속*

립 굴곡 검사 결과(위의 실습 8.6; 그림 8.9B & C).

- 한쪽의 전상장골극이 다른 쪽의 것보다 위에 위치해 있는가?
- 그렇다면, 그 쪽의 장골 뒤쪽 병변이나 다른 쪽의 앞쪽 장골 병변과 관련이 있다고 보는가?

8.16B

이제 양쪽 전상장골극을 접촉하기 위해서 배꼽과의 거리를 비교해 보도록 한다(만약 흉터로 인해 정확하게 판단하기가 힘든 경우에는 검상돌기를 경계표로 사용할 수도 있음).

만약 거리가 같으면 불균형이 없는 것이다(그림

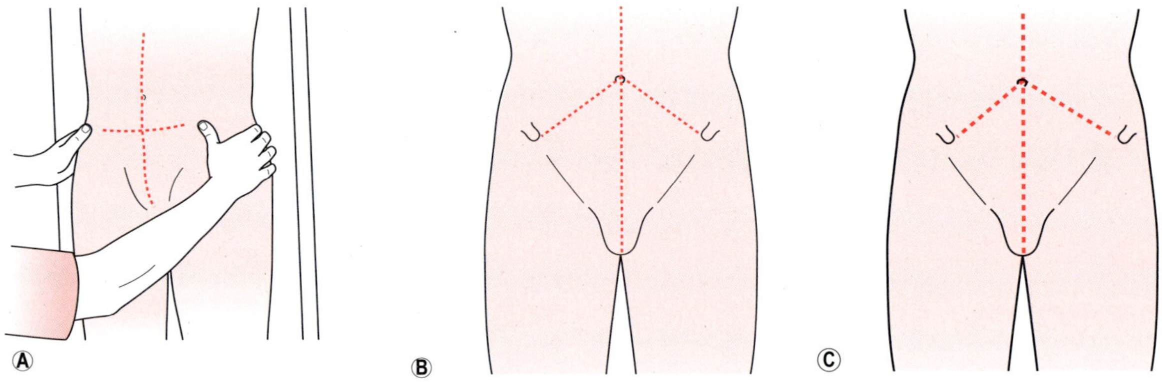

그림 8.9
(A) 치료사는 엄지로 전상장골극을 잘 촉진할 수 있도록 조감도를 제공할 수 있는 자세를 취한다. (B) 전상장골극은 서로 레벨을 이루고 있고, 장천골 회전 장애가 없다. (C) 오른쪽 전상장골극은 왼쪽(더 많은 caudad)보다 높이 위치해 있다. 만약 기립 굴곡 테스트 중에 엄지가 오른쪽으로 "이동"하면, 이는 우측 장천골(iliosacral) 후방 회전 장애를 나타내는 것이다. 만약 검사 중에 왼손 엄지가 "이동"하면 이는 좌측 장천골이 전방 회전 장애를 나타내는 것이다.

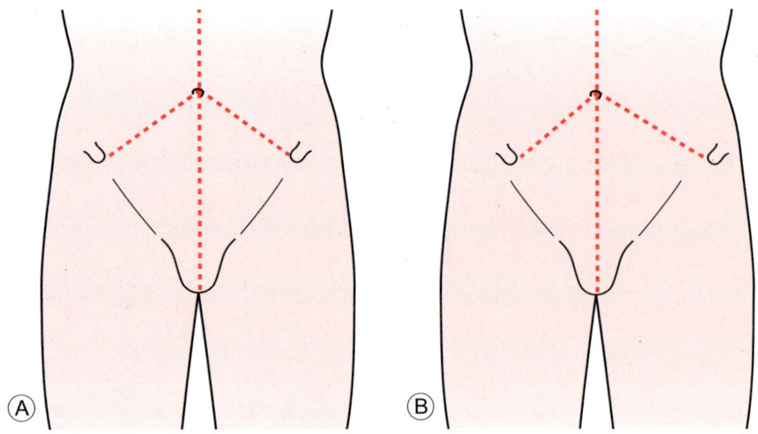

그림 8.10
(A) 양 전상장골극은 배꼽과 정중선에서 등거리에 있으며, 장천골 플레어 기능장애가 없다. (B) 오른쪽의 전상장골극은 배꼽/정중선에 더 가깝다. 이것은 오른쪽 측면 장천골 인 플레어(iliosacral in-flare)(오른쪽 엄지가 기립 굴곡 검사 중에 움직였다면)가 발생해 있거나, 또는 왼쪽 장천골이 아웃 플레어(out-flare)가 되어 있는 것이다(왼쪽 엄지가 기립 굴곡 검사 중에 움직였다면).

실습 8.16 *계속*

8.10A).

차이가 있다면 거리가 더 큰 쪽이(배꼽에서 전상장골극까지 더 먼 거리) *장골이 아웃 플레어(out-flare)*가 발생했거나, 거리가 짧은 쪽이 *인 플레어(in-flare)*가 발생한 것이다.

다시 한 번 더 말하지만, 기립 굴곡 테스트(8.6)에 레퍼런스에 그 답이 있다.

굴곡 검사가 오른쪽 장천골 움직임에 제한을 보여준다면 전상장골극에서 배꼽까지의 거리는 오른쪽이 더 짧게 나타나는데, 실제로 그쪽에 장골이 인 플레어 되어 있다(그림 8.10B).

- 만약 굴곡 검사(실습 8.6)에서 오른쪽에 장천골 움직임에 제한이 있고, 전상장골극-배꼽 거리가 왼쪽에서 더 크게 나타난다면 이는 무엇을 의미하는 것인가?
- 여러분이 볼 때 전상장골극에서 배꼽(또는 다른 랜드 마크)까지의 거리에는 어떤 차이가 있다고 보는가?
- 만약 여러분이 실습 8.6을 실시했을 때, 장골 기능장애가 있었다면 환자와 연관시켜 볼 때 이것이 의미하는 것은 무엇인가?

실습 8.1-8.16에 대한 논의

만약 여러분이 이 장에서 이 포인트까지 실습을 편안하고 완벽하게 하면, 환자의 비대칭 증상, 기능 불균형을 관찰하고 평가할 수 있고, 장천골의 문제인지 또는 천장골의 문제인지 그리고 어떤 타입의 문제인지를 알 수 있을 것이다.

평가 결과에 대한 자신감은 서로를 확인하는 다양한 테스트를 통해 증폭될 것이다. 만약 다양한 시험 결과 간에 모순이 존재한다면, 테스트들이 잘 시행되지 않았거나, 또는 기능장애 패턴이 이러한 테스트로 밝힐 수 있는 것과는 관련이 없는 것일 수 있다.

착석과 기립 굴곡 테스트에서 나타나는 척추 근육이 돌출되는 상태는 당신이 어떤 패턴으로 관찰하고 촉진했을지라도, 이는 회전형 척추측만증의 존재로 볼 수 있고, 자세적 근육 단축의 영향으로도 볼 수 있다.

척추 기능장애 Spinal dysfunction

다음 몇 개의 테스트는 척추 기능장애의 확인에 초점을 맞춘 것이다.

개별 척추 분절의 동작 제한과 운동성의 다양성에 대해 평가를 했는데; 분리(견인), 압박, 외측 및 전후 병진운동과 같은 직선 운동뿐만 아니라 굴곡, 신전, 측면 굴곡(왼쪽 및 오른쪽), 회전(왼쪽 및 오른쪽) 동작과 같은 것이다.

일반적인 관찰 평가는 환자가 똑바로 서 있는 자세에서 앞으로 굴곡하고, 앉아 있는 자세에서 굴곡을 할 뿐만 아니라, 여러분이 유용하다고 생각하는 바와 같이 다른 위치(예를 들면, 신전)에서도 이루어질 수 있다.

다음에 전개되는 실습은 *완전히 포괄적인 척추 평가를 제공하지는 않지만 일반 및 특정 촉진 기술을 향상시키기 위해 고안되었는데*, 이것은 여러 텍스트로부터 파생된 기법을 포함하고 있으며, 이 텍스트에는 Sutton(1977), Lewit(1992), 그리고 Grieve(1984) 등이 있다. 또한 이러한 실습들에 대한 많은 고안과 논의는 William Walton(1971)의 말에서 비롯된 것이다.

실습 8.17 척추 촉진 시퀀스

소요 시간 각 기법 당 7-12분

8.17A: 상부 흉추, 착석 상태에서의 평가

환자는 앉은 자세를 취한다.

두 엄지를 T1에서 T3까지의 횡돌기에 연속적으로 대고, 환자에게 먼저 머리/목을 굴곡하고, 제자리로 돌아오게 한 다음 이제 신전을 하게 하면서 완전한 평가를 한다.

- 동작이 이루어지는 동안 비대칭이 발생하거나, 어느 한쪽 또는 양쪽에서 과도한 고착 상태가 느껴지는가?

8.17B: 엎드린 자세에서의 중간 흉추 평가

환자는 엎드린 자세에서, 턱은 테이블에 닿아 있으며, 머리는 정중선에 놓여 있어야 한다.

엄지는 T4에서 T9의 횡돌기에 순차적으로 위치시켜야 한다. 연부조직을 팽팽하게 한 다음, 등쪽에서 견고한 압박을 가해 과신전된 각 분절의 저항성을 평가하도록 한다.

- 한쪽 또는 양쪽에서 저항이나 고착성이 나타난다.
- 최대 저항이 있는 쪽으로의 회전성 제한이 의심될 수 있다.

8.17C: 스핑커스 자세에서 중간 흉추 촉진

엎드린 자세에서 턱을 손바닥에 대고 팔꿈치로 상반신을 지지함으로써 등을 휘게 하여 아치가 생기도록 한다. 치료사는 테이블의 머리 쪽에서 엄지로 T7에서 L5까지의 횡돌기의 팁을 촉진하여 후방으로 돌출된 분절을 찾아내도록 하는데, 그것은 회전되어 있음을 의미한다.

또한 연부조직의 긴장/고착성이 있는지도 살펴보도록 한다.

8.17D: 착석 자세에서의 흉추에 대한 평가와 촉진

- 대안 또는 추가 평가로는 환자의 안정성을 위해 테이블에 걸터 앉거나 높고 고정된 의자에 앉아야 할 수 있는 것이 있다. 환자는 목뒤에 손을 얹고, 얼굴 앞에 팔꿈치가 오도록 맞춘다. 치료사는 손으로 환자의 두 팔꿈치를 안정되게 잡고 위 아래로 순차적으로 움직이면서 가동범위의 끝부분에서 척추 분절에 긴장감을 준 상태에서 다른 손으로는 촉진을 한다. 환자는 중립 위치에서 앞으로 굽혔다가 다시 중립으로 되돌아 돌아간다. 이를 통해 흉추를 순차적으로 움직여 내려가면서 흉추 분절 간의 굴곡 동작에 대한 질을 평가할 수 있다. 동시에 조직의 질감을 알 수 있으며, 압통점에 대해서도 의문이 생기게 된다. 극돌기에서 나타나는 골막 통증점(5장 참조)은 근육 부착점에서 만성적으로 증가된 근육의 긴장을 의미하는 것이다(그림 8.11A).
- 이제 환자가 목뒤에 손을 얹고, 얼굴 앞에 팔꿈치가 오도록 한 상태에서, 치료사는 한 손으로 두 팔꿈치를 동시에 움켜잡고, 척추를 신전시키면서 다른 손의 손가락으로 각 척추의 극돌기 사이를 순차적으로 촉진하여 움직임의 정도와 가동범위의 끝 부분에 대한 질을 평가한다. 환자를 중립 위치에서 뒤로 굽혔다가 다시 중립으로 되돌아 돌아가는 동작을 평가가 완전히 끝날 때까지 천천히 그리고 반복적으로 시킨다. 극돌기가 서로 "가깝게" 되지 못하면 굴곡 제한의 가능성이 있을 수 있다(즉, 신전이 되지 않음)(그림 8.11B).
- 측면 굴곡 평가를 위해, 치료사는 환자의 등 뒤에 서서 한손으로 극돌기 또는 횡돌기를 촉진하고, 다른 한손으로는 반대쪽 어깨를 바닥 쪽으로 밀어 내려 측면 굴곡을 일으킨다. 따라서 촉진하고 있는 손은 지렛목 작용을 하는 것이 된다. 흉추 각 분절의 최종 가동범위가 평가된다. 증가된 고착화 또는 "최종 가동범위에 대한 감"의 변화된 질은 측면 굴곡이 불가능하다는 것을 나타내

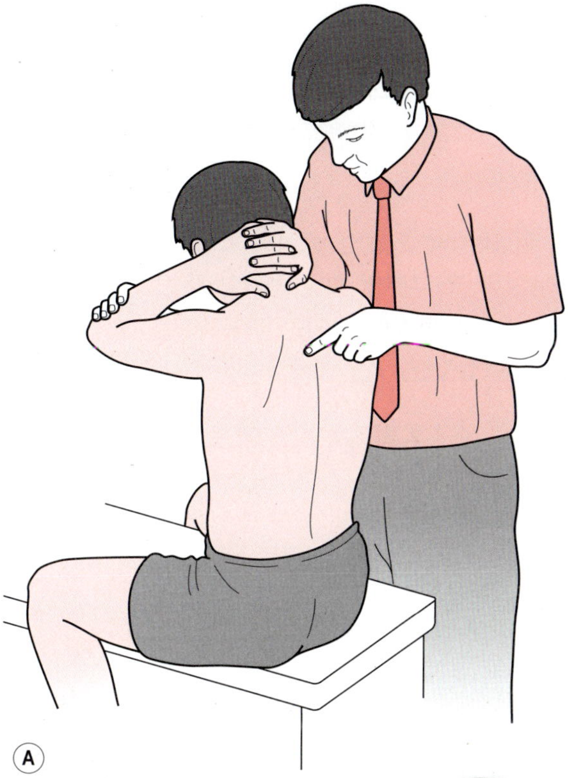

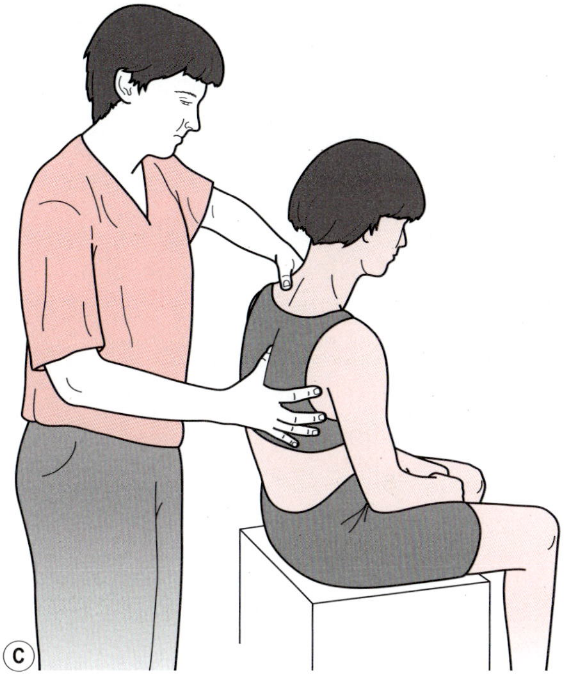

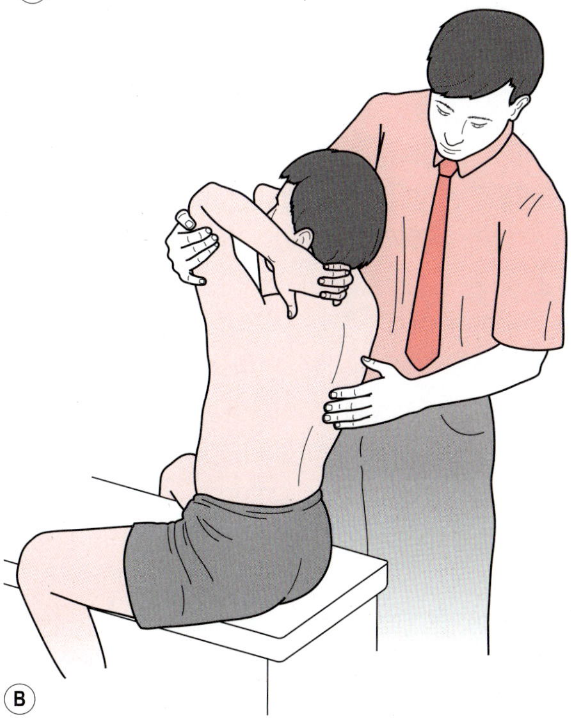

그림 8.11

(A) 흉추의 신전 촉진. (B) 굴곡 시 극돌기 간의 간격 촉진 (C) 환자는 측면 굴곡을 하고(이 그림에서는 오른쪽으로) 촉진하고 있는 엄지로는 가동범위의 끝 부분을 평가한다. 비정상적인 고착성의 느낌은 가동성의 제한을 나타내는 것이다.

실습 8.17 계속

는 것일 수 있으며, 따라서 이는 움직임에 제한이 있는 분절이 되는 것이다(그림 8.11C).

- 회전에 관한 촉진은 환자가 테이블에 앉은 자세에서, 목뒤에 손을 둔 상태에서 실시한다. 치료사는 한쪽에 서서 팔을 환자의 가슴을 가로 질러 반대쪽 어깨를 잡는다. 약간 굴곡을 먼저 시키고 뒤이어 회전을 시키는데, 이렇게 했을 때 각 개별 분절이 촉진될 수 있다(회전은 몸의 축을 중심으로 이루어져서, 척추의 각 측면에서 촉진하고 있는 손가락이 각 방향에서 회전 가용 범위를 정확히 촉진할 수 있어야 한다.). 고착이나 변화된 관절 가동범위의 끝 느낌은 회전에 제한이 있는 분절로 평가되는 것이다.
- 당신은 이 방법을 사용하여 정상적인 움직임에서 제한이라는 것과 변화된 관절 가동범위의 감의 질을 알아 낼 수 있는가?

찾아낸 결과를 기록하라.

8.17E: Denslow의 흉추 촉진

Denslow(1960)는 다음과 같은 흉추 촉진 실습을 제안한다.

환자가 앉은 자세를 취한 상태에서, T1, T6, T12의 극돌기를 촉진하고, 뼈 돌출부가 단단하고 말끔하게 잘린 듯한(육각형 모양의 둥근 모서리가 있는 금속 조각이 벨벳 천으로 만져졌을 때 느껴지듯) 것에 주목하고, 그리고 극돌기가 두꺼워지는지도 관찰한다. 자발적인 통제하의 움직임에 대한 검사는 한 손의 가운데 손가락 끝을 경흉추 부위의 극돌기 사이에 위치시키고, 다른 한손으로는 환자의 목을 굽히고 신전시킴으로써 이뤄낼 수 있다. C7과 T1의 척추가 식별될 때까지 손가락을 극돌기 사이사이로 이동시켜 간다. 움직임의 용이성과 가동범위를 확인한다. 자발적인 통제 하에 있지 않은 운동에 대한 검사는 위에서 설명한 절차를 반복하여 수행하며, 자발적인 통제하에 있는 가동범위의 끝에서 관절을 스프링 움직임을 만들어 추가 굴곡 또는 신전을 일으키고, 그리고 억제되는 조직에서 나타나는지 확인한다.

이 마지막 요소인 관절의 스프링 움직임으로서 가동범위 끝 부분의 질을 평가할 수 있다. 탄력있고, 단단하며, 해면질이 좋지만 과도하지는 않다… 또는 무엇이 더 있겠는가?

- 어떤 진단 방법으로 가장 좋은 결과를 얻었는가?
- 환자의 어떤 자세가 가장 민감한 평가 촉진을 가져다 주는가?

찾아낸 결과를 기록하라.

실습 8.18 요추 촉진

소요 시간 7-10분

환자는 엎드려 누운 자세를 취한다.

이 촉진 실습은 개별 분절의 순차적인 "스프링 움직임"을 포함하고 있으면서, 한쪽 손의 두 손가락이 분절의 횡돌기에 놓여있는 동안 이루어지는 반면, 다른 한쪽 손(신전되어 있는)의 소지구는 그것 위에 놓여지게 된다.

연부조직이 당겨지고, 분절의 내재적인 저항과 같은 스프링 움직임이 일어나면서 평가가 이루어진다. 탄성이 느껴져야 한다.

그러나 만약 저항이 감지되고, 통증이 있으면 움직임에 제한이 있게 된다. 그런데 만약 통증만 느껴진다면 디스크 병변일 가능성이 있다.

환자가 옆으로 누워있는 상태에서, 이 분절들은 각각의 요추 분절의 부드러운 스프링 움직임으로 인해 다시 촉진이 되는데, 처음에는 환자를 앞으로 굽히게 했다가 그 다음 뒤로 신전시킨다.

이 촉진 방법은 분절이 자유롭게 움직이지 않는지, 즉 그것이 막혔는지를 알려주지만, 그 제한이 취하는 형태(굴곡, 회전 등으로 고정되어 있음)는 어떤 것인지 알려주지 못한다.

- 지금까지 이 부위에서 정상적인 움직임 속의 어떤 동작 제한을 발견한 것이 있는가?

실습 8.17–8.18에 관한 토론
Discussion regarding Exercises 8.17–8.18

이러한 실습은 국소화된 분절 기능장애가 있는지 여부를 평가할 수 있는 촉진 가능성과 이러한 장애의 본질을 식별하는 방법을 제공해 준다.

이 텍스트는 그러한 평가를 위한 모든 방법을 포괄적으로 설명하지는 않는다. 그러나 척추 평가에서 이러한 평가 방법이나 다른 평가 방법을 사용하는 데 필요한 기술을 향상시킬 수 있는 도구를 제공해 준다.

의미론 Semantics

척추 촉진 및 평가에서 다른 건강관리 전문가가 이해할 수 있는 방식으로 제한된 척추 분절의 특성을 평가하고 설명할 수 있어야 한다.

제한된 척추를 설명하는 데 사용되는 용어에는 그 설명이 신체의학, 정골의학 또는 카이로프랙틱 중 어느 것에서 유래되었는지에 따라 "블록(block)", "고착(stuck)", "기능장애(dysfunction)", "병변(lesion)" 또는 "아탈구(subluxation)"라는 단어가 사용될 수 있다.

언어의 사용은 전문화에 따라 확장된다. 예를 들면, 흉추에 굴곡 제한이 있는 경우(즉, 분절이 완전히 신전되지 않거나 "굴곡상태에서 고정"되어 있는 경우), 다음을 결정하고 설명할 수 있어야 한다:

- 문제가 의심되는 척추 극돌기가 척추의 위아래 척추에 근사화 또는 분리될 수 있는 정도
- 문제가 의심되는 척추 극돌기의 돌출 정도가 위아래의 것과 비교했을 때 더 큰지 여부
- 평가되는 부위에서 굴곡 정도가 전반적으로 증가하는지 여부
- 문제가 의심되는 부위에서 신전 정도가 전반적으로 감소하는지 여부
- 관련 동작에 제한이 있는지 여부(측면 굴곡, 회전 등)
- 상기 영역에서 근육 과긴장증, 경련 또는 다른 촉진할 수 있는 조직 변화(예컨대, 섬유증, 부종, 염증)가 있는지 여부
- 촉진에 압통이 발생하는지 여부
- 부위에 촉진 없이도 통증이 발생하는지 여부
- 만약 있다면, 동작 제한이 관련된 늑골에 미치는 영향은

일단 촉진 기술이 충분히 예민해지면, 척추의 모든 관절에서 전술한 일련의 평가 중에 이러한 질문에 즉각 대답을 할 수 있어야 한다.

이전 장으로 돌아가서, 좀 더 "기능적" 접근법에 초점을 맞추고 촉진 검사자에게 정상 기능이 수행될 때 평가되는 부위의 정상 및 비정상 반응 모두를 인지하도록 요청하는 방법을 다시 참조하도록 한다 — 그것이 동작이거나 또는 호흡과 같은 기능적인 것이든 간에.

호흡 Breathing

(이 토픽에 관한 더 많은 정보를 위해서는 12장

을 참조하라.)

이제 우리의 관심을 호흡 기능과 늑골의 제한 상태를 평가하는 데로 돌리고자 한다.

실습 8.19 호흡 웨이브 평가

소요 시간 2-3분

여러분의 촉진 파트너는 먼저 견고한 표면에 앉아서 발은 바닥에 대고, 완전히 구부정한 자세를 취해야 한다:

- 만약 척추가 유연한 경우 척추의 윤곽은 "C" 모양의 곡선으로 나타나야 한다(그림 5.25A 참조).
- 흉추 부위가 비교적 유연하지 않으면, 그림 5.25D와 같은 프로파일이 관찰된다.
- 척추에서 그러한 "평평한" 부위는 늑골의 제한 정도와 관련이 있으며, 견고한 바닥에 엎드려 누워서(허리가 신전되는 것을 방지하기 위해 복부 아래에 적합한 베개를 받쳐 둔다), 흡입 시 호흡 "웨이브(wave)"가 관찰되어야 한다(그림 8.12). 척추가 유연하면, 웨이브 같은 움직임이 허리에서부터 시작되어 흉추 상부 부위로 퍼져 나간다.
- 그러나 앞서 흉추 분절 평가 실습에서나 또는 구부정한 자세에서 나타났듯이 어떤 척추 분절에서 척추 주변 근육에 의한 것이든 아니면 본질적인 것이든 간에 제한이 있다면 웨이브 움직임은 다를 것이고(그림 8.12 참조), 그러한 제한된 분절은 흡입 시 "블록(block)"으로 상승할 가능성이 높으며, 아마도 흡입에서 처음으로 움직이는 척추의 일부가 될 것이다.
- 웨이브를 관찰하고 영역이 블록과 같은 방식으로 움직이는 경우, 이를 촉진하여 근육의 톤(tone) 및 조직 상태(섬유성 등)를 평가하라. 웨이브가 블록이 아닌 순차적으로 움직이는 더 많은 기능 영역에서 촉진한 조직을 비교해 보라.
- 웨이브가 천골에서 시작하는가?
- 다른 곳에서 시작하는가?
- 척추의 일부가 블록 형태로 움직임이 있는가?

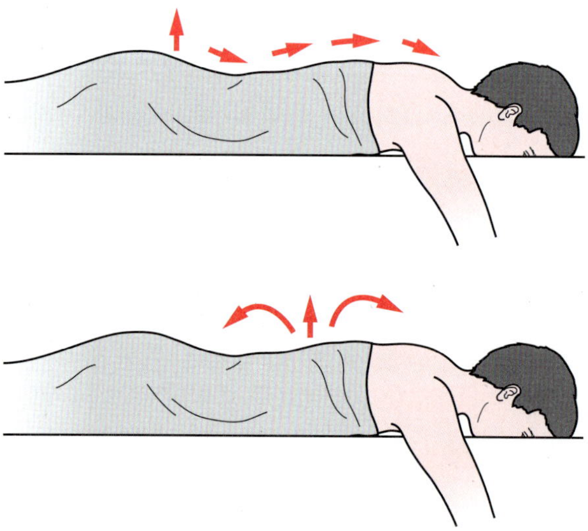

그림 8.12
흡입 시 반응하는 척추에 따른 기능적(위), 기능장애적 호흡 웨이브 패턴

웨이브가 움직이는 방향(머리쪽, 다리쪽 또는 두 방향 모두)을 차트로 그려보라. 웨이브는 어디에서 멈추는가 — 흉부 중앙 부위 아니면 목의 기저부?

촉진 중 제한에 관해 관찰된 결과들을 비교하도록 하는데, 이전의 척추 평가 실습이나 초기의 평가에서 관찰된 척추 주변 근육의 "돌출 상태" 또는 특히 제5장, 실습 5.18A와 B, 그리고 그림 5.25D에서 관찰된 바와 같이 평평한 부위와 관련하여 관찰된 것을 바탕으로 한다.

호흡 웨이브는 진단적인 것은 아니지만 흡입 및 호흡에 대한 척추의 현재 반응의 "스냅 샷"을 제공해 준다. 제한된 부위를 치료할 때 그 과정을 평가하기 위해 사용할 수 있으며, 웨이브는 시간이 지남에 따라 더 일반적인 패턴으로 변경된다.

실습 8.20 *하강된 늑골 촉진*

소요 시간 5-7분

호기 시에 제한된 늑골은 하강되어 있는 것이다(이 늑골들은 흡입 시에 움직임이 자유롭지 못함).

하강된 늑골은 촉진에 의해 식별이 가능하며, 이는 테이블 옆 중심선 위에서 지배적인 눈으로 식별되어야 한다(지배적인 눈에 대한 특별 주제 3 참조). 주변 시력(peripheral vision)이 늑골의 움직임에서 어떤 변화가 일어나는 것을 감지할 수 있도록 하기 위해서 눈을 촉진하고 있는 손가락 사이에 집중시켜야 한다(그림 8.13).

버켓 핸들(상부 늑골의 위아래 움직임) 및 펌프 핸들(하부 늑골의 내외측 움직임)의 움직임을 평가해야 한다.

검사는 환자가 앙와위(굴곡된 무릎) 자세에서 깊고 꾸준히 호흡을 하는 상태에서 이루어진다. 완전한 흡입 및 호기에 늑골의 위치(오른쪽 및 왼쪽, 동일한 레벨)를 상대적인 상승 및 하강(상부 늑골) 및 측면 움직임(하부 늑골)에서 비교한다.

한 쌍의 늑골의 상부에 검지를 댄다. 만약 그 중 하나가 같이 올라가지 않으면(또는 다섯 번째 아래 늑골일 경우에, 옆으로 움직이면), 이는 하강된 것이다.

외상에 의한 경우가 아닌 다음 이러한 상황은 일반적으로 단일 늑골이 아닌 보상작용에 의해 그룹을 형성하면서 나타난다. 호기 시 정상적으로 상승하지 못하는 늑골 중 가장 위로 올라온 것을 확인하는 것이 필요하다. 이것은 호기 위치에 고정된(즉, 하강되어 있는) 핵심 늑골로 간주된다.

그러한 늑골이 그 아래의 늑골에 영향을 줄 수 있는 것과 마찬가지로, 흡입 시에 잠겨있는 늑골(즉, 상승된 늑골, 아래 참조)이 그 위에 있는 늑골에 영향을 미쳐 상승된 늑골 그룹 중 가장 아래에 놓여 있는 것을 가장 핵심 늑골이 된다.

첫 번째 및 두 번째 늑골은 종종 하강되며, 어깨의 통증 및 무감각과 연관되어 흉곽출구증후군 또는 사각근증후군(전, 중사각근은 첫 번째 늑골에 종지하고, 후사각근은 두 번째 늑골에 종지함)을 나타내기도 한다.

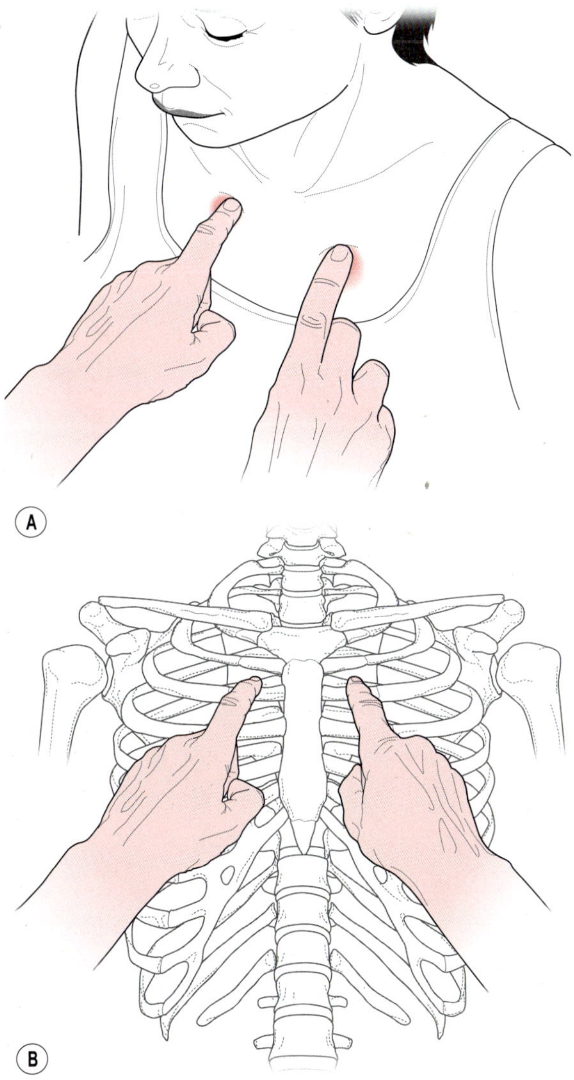

그림 8.13
(A, B) 늑골 촉진 시 손가락의 위치

실습 8.20 *계속*

이러한 하강된 늑골은 천식이나 폐색성폐질환 환자 또는 과호흡을 하는 경향이 있는 환자에게서 종종 발견된다.

Jones의 SCS 방법론(5장 참조)에서 볼 때, 하강된 늑골의 압통점은 액와 중앙선 상, 문제의 늑골 위 또는 아래의 늑간 공간에 있다.

- 이 부위에서 일반적인 늑골 움직임의 제한 사항은 무엇인가?
- 하강된 늑골이 있는가?
- 이 그룹을 찾았는가? 그렇다면, 그 그룹 중 가장 상부에 있는 것을 확인했는가?
- 이러한 결과물들은 같은 레벨에서 액와 중앙선 상의 압통점과 관련이 있는가?
- 만약 이 근육을 촉진한다면, 하강된 늑골 기능장애에 관련하고 있는 연관된 사각근 또는 흉근의 단축을 확인할 수 있는가?

실습 8.21 *상승된 늑골 촉진*

소요 시간 5-7분

흡입 시에 제한된 늑골은 "상승"된 것으로 본다. 이는 평가되고 있는 한 쌍의 늑골 상부에 배치된 한 손가락 끝을 사용하는 촉진에 의해 확인된다(이전 실습에서처럼). 시험 중 흡기 및 호기 모두에서 약간 과도한 호흡 노력이 필요하다.

버켓(상부 늑골의 위아래 움직임) 및 펌프 핸들(하부 늑골의 내외측 움직임)의 움직임을 평가해야 한다. 주변 시력(peripheral vision)이 늑골의 움직임에서 어떤 변화가 일어나는 것을 감지할 수 있도록 하기 위해서 눈을 촉진하고 있는 손가락 사이에 집중시켜야 한다(그림 8.13).

만약 한쪽의 늑골이 그 쌍의 반대편 늑골과 같은 정도로 중립으로 돌아가지 않으면, 늑골이 올라가서 흡기 위치에서 고정된 것이다.

상승된 늑골이 확인되면, 아래의 모든 늑골들의 쌍은 정상적인 쌍이 확인될 때까지(즉, 상승 및 하강 모두 동일하게) 점검되어야 한다. 정상적인 늑골 쌍에서 비정상적으로 상승된 것이 핵심 늑골이다(이것은 상승된 집단의 가장 아래로 내려가는 것이다).

상승된 늑골 위에 있는 늑간근은 일반적으로 민감하며 촉진 시 긴장이 느껴진다.

다섯 번째 늑골은 일반적으로 상승된 상태에서 고정되어 있게 된다. 이 경우 심호흡을 할 때에 가슴 깊이 연관된 방사통이 발생하고, 소흉근 수축이 일어난다. 심장이나 폐질환을 배제해야 할 필요가 있다. 늑연골염을 나타내는 붓기가 있을 수 있다.

상승된 늑골의 압통점은 늑골의 후방 각 부위에 놓여있다.

- 촉진에서 정상적인 움직임의 어떤 제한을 발견했는가?
- 상승된 늑골을 확인했는가? 그렇다면 이러한 그룹을 확인했는가? 그리고 가장 중요한 것으로, 이 그룹 중에서 가장 아래에 놓여 있는 것을 확인했는가?
- 이러한 촉진의 결과물들은 후빙 늑골 각 주변 늑간 공간의 압통점과 관련이 있는가?
- 특히 상승된 늑골의 상부 공간과 흉골 근처 부위에서의 민감성을 촉진해 보았는가?

실습 8.22 *Greenman의 늑골 촉진 방법*

소요 시간 3-5분

Philip Greenman(1989)은 늑골 기능장애를 평가하기 위한 추가적인 촉진 과정을 제안한다.

앉아있거나 서있는 사람 뒤에 앉아서 흉곽의 가장 후방 부분을 위에서 아래로 촉진하는데, 위에서 아래쪽으로 갈수록 더 넓어지는 "매끄러운" 볼록한

실습 8.22 *계속*

감을 느껴본다.

느껴지는 것은 다른 것보다 다소 뒤쪽인 듯한 늑골 각이다. 동시에, 늑골 위 또는 늑골 사이근육의 톤(tone) 증가(통증도 마찬가지)를 알 수 있다.

늑골의 각에 부착해 있는 근육은 늑간근 그룹이며, 늑골 기능장애가 발생하면 과긴장상태가 된다.

- 이 형태의 촉진을 사용하여 늑골 장애를 확인할 수 있는가?

실습 8.23 *앉은 자세에서의 늑골 촉진*

소요 시간 5-7분

촉진 파트너는 앉아 있거나 엎드려 있는 자세를 취하고, 여러분은 바로 뒤에 앉거나 한쪽에 선다.

손끝으로, 늑골의 샤프트를 따라 촉진하면서 서로 다른 점을 느껴본다. 늑골의 하단 가장자리가 상단 부위보다 촉진하기가 더 수월하다.

늑간 폭(늑골 사이의 간격)을 평가하고, 대칭의 차이를 평가하며, 늑간근 톤(tone)의 변화를 느껴본다. 통증 유발점과 섬유질 변화를 찾아볼 수 있을 것이다.

척추 쪽으로 이동하여 늑골과 횡돌기 사이의 관절을 찾는다. 환자가 깊은 호흡을 하게하면서 이것을 촉진한다. 그것의 척추 관절과 관련하여 늑골의 가동성뿐 아니라 늑간 움직임을 평가한다.

- 이 평가에서 설명된 모든 요소를 촉진할 수 있는가?
- 위에 요약된 대로 이전의 늑골 기능 평가에서 확립된 것과 당신이 찾아낸 결과를 비교해 보도록 한다.

견쇄관절과 및 흉쇄관절의 기능장애에 대한 주의 사항 Notes on acromioclavicular and sternoclavicular dysfunction

척추/목을 비롯한 대부분의 다른 관절은 근육에 의해(그리고 자세의 영향 하에) 움직이기 때문에 근육의 영향에 의해 기능이 변경될 수 있는 반면, 흉쇄관절, 견쇄관절 및 장천관절과 같은 관절 기능은 그러한 영향을 훨씬 덜 받게 된다. 그럼에도 불구하고 근육 에너지 테크닉(muscle energy tectnique)은 이러한 관절의 기능적 무결성을 복원하는 데 도움이 되는 정골의학 분야에서 널리 사용되고 있다. 14장에서 *관절의 기초*와 특별 주제 9의 관절 움직임(joint play)에 관해 Fritz Smith의 아이디어를 검토해 보도록 한다.

실습 8.24 *견쇄관절의 기능장애에 대한 평가*

소요 시간 3-5분

견갑골에서 견쇄관절(Acromioclavicular)(AC)의 기능장애에 대한 평가를 시작한다. 그 메커니즘은 견쇄관절의 기능과 밀접한 관련이 있다.

촉진 파트너는 직립 자세를 취하고, 여러분은 뒤에 서서 양 견갑골을 촉진한다.

먼저 견갑골의 내측 테두리에 손가락을 대고, 그리고 나서 견갑골의 하각을 확인한다. 이러한 랜드마크에 대고 있는 촉진 손가락을 사용하여, 하각의 레벨이 동일한지 확인한다. 하각의 비대칭성은 견쇄관절(AC joint)의 기능장애를 암시하지만, 그쪽 면의 기능장애는 여전히 결정되어야 할 부분이다.

오른쪽 AC 관절을 검사하려면, 뒤에 서서 관절 위를 왼손으로 촉진하고, 오른손은 환자의 오른쪽 팔꿈치를 잡는다.

팔을 시상면과 정면에서 45° 방향으로 들어 올

실습 8.24 *계속*

린 다음, 다시 팔이 90°로 올라갈 때 AC 관절의 경첩(hinge) 동작을 주의 깊게 촉진해야 한다. 제한이 없는 경우에는, 팔이 90° 이상으로 외전될 때 촉진을 하고 있는 손/손가락을 약간 아래쪽으로 움직여야 한다.

만약 AC 관절에 제한이 있으면, 팔이 90° 이상으로 올라감에 따라 촉진하고 있는 손가락이 위로 향해 움직이게 된다.

일단 AC 관절의 기능장애가 확인되면 견갑골의 상대적인 위치는 중요한 부분이 되는데, 이는 연부조직을 치료할 때에 팔의 위치를 결정하기 때문이다 — 어깨의 내회전 또는 외회전(Chaitow 2001).

- 견갑골의 위치는 대칭적인가? 아니면 다른 하나보다 좀 더 위에 위치해 있는가?
- 기술된 대로 파트너의 양 AC 관절이 팔의 외전에 정상적으로 반응을 하는가?
- 그렇지 않다면, 기능장애 쪽의 견갑골이 정상 쪽보다 위 또는 아래 중 어느 쪽에 있는가?

실습 8.25 *흉쇄관절의 외전 제한에 대한 평가(그림 8.14A)*

소요 시간 3-5분

쇄골이 외전되면, 뒤쪽으로 회전을 일으킨다.

이 동작을 테스트하기 위해서는 앙와위 자세나 앉아 있는 자세를 취한다.

쇄골 내측 말단 상부 표면에 검지를 대고, 어깨를 머리 쪽으로 으쓱하게 들어 올리는 동작(shrug)을 하게 지시하고는 쇄골의 내측 부위의 하방 움직임을 촉진한다.

만약 양 쇄골 중 어느 하나가 하방으로의 움직임이 일어나지 않으면 정상이 아닐 가능성이 높다.

환자의 흉쇄관절이 어깨의 으쓱하는 동작(shrug)에 정상적으로 반응하는가, 아니면 관절이 정지 상태에 있거나, 심지어 이러한 행동이 일어나지 않는 게 아니라 아예 위로 움직이지는 않는가?

실습 8.26 *상지의 수평굴곡 제한에 대한 평가(흉쇄관절의 제한 - "기도자세 테스트")(그림 8.14B)*

소요 시간 1-2분

파트너는 바로 누운 자세를 취하고, 여러분은 테이블의 어느 한 쪽에 서서, 양 검지로 각 쇄골의 전방 내측 부위에 올려놓는다.

파트너에게 천장을 향해 두 손을 모아 기도하는 자세로 팔을 뻗어 올리게 한다.

두 팔을 천장을 행해 뻗어 올릴 때, 쇄골두는 팔을 따라 올라가지 않고 바닥을 향해 내려가야 한다.

만약 바닥을 향해 내려가지 않으면, 가동성에 제한이 있는 것이다(그림 8.14B).

- 환자의 흉쇄관절이 기도자세 테스트(prayer test)에 정상적으로 반응하는가?

실습 8.19-8.26에 관한 토의

이 실습 시리즈는 호흡의 중간 단계, 호흡 웨이브의 최적의 상태에서 이루어지는데, 이는 근육과 척추의 제한이 어떻게 정상 기능 패턴에서 일어나는지 알 수 있고, 그리고 촉진되고 관찰되는 특정 늑골에 대한 특성을 알려 준다. 쇄골 제한의 존재 가능성에 대해서는 촉진이나 관찰 또는 둘 모두에 의해 찾아낼 수 있다.

무엇보다도 이 장에서는 관찰과 촉진이 동시에 이루어져야만 하고, 일반적인 평가가 특정 지엽적인 제한과 기능장애에 배경을 제공하기 위해 필요하다는 것이 명확해졌어야 한다. 또한 여러분은 기능적인 평가(호흡 웨이브 관찰)와 구조적인 평가

(늑골 제한 관찰)를 분리할 수 없다는 것을 알 수 있다.

촉진 스킬 Palpation of the skull

다음 촉진 실습은 구조적인 것인데, 순수하고 단순한 것으로써 두개골에 관한 해부학과 랜드마크에 초점을 두고 있다.

이에 앞선 장의 일부 실습에서, 우리는 두개골과 천골 리듬의 기능에 관한 평가를 해 보았었다. 다음 촉진 실습은 두개골에 대한 좀 더 구체적인 구조와 관절의 습득에 목표를 두고 있다. 여러분이 정골의학의 두개골 요법(두개천골 요법(CST), 천

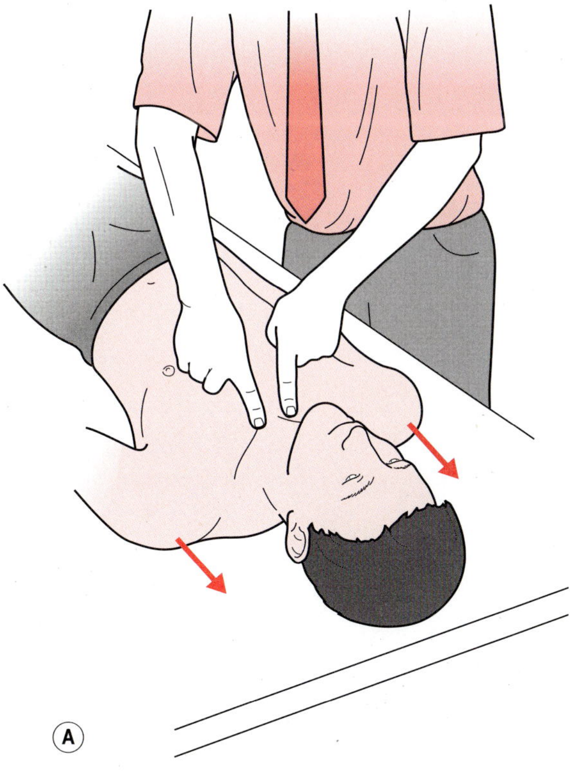

그림 8.14A
흉쇄관절의 외전 제한에 대한 평가

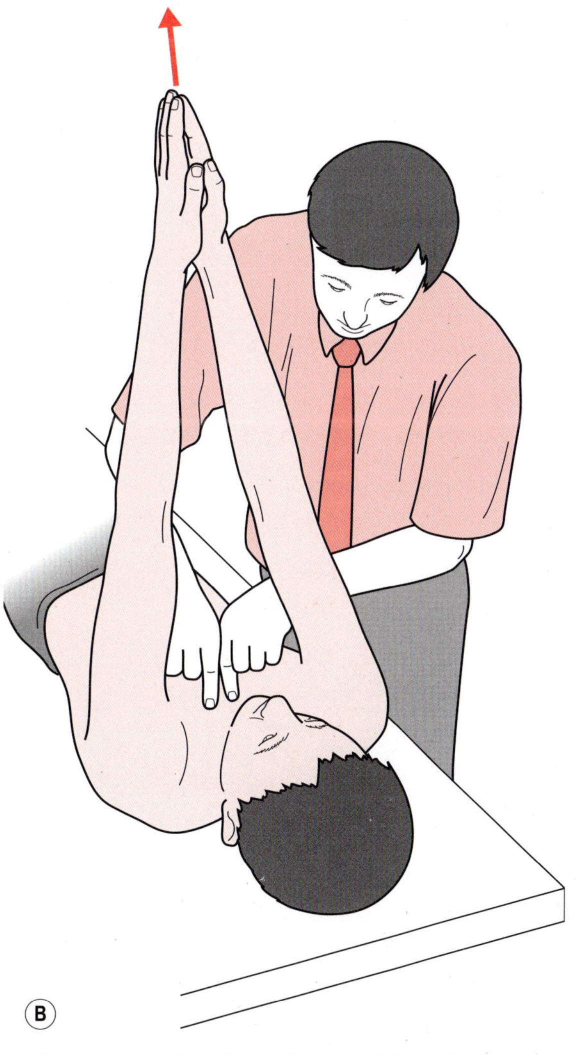

그림 8.14B
흉쇄 관절의 수평굴곡 제한에 대한 평가
("기도자세 테스트")

골두개 요법(SOT))을 사용하든지 간에, 실습은 여러분의 촉진 기술을 향상시키고, 두개골의 놀라운 광경을 익히는 유용한 방법을 제공할 것이다.

이 실습은 생체를 대상으로 이루어져야만 하지만, 최대의 수확을 이루어 내기 위해서는 훌륭한 도수 레퍼런스와 아탈골된 두개골(인간 또는 모형)이 있어야 하고, 해부학적 랜드마크, 두개골 봉합선의 패턴, 그리고 각 개별 관절에 대한 친숙성이 잘 갖춰져야 한다.

광대한 정골의학 리서치에서 두개골의 봉합선은 미세한 가소성이나 움직임이 있으며, 삶에 있어서 봉합선 그 자체는 결합조직 섬유를 가지고 있으며, 그 부위에서 특정 패턴의 기능적 움직임이 있다는 것을 보여 주고 있다. 또한 그것에는 혈관과 신경조직들이 존재해 있다.

다음의 촉진은 포괄적인 것은 아닌 것으로서, 안면과 안와 구조는 배제되어 있다. *이것은 촉진 실습을 의미하는 것이지, 두개골 학습을 위한 것이 아니다*(Chaitow 1999).

실습 8.27 두개골 봉합선과 랜드마크에 대한 촉진(그림 8.15)

소요 시간 15-20분

파트너가 베개를 베지 않고 바로 누워 있는 자세에서 시작한다. 여러분은 테이블의 머리 쪽에 앉아서 전완을 테이블 위에 올려놓고, 손가락의 패드 부분으로 두개골 정점의 후반 1/2 부위의 시상 봉합선을 촉진한다.

촉진을 시작하기 전에, 지금 눈으로 보고 있는 상황에서 머리와 안면의 대칭성을 관찰하도록 한다.

- 코가 중앙에 잘 자리 잡고 있는지 또는 어느 한쪽으로 기울어져 있지는 않는가?
- 귀는 대칭인가?
- 눈썹은 대칭인가?
- 이마의 슬롭(slop)은 급한가? 또는 적절하게 완만한가?
- 턱이 중앙 선상에 잘 자리 잡고 있는지 또는 어느 한쪽으로 기울어져 있지는 않는가?
- 머리가 전반적으로 대칭을 이루고 있는지 아니면 한쪽으로 삐뚤어져 있지는 않는가?

이제 시상 봉합선의 경로를 따라 올라가면서 톱니 모양의 패턴을 확인하도록 하는데, 그것은 후방으로 갈수록 넓고, 전방으로 갈수록 좁게 형성되어 있다.

봉합선은 한 개의 손가락 패드를 사용하여 좌우 한쪽 면씩 가볍게 움직여 가며 촉진하여, 구불구불한 관절의 경로를 느껴보도록 한다.

이 봉합선을 따라 전방으로 양쪽 한 면씩 움직여 가다보면 브레그마(bregma)라는 움푹 꺼진 홈에 다다르게 되는데, 그곳은 관상 봉합선과 시상 봉합선이 만나는 곳이다.

- 한쪽 봉합선이 다른 쪽보다 좀 더 두드러져 있지는 않는가?
- 예상보다 더 견고하게 느껴지지는 않는가?

이제 각 한쪽 면에 한 손씩 사용하여(손가락 패드 사용), 브레그마에서 관상 봉합선을 따라 외측으로 전두골과 두정골이 만나는 관절에 다다를 때까지 촉진해 간다(대칭성과 고착성 또는 비정상적인 어떤 조직의 변화 같은 것을 물어 가면서).

- 봉합선이 대칭을 이루고 있는지 여부를 자신에게 물어 보도록 하라.

손가락 패드가 관상 봉합선의 끝 부분에 다다르면, 약간 돌출부를 느끼게 되는데, 그것이 프테리온(pterion)이다. 이것은 측두골, 접형골, 두정골, 그리고 전두골이 다 함께 같이 만나는 곳이다.

두개골 모델이나 그림을 통해 이러한 랜드마크, 봉합선, 그리고 뼈에 대해 리뷰를 하여야 한다.

실습 8.27 *계속*

손가락을 약간 아래로 움직여 내려가면, 접형골 큰 날개인 관자놀이의 꼭지 부위를 접촉하게 되는데, 이 부위는 두개골 치료를 하는데 있어서 가장 중요한 부위가 된다.

- 한쪽의 큰 날개가 다른 쪽보다 더 두드러져 있는가?
- 한쪽이 다른 쪽보다 더 낮거나 높지 않는가?
- 비정상적인 고착성이 나타나지는 않는가?

두정골과 측두골의 관절을 따라가기 위해 다시 프테리온(pterion)으로 되돌아 간다(텍스트 북이나 아탈골된 두개골 모델을 리뷰 하도록 하라). 이 커브는 귀 위 후방으로 이어져 있다(측두골의 하방 표면은 이 관절 위에서 약간의 미끄럼 움직임이 일어날 수 있도록 베벨(bevel) 형태를 이루고 있다).

양쪽의 아주 미세한 이 관절을 따라 하도록 하는데, 손가락 패드를 사용하여 아주 가볍게 두정골에

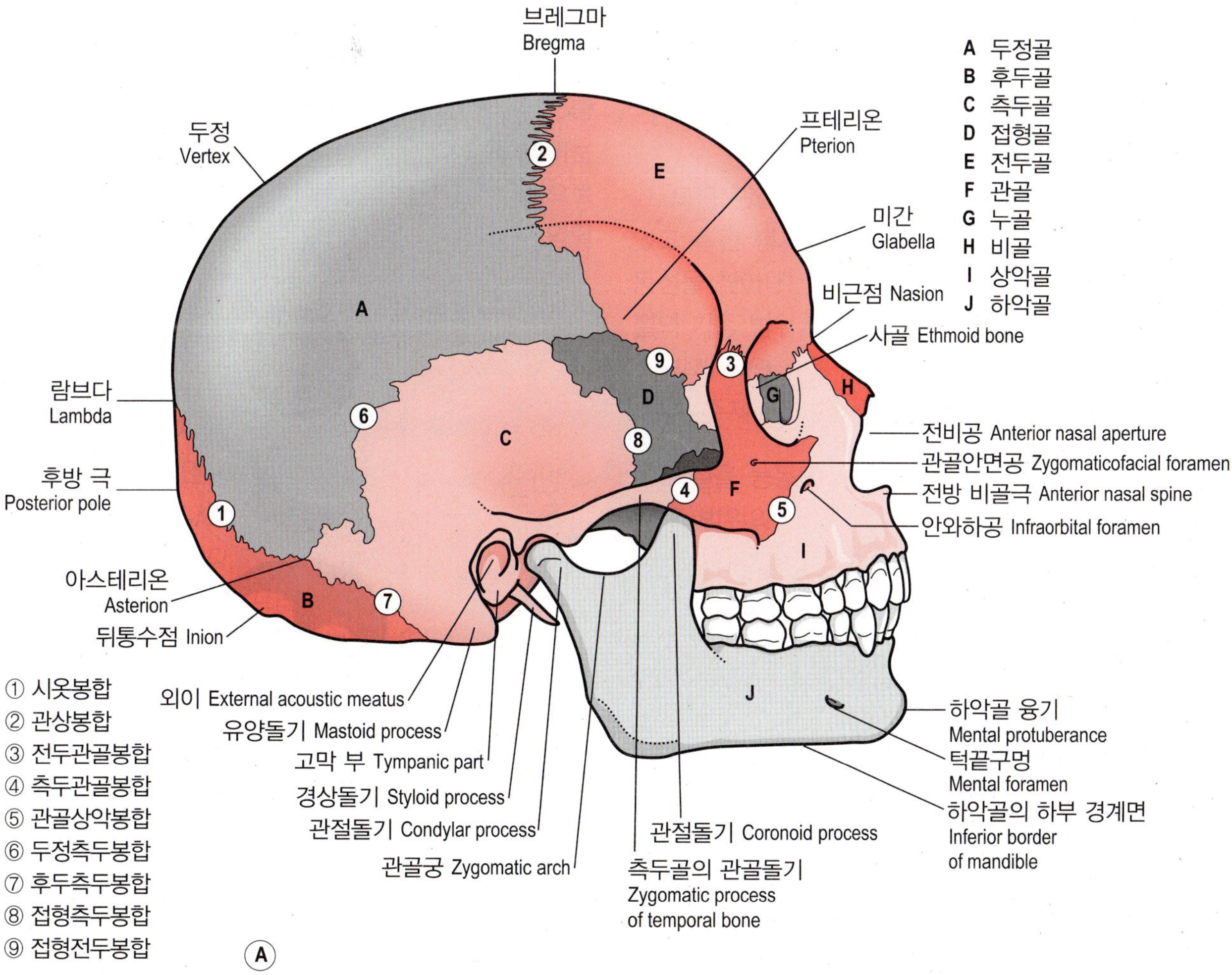

그림 8.15
(A) 두개골 봉합선과 랜드마크

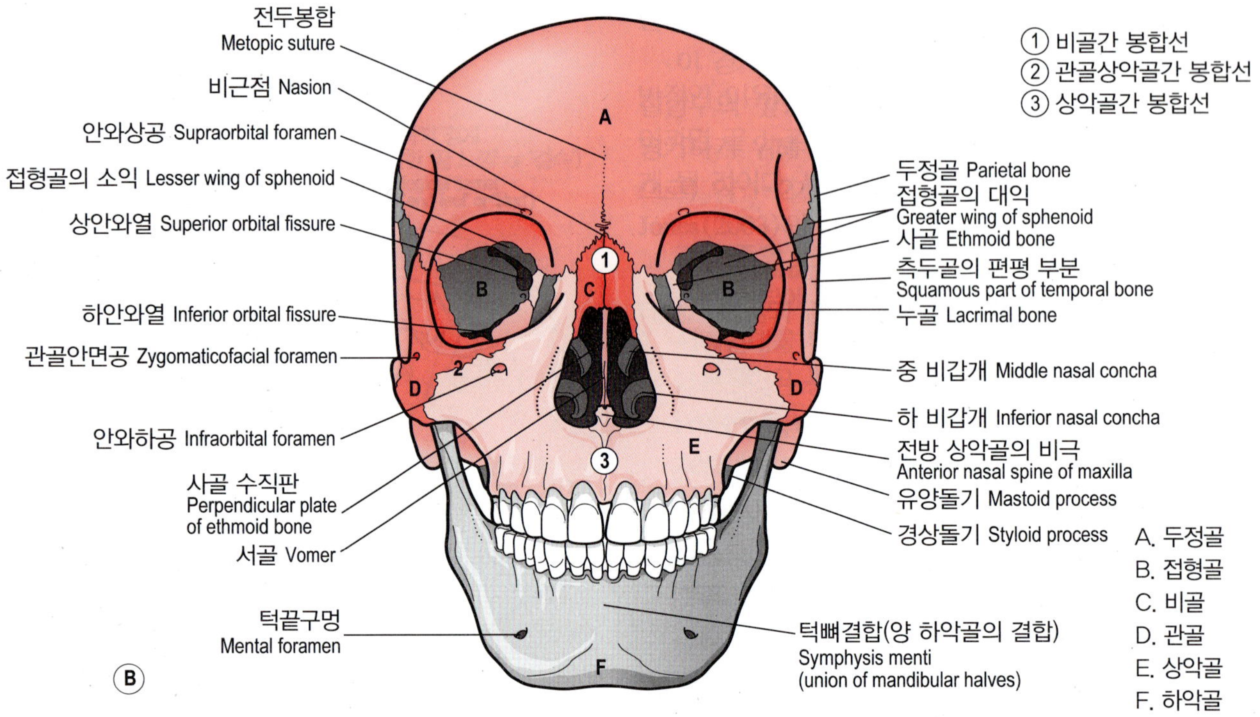

그림 8.15 계속
(B) 두개골 봉합선과 랜드마크

실습 8.27 *계속*

서 귀를 향해 반복적으로 움직여 감으로써 쉽게 촉진할 수 있는데, 이 때 관절 위를 지나가면서 약간 튀어나온 돌출부에 주목하도록 한다.

손가락 패드로 측두두정골 관절을 따라가다 보면 양쪽에서 아스테리온(asterion; 별점)에 다다르게 된다. 아스테리온은 별 모양을 하고 있는데(따라서 이름이 그렇게 명명되어 있음), 후두골, 두정골, 측두골이 만나는 접합점에 위치해 있다.

- 촉진을 하는 동안, 같은 질문이지만 항상 대칭성, 돌출 정도, 고착성 정도에 관해 자신에게 질문을 하고, 각 부위의 랜드마크와 봉합선의 이름을 반드시 확인하도록 한다.

아스테리온에서 시옷봉합선을 따라 위로(그리고 내측으로) 올라가면, 다시 중앙선상에 이르게 된다. 각 봉합선을 촉진하면서 꾸준하게 양쪽을 비교해 보도록 한다.

시옷봉합선(lambdoidal suture)은 L 형태의 람브다에서 시상봉합과 만난다. 이제 각 손가락 패드를 아스테리온을 향해 다시 뒤로 가서, 거기서 후두유양봉합선(occipitomastoid suture)을 따라 유양돌기 쪽으로 촉진해 가다보면 목 부위에 다다르게 되면서 연부조직 아래에서 후두유양봉합은 사라진다.

아래에서 시작하여 두개골에 종지하는 강한 근육 부착점을 두고 있는 근육(상승모근과 흉쇄유돌근을 포함하는) 뿐만 아니라, 측두근과 같이 두개골에만 부착해 있는 강력한 근육도 촉진해 보도록 한다. 봉합선을 촉진하는 동안 파트너에게 이 근육들

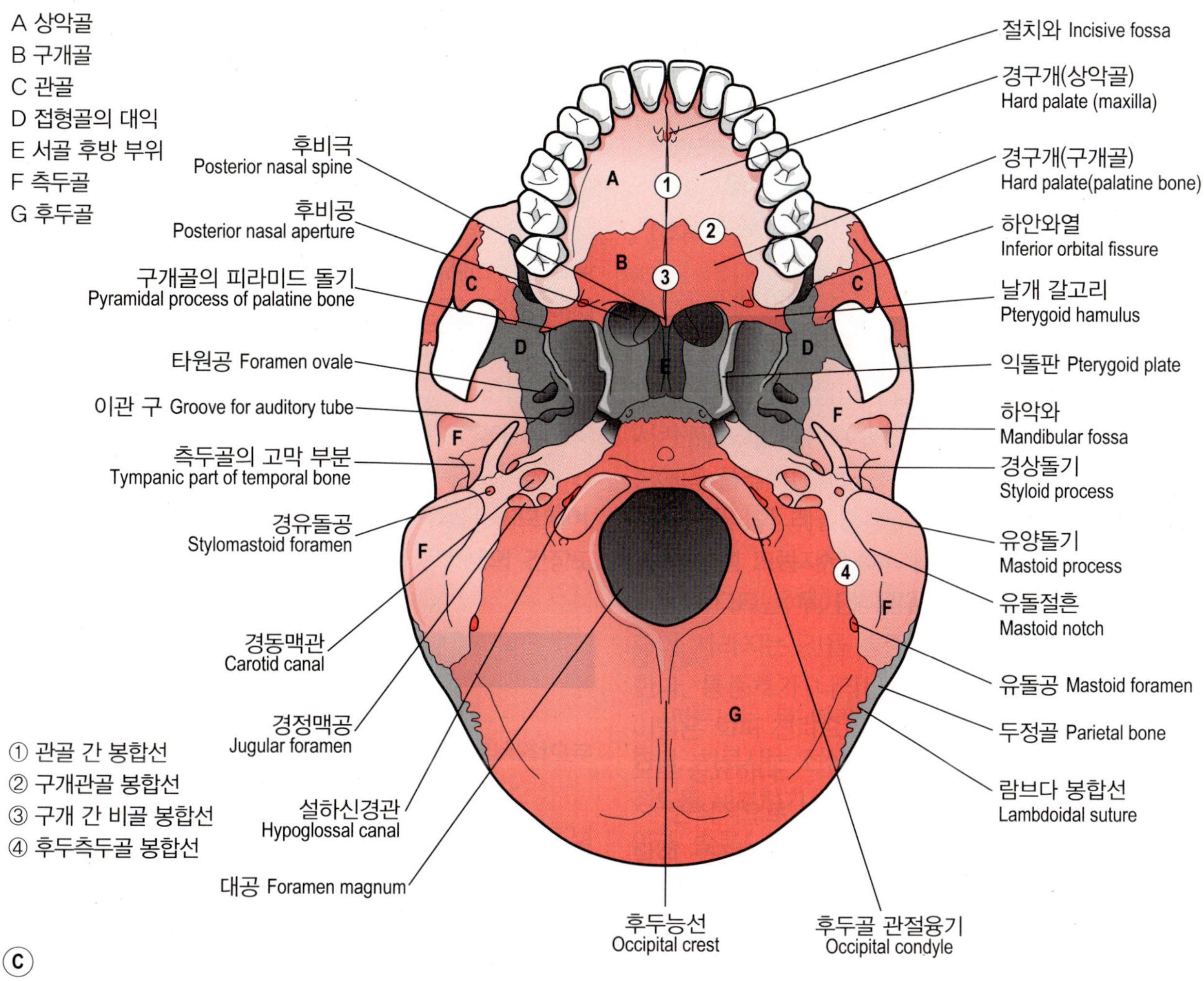

그림 8.15 계속
(C) 두개골 봉합선과 랜드마크

실습 8.27 *계속*

중 일부를 활성화시키게 하면 봉합선에서 일어나는 가벼운 움직임을 평가해 볼 수 있다.

이제 시옷봉합선으로 다시 올라 가서 촉진의 여행을 시작하도록 하는데, 여기서부터 브레그마(bregma)를 향해 전방으로 시상 봉합선을 따라간다.

주의: 촉진 시 어떠한 봉합선에도 몇 그램 이상의 압박을 가해서는 안 된다.

이 부위에 대한 촉진을 잘하기 위해서는 적어도 15분이 필요하다. 이러한 랜드마크들이 친숙해 질 때까지 실습을 가능한 여러 번 반복하고, 질문에 대해서 즉각 대답을 할 수 있어야 한다.

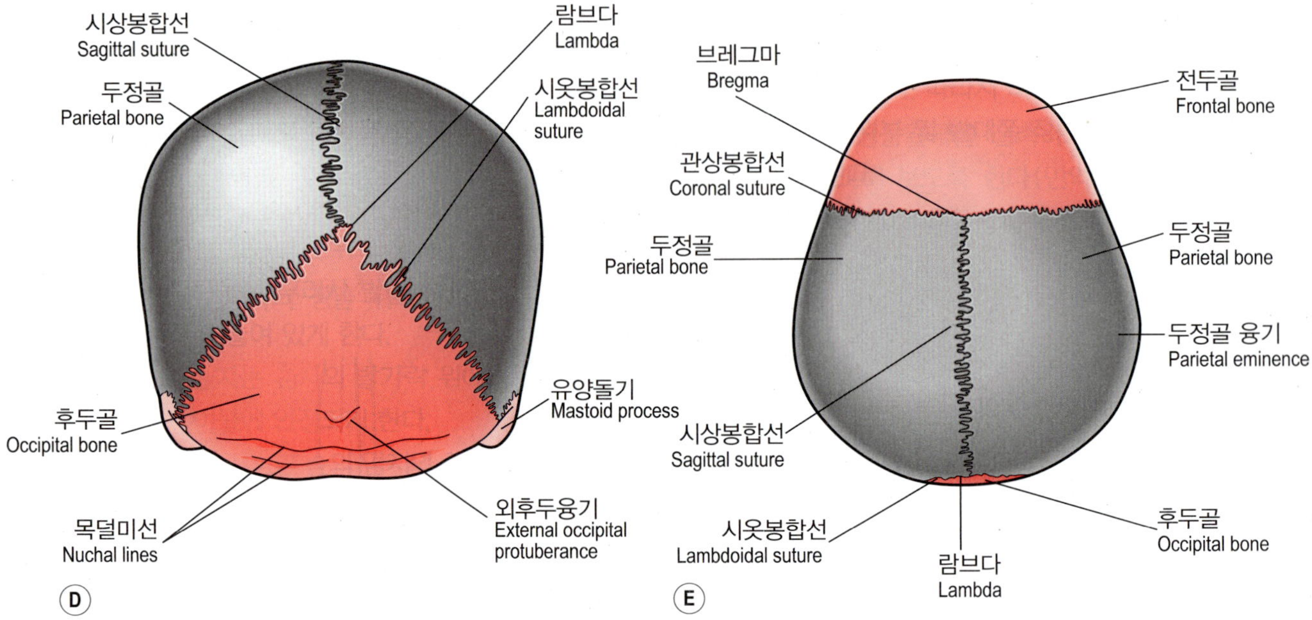

그림 8.15 계속
(D, E) 두개골 봉합선과 랜드마크

신체의 잠재적인 보상에 대한 평가: Zink와 Lawson의 방법

Assessing the body's compensation potential: Zink and Lawson's method

다리 길이 차이와 관련된 몇 가지 테스트에서, Lewit은 척추가 단족에 영향을 미치는 방법에 대해 평가를 하고 있다. 이 방법은 상당히 현실적인 것으로서, 척추와 골반 구조의 잠재적인 보상의 정도에 관한 그림을 제공해 주고 있다.

척추가 균형이 깨져있는 경우 어떻게 잘 대처할 수 있는가?

잘 대처하지 못한다면(Lewit의 기준에 의하지 못한 탓에), 다른 치료적 차원의 방법 즉, 스트레칭, 강화, 가동술, 도수치료 등과 같은 것은 대처가 잘 될 것으로 생각하는가?

Zink와 Lawson(1979)은 근막이 신체를 휘감고 있으면서 근막의 긴장도가 유용하게 잘 나타나는 네 곳에서 조직의 회전성 선호를 테스트하는 방법에 관하여 기술하였다:

- 후두환추골 영역(OA)(그림 8.17 참조)
- 경흉추 영역(CT)(그림 8.18, 8.19 참조)
- 흉요추 영역(TL)(그림 8.20 참조)
- 요추천골 영역(LS)(그림 8.21 참조).

그들은 대부분의 사람들이 회전형 선호가 교차 패턴을 나타낸다고 하며, 80%는 L-R-L-R의 공통 형태를 가지고 있는데, 그들은 이를 "일반보상 패턴(CCP)"으로 용어 정리를 하고 있으며, OA부위에서 시작하여 아래로 내려가면서 판독을 한다.

Zink와 Lawson은 교차 패턴을 가지고 있지 않

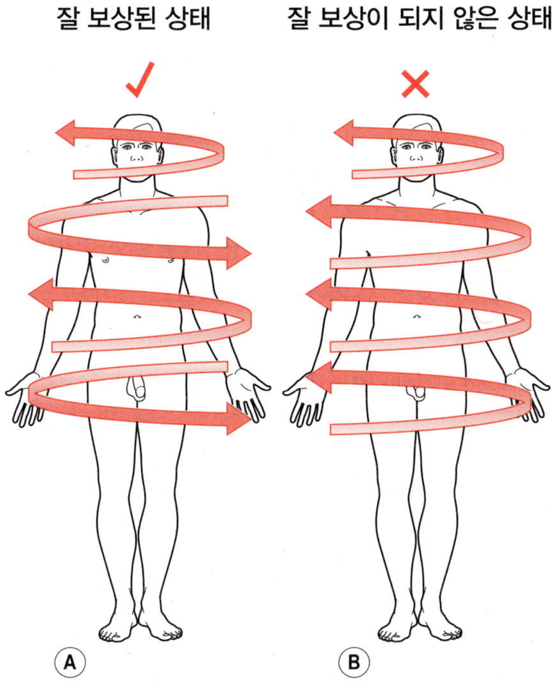

그림 8.16
(A, B) Zink의 일상 보상 자세(근막적) 패턴. 다른 영역에서 조직의 "선호성(preference)"은 임상적으로 유용한 방법에서 적응 패턴을 확인해 낸다: 이상(ideal)=다른 영역으로 최소한 적응 하중의 전달; 보상(A)=이 영역에서 저 영역으로 교체되는 패턴; 후두환추, 경흉추, 흉요추, 요추천골; 비보상(B)=교체되지 않은 패턴. 치료 목적은 더 나은 보상작용이 최적이 되도록 하는 것이다(Zink와 Lawson(1979)에서 인용.).

은 20%의 CCP는 대체적으로 건강하지 못한 병력을 가지고 있다는 점을 관찰했다. CCP이든 또는 비보상 패턴이든 이에 관한 치료는 가능한 한 근막이 신체를 휘감고 있는 핵심 부위에서 회전성 움직임의 대칭을 이루게 하기 위한 것이다.

근막의 보상작용은 유용하고, 유익하며, 모든 근골격계 시스템에 대해 기능적 반응을 하는데(명확한 증상적 결과는 없음), 예를 들면, 단족이나 과 사용으로 인한 비정상적인 결과를 들 수 있다. 비보상작용 역시 같은 현상으로 기술되어 질 수 있는데, 적응적 변화가 기능장애로 나타나고, 증상을 일으키며, 항상성 메커니즘의 실패를 가져오는 것이다(적응, 자생).

따라서 Zink와 Lawson(1979)은 근막의 비보상작용의 과정으로 나온 결과인 자세 패턴의 모델을 기술한 바 있다. 이러한 다른 전환 영역에서 조직의 "선호성(preference)"(이완, 경직)을, Zink와 Lawson은 임상적으로 유용한 방법에서 패턴의 분류가 가능하게 했다:

- 이상적인 패턴은 회전 잠재성의 다소 대칭성 정도에 의해 입증되었듯이 다른 부위로 전달되는 적응 하중이 최소화 되는 것이고,
- 보상작용이 일어난 패턴은 이 영역에서 저 영역으로 교체하고(예, 후두환추–경흉추–흉요추–요추천골), 보통 자연적으로 적응이 되며(그림 8.16A),
- 비보상작용 패턴은 교체가 일어나지 않으며, 보통 외상으로 인해 결과가 발생한다(그림 8.16B).

실습 8.28 *일상 보상 패턴에 대한 평가*

소요 시간 3–5분

후두환추 영역(그림 8.17)

촉진 파트너는 바로 누운 자세를 취하고, 여러분은 테이블의 머리 쪽에 선다. 머리를 통증 없는 상태로 최대한 들어 올려 굴곡시키고 난 다음, 상부 경추에만 회전을 일으키는데 집중하도록 한다.

후두환추만 주의 깊게 오른쪽 왼쪽으로 회전을 시킨다.

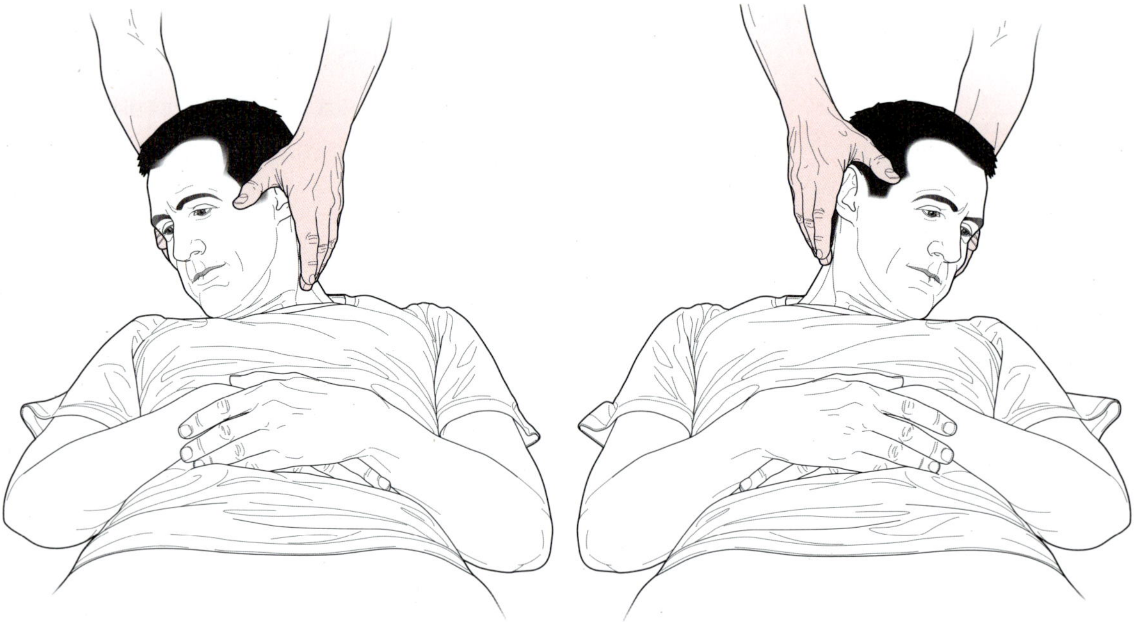

그림 8.17
후두환추 영역에서 조직의 회전 선호도에 대한 평가

오른쪽 왼쪽으로 회전이 잘 일어나는가 또한 그 회전의 대칭은 어떠한가?

경흉추 영역(그림 8.18)

파트너는 이완된 상태로 바로 누운 자세를 취하고, 여러분은 테이블의 머리 쪽에 앉거나 무릎을 꿇은 상태에서 양손을 견갑골 아래에 밀어 넣는다. 양손을 독립적으로 번갈아 가며 견갑골을 천장을 향해 들어 올리며 촉진하여 "경직성/느슨함"을 평가한다.

상부 흉추에서 오른쪽 왼쪽으로 회전이 잘 일어나는가?

또는

- 검지와 중지를 첫 번째 흉추의 양 횡돌기에 둔다.
- 각 손가락으로 교대로 양 횡돌기를 약간의 회전을 가미하여 전방으로 들어 올렸을 때, 그 움직임의 정도를 테스트 한다.
- 그 분절의 어느 쪽에서 움직임이 더 잘 일어나는가?
- 여러분의 손이 견갑골 아래에 있을 때 찾아낸

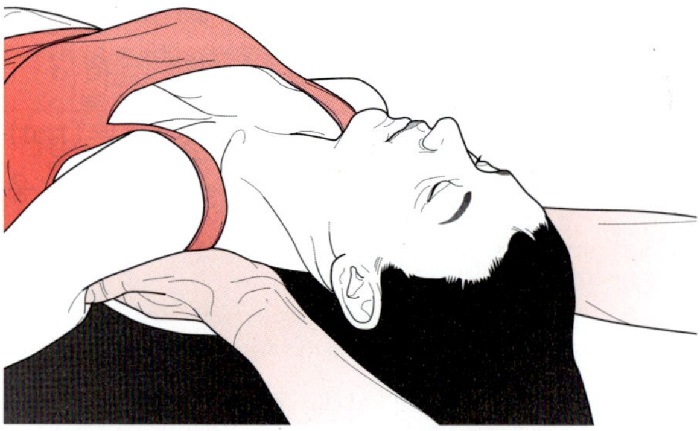

그림 8.18
경흉추 영역에서 조직의 회전 선호도에 대한 평가

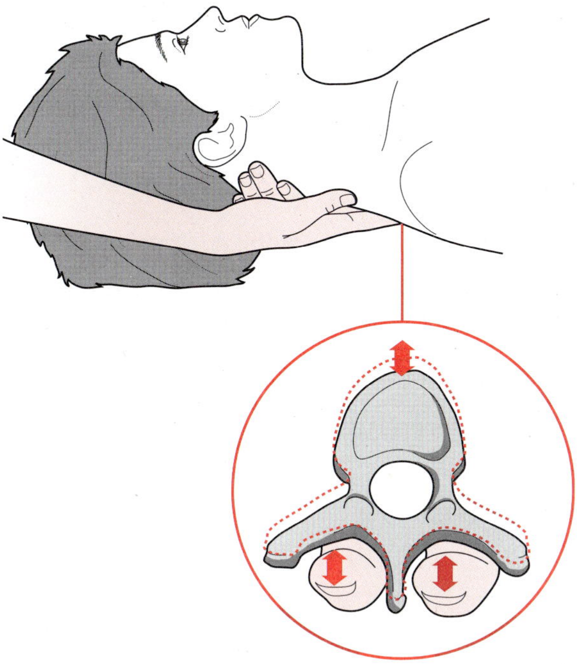

그림 8.19
검지와 중지를 첫 번째 흉추의 횡돌기에 대고 하는 회전성 테스트

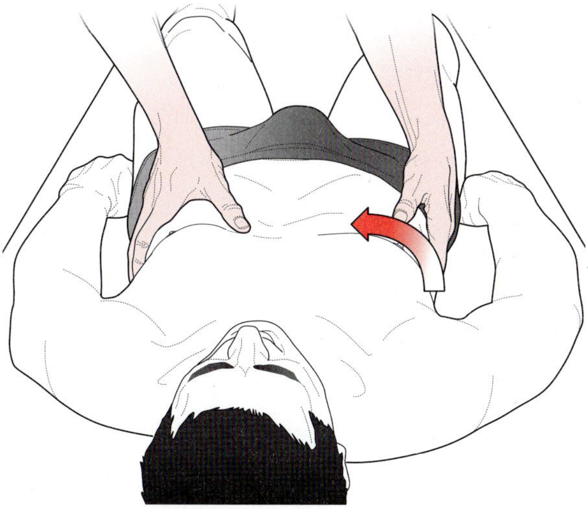

그림 8.20
흉요추 영역(호흡 횡격막)에서 조직의 회전 선호도에 대한 평가

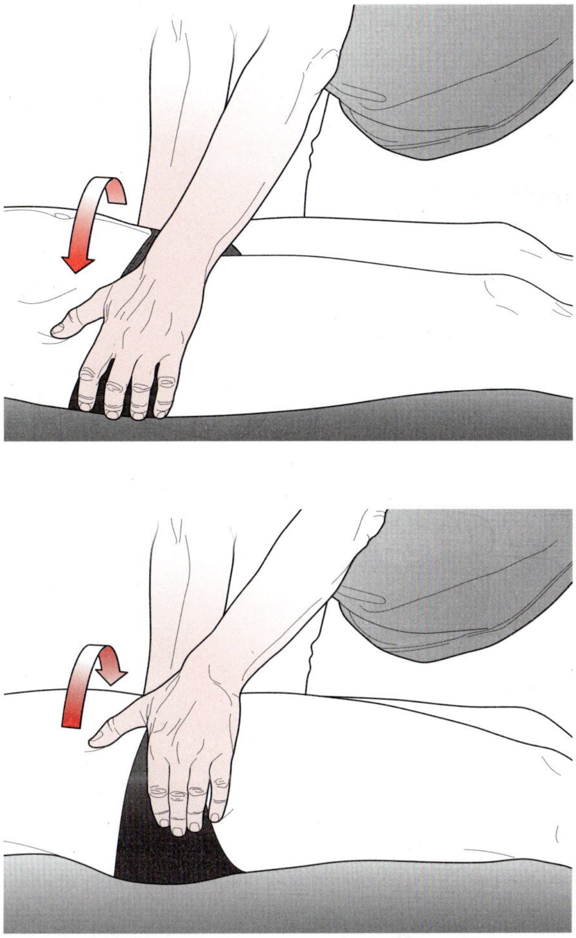

그림 8.21
요추천골 영역(골반 횡격막)에서 조직의 회전 선호도에 대한 평가

결과물로 볼 때, 위에서 기술한 방법에 동의하는가?

흉요추 영역(그림 8.20)

파트너는 바로 누운 자세를 취하고, 여러분은 테이블의 옆쪽, 파트너의 허리 레벨에서 머리를 향해 선다. 양 손을 하부 흉추 영역에 대고, 손가락은 늑골을 따라 외측으로 나란히 둔다.

늑골을 실린더 모양으로 촉진하고 있는 손으로

중앙 축을 중심으로 교대로 회전을 일으켜 본다.

- 흉추의 "실린더"가 어느 쪽으로 회전을 더 잘 일으키는가?

요추천골 영역(그림 8.21)

소요 시간 3–5분

파트너는 바로 누운 자세를 취하고, 여러분은 테이블의 옆쪽, 파트너의 허리 레벨 아래에서 머리를 향해 서서, 양 손을 골반의 전방 부위에 대는데, 이 접촉은 마치 "자동차 핸들을 잡듯이" 한다. 양손으로 골반을 중앙축을 중심으로 회전을 시켜가면서 "경직성/느슨함"을 찾아낸다.

어느 쪽으로 골반 회전이 더 잘 일어나는가?

실습 8.28의 학습 결과에 대한 반응

Reflections on possible learning outcomes from Exercise 8.28

- 네 개의 영역 테스트에서, 회전 선호도에서 *비대칭*이 나타났는가? 그렇다면 그것을 기록하도록 한다.
- Zink와 Lawson의 가설에 기초하여, 개개인의 적응 능력과 전반적인 건강 상태를 감안할 때, 이러한 네 개 영역에서 회전 선호도와 관련하여 찾아낸 결과물이 암시하는 바는 무엇인가?
- 부드럽고 안락한 회전을 일으키기 위해 최소한의 힘을 사용했다는 것을 확신할 수 있는가?

결론 Conclusion

이 장은 여러분이 촉진 평가를 통하여 정보를 얻어 낼 수 있는 방법을 제공하고자 하는데 있다. 만약 여러분이 실습을 통해 연습을 한다면, 치료의 선택을 위한 결론을 수월하게 내리기 위해 여러분은 구조에 대한 더 세밀한 관찰, 촉진, 평가를 할 줄 알아야 한다.

Whitney Lowe에 의해 작성된 다음 장은 "근골격계 기능장애의 정확한 판단"하는 방법을 제공해 놓고 있다.

참고문헌

Chaitow L(1999) Cranial manipulation: Theory and practice. Edinburgh: Churchill Livingstone.

Chaitow L(2001) Muscle energy techniques, 2nd edn. Edinburgh: Churchill Livingstone.

Denslow J(1960) Palpation of the musculoskeletal system. Journal of the American Osteopathic Association 60: 1107–1115.

Freburger J and Riddle D(2001) Using published evidence to guide the examination of the sacroiliac joint region. Physical Therapy 81(5): 1135.

Greenman P(1989) Principles of manual medicine. Baltimore: Williams and Wilkins.

Grieve G(1984) Mobilisation of the spine. London: Churchill Livingstone.

Jacob A and McKenzie R(1996) Spinal therapeutics based on responses to loading, in Liebenson C(ed) Rehabilitation of the Spine. Baltimore: Williams and Wilkins.

Kappler RE and Jones JM(2003) Thrust(high-velocity/ low-amplitude) techniques, in Ward RC(ed) Foundations for Osteopathic Medicine, 2nd edn. Philadelphia: Lippincott, Williams and Wilkins, pp 852–880.

Laslett M(2008) Evidence-based diagnosis and treatment of the painful sacroiliac joint. Journal of Manual and Manipulative Therapy 16(3): 142–152.

Lee D(1999) The pelvic girdle. Edinburgh: Churchill Livingstone.

Lee D(2002) The palpation reliability debate. Journal of Bodywork and Movement Therapies 6(1): 18–37.

Lewit K(1992) Manipulation in rehabilitation of the locomotor system, 2nd edn. London: Butterworths.

Mitchell F, Moran P and Pruzzo N(1979) An evaluation of osteopathic muscle energy procedures. Valley Park, MO: Mitchell, Moran, and Pruzzo Associates.

Mitchell F Jr(1998) Muscle energy manual, vol 2. East Lansing, MI: MET Press, p 1.

Petty N and Moore A(1998) Neuromusculoskeletal examination and assessment. Edinburgh: Churchill Livingstone.

Robinson H, Brox JI, Robinson R, Bjelland E, Solem S and Telje T(2007) The reliability of selected motion and pain provocation tests for the sacroiliac joint. Manual Therapy 12(1): 72–79.

Sutton S(1977) An osteopathic method of history taking and physical examination. Colorado Springs: Yearbook of the Academy of Applied Osteopathy.

Vleeming A, Snijders C, Stoeckart R and Mens J(1997) The role of the sacroiliac joints in coupling between spine, pelvis, legs and arms, in Vleeming A, Mooney V, Dorman T, Snijders C and Stoeckart R(eds) Movement, Stability and Low Back Pain. Edinburgh: Churchill Livingstone.

Vleeming A, Mooney V and Stoekart R(eds) 2007 Movement, Stability and Lumbopelvic Pain, 2nd edn. Edinburgh: Churchill Livingstone/Elsevier.

Walton W(1971) Palpatory diagnosis of the osteopathic lesion. Journal of the American Osteopathic Association 70(12): 1295–1305.

Zink G and Lawson W(1979) Osteopathic structural examination and functional interpretation of the soma. Osteopathic Annals 7(12): 433–440.

근골격계 기능이상을 정확히 확인하기 제9장

Accurately identifying musculoskeletal dysfunction

Whitney Lowe

근골격계 질환(MSDs)은 유난히 유병율이 높으며, 사람들이 병원 치료를 받는 두번째로 흔한 이유이다(Craton & Matheson 1993). 연부조직 도수치료를 받는 사람들이 점점 증가한다는 사실을 볼때 근골격계 질환(MSD)에 대한 효과적인 평가 기술 개발의 중요성이 대두된다(Sheman et al. 2005). 전통 의학뿐만 아니라 보완 대체 의학에서도 근골격계 질환(MSDs)에 대한 관심이 부족하기 때문에, 임상 실무자들은 자신의 신체검사 기술을 향상하는데 있어서 자기 주도적 접근 방법을 취해야 할 필요성이 강조된다(DiCaprio et al. 2003; Matzkin et al. 2005: Stockard & Allen 2006). 이 책에서 제시된 운동과 내용들은 이러한 훈련 부족을 해결하기 위해 고안되었고 임상 실무자들은 그들과 맞닥트릴 다양한 연부조직 통증과 손상을 치료할 더 많은 준비를 하게 될 것이다.

운동성(근골격계) 연부조직은 신체 질량의 가장 큰 부분을 차지한다. 신경분포도 풍부하기 때문에, 중추 신경계에 놀랍도록 많은 양의 신경학적 신호를 보내기도 한다. Schleip(2003)은 fascial plasticity(근막의 가소성)이라는 논문에서, 다음과 같이 언급했다.

> *우리의 가장 풍부하고 큰 감각기관이 눈, 귀, 피부 또는 전정 기관이 아니라 실은 근막과 관련된 우리의 근막이라는 사실을 알게 되면, 대다수의 사람들은 크게 놀라게 된다. 우리의 중추 신경계는 우리의 근육근막 조직으로부터 가장 많은 감각 신경을 받아들인다.*

운동계(근골격계) 연부조직으로 부터 입력되는 상당한 양의 감각신경으로 인해, 움직임의 모든부분을 관장하는 책무와 함께, 근골격계 연부조직은 연부조직의 통증이나 기능이상의 모든 상황에서 자세한 검사를 위한 중요한 구조물이 된다. 그러나, 첨단기술을 통한 진단 기능의 발전에도 불구하고 연부조직 장애을 정확히 식별할 수 있는 능력은 여전히 제한적이다. 대부분의 첨단 검사장비는 조직 구조의 이상을 평가하는 데 효과적이지만 조직 기능의 이상을 식별하는데는 효과적이지 않은 것 같다.

추간판 수핵 탈출증과 같은 경우에 조직 구족의 변성은 있지만, 이러한 변성이 환자의 고통의 원인이라고 단정 지을 순 없다(Boden et al., 1990; Borenstein et al., 2001). 근골격계 질환에 대한 첨단기술의 진단적 연구에서도 표준 진단법이 없다는 것은 운동 조직 기능에 초점을 둔 신체 검진의 중요성을 강조하게 된다.

움직이는(근골격계) 연부 조직의 기능을 평가할때 철저한 이학적 검사 수행을 대체 할만한 것은 없다. 이 책에서 기술된 바와 같이 촉진과 평가 기술은 연부조직에 관한 상당히 많은 정보를 제공하게 되는데 이는 치료사에게 적절한 치료 진행과 의뢰에 관련된 지침을 주게된다.

환자를 처음 평가할 때 연부조직 질환의 본질을 확인하기 위한 이학적 검사의 중요성을 인지하는 것은 쉬운 일이다. 하지만, 그 중요성은 초기 평가를 훨씬 넘어서는 수준이다. 연부조직 기능이상의 평가는 원하는 치료의 성공적 결과를 가능하고 치료적 접근을 조정하기 위해 치료 전반에 걸쳐서 지속해서 이루어진다. 특히, 연부조직 치료(manipulation)를 포함하는 도수치료(manual therapies)에서, 동시에 치료사의 손으로 조직의 양상을 평가하기 위해 고도로 정제된 촉진 기술을 사용하게 된다. 치료적 접근을 하거나 변화를 주는 동안 연부조직의 상태를 동시에 평가하고 연부조직의 반응에 그 즉시 적응하는 능력은 도수 치료사에게는 크나 큰 이점이라 하겠다.

임상적 추론 및 평가 과정

Clinical reasoning and th evaluation process

근골격계질환(MSDs)의 평가는 기법(art)이자 과학(science)이다. 한쪽 측면을 사용할 때 이러한 질환의 대부분을 식별하기 쉬운 검사 절차는 없다. 대신에, 기본적인 해부학적 지식, 임상 기술, 경험과 타당한 추론의 조합은 치료사에게 중요하다. 이러한 자질들은 서로를 기반으로 하고 평가 과정에서 지속적으로 상호작용한다.

연부조직의 건강 또는 질병의 다양한 상태를 식별하고 인지하는 능력은 정상적인 환경하에서 어떻게 조직이 작동하는지에 대한 근본적인 이해를 바탕으로 한다. 치료사들은 각각의 주요한 연부 조직에서 발생하는 가장 흔한 유형의 병태생리(질환)를 이해해야 한다. 연부 조직 질환(병태생리)의 평가에서 기능 이상 조직의 현 상태를 정상적인 상황에서 작동하는 법과 비교하는 것이 필요하다.

운동(근골격계) 연부 조직의 주요 기능은 신체에서 움직임을 만들고 제한하는 것이다. 움직임 동안에 신체의 모든 조직은 특정한 기계적 힘을 받는다. 운동성(근골격계)연부 조직은 주로 압박력(compression)과 긴장력(tension)을 받는다. 결과적으로, 생체 역학 분석은 근골격계질환(MSDs)의 평가에 중요한 역할을 한다. 치료사는 조직이 받는 힘을 규명하는 것이 정형외과적 평가 과정의 기본이기 때문에 신체 운동학과 생체 역학의 개념을 인식하고 이해하며 각각의 고유한 임상 상황에 적용할 수 있어야 한다.

인간의 해부학적인 구조의 독특한 특성 때문에 근골격계질환(MSDs)은 흔하다. 이러한 질환에는 수근관 증후군, 회전근개 파열 또는 측부 발목 염좌와 같은 질환들을 포함한다. 근골격계에 영향을 끼치는 더욱 흔한 질환들에 익숙한 치료사들은 기존의 조직 병리를 확인하는데 있어 뚜렷한 장점이 있다. 이러한 흔한 임상 질환의 특징이 되는 징후와 증세를 인식하게 되면 치료사들은 신체 평가 과정에서 알게 된 많은 양의 정보를 정리하는데 도움이 될 것이다.

의료 전문가의 임상 진단과 마찬가지로, 환자의 상태에 대한 확실한 결론은 내리기 어려울 수 있다. 좋은 시작 점은 연부조직 병리에 관한 지식을 축적하는 것이다. 하지만 지식 축적만으로는 충분치 않다. 현재 질환에 대해 더 많이 알려주는 이학적 검사는 해부학, 생리학, 운동역학 그리고 병태생리학과 함께 사용된다. 이러한 과정을 함계 묶는 접착제는 *임상적 추론*이다. 임상적 추론은 검사 과정의 결과를 해석하는데 사용된다.

임상적 추론을 통해 징후와 증상을 검사하고 환자의 불편감과의 상관 관계를 평가할 수 있다. 가령, 어깨 통증을 호소하는 환자는 통증이 시작된 시점에 대한 질문을 할 수가 있다. 첫 질문을 통해, 병변 측 상지의 반복적인 머리위 움직임의 과거력을 확인하게 된다. 신체검사에서 어깨의 특정한 능동적, 수동적 그리고 저항 움직임 중에 통증이 재현된다. 임상 실무자가 임상적 추론을 하는 것은 신체검사 및 과거력으로부터 나온 소견을 해석하는데 도움이 된다. 평가 과정에서 임상 실무자는 이 병변의 해부학적 구조, 다양한 어깨 동작시의 생체 역학 요인 및 여러가지 흔한 연부조직 질환을 고려하게 된다. 연부조직 질환에 대한 정확한 개념을 유추하기 위해 이러한 정보들을 이해하는 분석적인 과정이 임상적 추론, 정형외과적 평가 및 근골격계 질환의 평가의 모든 것이라 하겠다.

정형외과적 평가 기술
Orthopedic assessment skills

정형외과적 평가란 무엇인가?
what is orthopedic assessment?

정형외과적 평가란 치료에 대한 정보에 입각한 결정을 내리기 위해 정보를 수집하는 체계적인 과정이다. 정보는 다양한 방법으로 수집된다. 그 중 일부는 환자가 제공하는 진술 또는 과거력을 통해 얻어진다. 하지만 대부분의 정보는 다양한 측면의 이학적 검사, 그 자체를 통해 얻어진다. 수집된 정보를 효과적으로 면밀히 조사하고 해석하는 것은 치료사의 몫이다. 평가중 유추된 일부 임상 정보는 다른 정보들 보다 더 중요하다. 치료사의 평가 기술이 발전함에 따라 평가시 나온 정보의 우선 순위를 정하는 능력이 향상된다.

상세한 평가에서 나온 많은 양의 정보를 처리하는 가장 효과적인 방법은 검사 결과를 수집하고 해독하는 구조화된 시스템을 갖추는 것이다. 수많은 평가 체계이다. 이 장에서는 이러한 체계 중 하나인, 치료사들에게 상당히 효과적인, HORPS 프로토콜이라는 한가지 체계에 초점을 맞추게 된다. HORPS 평가 프로토콜은 정형외과와 스포츠 의학 분야에서 일상적으로 사용되는 HOPS 평가 모델에 약간 수정을 가한 것이다. 이 모델은 다섯 가지의 구성요소로 이루어져 있다: history(병력), observation(관찰), palpation(촉진), range of motion(운동 가동 범위)와 resistance testing(저항검사), 그리고 special orthopedic tests(특수 정형외과적 검사). 이 장에서는 실무자들의 평가 기술을 향상시키는 데 도움이 되는 훈련과 함께 평가 프로토콜의 구성 요소들을 살펴볼 것이다.

병력 *History*

환자로부터 전체적인 증례(case history)를 얻는 것이 효과적인 평가의 가장 중요한 측면이다. 환자들이 표현하는 손상부위의 불편함이나 통증을 설명을 듣게 되면 연부조직 질환의 성상(nature)에 대한 실마리를 찾을 수 있게 된다. 해부학, 운동역학, 병리학 그리고 다양한 통증 또는 부상 상태에 대한 기초적인 지식은 병력 청취도중 의문점을 알아가는데 도움이 된다. 제대로 된 병력 청취만큼 중요한 것은 없으며 평가 과정에서 가장 가치있는 몇가지 정보를 얻게 된다(Woolf 2003).

관찰 *Observation*

연부조직 손상의 원인이 때로는 관찰 가능한 신체구조의 변화에서 나타난다. 자세의 변형(distortion)이 좋은 예이다. 심한 골반 전방 경사나 전방 두부 자세는 변형된 생체역학 균형을 나타내며 연부조직 질환의 원인이 될 수 있다. 위축, 부종, 멍듬, 착색 또는 인접한 신체 부위의 상대적인 자세의 변화는 연부조직의 기능이상을 시사한다. 관찰 중에 분명하게 나타난 모든 특징들은 평가 과정의 다른 부분의 정보와 함께 평가된다.

촉진 *Palpation*

촉진 기술은 평가 과정에서 가장 중요하다. 촉

진 기술을 향상시키기 위해 사용되는 본문에 나오는 모든 훈련들은 연부조직 검사 과정에서 큰 도움이 될 것이다. 도수 치료사들은 다른 어떤 임상 실무자들보다 연부조직을 촉진하는 데 많은 시간을 할애하기 때문에, 검사목적으로 손을 쓰게 될 때 특별한 이점을 가지고 있다. 부종, 조직의 감촉 이상, 근육의 단단함(tight), 근막 통증 유발점, 근육의 긴장, 인대 염좌 및 기타 여러가지 질환은 고도로 정제된 촉진 기술을 통해 보다 쉽게 찾을 수 있다.

촉진은 평가와 치료를 동시에 하기 위해 사용된다. 치료하는 동안, 임상 실무자는 조직의 감촉, 일관성, 치료에 대한 근육의 반응 등을 촉진을 통해 즉각적인 피드백을 받는다. 연부조직 치료는 조직이 치료에 반응하는 방식에 따라 즉시 조정될 수 있다. 이러한 즉각적인 평가–치료 피드백 순환고리(loop)가 도수 치료에서 매우 다양한 치료 접근법의 효용성에 대한 주된 이유이다.

운동범위와 저항 검사

range of motion and resistance testing

이 평가 분야는 능동적 운동 범위(AROM), 수동적 운동 범위(PROM) 그리고 도수 저항 검사(MRT)로 이루어진다. 본문의 다른 곳에서 기술된 바와 같이, 능동적인 움직임은 실무자의 도움 없이 환자에 의해 시작된다. 수동적인 움직임은 환자의 도움없이 실무자가 환자의 신체 일부분을 움직이는 것이다. 도수 저항 검사(MRT)에서는 임상 실무자에 의해 제공된 저항에 대해 환자가 근 수축을 하게 되는 것이지만 관절의 움직임은 없다. 이 세가지 검사를 상호 참조하게 되면 기존의 연부조직 기능 이상을 확인하는 데 도움이 되는 정보를 얻을 수 있다.

능동적 운동 범위, 수동적 운동 범위와 도수저항 검사시의 촉진 Palpation during AROM, PROM and MRT evluations

이 세가지 절차 중에 검사되는 매우 중요한 요수 중 하나는 환자의 조직이 능동적이고 수동적인 움직임과 저항 움직임에 어떻게 반응하냐는 것이다. 촉진은 이러한 검사 중에 움직임의 성질을 평가하는데 사용된다. 이러한 형태의 촉진은 대부분의 촉진 시에 사용되는 형태와 약간 다르다.

일반적으로, 실무자는 능동적인 운동 검사 중에 어떠한 촉진도 하지 않는다. 능동적인 움직임은 환자가 실무자의 도움없이 전체 움직임을 수행하기 때문에 최소한의 촉진을 시행한다. 그러나, 때로는 능동적인 움직임 중에 관절, 사지 또는 신체 부위가 촉진되면 추가적인 정보를 얻을 수 있다. 많은 경우에, 가벼운 촉진은 움직임 중에 실무자가 미묘한 조직의 성상(quality)을 느낄 수 있기 때문에 강하게 누르는 것보다 더 가치있다. 그 예는 무릎을 굴곡, 신전하는 동안 슬개골의 표면을 촉진할 때 슬개골 아래의 염발음(crepitus)이나 갈리는(grinding) 느낌이 나는 것이다(그림 9.1).

PROM(수동적 운동 범위) 평가에서, 실무자는 검사를 통해 환자와 접촉하게 된다. 실무자의 손이 신체부위에 멈추고 움직이는 동안, 그 손은 움직임에 대한 저항, 염발음(crepitus), 근육의 보상 또는 관절강내 유리체(loose bodies)와 같은 명백한 폐색을 포함하는 병리에 대한 실마리를 얻을 수 있는 민감한 평가 도구이기도 하다. 수동적인 평가 중에 움직임의 성상을 느끼는 것 이외에도, 수동적임 움직임 중에 *끝 느낌(end-feel)*이라고 불리우는 중요한 특성이 확인된다. 끝 느낌은 특정 수동적인 움직임 중에 동작이 어떻게 끝나는지를 설명하는 성상이다. 이는 특정 유형의 관절 병리를 확인하는

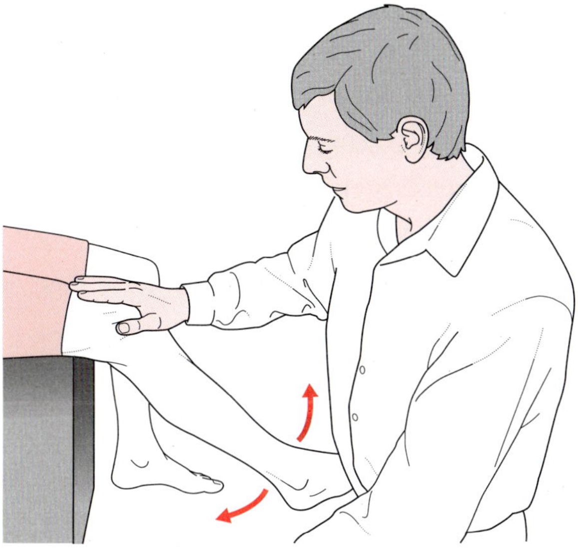

그림 9.1
능동적임 움직임 중에 슬개골 촉진하기

근육 약화 등급

등급 0 : 명백히 근육 수축이 없음, 근육에 신경학적인 활동성이 없음을 의미
등급 1 : 근육에 신경학적인 활동성이 아주 조금 보임. 약간의 수축성 활동, 관절의 움직임은 없음
등급 2 : 중력이 최소화 일때만 완전한 범위의 약한 힘 (poor strength). 근육에서 발견되는 심각한 기능 이상
등급 3 : 중력에 저항해서 완전한 운동 범위를 수행하는 양호한 힘(fair strength)이지만, 저항을 이기지는 못함
등급 4 : 좋은 힘(good strength), 하지만, 강해야 할만큼 강하지 않고 명백히 힘의 결핍이 있음
등급 5 : 최대의 저항력을 가진 정상 근력

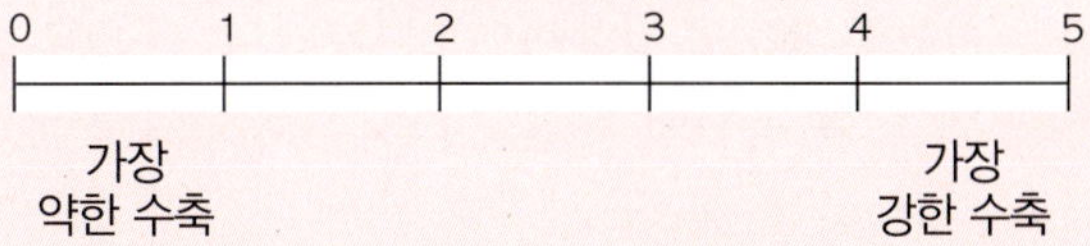

근육약화 점수(눈금)
0 1 2 3 4 5
가장 약한 수축 — 가장 강한 수축

그림 9.2
근육 약화의 등급

중요한 수단이다. 끝 느낌의 유형에 대한 자세한 내용은 특별 주제 9를 참조하라.

MRT(도수저항검사)에서, 임상 실무자는 특정 관절 운동을 수행하려는 환자의 노력에 저항을 가하는 것이다. 임상 실무자가 움직임에 저항을 가하기 때문에, 등척성 근육 수축이 사용된다. 실무자는 저항을 받는 움직임이 통증이나 약화를 유발하게 되는지를 확인하려고 시도한다. 통증은 근육-힘줄 단위 내의 일부 기능 장애를 나타내고, 반사 근육 억제로 인해 저항된 움직임의 약화와 동반될 수 있다.

실무자는 민감한 촉진과 반대측(영향받지 않은 쪽)과의 비교를 통해 근육 약화를 찾는다. 약화는 신경 기능 이상의 결과일 수 있다. 두 경우 모두, 근육의 기능 이상을 파악하는 것은 병변이 없는 쪽 또는 다른 확립된 기준과 비교했을 때, 근육 수축력에 대한 임상 실무자의 민감도이다. 근력의 정도를 측정하는 데 도움이 되는 안내 지침이 그림 9.2에 나와 있다.

실습 9.1 *도수저항검사에서 근육 저항에 대한 인지*

소요 시간 5-7분

도수 저항 검사(MRT)는 수축력을 생성하는 조직에서 통증 또는 약화를 확인하기 위해 실시된다. 근육 약화의 존재 여부를 확인하려면 환자의 근육 수축을 정상 또는 표준과 비교해서 측정되는 것이 필요하다. 일측성 장애가 검사될 때, 근육 수축 정도는 영향을 받지 않는 쪽과 비교해서 측정될 수 있다. 영향을 받지 않은 쪽은 정상 수축능력을 나타내며, 기능 이상 쪽과 비교 측정된다. 양측 다 병변이 있거나 중심 몸통 근육이 검사될 때, 한쪽과 다른

실습 9.1 계속

한쪽을 효과적으로 검사할 방법이 없기 때문에 때때로 근수축을 정상 표준과 비교 측정할 수 없다. 이런 상황에서는, 그림 9.2에 제시된 바와 같은 지침을 이용하여 근육의 힘을 단독으로 측정하는 것이 특히 유용하다.

신체의 각 측면(역자주: 관상면, 시상면, 전두면)에서 검사할 세 가지 저항 동작을 선택한다(예: 어깨의 외회전, 무릎의 신전, 발목의 족배 굴곡). 우선, 신체의 우측면의 모든 움직에 대한 도수 저항 검사를 실시한다. 9.2의 그림에서의 척도에 따른 각 동작의 등급을 메긴다. 그런 다음 신체의 좌측에서 똑같은 저항 동작을 수행하고 마찬가지로 등급을 메긴다. 각 근육 동작의 등급을 다시 검사하고 신체의 좌우에서 동일한 동작 사이에 등급 차이가 있는지 확인하라. 만약 차이가 있다면, 다시 돌아가서 이러한 동작을 재차 검사하라. 그러나 이번에는 한쪽을 검사한 다음 똑같은 저항 동작을 사용하여 반대측을 검사하라. 등급 차이로 힘 차이를 측정하는 것이 한쪽을 다른 한쪽과 비교 측정할 때와 같은 결과를 나타내는가? 양측의 검사를 바로 시행했을때 양측의 힘차이가 분명히 나타나는가?

능동적 운동 범위, 수동적 운동 범위 그리고 도수 저항 검사 평가에서 나온 결과 해석

Interpreting results from AROM, PROM, and MRT evaluations

능동적 운동 범위, 수동적 운동 범위 그리고 도수 저항 검사의 유용성은 검사를 통해 알게된 연부조직 기능 이상의 정보이다. 시리악스는 그의 중요한 저서에서, 연부조직을 *수축성* 또는 *비활성*으로 분류하는 개념을 도입했다. 수축성 조직은 운동을 하기 위해 뼈에 장력을 전달하는데 적극적으로 관여하는 조직이다. 근육과 힘줄은 처음에 수축성으로 분류된 두 조직이다. 힘줄은 수축하지는 않지만, 힘줄은 그럼에도 불구하고 근육 수축력 전달에 관여한다.

최근 생리학 연구에서 근막 조직이 수축 성질을 지니고 있는것을 확인 시켜주었다(Schleip et al, 2006). 근막은 또한 움직임 중에 높은 인장 하중을 전달하는 역할을 담당한다(Gracovetsky 2007; Yahia et al. 1993). 이러한 최근의 결과를 고려해 볼때, 시리악스의 원래 수축 조직 분류에 근막을 포함하도록 수정하는 것이 타당해 보인다.

비활성 조직은 움직임을 일으키기 위해 뼈에 인장 하중을 전달하는 것과는 관련이 없는 잔여 운동 연부 조직을 구성한다. 비활성 조직은 움직임을 일으킬 때 기계적인 힘을 생성하지는 않지만, 비활성 조직은 다양한 움직임의 중간에 신장되거나 압축된다. 운동성 비활성 조직에는 연골, 신경, 경막, 관절낭, 인대 및 윤활낭이 포함된다.

시리악스는 이러한 다양한 수축성 또는 비활성 조직 중 어는 것이 특정 통증에 대해 관여하는지를 구별해 낼 수 있는 포괄족인 평가 과정을 개발했다. 그의 생각은 각기 다른 조직에 스트레스를 선택적으로 가하여 환자의 주요 통증을 재현해 낼 수 있는지 확인함으로써 어떤 조직이 통증의 원인인지를 확인하는 것이었다. 그는 이 시스템을 조직 긴장 패러다임으로 언급했다(Cyriax 1982). 선택적 조직 긴장 패러다임의 효과적인 사용은 임상 실무자가 수축성 또는 비활성 조직에 대한 세 가지 다른 유형의 평가 절차(AROM, PROM 그리고 MRT)의 잠재적 영향을 이해하는 것이 필요하다.

수축 조직은 모든 운동의 힘을 생성하는 데 사용된다. 따라서, AROM 평가 중에, 연관된 요구 동작을 생성하는 수축 조직은 선택적 장력하에 있게 된다. 예를 들면, 서있는 자세에서 능동적으로 어깨를 외전하는 동안 어깨 외전을 담당하는 것(극상근 또는 삼각근)들이 동작을 생성하기 위해 적극적으로 참여하게 된다. 어깨 조직의 비활성 조직은 능동적인 움직임동안 압축되거나 신장된다. 수축성 및 비활성 조직 모두 능동적 움직임에 참여하기 때문에, 능동적인 움직에서 생성된 통증은 이 두 종류의 조직중 하나에서 비롯될 수 있다. 분명한 것은 AROM 하나만으로는 조직의 문제점을 판별하는 데 중요한 도움을 주지 못한다. 이러한 절차상의 결과가 PROM 및 MRT 검사와 결합될 때만 중요한 임상적 이점이 분명히 존재하는 것이다.

수동적인 움직임을 수행하기 위해 임상 실무자는 환자의 도움없이 환자의 사지 또는 몸을 움직인다. 수동적인 움직임을 하기 위해 근육의 노력에 관여하지 않기 때문에 수축 조직은 PROM에 연관되지 않는다. 그러나 관절이 전체 운동 범위로 움직여지기 때문에, 비활성 조직은 어느 정도 압박이나 긴장 상태에 있게 된다. 만약, PROM절차 중에 통증이 발생하고 같은 통증이 AROM절차 중에도 발생한다면, 이 경우 비활성 조직만이 이러한 두 평가 절차에 관여하기 때문에 비활성 조직이 통증의 원인일 수 있다.

환자의 통증에 관여하는 운동계 연부조직을 명확히 밝히기 위해서는 세 번째 평가 절차를 사용하여 이전의 두 검사와 교차 참조한다. 비활성 조직은 AROM 및 PROM 모두에서 움직임 중에 신장되거나 압축된다. MRT는 근육 수축을 하여 수축 조직과 연관이 있지만, 관절에서는 움직임이 없다. 관절에서 움직임이 없기 때문에, 비활성 조직은 관절의 움직임을 통한 신장이나 압축은 더 이상 없게 된다. 결론적으로, AROM과 같은 방향으로 저항 움직임을 줄때 통증이 있다면, 수축 조직이 통증의 원인이 될 것이다. 만약 수축 조직이 통증의 원인이라면, 근육이 관여되지 않기 때문에 동일한 방향으로 수동 운동 중에 통증이 없을 것이다.

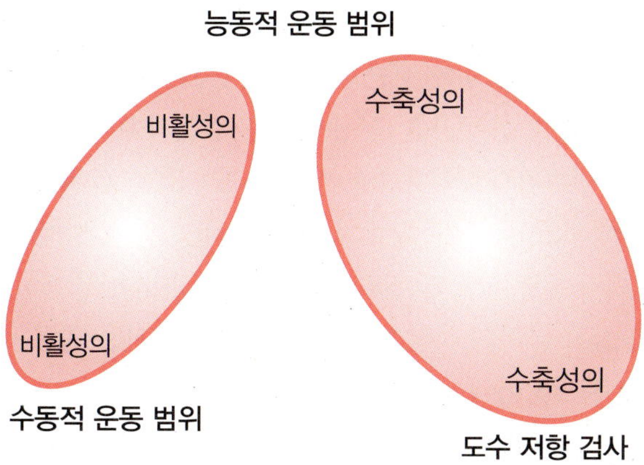

그림 9.3
AROM, PROM과 MRT의 삼각도. AROM과 PROM 시 통증이 있고, MRT 시에는 통증이 없다면, 비활성 조직이 문제의 원인일 가능성이 높다. 통증이 AROM과 MRT 시에 있고 PROM 시에는 통증이 없다면, 수축성 조직이 원인일 가능성이 높다.

AROM, PROM 또는 MRT 평가를 자체적으로 수행하면 어느 정도 유용한 정보를 얻을 수 있지만, 시리악스의 선택적 조직 긴장 패러다임의 진정한 이점은 3가지 검사 절차 모두를 사용하고 각각의 결과를 비교하는 것이다. 이 3가지의 검사 절차의 결과 해석을 시각화하는데 도움이 되는 방법이 그림 9.3에 나와 있다.

검사결과의 예외 Exceptions with test results

대부분의 지침에는 예외가 있다—일반적인 지침이 적용되지 않는 상황. AROM, PROM, and MRT 결과 해석에 두가지 중요한 예외사항이 있다. 앞전에 PROM동안 수축조직이 연관되지 않는다고 언급했다. 하지만, 평가되어지는 움직임 반대측의 움직을 수행하는 수축 조직은 PROM의 끝에서 신장될 것이다. 가령, 수동적인 팔꿈치 굴곡시에, 팔꿈치 굴곡근은 사용되지 않는다. 하지만, 수동적인 팔꿈치 굴곡의 끝범위에서 길항근 수축 조직이 신장되기 시작한다. 이 경우에는 삼두근이 될 것이다(팔꿈치 신전근). 삼두근에 손상이 있다면, 길항근인 삼두근을 신장시키는 것은 PROM평가 중에 수축조직에 통증을 유발할 수 있다. 삼두근이 관여되고 통증이 팔꿈치 굴곡의 끝범위에 발생한다면, 통증은 팔의 뒷편에서 느껴질 것이다. 명백히, 팔꿈치 굴곡의 끝날때 통증을 유발하는 것은 팔꿈치 굴곡근이 아니다.

수축 조직에 대한 또 다른 예외는 AROM 및 MRT 평가 중에 발생할 수 있다. 몇몇 경우에는, 특정 방향으로 AROM시에 통증이 없을 것이다. 하지만, 저항 움직임이 같은 동작이 시도될 때 통증이 일어날 수 있다. AROM에 통증이 없고 MRT에 통증이 생길 수 있는 이유는 저항 동작에서 보다 AROM하는 동안 더 적은 근섬유가 동원되기 때문이다.

가령, 손목 굴곡에서는 능동적인 움직에서는 통증이 없지만, 저항 굴곡에는 통증이 있을 수 있다. 이러한 경우에는, 손목 저항 굴곡시에 통증이 있기 때문에 수축 조직에 문제가 있는 것으로 보인다. 동시에, 능동적 손목 굴곡시 통증의 부재는 수축 조직이 관여되지 않는다는 것을 시사한다. 이 경우, 손의 구조와 기능에 대해 안다면 저항 손목 굴곡 검사에 더 중점을 두어야만 한다. 손목 굴곡을 수행할 때, 단지 손의 무게만 들어 올리게 된다. 따라서, 동작을 수행하는데 필요한 많은 근육 섬유가 필요치 않다. 움직이기 위해 동원된 근섬유가 거의 없기 때문에 일차 통증에 대한 재현을 위한 충분한 수축 하중이 생성 되지 않는다. 하지만, MRT가 수행될 때 근육, 근막 및 힘줄 섬유에 더 많은 하중이 발생하고 결과적으로 검사 중에 통증이 느껴지게 된다.

실습 9.2 능동적 운동 범위, 수동적 운동 범위 그리고 도수 저항 검사 평가

소요 시간 5-7분

평가를 위한 특정 사지 관절을 선택하라. 해당 관절에서 일어나는 정상적인 단일 측면(plane)을 평가하라. 예를 들면, 평가하는 곳이 발목이면, 족저 굴곡, 족배굴곡, 내번 그리고 외번을 포함하는 것이다. 선택된 관절에서 일어나는 각각의 움직임에 대한 AROM, PROM 그리고 MRT를 실시하라. 같은 동작에 대한 피험자의 반응의 차이를 주의깊게 기록하라. 차이가 있다면 이는 무엇을 의미하는 것일까? 수행된 AROM과 PROM의 결과를 비교하라. 수집된 정보로 연부조직 기능 이상의 특징에 대해 무엇을 알려주는가?

특수 검사 *special tests*

특수한 정형외과 검사는 검사 조작(testing maneuver: 종종 창안해낸 사람의 이름을 따기도 한다.)이 수행될 때 특별한 징후나 증세가 생기도록 고안된 검사 조작법이다. 특수한 정형외과 검사의 일반적인 예는 손목 터널 증후군에 대한 Phalen(팔렌)검사, 전방 십자 인대 손상에 대한 Lachman(라크만)검사, 어깨 충돌 증후군에 대한 Neer(니어) 충돌 검사가 있다.

정형외과적 검사는 다양한 병리학적 질환 판별의 정확성을 향상시키기 위해 고안되었지만, 검사법이 균등하게 신뢰할 수 있는 것이 아니다. 어떤 검사법이 더 정확한지를 아는 것은 사용되는 애매한 다수의 특수검사가 있기 때문에 매우 중요하다 하겠다(Coady et al. 2004).

대부분의 특수 정형외과 검사의 정확성은 두가지 요소에 기초한다: 민감도와 특이도. 검사 절차의 민감도는 검사를 위한 조건을 지닌 각 개인에게서 양성의 결과를 나타내는 것에 대한 정확도이다. 특이도는 검사를 시행한 경우 특정 기능 이상이 없는 사람들을 배제하는 정확도이다. 가장 정확한 특수검사는 민감도도 높고 특이도도 높다.

특수 검사는 해부학적 구조물에 스트레스를 선택적으로 주거나 특정 병리학적 장애의 특징을 극대화 하기 위해 고안되었다. 임상 실무자들이 해부학, 운동역학, 생체역학 및 흔한 질환에 대한 상태를 더 잘 알게 되면, 특수 검사중 일부를 변경하여 더 많은 정보를 수집하거나 응용을 더 잘 하게 된다. 전통적인 정형외과 검사는 완전히 새로운 검사 절차를 만드는 경우에 가끔 수정되고 보강되며, 이는 더 흔히 사용되는 표준검사가 될 수 있다. 민감도를 증가시키기 위해 전통적인 정형외과 검사를 수정하는 예는 팔렌검사(Phalen's test)와 같은 표준 신경 압박 평가 철자를 수행하는 동안 상지의 신경 압박을 부가하는 것이다.

특수 정형외과 검사는 다향한 결과가 나오도록 만들어졌다. 일부검사는 환자의 통증을 유발하거나 더 과장되게 나타나게 하는 반면, 몇몇 검사는 운동범위의 제한 또는 다른 증상 요소를 평가하기 위해 고안되기도 했다. 대부분의 특수 검사는 4가지 범주 중 하나에 속한다.

- 통증 유발
- 위치 또는 자세
- 과운동성
- 신경역학

각 범주는 아래에서 자세히 설명된다. 각 범주에 해당하는 검사의 일반적인 원칙에 대한 설명과 두가지 특수 검사의 예시 및 특수 검사를 설명하는 그림이 나와 있다. 각 범주의 검사 결과를 수정하거나 영향을 줄 수 있는 중요한 고려사항도 포함된다.

통증 유발 검사 Pain provocation tests

환자가 통증 또는 부상 상태를 해결하기 위해 치료사의 도움을 구하는 경우, 그 과정의 첫 번째 단계는 통증의 원인을 확인하는 것이다. 많은 경우 통증을 정확히 재현하는 움직임이나 자세를 파악하는 것이 원인이 되는 조직을 확인하는데 가장 효과적인 방법이다. 환자의 초기 통증 불만을 재현하거나 과장하기 위해 고안된 특수 검사를 통증 *유발검사*라 한다.

통증 유발검사 과정에서 느끼는 통증이 초기 불편감과 *동일한* 통증 또는 불편감인지 명확하게 하는 것이 중요하다. 일부 특수 검사 조작은 여러 조직에 스트레스를 유발할 수 있으므로 검사 중 통증이 발생했다는 것을 나타내는 것만으로는 충분하지 않다.

특정 통증유발 검사가 환자의 통증을 증가시킬 것으로 의심되면, 평가과정이 끝날 때까지 그 검사를 하지 않는 것이 가장 좋다. 평가 과정이 끝날 때까지 통증 유발검사를 하지 않는 것은 이러한 감각이 다른 테스트에 영향을 미치거나 방해할 가능성을 감소시킨다.

통증 유발검사 시에 고려해야 할 또 다른 요소는 대부분의 검사 과정이 환자의 통증을 검사 전보다 더 높게 과장하는 것이다. 어느 정도 신뢰와 공감을 가지고 이러한 검사를 수행하는 것이 중요하다. 강한 공감을 가지고 통증 유발검사를 수행하면 환자의 계속되는 불편감을 줄일 수 있다.

실습 9.3 *캔 비우기 검사*

소요 시간 1-2분

캔 비우기 검사는 대개 한쪽 어깨가 증상을 나타내더라도 양측에서 시행된다. 이환되지 않은 쪽은

실습 9.3 *계속*

비교를 위해 사용된다. 검사 중에 어떤 지점에서 통증이 재현된다면 검사를 계속하는 것은 불필요하다. 환자는 치료사와 마주보고 선다. 이 자세에서 환자는 양쪽 팔을 45°의 수평내전 자세를 한다. 환자에게 자세를 유지하는 동안 통증이나 불편감이 있는지 물어 본다. 팔을 부분적으로 수평 내전 한 상태에서 환자에게 마치 손에 든 캔을 비우는 것처럼 팔을 내회전하게 한다(그림 9.4). 이 동작이 끝나면 치료사는 환자에게 통증이나 불편감이 있는지 물어본다. 환자가 팔을 마지막 자세로 유지하게 하고 치료사는 중등도의 노력으로 두팔을 내리려고 한다. 초기 불편감을 재현하는 통증은 양성 결과이다(Lowe 2006).

이 검사는 환자가 견봉하 공간에서 연부조직의 충돌을 가지고 있는 경우 증가된 통증을 유발하도록 고안되었다. 이 검사에서 압박받는 여러 조직이 있어 검사를 시행할 때 통증이 재현된다. 가능한 관련 조직에는 견봉하 점액낭, 극상건, 상완 이두근 장두 및 상부 관절낭이 있다. 이 검사가 치료사에게 알려주지 않는 것은 통증 증가에 대한 책임이 있는 조직의 감별이다. 어떤 조직이 잘못된 주요한 조직인지 명확히 하기 위해 추가적인 검사가 필요하다. 그러나 이 검사를 시행할 때 외전된 팔에 압력이 가해지는 마지막 단계까지 통증이 과장되지 않는다면 극상근-건 단위가 관여된 것이라는 강한 징후이며, 이는 마지막 단계에서 변화되는 유일한 요인이 수축성 조직(극상근)에 대한 추가 하중이기 때문이다.

실습 9.4 *테니스 엘보 검사*

소요 시간 **1–2분**

환자는 선 자세나 앉은 자세를 취한다. 치료사는 한 손으로 환자의 팔꿈치를 감싸며 엄지손가락이 상완골의 외상과 바로 하부의 신근 힘줄을 누르게 한다. 팔꿈치를 잡고 있는 동안 후면의 척골 신경을 압박하지 않도록 주의하라. 치료사의 다른 손은 환자의 손을 잡고 환자가 손목 신전을 하는 동안

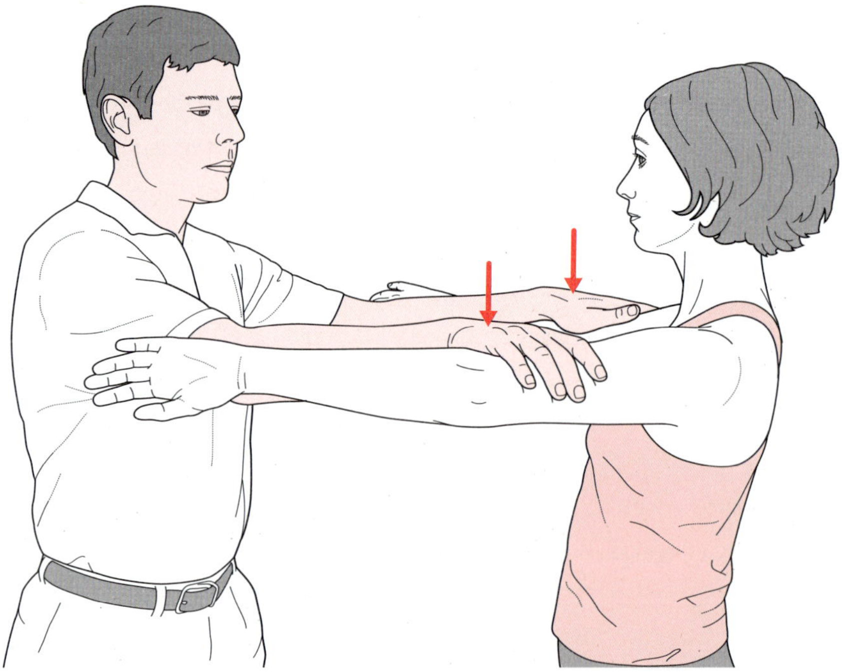

그림 9.4
캔 비우기 검사

실습 9.4 계속

저항을 주는데 이용된다(그림 9.5). 손목 신전에 대한 저항만 제공하고, 환자의 손이 바닥을 향하게 밀지 말아야 한다. 이는 검사를 혼란시키는 다른 근육의 동원을 가져온다. 이 검사는 이환된 힘줄에 압력을 가하면서 동시에 손목 신전에 대한 수동적인 저항 검사이다(Lowe 2006).

이 검사는 근위부 손목 신근 힘줄의 건병증으로 인한 증상을 재현하고 증가시키기 위해 고안되었다. 이것은 단순히 수동적인 저항 검사에 이환된 힘줄에 추가적인 압박을 가하는 것이다. 초기 평가 동안 힘줄을 촉진하면 과장된 압통이 드러날 수 있다. 근육 수축으로 인해 힘줄에 추가적인 인장 하중이 가해지면 촉진은 더 쉽게 환자의 불편감을 재현할 수 있다. 무증상 개인에서는 이 검사에 약간의 불편감이 있는 것이 일반적이다. 결론적으로 치료사는 이환되지 않은 쪽과 비교하여 더 큰 통증이나, 가해지는 압력의 양에 비해 과중한 통증을 찾는다. 또한 통증이 초기의 불편감과 동일한지를 결정하는 것도 중요하다.

위치 또는 자세 검사 Positional or postural tests

통증 유발검사는 가장 일반적인 유형의 특수 검사이지만 일부 검사는 자세, 움직임, 가동범위의 변경과 같은 다른 지표를 사용한다. 위치 특수 검사를 사용할 때 치료사는 환자의 특정 증상을 재현하려고 시도하지 않는다. 위치 특수 검사는 환자의 자세나 위치를 검사하고 현재의 불편감과의 관계를 확인하려고 시도한다. 이러한 검사들은 다소 간접적이지만 그 가치를 무시해서는 안된다.

실습 9.5 수정된 Thomas 검사

소요 시간 1–2분

환자는 테이블 위에 완전히 앉지 않고 치료 테이블의 가장자리에 몸을 기댄다. 환자는 검사받지 않는 쪽의 무릎을 가슴으로 가져간다. 일단 무릎이

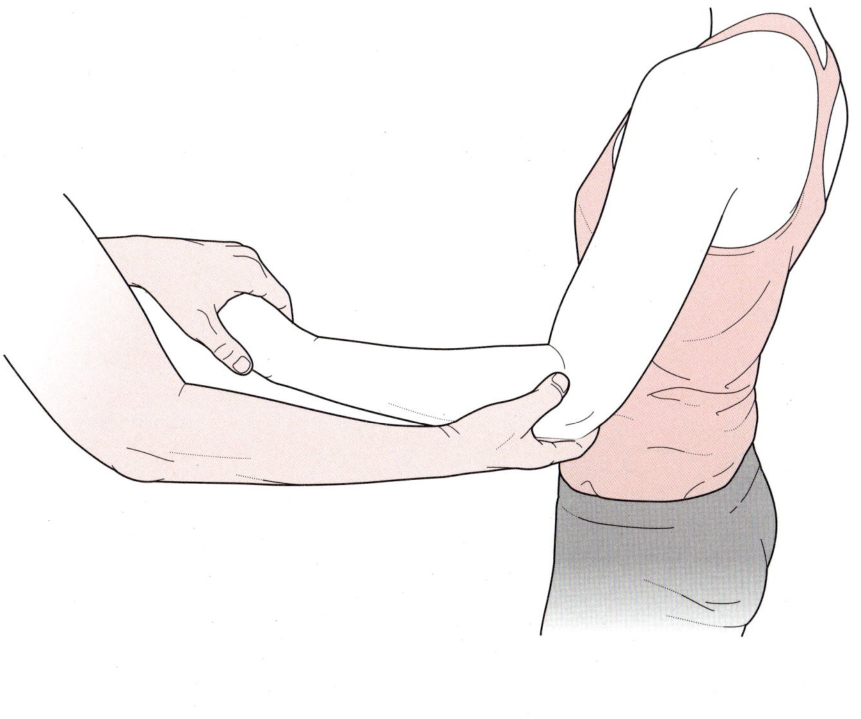

그림 9.5
테니스 엘보 검사

실습 9.5 계속

가슴에 당겨지면 치료사는 환자가 치료 테이블 위로 구르는 것을 보조한다. 가슴에 당겨진 허벅지는 테이블과 약 45° 각도를 유지해야 한다. 치료사는 환자의 신전된 허벅지를 측면에서 관찰한다(그림 9.6). 허벅지가 수평 이상으로 위치하면, 장요근의 과긴장성을 나타낸다. 허벅지가 수평 아래로 떨어진다면, 장요근은 유연성에서 정상 지표 내에 있는 것으로 간주된다. 대퇴직근의 길이가 정상이라면, 아래 다리는 바닥에 수직 각도로 떨어진다. 아래 다리가 수직이 아니라면, 대퇴직근의 과긴장성이 일부 존재한다(Lowe 2006).

이 검사는 장요근의 과긴장성을 알아보기 위한 검사이다. 장요근의 긴장(tightness)은 요통, 자세의 왜곡, 천장관절 기능 장애 및 기타 여러 상태에 기여할 수 있다. 긴장된 장요근이 이러한 질환의 독점적 원인이 되지는 않는다. 결론적으로 이 검사는 특정 병리를 나타내기 위해 고안된 것이 아니다. 그러나 다양한 다른 상태에 대한 장요근의 상대적 기여도를 조사할 때 매우 중요하다. 복부에서의 장요근 깊이와 민감한 혈관구조물과의 근접성으로 인해 직접적인 촉진는 어려울 수 있다. 직접적인 촉진이 쉬운 옵션이 아닌 경우 이와 같은 근육길이 검사가 유용한 평가 방법이다.

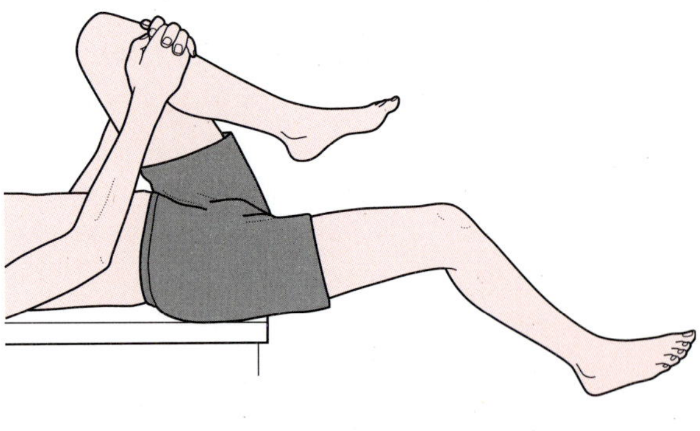

그림 9.6
변형된 Thomas 검사

실습 9.6 Apley 긁기 검사

소요 시간 1–2분

환자는 선 자세에서 견갑골 사이의 상부 등을 긁는 것처럼 한쪽 팔을 최대한 외전 및 외회전을 한다. 다른 팔은 상부에서 중부 등을 긁는 것처럼 내전과 내회전 자세를 취한다(그림 9.7). 손의 위치를 관찰하고 양측을 비교한다. 각각의 어깨는 상부 위치(외전 및 외회전)와 하부 위치(내전 및 내회전)에서 검사된다. 일반적으로 외전 및 외회전의 문제가 내전 및 내회전의 문제보다 크게 나타난다(Lowe 2006).

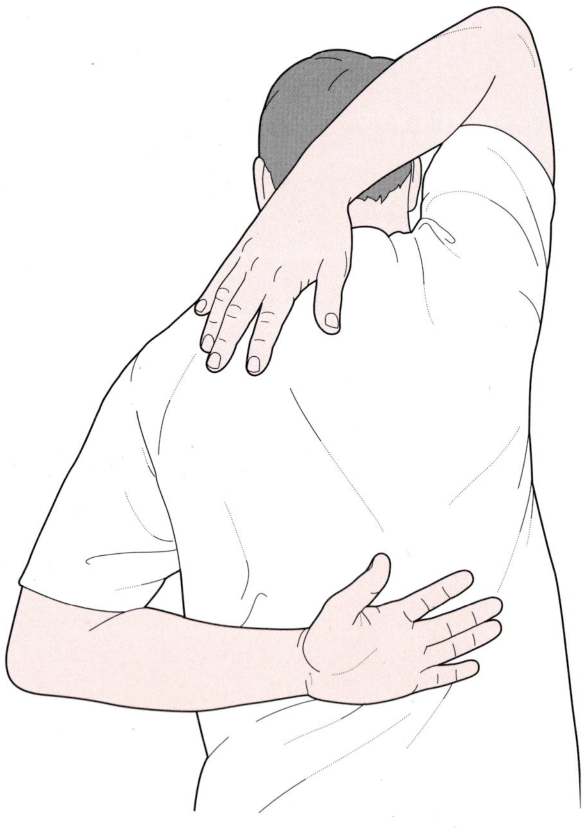

그림 9.7
Apley 긁기 검사

이 과정은 견관절의 가동 범위 제한을 평가하는데 사용된다. 견관절의 관절낭 제한은 특히 외전과 외회전이 결합된 움직임에서 제한을 일으킬 수 있다. 위에 언급된 수정된 Thomas 검사와 같이 이 검사는 통증을 유발하는게 필수적이 아니며, 특정 움직임 제한을 식별하는 것이 중요하다. 다른 평가 과정과 결합하여 변화된 견관절의 생체 역학 및 환자의 통증이나 부상에 대한 기여도를 치료사가 이해하는데 도움을 줄 수 있다.

과운동성 검사 Hypermobility tests

관절의 운동성은 주로 관절을 가로지르는 인대에 의해 조절된다. 이러한 인대의 손상은 과도한 관절 움직임 뿐만 아니라 통증도 유발할 수 있다. 관절에서 과도한 움직임이 있을 때, 변화된 관절 역학의 결과와 점진적인 관절의 퇴화는 조기 관절염, 골극 또는 다른 병리를 유발할 수 있다.

인대의 느슨함은 관절 과운동성의 주된 원인이다. 인대의 느슨함은 유전적 요인이나 인대가 신장되거나 찢어지는 부상으로 인해 생길 수 있다. 일부 상황에서는 인대 손상이 손상 당시에는 고통스럽지만, 손상으로 인해 저명한 관절 과운동성이 나타나더라도 나중에는 통증이 없을 수 있다. 이 상황의 예는 인대가 완전히 파열된 3도 염좌이다. 손상 당시에는 극심한 통증이 있겠지만, 인대의 두 끝부분이 완전히 서로 찢어지므로 나중에는 통증이 발생하지 않는다. 그러나 관절에서 과도한 운동성이 있을 것이다. 관절의 손상은 염좌와 그 결과로 인한 과운동성으로 인해 발생할 수 있다. 관절 과운동성 검사는 일차적으로 과도한 관절 움직임을 찾지만, 존재하는 병리적 특성에 따라 통증이 유발될 수 있다.

실습 9.7 *외반 부하 검사*

소요 시간 **1-2분**

환자는 테이블 위에 누운 자세를 취한다. 치료사는 한 손으로 내측 경골의 원위부를 안정화시키고, 다른 손으로 무릎 외측에서 외반 힘을 가한다(그림 9.8). 적용할 외반 힘의 양은 다양하지만 중등도로 가장 잘 묘사된다. 외반 힘을 가하는 손의 중앙부분이 관절선 바로 위에 놓이게 하고 관절선의 위나 아래에 놓이지 않도록 확인하라. 손이 올바른 위치에 놓이지 않으면, 치료사는 관절에서의 움직임을 적절하게 느낄 수 없다. 통증이나 관절 가동의 끝 느낌이 흐물흐물하면 내측 측부인대(MCL)의 손상을 의미한다. 외반 힘이 가해질 내측 관절선에서 약간의 간격이 보일 수 있다(Lowe 2006).

내측 측부인대는 무릎에서 외반 힘에 저항하도록 고안되었다. 무릎의 외반 힘은 무릎의 외측에서 내측으로 가해지는 힘이다. 과운동성을 초래하는 인대 염좌는 무릎에 가해지는 외반 힘이나 과도한 회

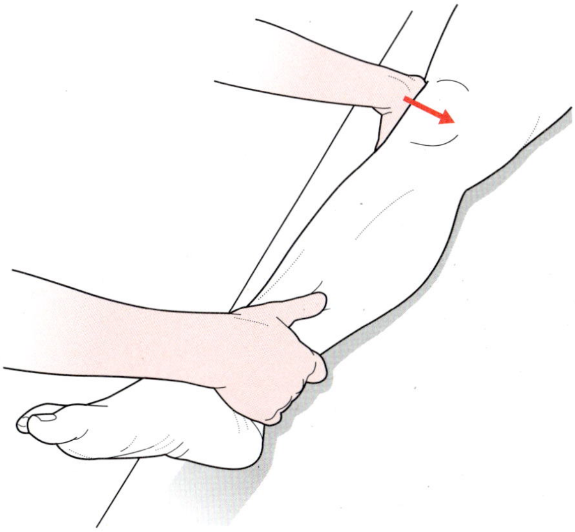

그림 9.8
외반 부하 검사

실습 9.7 계속

전 부하에 의해 자주 발생한다. 이 검사에서 추가적인 외반 힘이 무릎에 가해진다. 건강한 무릎은 외반 힘이 가해질 때 단단하고 저항력이 느껴져야 한다. 손상받지 않은 쪽과 비교하여 부드럽거나 흐물흐물한 관절 가동의 끝 느낌이 있으면 과도한 관절 운동성을 의미한다. 손상의 중증도에 따라 관절 가동 끝 느낌과 관련된 통증이 있을 수 있다.

실습 9.8 발목 전방 당김 검사

소요 시간 1–2분

치료사는 한 손으로 경골의 원위부 앞쪽을 안정화시키고 다른 손으로는 종골의 후면에서 앞쪽 방향으로 당긴다(그림 9.9). 전방 이동 또는 부드럽거나 흐물흐물한 관절 가동 끝 느낌은 인대의 느슨함을 의미한다. 1°나 2° 염좌가 있을 때 이러한 과정은 통증을 유발할 수 있다. 3° 염좌에서는 저명한 움직임이 있지만 이환된 인대의 완전 파열로 인해 제한된 통증이 있다. 발의 전방 이동 검사 동안 발생하는 약간의 족배굴곡을 오해하지 마라(Lowe 2006).

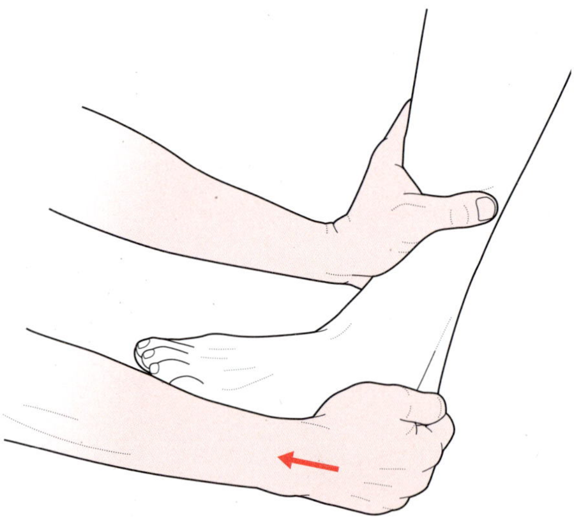

그림 9.9
발목 전방 당김 검사

전거골인대의 손상은 가장 흔한 하지 연부조직 부상이다(Garrick & Requa 1988). 각 발이 착지하면서 전체 체중부하가 놓여지면, 발목 관절에서의 과운동성은 저명한 퇴행성 변화를 초래할 수 있다. 발목 염좌와 같은 손상은 매운 흔해서, 많은 사람들은 이 검사를 실시할 때 어느 정도의 과운동성을 보일 수 있다. 중요한 임상적 문제는 과도한 운동성이 기존 관절 또는 연부조직의 통증(distress)에 기여하는지 여부이다.

신경 역학 검사 Neurodynamic tests

연부조직, 연부 조직과 뼈 사이 또는 인접한 뼈 사이에서의 말초신경 압박은 흔한 통증의 원인이다. 손목 관절 증후군(carpal tunnel syndrome)이나 이상근 증후군(piriformis syndrome)과 같은 신경 압박 증후군은 잘 설명되어 있지만, 특히 사지에서 신경 구조에 기계적 부하를 가하는 유일한 형태는 아니다. 최근의 관심은 신경계에서 가동성의 필요성과, 적절한 신경 가동성이 부족하면 연부조직 기능장애가 발생할 수 있다는 점에 초점을 맞추고 있다(Butler 2000; Shacklock 2005).

신경 역학 검사는 환자의 증상이 재현되는지 확인하기 위해 신경조직에 부하를 주도록 고안되었다. 통증은 신경 기능 장애의 흔한 증상이므로 많은 과정이 통증 유발검사로 간주될 수 있다. 그러나 신경 기능 장애에는 통증이 아닌 무감각, 감각 이상 또는 운동 약화를 유발할 수 있으므로 이러한 검사가 항상 통증을 유발하는 것은 아니다. 신경을 자극되는 위치에 계속 유지시키면 증상이 현저하게 악화될 수 있다. 신경 역학 검사에서 증상 증가에 의한 양성이 나오면 검사 자세를 풀어 신경의 압박이나 긴장을 완화시켜야 한다.

실습 9.9 하지 직거상

이 검사에는 여러 단계가 있다. 환자는 각 단계가 수행된 후 감각의 변화 또는 증상의 증가에 대하여 질문을 받는다(자세는 통상 30–60초간 유지된다). 증가된 신경학적 증상은 요추부위에서 신경근 압박의 가능성을 나타낸다. 환자는 치료 테이블에 바로 누운 자세를 취한다. 치료사는 이환된 쪽(증상이 느껴지는 쪽)의 다리를 마치 슬괵근의 스트레칭을 하는 것처럼 들어 올린다. 치료사는 환자가 증상의 재현을 보고할 때까지 다리를 들어 올린다(그림 9.10). 좌골신경은 약 70°의 고관절 굴곡에서 완전히 신장되어, 보통 이 지점에서 증상이 발현된다. 다리를 살짝 내려 증상이 감소하는지 확인한다. 이 약간의 움직임은 다음 단계가 수행될 때 증상이 슬괵근의 긴장으로 인한 것인지 감별하는데 도움을 준다. 이 위치에서 환자는 발을 족배굴곡하고 머리와 목을 굴곡한다(Lowe 2006). 만약 좌골 신경의 분포에 있는 증상이 이 단계에서 증가하면 검사는 양성으로 간주된다.

이 검사는 신경근에 압박을 가할 수 있는 하부 요추의 폐쇄를 검사하는데 사용된다. 신경학적 증상은 보통 좌골신경의 분포를 따라 하지로 내려간다. 많은 신경병리의 본질은 신경의 길이를 따라 실제 압박이나 이동성 제한이 어디에서 발생하는지 정확하게 식별하는 것이 어려울 수 있다. 신경근 병리는 연관된 피부 분절 내 어디에서든 증상을 유발할 수 있다. 말초 신경병증은 일반적으로 압박위치의 원위부에서 증상을 유발하지만 여전히 신경병리학적 위치의 정확한 확인을 어렵게 한다.

실습 9.10 팔꿈치 굴곡 검사

환자는 서거나 앉은 자세에서 전완부는 회외시키고 손목은 과신전한 상태에서 양쪽 팔꿈치를 완전히 굴곡한다(그림 9.11). 환자는 양쪽의 자세를 동시에 취해서 이환되지 않은 쪽과 비교할 수 있게 한다. 만약 증상이 60초 이내에 재현된다면, 척골신경이 주관절 터널(cubital tunnel)에서 압박될 가능성이 높다(Lowe 2006).

이 검사에서 팔꿈치가 굴곡상태로 유지되고 있기 때문에 주관절 터널에서 척골신경이 압박된다. 팔꿈치 굴곡은 또한 신경이 압박되는 것과 동시에 신경을 신장시킨다. 수많은 신경역학 검사는 신경에서의 압박과 긴장의 요소를 모두 가진다. 신경 압박

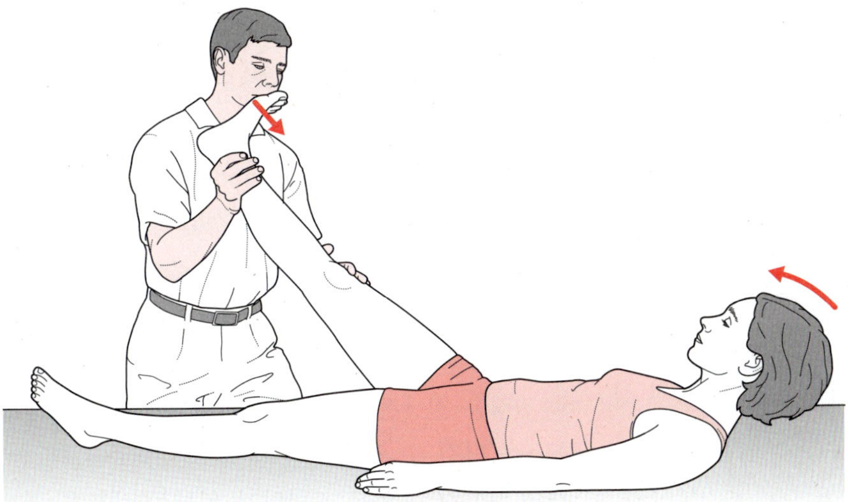

그림 9.10
하지 직거상(SLR)

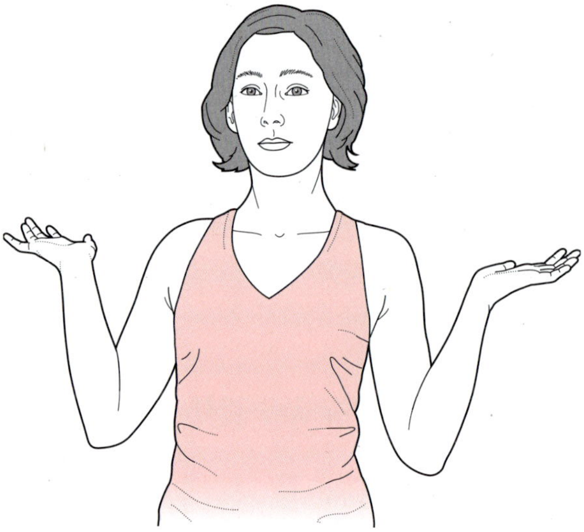

그림 9.11
팔꿈치 굴곡 검사

과 긴장의 증상은 동일하므로 증상 패턴에 의해 두 가지를 단순히 구분하는 방법은 없다. 많은 경우에 신경 병리의 정확한 위치를 찾아내는 것은 어렵기 때문에 전체 신경의 길이를 따라 압박과 긴장을 줄이는 게 치료적 접근으로 권장된다. 연부 조직 도수 치료는 이러한 목표를 달성하기 위한 훌륭한 치료 방법이다.

정형외과적 평가에 관한 수많은 교과서가 있으며 각각에는 위에서 기술한 것과 같은 특수검사가 과다하게 채워져 있다. 정형외과적 평가에 대해 처음 배우면서 수많은 명칭의 검사를 암기하고 적용하는 것에 너무 많은 강조를 하는 것이 일반적인 실수이다. 긴 목록의 검사 과정을 통해 실행하는 것은 치료사가 환자의 상태를 정확하게 평가할 수 없게 한다. Coady et al.(2003)은 의대생들이 여러 가지 검사에 의해 혼란스러워하며 많은 수의 검사를 암기하려고 시도하는 것이 압도적이라고 보고했다고 기술하였다. 가능한 모든 검사를 암기하는데 너무 많은 주의를 기울이면 HOPRS 프로토콜을 통해 제시된 전체적인 신체검사과정을 통합하는 본질과 효과적인 임상 추론을 개발하는 것을 놓치게 된다.

임상적 추론의 실제
Clinical reasoning in action

일부 경우에서, 치료사는 다수의 조직이 통증이나 불편의 원인이 되는 상황에 직면한다. 이것은 위에서 설명한 임상 추론 기술이 결정적으로 중요한 상황이다. 치료사는 장애의 원인을 식별하기 위해 해부학 및 운동학의 지식을 효과적으로 적용해야 한다. 임상적 추론 및 분석의 중요성에 대한 좋은 예가 다음에 설명되어 있다.

환자는 둔부 및 하지로 퍼지는 통증을 보고한다. 통증은 날카로우며 주기적인 이상 감각을 동반한다. 하지 직거상을 수행할 때 하지에서 약간의 증상 재현을 보인다. 그러나 증상이 하지 직거상 검사(신경 역학 검사)로 재현되더라도 불편감의 원인이 일차적으로 신경학적이라고 추정하는 것은 시기 상조이다. 하지 직거상이 좌골신경의 긴장을 증가시키고 이 부위에서 신경 병리의 증상을 증가시키지만, 이 검사의 유일한 효과는 아니다.

하지 직거상에서 슬괵근 또한 신장된다. 슬괵근은 좌골 결절에 부착되며, 천골 결절 인대 및 요배 근막으로 이어진다(Vleeming et al. 1999). 하지 직거상 동안 슬괵근에서 생성된 장력은 천골 결절인대를 통해 전달되어 천골의 위치를 끌어당길 수 있다. 천장관절의 기능장애는 좌골 신경과 같은 요골반 및 하지 증상을 유발할 수 있다. 천골 결절의 긴장은 천장관절의 병리를 자극하기에 충분하게 천골을 당길 수 있다. 결론적으로 환자의 불편감의 다른 잠재적 원인을 감별하기 위해 추가적인 평가가 필요하다.

정형외과적 평가의 이학적 검사 구성 요소는 다른 촉진 기술과 비슷하다; 지속적인 적용 연습을 통해서만 향상된다. 그럼에도 불구하고 효과적인 정형외과적 평가에는 임상 추론, 연부 조직의 구조 및 기능, 공통 병리, 적용된 해부학 및 운동학에 대한 지식이 포함되어야 한다. 이러한 다양한 요소들을 통합하는 치료사의 기술이 높을수록 연부 조직 기능장애의 본질을 더 빠르고 정확하게 평가할 수 있다. 조직 장애의 정확한 확인은 어떤 효과적인 연부 조직 치료법이 만들어지는 근거이다.

참고문헌

Boden SD, McCowin PR, Davis DO, Dina TS, Mark AS and Wiesel S(1990) Abnormal magnetic-resonance scans of the cervical spine in asymptomatic subjects. A prospective investigation. Journal of Bone and Joint Surgery American volume 72(8): 1178–1184.

Borenstein DG, O'Mara JW Jr, Boden SD et al. (2001) The value of magnetic resonance imaging of the lumbar spine to predict low-back pain in asymptomatic subjects: A seven-year follow-up study. Journal of Bone and Joint Surgery American volume 83-A(9): 1306–1311.

Butler D(2000) The sensitive nervous system. Adelaide, Australia: Noigroup Publications.

Coady D, Kay L and Walker D(2003) Regional musculoskeletal examination: What the students say. Journal of Clinical Rheumatology 9(2): 67–71.

Coady D, Walker D and Kay L(2004) Regional Examination of the Musculoskeletal System (REMS): a core set of clinical skills for medical students. Rheumatology(Oxford) 43(5): 633–639.

Craton N and Matheson GO(1993) Training and clinical competency in musculoskeletal medicine. Identifying the problem. Sports Medicine 15(5): 328–337.

Cyriax J(1982) Textbook of orthopaedic medicine, vol 1: Diagnosis of soft tissue lesions, 8th edn. London: Baillière Tindall. DiCaprio MR, Covey A and Bernstein J (2003) Curricular requirements for musculoskeletal medicine in American medical schools. Journal of Bone and Joint Surgery American volume 85-A(3): 565–567.

Garrick JG and Requa RK(1988) The epidemiology of foot and ankle injuries in sports. Clinics in Sports Medicine 7(1): 29–36.

Gracovetsky S(2007) Is the lumbodorsal fascia necessary. Paper presented at the Fascia Research Congress, Harvard Medical School, Boston, MA.

Lowe W(2006) Orthopedic assessment in massage therapy. Sisters, OR: Daviau-Scott.

Lowe W(2008) Suggested variations on standard carpal tunnel syndrome assessment tests. Journal of Bodywork and Movement Therapies 12(2): 151–157.

Matzkin E, Smith EL, Freccero D and Richardson AB(2005). Adequacy of education in musculoskeletal medicine. Journal of Bone and Joint Surgery American volume 87-A(2): 310–314.

Schleip R(2003) Fascial plasticity – a new neurobiological explanation. Journal of Bodywork and Movement Therapies 7(1): 11–19.

Schleip R, Naylor IL, Ursu D et al.(2006) Passive muscle stiffness may be influenced by active contractility of intramuscular connective tissue. Medical Hypotheses 66(1): 66–71.

Shacklock M(2005) Clinical neurodynamics. Edinburgh: Elsevier.

Sherman KJ, Cherkin DC, Kahn J et al.(2005) A survey of training and practice patterns of massage therapists in two US states. BMC Complementary and Alternative Medicine 5: 13.

Stockard AR and Allen TW(2006) Competence levels in musculoskeletal medicine: Comparison of osteopathic and allopathic medical graduates. Journal of the American Osteopathic Association 106(6): 350–355.

Vleeming A, Mooney V, Dorman T, Snijders C and Stoeckart R(1999) Movement, stability, and low back pain. New York: Churchill Livingstone.

Woolf AD(2003) How to assess musculoskeletal conditions. History and physical examination. Best Practice and Research. Clinical Rheumatology 17(3): 381–402.

Yahia LH, Pigeon P and DesRosiers EA(1993) Viscoelastic properties of the human lumbodorsal fascia. Journal of Biomedical Engineering 15(5): 425–429.

동작 평가

Evaluating movement

제 **10** 장

Warrick McNeill and Sarah Mottram

건강한 동작 Movement health

"인간의 경험을 향상시키기 위해 동작을 최적화함으로써 사회를 변화시킨다."

이 단순하고 명확한 문장은 2013년 미국 물리치료협회(APTA)에서 비전 진술문(Websource 1)으로 채택된 것이다. 그것은 물리적 요법의 토대 위에 "동작"을 하나의 교리로 두었다. 그러므로 "건강한 동작"을 달성하는 것은 환자를 위한 치료사의 핵심 목표인 것이다(McNeill & Blandford 2015; Sahrmann 2014). APTA의 비전 원칙에 대한 지침 원칙의 광범위한 견해는 "동작"의 파급 효과는 사람들의 "사회 참여와 사회 기여"로서 건강을 넘어서고, "최적의 삶과 삶의 질을 위한 열쇠"라고 지적했다.

건강한 동작은 "부상이 일어나지 않고, 통제가 가능한 동작이면서도 운동하는 자가 움직이는 방법을 선택할 수 있는 상태"로 정의되어 있다(Blandford 2014a, McNeill & Blandford 2015).

건강한 동작에는 운동 키네틱 체인(kinetic chain)전반에 걸쳐 관절, 팔다리, 거들 및 척추의 동작의 작은 구성 요소로 이루어진 고품질의 "기능적 운동"이 포함된다.

*건강한 동작*을 평가하는 것은 기능적 동작을 생성하는 전체 패턴을 조사하는 것을 포함할 수 있지만, 이 동작 내에서 한 방향에서만 단 한 개의 관절에서 동작 오류가 발생할 수도 있다. 미세한 평가는 그 잘못이 발생한 임계점에도 관심이 있을 수 있다(Comerford & Mottram 2012).

Bartford(2014b)는 개인의 필요성을 제안한다.

1. 신체, 동작 및 동작의 질에 대한 *인식*
2. 신경근골격계의 소프트웨어(중추 신경계(CNS)) 및 하드웨어(근육 및 구조)의 *컨트롤*
3. *다양한 강도*: 자세 작업은 신체적인 작업의 강도가 낮을 때 수행해야 하며, 강도가 높은 작업은 적절한 강도의 근력을 충족시켜야 한다.
4. *가변성*: 단일 이동 작업에 사용할 수 있는 다양한 이동 전략을 사용할 수 있어야 한다.

치료사는 이 네 가지 요소의 개별 요소 또는 결합 요소에 영향을 줌으로써 동작 관련 문제에 접근할 수 있다.

- 체성 치료사는 신체 *인식*을 증가시킴으로써 건강한 동작을 향상시키는 것을 목표로 한다: 간단하게 입력에 영향을 주어 동작의 결과를 향상시키는 것이다.
- 신경근골격계 재활치료 범위 내에서의 운동 훈련이나 또는 반복되는 기능적 운동은 *통제*를 개선시키기 위한 시도로 생각할 수 있다.
- 운동의 *강도*가 원하는 목표(심혈관 훈련과 함께)와 일치하도록 신체적 도전에서 적절한 횟수의 반복을 사용하여 웨이트 트레이닝에서 반복적인 최대치 사용에 대한 원리가 피트니스 업계의 기반을 형성한다.
- 아마도 가장 덜 이해되는 요소는 *가변성*일 것인데, 하지만 이 요소는 다른 분야에서, 댄스, 체조 및 필라테스 훈련에서 실행되는 것과 동일하거나 매우 유사한 운동을 계속해서 반복되거나 또 다른 면 또는 역 순으로 하는 것이지만, 그러나 두뇌의 운동 통제 센터에게 유사한 운동

을 위한 많은 기억심상 선택을 개발하는 기회를 주어서, 신경계적으로 그리고 구조적으로 동작 시스템의 견고성을 개량하도록 한다.

동작 "*질병(dis-ease)*"은 Sahrmann(2014)의 렌즈를 통해 볼 수 있는데, 병리 운동학 및 병리학적 단어의 음절 순서에 중점을 두고 있다. 전자는 병리학 및 통증이 동작 패턴을 변경할 수 있고, 후자는 잘못된 동작 패턴이 병리학을 만들 수 있다고 설명한다.

Hodges and Tucker(2011)는 사람들이 왜 다르게 움직이는지에 대한 병리동작학적(patho-kinesiologic) 설명을 심화시키려는 이론을 제시하고 있는데, 자신이 하는 일이 자명하다는 것을 나타내는 것이다.

Dingenen과 그의 동료들에 의해 2015년에 발표된 연구 논문에는 금본위제와 연구실의 3차원 다중 관절 평가를 임상 2차원 시상 평면 수직 점프 착륙에 관한 전략(비디오 분석)과 비교해 놓고 있다. 그들은 무릎과 고관절을 상대적으로 적게 굽히고 뛰어 내릴 때, 대퇴사두근 및 무릎 관절에 더 큰 힘이 가해진다는 것을 확인하고 있다. 또 다른 착륙 전략은 무릎을 고관절보다 상대적으로 더 많이 굽히거나, 더 많은 몸통, 고관절 및 무릎 굴곡을 포함하고 있는 무릎 보호 전략이다. 그들은 2차원 검사에서 고관절 굴곡의 정도를 감소시키는 것이 3차원 결과와 관련이 있음을 발견했다.

Dingenen과 그의 동료들은 고관절을 덜 굴곡시킨 동작 전략이 무릎 부상의 위험을 가져온다는 예측을 할 수 있으며, 따라서 동작병리학적(kinesiopathologic) 일 수 있다고 제안한다.

이 테스트는 실용적인 예로서 본문에서 나중에 설명되고 있다(실습 10.3 참조).

통증이 있는 사람들은 모터 피질(motor cortex)의 재구성으로 인해 운동 조절의 변화를 보여 준다. 예를 들면, 뇌에 있는 극하근의 모터 표현이 경두개 자기 자극(fMRI)을 사용하여 양쪽 모두 평가되었는데(Ngomo et al. 2015), 일측의 회전근개 건초 합병증은 영향을 받은 쪽 대뇌 피질의 흥분성을 비대칭으로 감소시켰다. 연구자들은 이것이 통증의 만성과 관련이 있지만, 그 강도는 아니라고 제안했다. 그들은 "대뇌 피질의 재구성은 신경병증성 통증 증후군에서 나타나는 통증의 정도와 관련이 있을 수 있지만, 근골격계 질환의 경우 만성과 더욱 관련이 있을 수 있다"고 말한다.

경두개 자기 자극(fMRI)을 사용하여 관찰된 만성과 모터 피질(motor cortex)의 변화 사이의 이 연결은 다음과 같은 연구를 포함하여 수많은 연구에서 확인되었다:

- 무릎 관절염(Shanahan et al. 2015).
- 외측상과통(lateral epicondylalgia)(Shanahan et al., 2015).
- 비 특이성 만성 요통(Schabrun et al., 2015).

고통에 처한 사람들은 운동 리크루트 변화를 통해 근육 기능의 변화를 보여준다.

- Worsley et al.(2013)은 통증과 어깨 충돌의 징후가 있는 젊은 성인에서 모터 조절 운동(motor control exercise)요법 이전에 피험자가 전거근과 하승모근에 리크루트 장애가 있다는 것을 보여주었다. 이 연구에서 모터 리크루트의 변화는 견갑골 성향에 집중하여 어깨에 대한 모터 컨트롤 재훈련하는 10주 동안의 모터 제어 운동 체제에 의해 뒤집혔다. 견갑 모양의 성향이 개선되었을 뿐만 아니라, 기능이 크게 향상되고, 통증이 감소되었다.
- 비 특이성 만성 요통(NSCLBP) 연구 저자 Van

Damme et al.(2014)과 참고인 O'Sullivan (2000, 2005): "모터 컨트롤 장애(MCI)는 요통 환자의 30%에서 나타나며(굴곡 관련 MCI는 임상 실습에서 관찰되는 가장 흔한 질환이다)(2000)." Van Damme과 그의 동료들은 표면 근전도 검사를 사용하여 건강한 피험자에게서 허리 굴곡 운동 조절 장애(MCI)를 구별할 수 있다는 것을 발견했다.

통증이 있는 사람들에게서 발생하는 모터 리크루트(motor recruitment)의 변화는 변동성의 상실과 그 개인에 대한 모터 계획에 있어 선택의 상실을 의미하는 것이다.

Moseley와 Hodges(2006)는 개인의 요통이 해결된 후에도 정상적인 자세 전략이 되돌아오지 않는다고 제안했다. 견고한 모터 시스템은 모터 작업의 탐색적 변화를 허용하며, 통증으로 인해 이것이 사라지면 적응성이 방해를 받으면서 만성의 위험이 증가하게 된다.

동작에 대한 평가 Movement evaluation

그러므로 고통과 상처의 원인이던 통증이나 상처로 인한 결과 인지와는 관계없이 동작 결함이 평가되어야 한다는 것이 점차 분명해지고 있다. 정확한 평가와 결과는 동작에 대한 컨트롤을 최적화하기 위한 정확한 재활의 개입을 제안할 수 있으므로, 환자의 회복 속도를 최대화하고, 첫 부상 또는 재부상 위험을 줄일 수 있다는 것이다.

동작 컨트롤은 개인이 동작을 통제할 수 있는 인지 능력에 도전하는 시험으로 평가할 수 있다(Comerford & Mottram 2012, McNeill 2014b, Mischiati et al. 2015). 동작에 대한 평가가 성공하기 위해서는 신뢰할 수 있고, 유효하며, 쉽게 재현이 가능해야 한다.

시각적 평가는 관상면에서의 다이나믹한 골반과 무릎의 열악한 정렬 상태를 가진 젊은 운동선수를 식별하기 위한 타당하고 신뢰할 수 있는 도구로 입증되었다(Youngman et al. 2013). Mischiati et al.(2015)는 The Performance Matrix에서 가르쳐진 "일련의 시험(battery of tests)" 접근법에서도 이를 발견했다. 만약 치료사가 경험하게 된다면, 이것은 신뢰성을 더욱 향상시키는 것으로 보인다(Gribble et al. 2013; Luomajoki et al. 2007).

스포츠에서의 프리 시즌 선별은 이제 일상적인 것이며, 종종 관절 가동성, 근육 확장성, 지구력 및 체력을 측정할 뿐만 아니라, 피트니스 테스트 및 생리학 테스트를 한다(Butler et al. 2010). 그러한 테스트는 시즌 동안이나 부상을 입은 경우 참조 사항을 재검토하기 위한 벤치마크를 제공하는 역할을 하고, 해결해야 할 제한적 사항을 알려 주지만, 부상을 예측하지는 못한다(Butler et al. 2010).

- 동작 평가에 대한 현대적 사고는 Kendall (2005)의 근육 기능에 관한 초기 연구 자료에 기반을 두고 있다. Kendall과 그의 동료들의 관심은 "근력의 등급 테스트와 힘과 기능의 상호 관계 분석"에 있었다(Comerford & Mottram 2012).
- Janda 역시 처음에는 개별 근육 검사에 관심이 있었다. 1949년 21세 때 체코에서 출판된 그의 첫 번째 저서가 이 주제에 관한 것이었다. 그러나 그는 고관절 신전 과정에서 대둔근을 사용하는 대신에 이 동작에 도움을 주기 위해 골반을 전방으로 기울이는 피실험자에게서 전형적으로 보고된 동작 패턴과 근육 불균형 그리고 기능장애 패턴에 관심을 갖게 되었다.

- 그래서 Janda는 *개별적 근력*이 아닌 *근육 기능*을 테스트하는데 관심을 두었고, 그의 치료 전략은 일상적인 강도 훈련 방법과는 달리 간단한 운동과 불안정한 표면을 사용하여 감각모터(sensorimotor) 훈련에 집중되었다(Page et al. 2010).
- Janda는 또한 단축된 근육 조직의 확장성에 초점을 맞추었다(Janda 1996).
- Sahrmann은 상대적 유연성 개념을 사용하여 동작 장애에 대한 진단 틀을 개발하여 동작에 영향을 받기 쉬운 동작 방향을 찾고 있다(Sahrmann 2002). 그녀의 치료 접근 방법은 동작에 제한이 있는 분절과 너무 많이 움직이는 부위를 향상시키기 위해 운동을 사용하는 것이다.

노트

Janda의 연구 작업에 대한 자세한 내용은 5장을 참조하라.

동작의 질 및 동작 제어는 이제 동작 효율성의 중요한 요소로 간주되며(Roussel et al. 2009), 부상을 입지 않은 대상을 조사하는 평가 프로토콜에 초점을 맞추고, 부상을 입기 쉬운 키네틱 체인(kinetic chain) 내에서 비 증상적 결함을 관찰한다(Mischiati et al. 2015).

동작 평가 시스템은 모두 동작 테스트를 활용하지만, 유용한 정보를 얻기 위해서는 테스트를 일련의 시험(battery test)으로 그룹화해야 할 필요가 있다. 아직까지는 일부 개별 테스트만이 유효하고 신뢰할 수 있는 것으로 확인되고 있다. Carlsson과 Rasmussen–Barr(2013)는 골반 기울기나 몸통의 측면 변위와 같은 오직 하나의 요인만 검사하는 테스트가 관찰자 간 및 관찰자 내 테스트에서 매우 잘 일치하지만, 하지만 요인 수가 증가함에 따라 그와 같이 척추 또는 골반을 변위시키거나 사지에서의 보상 동작을 하는 것은 그러한 동의를 얻는 것이 더욱 어려워진다.

The Foundation Matrix 보고서의 9가지 선택된 시험에 대한 유망한 결과가 선택된 시험에서 허용되는 평가자 간 및 평가자 내의 신뢰성(Mischiati et al. 2015)에도 불구하고 전체 시스템 검증은 아직 멀다고 보인다.

최근의 초기 연구에서는 운동 기반 하위 그룹화의 다른 방법들 간에 있어서 시너지와 차이점들을 살펴보았는데, 한 시스템에서 발견된 하위 그룹이 다른 시스템을 사용하여 더 세분화 될 수 있음을 의미하는 동작 평가 시스템의 요소 간에 일부 중복이 발견되었다. 저자는 통합된 평가 모델이 치료 표적화를 개선할 수 있다고 제안했다(Karayannis et al. 2015).

치료에 동작 평가 결과 사용

Using movement evaluation findings in treatment

동작 평가 그 자체는 환자의 변화에 영향을 미치지 않는다; 평가 결과에 가치를 부여하는 것은 경영자의 제안이므로, 동작 평가의 치료 전략을 이해하는 것이 매우 중요하다.

동작 평가를 하면 치료사에게 치료 전략에 대한 선택의 폭을 넓히는 정보를 얻을 수 있으면서, 또한 특정 동작 장애에 대한 발견은 특정 운동을 선택할 수 있게 하는데, 거기에는 영국의 국립 건강관리 최고 연구소(NICE)와 같은 기관에서 제공하는 것과 같이 운동 프로그램에 에어로빅 활동, 동작 지시 사항, 근육 강화, 자세 컨트롤 및 스트레칭이 포함되어 있다(NICE Guidelines 2009).

치료적 접근법을 변경할 수 있는 비특이적 만성 요통(non-specific chronic low back pain, NSCLBP)과 관련된 생리심리사회적 요인에도 불구하고, 특정 동작 장애에 대한 구체적인 운동도 가르쳐야 하고, 기간을 두고 재확인되어야 하며, 환자는 그 절차에 순응해야 한다(McNeill 2014a).

병리해부학적 진단 기반을 둔 프로토콜(예를 들면, 슬개골 부정렬을 위해 설계된 프로토콜)에서 특정 환자에게 개별화된 증거 기반 치료 운동을 차별화하면 잠재적으로 불필요한 여러 가지 운동을 줄일 수 있다. 이러한 "추가" 운동은 프로토콜 기반 운동 중재에 필요한데, 대부분 개인의 경우 교과서와 다르기 때문에 그 상태의 개인에게 있어서는 존재하지 않을 수도 있는 다양한 변수를 제공해야 하기 때문이다. 따라서 임상적 추론이 운동 설계 과정 중에 반드시 활용되어야 한다.

목표와 목적이 고려되어야 하고, 재활 기간을 통한 변화에 따라 변동도 되어야 한다. 비선형적 접근이 이루어져야 한다(박스 10.1).

박스 10.1 치료사가 반드시 물어 보아야 할 사항:

- 왜 이 운동을 해야 하는가?
- 어떤 수준의 노력을 기울여야 하는가?
- 어떤 운동인가 – 얼마나 오래, 얼마나 많은 반복, 얼마나 자주?
- 언제 진행할 수 있는가?
- 언제 중단해야 하는가?
- 효과가 있는지 어떻게 알 수 있는가?
- 어떤 시간대에 변화가 나타나야 하는가?
- 위험 사항은 무엇인가(Comerford & Mottram 2012)?

치료사의 스킬과 실제 사례
Therapist skills and practical examples

근골격계와 관련된 모든 치료사는 평상시 치료에 동작 평가를 어느 정도 사용한다. 전체 키네틱 체인을 철저히 테스트하는 것은 바람직하지만 시간이 오래 걸릴 수 있다. 하지만, 제어할 수 없는 동작 또는 동작에 취약한 방향의 일반적인 패턴에 대한 인식을 계층화시키는 것은 치료사가 환자의 동작 질의 관리에 일차적으로 참여할 수 있는 시점까지 관리 선택을 알리는데 시간을 할애할 수 있다.

치료사는 *건강한 동작* 개념에 대한 건전한 배경을 개발해야 하며, 하나의 동작 평가 시스템에 능숙해야 하므로, 연구자는 동작 평가 및 관리를 계속해서 명확히 하여야 하고, 치료사는 자신의 기술을 세밀하게 조정하고, 모범 치료 사례를 받아들이기 위해 그들의 접근법에 적응해 가야 한다.

관찰 Observation

환자의 동작 패턴을 정확하게 관찰하는 것이 기본이다(특별 주제 3, 시각적 평가 참조).

실습 10.1 *무릎 굴곡 테스트*

예를 들면, 무릎 굴곡 테스트를 시행해 보라 (그림 10.1).

이 동작 테스트는 Sahrmann(2002)에 의해 그녀의 "상대적인 유연성" 개념의 한 예로 설명되어 있다. 관절을 가로 지르는 근육과 연부조직이 수동적 또는 능동적으로 경직되어 있을 때, 그것이 관절의 움직임에 영향을 미칠 수 있다고 이해하는 것은 중요하다.

훈련의 효과로 인해 근육의 벌크(bulk)가 증가

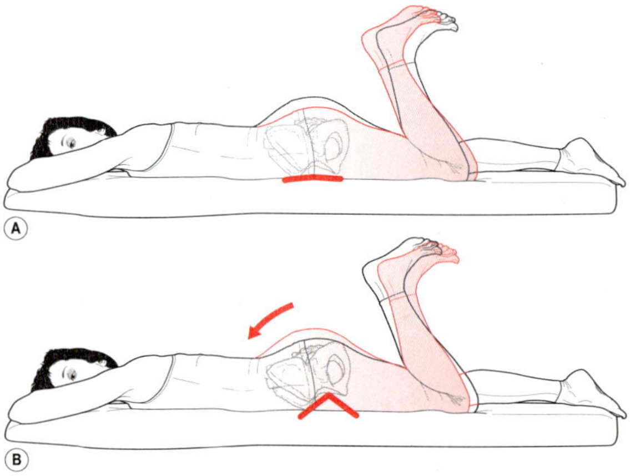

그림 10.1
엎드려 누워 무릎을 굽힌 자세를 취한다. (A) 골반의 전방 경사가 없이 능동적으로 무릎을 굽혀 엎드려 누운 자세. (B) 골반의 전방 보상 굴곡을 일으키는 "경직된" 힙 굴곡근 상태에서 능동적으로 무릎을 굽혀 엎드려 누운 자세. 상대적인 유연성의 예에서, 능동적인 무릎 굴곡은 거의 동일한 가동범위에 도달한다. (A)에서는 전방 경사 안정화 근육, 하부 복사근 및 대둔근의 경직성이 균형을 이루고 있으나, (B)에서 골반 부위의 둔근과 복부 안정근의 리크루트 부족이나 또는 대퇴직근의 과도한 경직으로 인해 허리골반 부위가 앞쪽으로 기울어져 있다.

하면, 관절의 가동범위는 전반적으로 더 경직되어 질 수 있다. Sahrmann은 경직된 것과 느슨한 스프링의 유사한 점을 관절이 느슨하게 유지되어 있는 부위와 경직되어 있는 부위를 관찰하는데 사용하고 있다.

- 검사 대상자는 엎드려 누운 자세를 취해야 하며, 한쪽 무릎은 135° 수동적으로 굽혀 놓도록 한다.
- 무릎은 허리 또는 골반의 전방 경사 없이 135°까지 굽힐 수 있어야 한다.
- 만약 전방으로 기울어짐이 발생하면, 이는 상대적인 유연성의 예가 될 수 있는데 – 전방 기울기를 조절하는 연부조직 구조가 대퇴직근보다 덜 경직되어 있는 것이다.
- 만약 대퇴직근이 단축되어 있지는 않지만 경직되어 있는 경우, 치료사는 전방 경사를 방지하기 위해 골반을 안정시키고, 무릎이 여전히 135°로 굽혀져 있는 것을 확인해야 한다; 그러나 대퇴직근이 단축되어 있으면, 무릎은 그 가동범위를 달성하기 전에 굴곡을 멈출 것이다.
- 만약 이 테스트가 대상자가 무릎을 스스로 굽히는 상태에서 능동적으로 이루어진다면, 이것은 대상자가 무릎을 135° 벤치마크까지 굴곡시키는 동안 골반 기울기를 컨트롤하는 자동 안정화 효과를 생성하는 대상자의 능력을 테스트할 수 있게 될 것이다.

검사의 해석을 통해 치료사는 무릎 굴곡 시 전방 경사를 방지하는 근육의 경직도를 높이기 위해서 인지 컨트롤(cognitive control)을 적용시킬 것인지, 또는 대퇴직근 확장성을 높이기 위한 테크닉을 적용시킬 것인지를 선택할 수 있게 된다.

동작이 일어나는 곳과 가동범위의 어떤 부분을 관찰하고, 발견된 것을 해석할 수 있는 능력은 동작을 평가하는 중요한 요소가 된다.

Van Dillen et al.(2003)은 이 테스트의 변형된 테스트에서, 허리 회전이 동반된 신전, 허리 신전, 그리고 허리 신전이 환자의 통증에 대한 방향을 설명할 수 있음을 보여준 반면, Loumajoki et al.(2008)는 환자와 건강한 대조군 간 반응의 차이를 나타냈다.

- 이 테스트를 다른 대상자에게 적용하면 위에서 설명한 변수 반응을 식별할 수 있는가?
- 다른 대퇴직근의 상태를 확인할 수 있는가? 정상? 경직? 단축 및 경직?
- 이것으로 어떤 치료 선택을 할 수 있겠는가?

실습 10.2 *선 자세에서의 전방 굴곡 테스트*

동작의 분리에 대한 테스트가 자주 적용된다.

Roussel et al.(2009)은 선 자세에서의 *전방 굴곡 테스트*(그림 10.2)를 통해 댄서들의 하지 또는 허리 부상의 위험성 증가를 예측했다.

- 대상자는 요추를 중립 상태로 해서 서 있게 하는데, 즉 그것은 골반의 전후방 기울기의 중간 범위이다.
- 대상자는 요추를 굴곡이나 신전을 시키지 않은 상태에서, 힙(고관절)을 50°로 굽히게 한다.
- 힙 굴곡을 요추 굴곡(또는 신전)으로부터 분리시키는 능력은 척추를 중립 위치에 유지하기 위한 몸통 근육의 안정된 독자적인 활성화에 의해 생성될 수 있다.
- 테스트가 컨트롤의 실패를 나타내려면, 그 동작은 지시와 교정에 의해 개선될 수 없어야 한다(Luomajoki et al. 2007).
- 이 테스트를 다른 대상자들에게 적용할 때, 여러분의 테스트 결과는 무엇인가?
- 힙(고관절)을 50°까지 굴곡 시, 요추가 중립이 되지 않는 그 순간을 확인할 수 있는가?
- 만약 그렇다면 어떤 치료/재활 전략을 적용할 수 있는가?

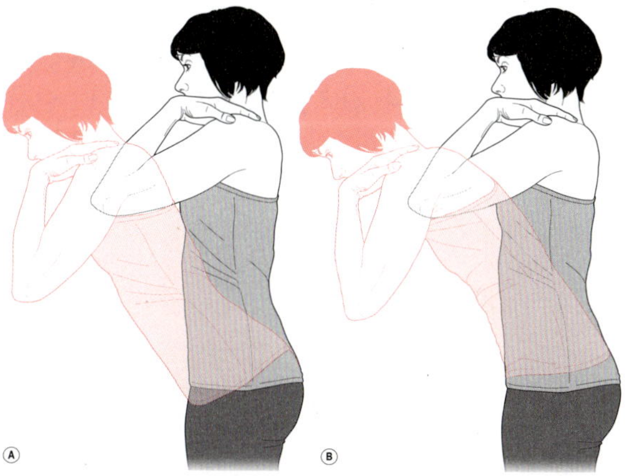

그림 10.2

선 자세에서의 굴곡. (A)힙 굴곡 동작 중에 허리 만곡의 유지를 보여주는 올바른 분리 패턴. 치료사는 환자가 신체 큐 신호를 사용하여 둔부 굴곡/요추 굴곡 분리 동작 중에 요추 전만을 유지하는 방법을 알 수 있도록 도움을 줄 수 있다. 치료사는 환자의 고유 수용력을 향상시키는 데 도움이 되도록 환자의 하부 각 네 개의 극돌기와 천골 꼭대기 부분을 손가락 끝으로 만질 수 있다. (B)선 자세에서의 굴곡에서 허리와 흉부에서 굴곡이 일어나는데, 이는 척추 및 힙의 굴곡과 관련된 것이다.

실습 10.3 *두 다리로 뛰어내리는 수직 점프 테스트*

이 테스트는 높은 하중력을 사용하는 것인데, 즉, 이 테스트를 통과하기 위해서는 근육 강도가 요구된다.

여성 운동선수는 역동적 하체 동작을 하는 중에 골반의 폭 때문에 무릎 부상의 위험이 증가한다.

이러한 3차원 동작은 두 다리로 뛰어내리는 수직 점프 테스트(DVJ)를 측면에서 관찰해 보면 보다 쉬운 2차원 운동으로 축소될 수 있다(그림 10.3).

Dingenen et al.(2015)은 착륙 전략과 관련하여 착지에 관련된 복잡한 3차원적 하체 동작이 무릎 부상 위험을 줄이기 위해 바람직한지를 판단하는 데 도움이 되는 착륙 전략의 가장 중요한 부분이라고 제안한다.

- 대상자에게 발을 20cm(8인치) 벌리고, 높이 30cm(12인치)의 박스 위에서 두 다리로 수직 아래로 뛰어 내리게 한다.
- 만약 테스트가 비디오로 촬영되고 있다면, 측정은 수직 점프 이전에서 착륙의 가장 심부 부분까지 이루어져야 한다.

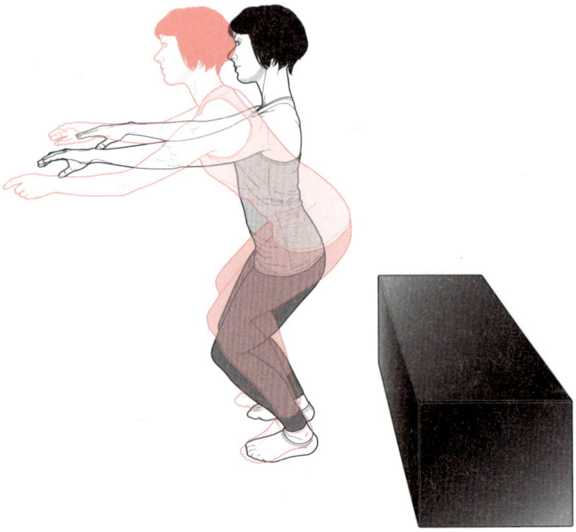

그림 10.3

"두 다리로 수직으로 점프하여 뛰어 내리는" 착지. 이 예는 최소한의 힘과 무릎 굴곡을 최소화하여 "서서" 착지하는 자세와 더 바람직하게 "힙과 무릎을 굴곡" 시켜 착지하는 자세의 두 가지 착지자세 전략을 중첩해 놓고 있는데, 후자의 전략에서는 착지력이 둔부 근육 조직에 일차적으로 흡수되고, 무릎 신전 근육 조직에 추가로 흡수된다.

다음의 3가지 일반적인 착지 전략을 사용할 수 있다:

1. 힙과 무릎 굴곡이 거의 없이 선 자세에서의 착지 전략
2. 힙 굴곡은 적고, 무릎 굴곡이 심한 자세에서의 착지 전략
3. 힙과 무릎은 굴곡시키고, 발은 족배굴곡시킨 자세에서의 착지 전략.

Dingenen과 그의 동료들이 제시하고 있는 후자가 무릎 보호에 더좋은 자세이다.

둔부 근육에 하중을 흡수하는 것이 중요하다고 간주되므로, 힙의 굴곡은 테스트 도중 평가자가 눈여겨 보아야 할 가장 중요한 요소이다.

부상 예방 프로그램을 위해서, Dingenen과 그의 동료들은 동작 재교육은 DVJ 동안 힙과 몸통 굴곡의 양을 증가시켜서 무릎 동작의 높은 위험성을 없애야 하는데 목표를 두어야 한다고 제안했다.

10cm(4인치) 박스에서 한쪽 다리로 뛰어내릴 때도 마찬가지로 그 결과와 조언은 비슷하다.

- 이 테스트를 적용할 때 다양한 착지 전략을 관찰할 수 있는가?
- 비디오 녹화를 활용하는 것이 이러한 판단을 내리는 가장 좋은 방법이 된다.
- 만약 덜 바람직한 착지 전략을 관찰했다면, 이것으로 어떤 치료 선택을 할 수 있을 것인가?

어깨 기능장애 Shoulder dysfunction

치료사는 문제 해결 및 동작 해결책을 사용하여 적절한 운동 처방의 기초를 마련해야 한다. 다음 어깨 거들의 예가 이것을 설명하는 데 도움이 될 것이다.

회전근개 관련 어깨통증(RCRSP)은 Lewis (2016)가 하견봉(충돌) 통증(subscromial (impingement) pain), 회전근개 염좌 및 파열(부분 및 전체 모두)을 포함하는 어깨 상태를 포함하는 용어이다.

병인학 이론에 대해 Lewis는 단일 구조에 어깨 문제를 국한시키는 것이 어려운데, 이는 건을 하나의 구조로 융합시키는 회전근개의 기본 디자인 때문이라고 한다.

그는 또한 견봉에 의한 자극이 회전근개 증상을 일으킨다는 것이나, 견봉의 말단부의 모양이 그 증상과 관련이 있다고 하는 견해에 의문을 제기하고, 실제로 견봉하 감압술 수술이 구조화되고 잘 관리된 운동 프로그램보다 효과적이라고 한다(Ketola et al 2013).

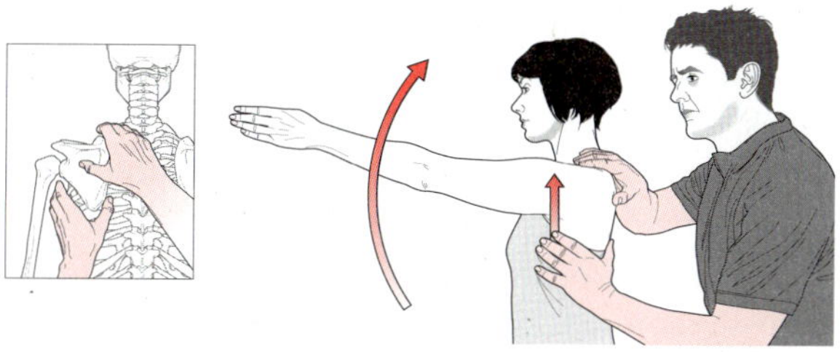

그림 10.4
어깨 증상 수정 절차. 이 예에서, 치료사는 만약 능동적인 어깨 굴곡이 일어나는 동안에 견갑골이 부드럽게 상승되면, 어깨 굴곡 동작이 통증을 감소시키는지 여부를 테스트 하고 있다.

Lewis는 RCRSP 환자가 통증이 적고 기능이 좋아지기를 바란다. 이를 위해 그는 환자가 제시하는 증상이 나타나는 동작(종종 어깨 굴곡)에 어깨 증상 수정 절차(Lewis 2009)(그림 10.4)를 제안했는데, 이는 치료사가 등의 후만 변형을 줄이기 위해 또 다른 동작이나 테이핑을 추가하거나, 견갑골을 상하로 조정, 내외 회전, 전후방 경사, 내회전 또는 외회전을 추가하여 견갑골의 위치를 변경시키거나, 동작 중 상완골두의 위치를 변경시키는 것이다.

증상을 완화시키는 동작은 특정한 부드러운 운동 체제의 기초가 된다.

현재 동작 시스템, 평가 및 관리에 중점을 두고 있는 분야는 점차 커지고 있다. 이러한 예제 및 테스트가 추가 학습 또는 트레이닝을 통해 탐구할 수 있는 통찰력을 제공하기를 바란다.

참고문헌

Blandford L(2014a) Injury prevention and movement control. Core values and posture, vol 1. London: YMCAed.

Blandford L(2014b) Injury prevention and movement control. Warm up, flexibility and resistance training, vol 2. London: YMCAed.

Butler RB, Plisky P, Southers C, Scoma C and Kiesel BK(2010) Biomechanical analysis of the different classification of the functional movement screen deep squat test. Sports Biomechanics 9(4): 270–279.

Carlsson H and Rasmussen-Barr E(2013) Clinical screening tests for assessing movement control in non-specific low-back pain. A systematic review of intra- and inter-observer reliability studies. Manual Therapy 18: 103–110.

Comerford M and Mottram S(2012) Kinetic control: The management of uncontrolled movement. Edinburgh: Elsevier, Churchill Livingstone.

Dingenen B, Malfait B, Vanrenterghem J, Robinson MA, Verschueren SMP and Staes FF(2015) Can two-dimensional measured peak saggital plane excursions during drop vertical jumps help identify three-dimensional measured joint movements? Knee 22(2): 73–79.

Gribble PA, Brigle J, Pietrosimone BG, Pfile KR and Webster KA (2013) Intrarater reliability of the functional movement screen.

Hodges PW and Tucker K(2011) Moving differently in pain: A new theory to explain adaptation to pain. Pain. 152(3 Suppl): S90–S98.

Journal of Strength and Conditioning Research 27(4): 978–981.

Janda V(1996) Evaluation of muscle imbalance, in Liebenson C(ed), Rehabilitation of the Spine. Baltimore: Williams and Wilkins.

Karayannis NV, Jull GA and Hodges PW(2015) Movementbased subgrouping in low back pain: Synergy and divergence in approaches. Physiotherapy 102(2): 159–169.

Kendall F, McCreary EK, Rovance PG, Rodgers MM and Romani WA(2005) Muscles testing and function with posture and pain, 5th edn. Baltimore: Lippincott Williams and Wilkins.

Ketola S, Lehtinen J, Rousi T, Nissinen M, Huhtala H, Konttinen YT and Arnala I(2013) No evidence of long-term benefits of arthroscopic acromioplasty in the treatment of shoulder impingement syndrome: Five-year results of a randomised controlled trial. Bone and Joint Research 2(7): 132–139.

Lewis J(2009) Rotator cuff tendinopathy/subacromial impingement syndrome: Is it time for a new method of assessment? British Journal of Sports Medicine 43: 259–264.

Lewis J(2016) Rotator cuff related shoulder pain: Assessment, management and uncertainties. Manual Therapy 23: 57–68.

Luomajoki H, Kool J, Bruin ED and Airaksinen O(2007) Reliability of movement control tests in the lumbar spine. BMC Musculoskeletal Disorders 8: 90.

Luomajoki H, Kool J, Bruin ED and Airaksinen O(2008) Movement control tests of the low back: Evaluation of the difference between patients with low back pain and healthy controls. BMC Musculoskeletal Disorders 9: 170.

McNeill W(2014a) Pilates: Ranging beyond neutral. [Editorial]. Journal of Bodywork and Movement Therapies 18: 119–123.

McNeill W(2014b) The double knee swing test: A practical example of the performance matrix movement screen. Journal of Bodywork and Movement Therapies 18: 477–481.

McNeill W and Blandford L(2015) Movement health. Journal of Bodywork and Movement Therapies 19: 150–159.

Mischiati C, Comerford M, Gosford E et al.(2015) Intra and inter-rater reliability of screening for movement impairments: Movement control tests from The Foundation Matrix. Journal of Sports Science and Medicine 14: 427–440.

Moseley GL and Hodges PW(2006) Reduced variability of postural strategy prevents normalisation of motor changes induced by back pain: A risk factor for chronic trouble? Behavioural Neuroscience 120(2): 474–476.

Ngomo S, Mercier C, Bouyer LJ, Savoie A and

Roy J-S(2015) Alterations in central motor representation increase over time in individuals with rotator cuff tendinopathy. Clinical Neurophysiology 126: 365–371.

NICE Guidelines(CG88)(2009) Low back pain adults: Early management. Available at: www.nice.org.uk/guidance/cg88/chapter/1-guidance#physical-activity-and-exercise(accessed October 19, 2016).

O'Sullivan P(2000) Lumbar segmental instability: Clinical presentation and specific exercise management. Manual Therapy 5(1): 2–12.

O'Sullivan P(2005) Diagnosis and classification of chronic low back pain disorders: Maladaptive movement and movement control impairments as underlying mechanism. Manual Therapy 10: 242–255.

Page P, Frank C and Lardner R(2010) Assessment and treatment of muscle imbalance. The Janda approach. Champaign, IL: Human Kinetics.

Roussel NA, Nijs J, Mottram S, Van Moorsel A, Truijen S and Stassijns G(2009) Altered lumbopelvic movement control but not generalized joint hypermobility is associated with increased injury in dancers. Manual Therapy 14(6): 630–635.

Sahrmann S(2002) Diagnosis and treatment of movement impairment syndromes. St Louis, MO: Mosby.

Sahrmann SA(2014) The human movement system: Our professional identity. Physical Therapy 94: 1034–1042.

Schabrun S, Elgueta-Cancino EL and Hodges PW(2015) Smudging of the motor cortex is related to the severity of low back pain. Spine. Epub ahead of print. DOI: 10.1097/BRS.0000000000000938.

Shanahan C, Hodges PW, Wrigley TV, Bennell K and Farrell M (2015) Organisation of the motor cortex differs between people with and without knee osteoarthritis. Arthritis Research and Therapy 17(1): 164.

Van Damme B, Stevens V, Perneel C et al.(2014) A surface electromyography based objective method to identify patients with nonspecific chronic low back pain, presenting a flexion related movement control impairment. Journal of Electromyography and Kinesiology 24: 954–964.

Van Dillen LR, Sahrmann SA, Norton BJ, Caldwell CA, McDonnell MK and Bloom NJ(2003) Movement system impairment- based categories for low back pain: Stage 1 validation. Journal of Orthopaedic and Sports Physical Therapy 33(3): 126–142.

Websource 1 Available at: http://www.apta.org/Vision/(accessed October 19, 2016).

Whatman C, Hume P and Hing W(2013) The reliability and validity of physiotherapist visual rating of dynamic pelvis and knee alignment in young athletes. Physical Therapy in Sport 14: 168–174.

Worsley P, Warner M, Mottram S et al.(2013) Motor control retraining exercises for shoulder impingement: Effects on function, muscle activation, and biomechanics in young adults. Journal of Shoulder and Elbow Surgery 22(4): 11–19.

특별 주제 10

섬유근육통 촉진 평가

Leon Chaitow

모두가 섬유근육통 증후군(FMS)을 평가/진단하기 위한 류마티스 학회의 현재 프로토콜에 동의하는 것은 아니다(Dommerholt &Issa 2009). 그러나 그것이 무엇인지, 다른 기준에 대한 합의가 도출되기 전까지는 류마티즘 학자 및 다른 사람들이 개인이 일반적으로 섬유근육통으로 알려진 것의 진단을 위한 현재의 기준을 어떻게 결정하는지를 아는 것이 좋다.

참고: 만성 피로 증후군이 최근에 '전신 불내성 합병증(systemic exertion intolerance disease)'으로 변해가는 것과 마찬가지로 '섬유 근육통'이라는 용어가 바뀔 가능성이 있다(Clayton 2015).

1990년에 American College of Rheumatology(ACR)는 FMS에 대한 다음 기준을 마련했다(Wolfe et al. 1990):

- 최소한 3개월 동안 허리 위아래 양쪽으로 널리 퍼진 통증
- 18개의 근육/힘줄 부위 중 11개 부위에 압박을 가했을 때 *과도한* 긴장감의 존재 — 긴장 포인트(tender point). 압박을 가했을 때 통증이 발생하는 부위는 압통점으로 볼 수 있다. 압통점은 사실 근막통 증후군에서 흔히 볼 수 있는 트리거 포인트와 혼동되어서는 안된다(비록 압통점이 사실 트리거 포인트 일지라도).

긴장 포인트 기준에 의해 요구되는 수보다 적은 수의 긴장 포인트를 가진 환자는 적어도 3개월 동안 신체의 네 개 사분면 모두에 광범위한 통증이 있는 한 여전히 섬유근육통으로 진단된다 – 실제 긴장 포인트 자체일 필요는 없다. 그러나 섬유근육통 환자에 있어서, 그들의 나머지 신체검사는 근력과 가동범위를 포함하여 정상적인 경우가 많다.

섬유근육통 긴장 포인트 촉진 프로토콜

1. 촉진할 양쪽 9개의 포인트를 찾는다(특별 주제 그림 10.1).
2. 또한 세 개의 컨트롤 포인트를 테스트한다 — 이마 중앙에 하나, 환자의 왼쪽 엄지손톱에 하나, 팔뚝의 등 쪽에 하나. 이들은 개인의 일반적인 통증 내성을 측정하는 데 유용한데, 이 중 어느 것에도 4kg의 압박이 가해지면 비정상적으로 통증을 일으킨다.
3. 압력을 가하기 전에 환자에게 다음과 같이 말하도록 한다: "당신 신체의 여러 부위에 통증이 있는지 검사하기 위하여 적절한 압박을 가할 것이니, 내가 누를 때 통증이 있으면 '예' 또는 '아니오'라고 말하세요."
4. 촉진된 부위에 엄지로 4kg의 힘으로 4초 동안 수직 압력(또는 통각계(algometer or dolorimeter)를 사용하는 것이 바람직함)을 가한다.
5. 손으로 가해진 4kg의 압력은 손톱 바닥이 흰색으로 변해 나타나면 충분하다.
6. 압박에 대한 반응이 "예"이면 통증 강도 등급을 10점까지에서 숫자로 나타내도록 요청하라.
7. 만약 18포인트 중에서 11포인트가 양성이

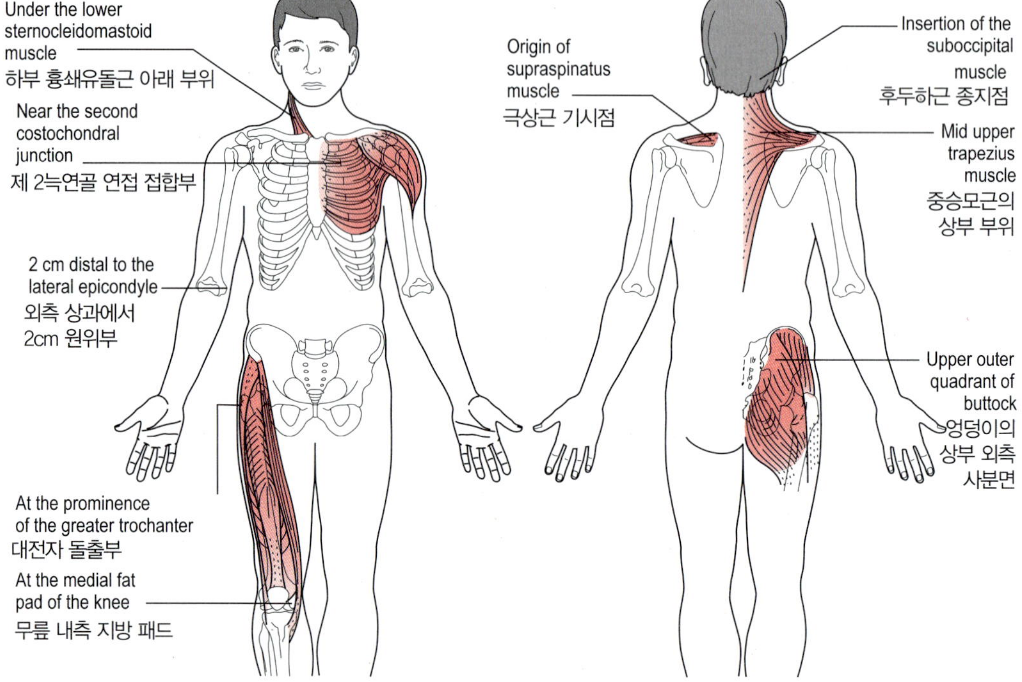

그림 ST 10.1
섬유근육통 평가를 위한 추천 부위

라면, FMS 진단이 맞을 수 있는데, — 적어도 3개월 동안 통증이 몸의 모든 사분면에 영향을 주는 경우이다.

8. 여러 많은 연관된 컨디션이 진단을 더 가능성 있게 만들어 준다.

평가해야 할 포인트
(특별 주제 그림 10.1)

앉은 자세

- 이마 중앙(컨트롤 포인트)
- 후두골: 후두하근 근육 종지점
- 승모근: 상부 경계부위의 중간 포인트
- 극상근: 견갑극의 내측 경계면 상부
- 둔부: 엉덩이의 상부 외측 사분면
- 하부 경추: C5–C7 횡돌기 간의 앞부분
- 제 2늑골: 제 2늑연골 연접 접합부
- 팔꿈치의 외측 상과: 상과에서 2cm 원위부
- 오른쪽 팔뚝 등 부위(컨트롤 포인트): 근위부 2/3와 원위부 1/3의 교차점
- 왼쪽 엄지손톱(컨트롤 포인트).

옆으로 누운 자세

- 대전자: 대전자 돌출부 후방 부위

두 발을 약간 벌려 바로 누운 자세

- 무릎: 관절 라인 근위부 내측 지방 패드 (fat pad)

특별 주제 실습 10.1 섬유근육통 압통점 평가

소요 시간: 5–7분

신체적 통증이 제한적이거나 아예 없는 사람뿐만 아니라, 통증이 널리 퍼져있는 사람(이상적으로 FMS 진단이 있는 사람)의 검사(위에서 열거한 18개의 포인트와 3개의 컨트롤 포인트 모두)를 테스트 하라.

- 이 촉진된 부위의 느낌을 비교해 본다.
- 두 영역의 압력에 대한 두 개인의 반응과 관련하여, 특히 "실제" 포인트와 "컨트롤" 포인트를 비교할 때 어떤 차이점이 있는가?
- 각 포인트를 테스트 한 후에 통증 반응을 10점 만점 통증 스케일로 요청하는 방법을 배우도록 하라.
- 각 포인트의 통증 반응을 차트화하라. 참고: 2007년 뉴질랜드의 한 연구에서, 월경주기 동안 월경이나 황체기의 진단 기준을 충족하지만 결코 난포기 단계에서는 FMS 진단을 "변경"하는 참가자가 많다는 사실이 발견되었다(Dunnett et al., 2007). 프로제스테론 수치가 올라감에 따라 동통 역치가 배란 후 감소하여 호흡률을 가속시키고 호흡기 알칼리증 유발을 통한 동통 역치에 잠재적으로 영향을 미친다는 점이 제12장에 논의되어 있다.

참고문헌

Clayton E W(2015) Beyond myalgic encephalomyelitis/chronic fatigue syndrome: an IOM report on redefining an illness. JAMA 313.11: 1101-1102.

Dommerholt J and Issa T(2009) Differential diagnosis of fibromyalgia, in Chaitow L(ed) Fibromyalgia syndrome, 3rd edn. Edinburgh: Churchill Livingstone/Elsevier.

Dunnett A, Roy D, Stewart A and McPartland J(2007) The diagnosis of fibromyalgia in women may be influenced by menstrual cycle phase. Journal of Bodywork and Movement Therapies 11: 99–105.

Wolfe F, Smythe HA, Yunus MB et al.(1990) The American College of Rheumatology criteria for the classification of fibromyalgia: Report of the Multicenter Criteria Committee. Arthritis and Rheumatism 33: 160–172.

기능적 "용이함(ease)" 촉진

제 11 장

Palpating for functional "ease"

Leon Chaitow

촉진 스킬을 습득하는 학습 경험은 "정상적인" 느낌에 대한 인식의 발달에 달려 있다. 비교를 위한 기준이 없다면 "비정상적인" 것이 무엇인지 알기가 어렵다. 정상적인 것에 대한 느낌의 기억은 "이것이 옳지 않다"라는 즉각적인 감각을 제공해 준다.

1950년대와 1960년대에 Irvin Korr(1947)에 의해 작성된 리서치는 "기능적 테크닉"으로 알려진 것에 대한 관심의 재기와 일치했다. 이것은 부드럽게 그리고 순차적으로 진행되는 조직의 촉진을 포함하고 있었는데, 그것은 "편안함", "용이함", "역동적인 중립성" 상태를 향한 수동적인 위치를 설정하는 것이다.

재위치 설정을 위한 미세 재조정이 진행됨에 따라, 편안함 또는 통증 감소에 대한 환자의 피드백에 의존하기보다는 "용이함" 위치가 주관적으로 촉진 스킬을 통해 감지된다. 이 접근법은 제5장에서 논의된 Laurence Jones의 스트레인/카운트스트레인(strain/counterstrain)(CSC) 방법과는 대조적으로 "편안함" 위치를 확인하는 것을 목표로 하지만, 위치해 있는 조직의 민감도에 관한 환자의 구술 피드백에 따라 달라진다(Jones 1981).

이 장에서 우리는 기능적 촉진의 주제를 탐구하고, 이것은 여러분에게 고유감각 기억에 대한 인지와 각인을 시작하게 하는데, 조직 반응이 관절과 연부조직의 정상 그리고 비정상 궁극적으로는 "최대한의 용이함"으로 수동적 재위치를 설정한다는 것이다.

아래에 나타나는 실습 시리즈는 다음의 연구서에서 참고가 되고 추론이 된 것이다: Edward Stiles (Johnston et al. 1969), CA Bowles(1955), William Johnston(1966, 1988a, b, 1997), John Glover와 John Glover 그리고 Herbert Yates (1997), Philip Greenman(1989, 1996), 영국의 정골의학자 Laurie Hartman(1985)의 서술적 관찰까지. 또한 이 절의 후반부(실습 11.3, 11.8)는 기능적 테크닉의 개발자인 H.V. Hoover(1969)의 연구에 기초를 둔 것이다.

Hartman은 이 "간접 촉진 테크닉(indirect palpation technique)"을 분석하고 말하기를, 임상의의 목적은 문제가 있는 조직을 촉진하고, "고착과 저항이 있는 부위를 찾는 것보다는 용이함과 이완의 상태"를 찾게 되고, 이는 다른 많은 도수 기법(빠른 속도의 쓰르스트, 조음, 근육 에너지 기법 등)들을 특징짓는다고 한다.

우리는 4장 박스 4.4에서 간접적인 형태의 평가/촉진을 실험했는데, 여기서 피부는 편안함/용이함이 결합된 위치를 찾으면서 근막 아래에서 다양한 방향으로 움직여졌다. 그것은 순전히 "기능적 촉진" 실습의 예이었다.

역동적 중립점 찾기

Finding dynamic neutral

"기능적 테크닉"이라는 용어는 1950년대에 "특정 정골 도수치료 문제점에 대한 기능적 접근"이라는 제목하에 1950년대 Academy of Applied Osteopathy에 의해 조직된 일련의 연구 세션에서 나온 것이다.

실습은 이 장(실습 11.9)에서 기술되어 질 것이며, 여기서 특정 영역의 용이함을 위한 기능적 촉진은 동일한 영역에서 스트레인/카운트스트레인 방법론을 사용하는 것과 비교될 것이다. 이론적으로(그리고 임상에서 일반적으로), 기능적 촉진을 사용하여 위치하는 고민된 조직에서의 최대 용이성(감소된 톤)의 촉진된 위치는 스트레인/카운트스트레인에서와 같이 가이드로 사용되는 통증과 일치해야 한다.

Bowles(1955)는 기능적 촉진의 한 예를 다음과 같이 제시하고 있다:

- *환자는 급성 허리 통증이 있으며, 몸을 기울인 상태로 걷는다.*
- *구조적 진단이 이루어지며, 손가락 끝 부분이 가장 고통이 있는 영역 내에서 가장 고통 받는 조직을 촉진한다. 임상의는 환자가 앉은 자세에서 시작하는 것이 좋다.*
- *손끝은 역동적인 중립 반응에 약간의 변화를 감지하지만, 얻는 것은 많지 않고 매우 미흡하다.*
- *거의 미흡하지만, 원래 분절은 더 이상은 일반적인 통증 영역 내에서 가장 통증이 있는 부위가 아니다.*
- *그러면 이제 손가락이 가장 심각한 분절로 이동시킨다.*
- *가능한 한 이곳에서 "역동적 중립" (용이한) 느낌을 많이 얻게 된다.*
- *여기저기에서 약간의 호전으로 인해 일시적으로 만족스러울 것이고, 이 절차는 더 이상 호전이 되지 않을 때까지 계속된다.*
- *그 때가 멈출 시간이다.*
- *치료를 가이드하기 위해 [촉진된] 조직 반응을 사용하여, 임상의는 병변 [기능장애]을 단계적으로 완화시키고, 환자가 회복의 길에 있을 정도로 구조적 불균형을 치료했다.*

기능적 목표 Functional objectives

Hoover(1957)는 기능적 테크닉의 핵심 요소들을 다음과 같이 요약한다:

- 기능 진단에는 수동적 평가가 포함되며, 촉진되는 부분은 임상의 또는 환자에 의해 이루어진 활동에 대한 생리적 요구에 반응한다.
- 기능적 진단은 정상적인 신체 활동(예: 호흡, 수동적 또는 능동적 굴곡 또는 신전의 도입)에 반응하기 위한 부분의 정상적인 활동 존재 여부를 결정한다. 만약 참여하는 부분이 자유롭고 "용이한" 움직임이 있으면 정상이다; 그러나 촉진이 제한적이거나 "억제된(binded)" 움직임에 의해 활동에 반응하는 경우에는 기능에 장애가 있는 것이다.
- 동작이 요구될 때 기능장애가 있는 부위에 존재하는 용이성 또는 억제(bind) 정도는 장애의 중증도에 대한 공정한 지침이 된다.
- 가장 심각한 기능장애 영역이 먼저 치료해야 할 부위이다.
- 기능장애가 있는 조직에서 용이성을 유도하는 움직임의 방향은 정확하게 가장 바람직한 동작의 경로를 나타낸다.
- 이 가이드라인을 사용하면 바람직하지 않은 도수치료 방법이 자동으로 방지되는데, 억제(bind)가 조직에 대한 스트레스 방향으로의 움직임으로 인해 생기기 때문이다.
- 이 방법을 사용한 치료는 드물지만, 시행될 때 환자가 통증을 잘 받아들이게 된다.
- 이 응용 프로그램은 임상의의 집중이 필요하며, 정신적으로 피로감을 느낄 수 있다. 기능적 방법은 매우 아프고 극도로 심각한 만성적 상황에 적용하기에 적합하다.

"청취하는" 손 *The "listening" hand*

Bowles(1955)는 기능적 방법을 적용할 수 있는 방식으로 촉진 접촉을 시도하는 사람들에게 다음과 같이 조언한다:

- 촉진 접촉("청취하는 손")은 움직이지 않아야 한다.
- 어떠한 움직임도 일어나지 않아야 한다.
- 평가/치료 중인 영역과의 접촉에 있어서, 그 존재는 단순히 피부 아래의 조직에서 정보를 얻는 것이다.
- 접촉 부위 아래에서 어떤 액션이 일어나더라도 거기에 맞춰질 필요가 있으며, "뼈의 위치와 가동범위에 따른 피상 조직 질감, 피부 온도, 피부 긴장, 심부 조직의 두꺼움 또는 창백함, 근막 긴장과 같은 다른 모든 감각 요소를 일시적으로 무시해야 한다.
- 이러한 모든 징후는 동작에 대한 조직 반응에 진지하게 집중해야 기능 평가와는 별도로 평가되고 기록되어져야 한다. "이것은 심부 분절 조직으로서 분절의 뼈를 지지하고 제자리에 위치시키며, 기능적 테크닉 특이성의 중심에 있는 정상적인 동작 요구에 대한 반응이다."

용어 *Terminology*

Bowles는 일반적인 설명어의 약식 사용을 다음과 같이 설명하고 있다:

> *정상적인 체성 기능은 잘 조직화된 복합성이며, 촉진하는 손가락 아래에서 용이한 행동으로 나타나는데, 촉진하고 있는 조직 내에서 나타나는 메시지는 설명의 편의를 위해 "용이함"의 느낌으로 불린다. 체성 기능장애는 조직화된 기능장애로 간주될 수 있으며, 스트레스를 받는 조직으로서 촉진하는 손가락 아래에서 "억제(bind)"의 감으로 불리는 액션으로 인식된다.*

Bowles는 용이성(ease)과 억제(bind)를 "청취하는 손"과 그것이 추구하는 감각 이외에도 우리가 "언어적 난제" 없이 또 용어가 사용될 때마다 용어 주위에 따옴표를 붙일 필요 없이 기능적 기법의 주제를 추구할 수 있게 해주는 "언어적 균비"를 개발할 것을 제안한다.

그래서 그는 우리에게 움직임의 방향을 알리는 접촉 손(contact hand)(또는 손가락이나 엄지 또는 심지어 동작을 위한 언어 구사-능동적 또는 보조적)을 가리키는 "운동 손(motive hand)"이라는 추가적인 용어에 익숙해질 것을 요청하고, 또한 "정상 동작 요구"는 운동 손이 신체의 일부 부위에 대해 요구하고 있는 것을 나타내는 것이라고 한다. 움직임은 굴곡, 신전, 외측 굴곡, 회전 또는 동작의 조합과 같은 정상적인 움직임일 수 있는데, 응답은 평가를 위한 "청취의 손"에 의해 포착되는 용이함과 억제(ease and bind)의 범위 어딘가에 있을 것이다.

가장 간단하고도 기능적인 테크닉은 조직이 용이하게 안내될 때, 억제 상태를 찾아내듯이 기능장애의 확인을 가능하게 해 주고, 조직이 용이함(ease)으로 가이드 되도록 치료적 중재를 위한 "요구-반응(demand-response)" 과정을 설정해 준다. 기능적 테크닉, 촉진 또는 치료(실제로는 차이가 없음)는 느슨하고 자유롭고 쉽고 편한 동작 방향을 찾고, 그리고 증가된 근육 톤, 긴장, 제한, 억제 또는 통증이 있는 조직 촉진에서의 느낌 발생을 피하게 한다.

Bowles의 기능적 방법 요약
Bowles's summary of functional methods

요약하면, 청취 손(listening hand)에 의해 평가되는 것이 영역, 관절 또는 근육 그 무엇이든 간에 다음과 같은 결과가 발생할 수 있을 것이다:

1. 운동 손(motive hand)은 가능한 한 많은 생리적 변화를 포함하는(정상 범위 내에서) 일련의 동작 요구(모든 순서로)를 만든다. 청취 손에 의해 조직에서 나타난 반응이 모든 방향에서 대칭적으로 용이하다면, 조직은 정상적으로 기능을 발휘하는 것이다.
2. 운동 손은 가능한 한 많은 유사 콘텐츠를 포함하는 일련의 동작 요구를 만들어 낸다. 그러나 동작의 방향 중 일부는 억제가 생기지만; 비록 요구는 정상적인 생리학적 범위 내에 있을지라도 동작 방향의 일부에서는 억제(bind)가 발생한다. 조직이 기능장애로 반응하고 있는 것이다.
3. 치료법을 도입하기 위해서는 특정 동작 요구와 관련된 억제의 평가에 대한 반응에서 청취 손의 피드백이 필요하므로, 억제를 생성한 동작이 다시 도입되면, 최대한의 용이성(ease)이 성취될 수 있도록 동작이 수정된다.

치료는 청취 손(listening hand)에 의해 감시되고, 다음에 무엇을 할 것인가에 관한 미세-조정된 정보는 운동 손(motive hand)에 피드백이 된다. 섬세하게 촉진하고 있는 손가락 아래에서 용이성과 순응도의 반응을 증가시켜 주는 동작 요구가 선택된다.

Bowles는 다음과 같이 설명하고 있다:

일단 용이성 반응이 이끌어 내어지면, 모든 정상적인 동작 요구에 반응하여 자가-유지하는 경향이 있다. 요컨대, 체성 기능장애는 더 이상 기능장애가 아니다. 유지 패턴(holding pattern)이 자발적으로 이완된 것이다.

촉진을 위한 접촉 The palpating contact

일부 임상의는 손의 일부 또는 손가락 패드의 표면 부위를 조직에 대고 용이성과 억제성을 평가하는데, 그 부위는 능동적으로도 움직이지만 수동적으로 움직이게 한다. 다른 사람들은 Johnston (1997)이 다음과 같이 기술한 방법("압박 테스트"로 불리어짐)을 사용하기도 한다:

압박 테스트는 증가된 조직의 긴장 상태를 감지하기 위해 손가락으로 압력을 가해 인접한 분절과 비교해 보는 것이다. 휴식 중일지라도, 기능장애가 있는 분절에 대한 압박 테스트는 그 부분의 근육 조직에 국지적으로 증가된 저항력을 기록하게 될 것이다…동작 테스트를 하는 중에 분절의 조직에는 변화가 일어난다. 이것은 방해받고 있는 모터 기능의 정도를 촉진으로 측정할 수 있게 해 준다. 동작 테스트 중, 한 방향에서 저항이 증가하는 촉진적 신호는 반대 방향으로 저항이 감소하는(용이함 증가) 즉각적인 감각과 함께 곧바로 감지된다.

실습 11.1 Bowles의 자가 촉진 방법

소요 시간 3-4분

- 선 자세에서 손가락을 자신의 척추 주변 목 근육에 아주 부드럽게 갖다 대고, 횡돌기의 윗 부분 조직에 지속적인 "접촉"을 유지한다.
- 몇 걸음 걷기 시작하는데, 손가락 아래에 있는 피부와 뼈를 무시하도록 한다.
- 걸을 때 심부 깊은 곳에서 지지하고 있는 활동적

실습 11.1 *계속*

인 조직에 모든 집중을 하도록 한다.

- 몇 걸음을 걸은 후, 그 자리에 그대로 섰다가 몇 걸음 뒤로 이동하고, 손가락 아래에서 일어나는 모든 미세한 변화를 평가하도록 한다.
- 이 과정을 여러 번 반복하도록 하고, 정상적인 호흡을 한 번 하고 난 뒤 한 번은 숨을 들이쉰 상태에서 유지하고, 또 한 번은 숨을 내쉰 상태에서 유지하도록 한다.
- 여전히 선 상태에서, 한 번에 한쪽 다리씩 뒤로 들어 힙을 신전시킨 다음 다시 제자리로 내려놓는다.
- 이 모든 여러 다른 상황에서 청취 손으로 무엇을 느낄 수 있는가?

코멘트 Comment

이 실습은 촉진 손가락의 "청취" 역할과 듣고 싶은 것에 대한 선택성을 강조하는 데 도움이 되는 것이다. 청취 손 접촉에서 조직의 순응도를 알아내야 하고, 또 교대로 다리 들기나 또 다른 여러 상황 즉 보행, 선 자세, 다리 움직이기 동작에서 용이성(ease)과 억제성(bind)의 정도가 커지는지 작아지는지를 평가하기 위해서는 "조용하고, 비침입적이며, 비요동적"이어야 한다.

실습 11.2 *Stiles와 Johnston의 감각을 위한 실습*

소요 시간 11.2A 3-4분; 11.2B 및 11.2C 7-10분

11.2A

- 파트너는 앉아 있고, 그 뒤에 서서 손바닥과 손가락을 목의 기저부와 어깨 사이에 있는 상승모근 위에 올려놓는다.
- 목표는 파트너가 심호흡을 할 때에 손아래에서 무엇이 일어나는지를 평가하는 것이다.

> **노트**
>
> 이것은 흡기와 호기의 비교는 아니지만, 촉진 부위가 흡기 시에 어떻게 반응하는지 평가하는 데 도움이 된다.

- 손아래에 있는 조직은 여전히 용이한(ease) 상태에 있는가 — 아니면 억제된(bind) 상태인가?

당신은 근육의 톤이나 섬유성의 관점에서 기본 구조물이나 그 상태를 구체적으로 정의하려고 시도해서는 안 되며, 조직에 대한 흡기의 영향을 평가만 하면 된다.

- 조직에 저항, 제한, 억제가 일어나는가, 또는 흡입 시 이완된 상태로 유지될 수 있는가?

한 손 아래에서 일어나는 일과 다른 한 손 아래에서 일어나는 일을 흡기 중에만 비교하도록 해야지 — 특히 흡기와 호기 중에 조직의 느낌을 비교하지 않도록 한다.

11.2B

파트너는 앉아 있고, 그 뒤에 서있는 자세를 취한다.

이번 목표는 파트너가 숨을 들이쉬는 동안 흉부, 전방 또는 후방에 "제한"이나 억제가 일어나는 다양한 영역을 "지도화(map)" 하는 것이다.

이 실습에서 억제성이 있는 부위를 식별할 뿐만 아니라, 그 영역을 지도화하고, 크기가 큰 영역(척추 부위의 여러 분절)과 작은 영역(단일 분절)을 할당하여 보도록 한다.

- 시작하려면, 주로 손가락으로 한 손을 왼쪽 상부 흉부 부위에, 견갑골 위에 올려놓고, 파트너에게

실습 11.2 *계속*

앉은 자세에서 먼저 무릎 위에 양손을 편안하게 얹어 놓고, 그리고 난 다음 양팔을 포개어 가슴에 올려놓고(척추 늑골 관절이 더 많이 노출됨) 심호흡을 여러 번 하게 한다.

- 여러 번 호흡을 하고 난 다음, 이러한 방법으로 등 전체가 "지도화"가 될 때까지 한쪽 손을 조금 더 아래 또는 좀 더 내측 또는 좀 더 외측으로 움직여 적절하게 재위치를 잡게 한다.

이 실습에서 가장 중요한 점은 조직이 호기에 비해 흡기 시에 어떻게 느껴지는지를 비교하는 것이 아니라, 흡기에 반응하는 서로 다른 부위를 비교하는 것이다.

- 이 방법으로, 용이성과 억제성의 위치 그리고 이러한 영역들의 크기를 알기 위하여 흉부의 후방 또는 전방 전체를 지도화하도록 한다.
- 억제성이 있는 큰 영역은 반환하고 그 안에서 다시 촉진하도록 하는데, 동작의 요소로서 흡기와 함께 동일한 간단한 접촉을 사용하여 어떤 작은 영역을 찾아낼 수 있는지 확인해 본다.
- 개별 척추 분절 또한 흡기에 대한 반응을 평가할 때 한 번에 하나씩 순차적으로 평가하여 지도화할 수 있다.
- 만약 "환자"의 경우라면, 여러분이 밝혀낸 정보를 평소에 어떻게 다루겠는가?
- 제한이 있는 것으로 보이는 것을 동작을 일으키기 위해 어떤 방법을 사용해 시도해 보겠는가? 그렇다면 어떻게?
- 치료의 초점을 제한이 큰 영역에 둘 것인가 아니면 작은 영역에 둘 것인가?
- 제한이 있는 영역의 먼 곳과 인접한 곳 중 어느 곳에서 치료를 할 것인가?
- 저항 장벽을 향해 기계적으로 이동시키기 위해 시도하여 감지된 제한을 이완시킬 것인가 아니면 제한 장벽에서 벗어나 일종의 간접 접근 방식을 사용할 예정인가?
- 또는 주의를 기울이는 영역이 자유롭거나 개선될 때까지 혼합되고 그리고 매칭된 다양한 접근법을 시도해 보겠는가?

이 질문에 대한 정답 또는 오답은 없다. 그러나 이 섹션에서 다양한 실습은 해결책을 강구하지 않지만, 자발적으로 출현하는 방법을 고려하여 다양한 치료 옵션에 대한 가능성을 열어 줄 수 있어야 한다.

11.2C

파트너는 앉아 있는 자세에서 양팔을 포개어 가슴에 올려놓게 하고, 그 뒤에 서서 청취 손/손가락 끝을 왼쪽 상부 흉부나 견갑골 주변에 올려놓는다.

여러분의 운동 손(motive hand)을 파트너의 경추 후방 부위에 올려놓고, 파트너에게 머리를 숙이지 말고, 몸통 위에서 전방을 향해 움직이는 방법으로 정중선에서 앞으로(몸을 관상면에서 종축으로 나누어) 밀고 나가게 한다.

위에서 제안한 것처럼 만약 파트너가 팔을 접었을 때 동작이 더 쉽게 이루어질 것이다.

전방으로 가는 반복적인 동작과 중립으로 돌아가는 반복적인 동작은 운동 손에 의해 시작되는 반면, 청취 손은 동작에 대한 조직의 반응을 평가한다.

현재 평가되고 있는 비교는 이 정상적인 동작 요구에 대한 응답에서 촉진된 또 다른 하나의 부위이다.

Johnston과 그의 동료(1969)는 이 운동과 관련하여 다음과 같이 말한다. "이것은 후방 방향과 비교되는 전방 방향의 운동이 아니라, 오히려 전방 구획에만 해당하는 동작을 아래 위를 비교하는 식으로 테스트하는 것이다."

청취 손은 조직이 쉽게 반응을 하는지 또는 몸통에서 요구하는 움직임에 저항하는지 물음을 가지게 된다. 이런 식으로 동작이 전방으로 일어나는 것에 대해 억제가 발생하는 크고 작은 영역을 확인해 보도록 한다.

이러한 영역들을 호흡 평가가 사용되었을 때 확인된 것과 비교해 본다.

코멘트 Comment

실습 11.2C에서 이끌어 낸 패턴은 임상의로서의 여러분에 의해 시작한 움직임을 포함하는 반면, 11.2A와 11.2B에서 파생된 정보는 과장된 호흡에 의해 시작된 내재적 운동을 포함한다.

Johnston과 그의 동료들(1969)은 이 간단한 실습에서, 조직이 운동에 반응하는 방식, 즉 자발적 또는 외부적으로 유도된 것과 관련하여 촉진성 소양의 초기 단계를 통해 우리를 데려왔다. 이 방법으로, 여러분은 기능장애(억제) 영역을 크고 작게 지역화(지도 작성)할 수 있게 되고, 큰 영역 내에서는 작은 기능장애 조직 부위를 식별할 수 있게 된다. 이러한 지역성은 이후 치료에서 하나의 모니터로 사용할 수 있는데, 그 영역은 여러분이 그 곳에서 촉진이 가능한 제한성을 최소화 할 수 있는 위치로 이동되기 때문이다.

후버의 "실험" Hoover's "experiments"

Hoover는 다음과 같은 실습(그는 "실험"이라고 부름)에 여러 가지 질문을 제기하고 있는데, 그 대답은 항상 "예"이어야 한다. 만약 당신의 대답이 실제로 실습 완료 시에 긍정적이면, 기능적 테크닉을 효과적으로 활용할 수 있도록 촉진 기술에 충분히 민감한 것이 된다.

실습 11.3 *Hoover의 흉부 실험*

소요 시간 11.3A 7-10분; 11.3B 및 11.3C 각 3-4분

11.3A

파트너는 양팔을 포개어 가슴에 올려 앉아 있고, 여러분은 그 뒤에 서 있는 자세를 취한다.

이전에 파트너의 흉추나 요추를 촉진, 관찰 및 검사에 의해 평가된 것을 가지고, 가장 제한적이라고 판단되는 분절(예: 8장에서 평가한 것처럼)이나 가장 과긴장된 조직에 청취 손 또는 손가락 패드 부위를 가볍게 올려놓는다.

- 손이 조직에서 "청취"하기 위해 귀 기울일 때에는 아무것도 하지 않고 조용히 기다린다.
- 구조 상태에 대한 평가를 하지 않도록 하고, 최소한 15초 정도는 기다리도록 한다.

후버(Hoover)는 다음과 같이 말한다: "오래 기다릴수록, 여러분이 느끼는 구조가 적어진다. 수용하고 있는 손가락을 오랫동안 길게 유지할수록, 여러분이 동작 요구를 유도해 낼 때 분절 반응의 첫 신호를 잡아낼 수 있는 더 나은 준비를 할 수 있다."

- 다른 한 손과 말로 파트너를 굴곡시키고 난 후 신전시키도록 한다.
- 운동 손으로 매우 가볍게 접촉을 하고는, 여러분이 동작을 일으키고자 하는 방향을 알 수 있게 제시하도록 한다.
- 청취 손은 척수 분절이 굴곡과 신전의 움직임이 일어날 때에 그 용이성과 억제성의 기능적 반응을 느낄 때까지 기다리는 것 외에는 아무것도 하지 않는다.

촉진되는 분절이 척추에 요구되는 전반적인 동작과 관련되어 있기 때문에 물결 모양 운동이 감지되어야 한다.

실습 11.3 *계속*

촉진하는 부위 아래에 있는 조직의 긴장 변화는 동작이 일어나는 다양한 단계에 따라 감지되어야 한다.

이것을 느낄 수 있는가?

- 다양한 분절 레벨에서 조직 반응에 대한 동일한 평가를 연습해 보라.
- 촉진된 조직에서 나타나는 다른 반응들을 느껴 보도록 하는데, 억제 단계가 진행되고 그리고 나서 첫 번째 장벽이 접근하면서 보다 강렬해지고, 반대 방향으로 움직이게 되면 조금 용이해지면서 억제가 다시 나타나기 직전에는 좀 더 용이해지나 반대편 장벽을 만나게 되면서 다시 강렬해지게 되는 것이다.
- 최대의 억제가 느껴지는 곳과 최대 용이성이 발생하는 곳을 결정해야 하는데, 이들은 여러분이 열심히 억제성을 피하고, 용이성을 가지게 하는 기능적 테크닉에 필요한 핵심 부분이다.

이것을 느낄 수 있는가?

통증이 있는 조직이 여러분이 시도하고 있는 어떤 움직임에 대한 반응에서 가장 편하게 나타나는 지점을 찾을 수 있는가?

정상적인 가동범위의 끝 부분에서 나타나는 정상적인 생리학적 결과의 억제성 반응과 기능장애로 인한 제한에 대한 반응인 억제성을 구별해 보도록 한다.

이것을 느낄 수 있는가?

11.3B

- 11.3A에서와 같이 시작 위치로 돌아가서, 제한 또는 과긴장성이 있는 영역을 촉진하는 동안 11.3A에서와 똑같은 방식으로 용이성과 억제성을 평가하기 위해 좌우 양쪽으로 외측 굴곡을 유도하도록 한다.

이 실습 중에 가장 편한 자세를 찾을 수 있는가?

11.3C

시작 위치로 되돌아가서, 제한 또는 과긴장성이 있는 영역을 촉진하는 동안 11.3A와 11.3B에서와 똑같은 방식으로 용이성과 억제성을 평가하기 위해 좌우 양쪽으로 회전 동작을 유도하도록 한다.

이 실습 중에 가장 편한 자세를 찾을 수 있는가?

코멘트 Comment

Hoover(1969)는 이러한 다양한 위치적 요구가 있는 동안 촉진된 조직의 반응으로 느껴질 수 있는 것의 변화에 대해 기술하고 있다.

1. *동적 중립*. 동작에 대한 이 반응은 정상적인 생리적 활동을 나타내는 것이다. 모든 방향에서 광범위한 범위의 동작이 일어나는 동안에 최소한의 신호가 있다. Hoover는 다음과 같이 말한다: "이것은 순수하고 흠이 없는 완전한(즉, 기능장애가 없는) 분절로서 수요 대응에 맞는 큰 가동범위의 용이한 동작을 나타내 보인다.
2. *경계선 반응*. 이것은 몇 가지의 정상적인 동작 요구 중에서 일부 일찍 일어나는 몇 개의 신호를 나타내는 영역 또는 분절이다. 억제성의 정도는 최소가 되고, 용이성은 최대가 되거나 동적 중립이 나타나게 될 것이다. Hoover는 "대부분의 분절이 보통 이와 같이 행동하고", 그들은 완전히 "건강" 하지도, 완전히 "병" 들지도 않은 상태라고 말한다.
3. *병변 반응*. "병변"이란 용어는 비정상적으로 제한된 부분이나 관절을 묘사하기 위해 "체성 기능장애"라는 용어의 도입보다 먼저 사용된다는 점에 유의하도록 한다. 이 용어를 업데이트하

려면 이 기능을 "기능장애 대응(dysfunctional response)"이라고 해야 한다. 이것은 동적 중립성이 거의 나타나지 않으면서 거의 모든 동작 요구 사항의 시작 부분에 억제성이 나타나는 것이다. Hoover는 여러분에게 다음과 같이 제안을 한다:

동작의 모든 방향을 주의 깊게 시도해 보라. 억제를 늘어나지 않는 동작 요구를 찾기 위해 최대한 열심히 노력하라. 그러나 반대로 실제로는 억제성이 줄어들고 약간의 용이성이 유입된다. 이것은 병변 [기능장애]의 중요한 특성이다.

실제로 그는 제한이 심할수록 용이함과 동적인 중립성을 생산하는 하나 또는 그 이상의 경미한 동작 요구를 쉽게 발견할 수 있다고 하는데, 이는 용이성과 억제성의 차이점은 너무나 뚜렷하기 때문이다.

Hoover의 요약 Hoover's summary

능숙하게 되기 위해서는 기능장애가 있는 관절과 분절을 가지고 연습하는 것이 좋다. Hoover에 따르면 이 작업을 성공적으로 수행하기 위해서는 3가지 주요 성분이 필요하다고 한다.

1. 동작 요구 및 동작 반응 프로세스에 집중하는 반면, 주목해야 할 것은 "정상", "약간 기능장애", "심한 기능장애" 등으로 분류된다.
2. 신호 및 조직 반응의 증가 및 감소 수준을 나타내는 인지와 함께, 용이성 및 억제성의 관점에서 동작에 대한 촉진된 반응의 변화에 대한 지속적인 평가.
3. 조직의 반응을 철저히 평가하기 위해서는 동작 요구의 구조화된 순서가 요구되는 움직임 요구의 모든 가능한 변화가 필요하다는 인식. Hoover는 이러한 것들이 말로 나타내어져야 한다(조용하게)고 제안한다:

정신적으로 편안함을 찾고, 쉽게 반응하고 편안함을 느낄 때까지 잠정 동작 요구를 유도하고, 굴곡, 신전, 외측 굴곡 및 회전이라는 측면에서 쉽게 반응하는 동작 요구를 말로 표현하는 목표를 설정한다. 실제 스킬이 개발될 때까지 이 실험을 연습하도록 한다. 여러분은 지금 기능장애가 제한되어 있는 특정 용이성-반응을 찾는 법을 배우고 있는 것이다.

첨가하자면, 평가되는 영역에 따라 외전, 내전, 전방 병진이동, 후방 병진이동, 외측 병진이동 및 내측 병진이동, 상하 병진이동 등 이 모든 접근방식을 요소로 포함시킬 필요가 있다.

Bowles가 여러분의 목표를 설명하고 있다 Bowles describes your goal

Bowles(1955)의 말은 찾고 있는 것을 간결하게 요약해 주는 것이다:

분절(또는 관절)을 테스트하는 데 사용되는 활동은 대부분 내인성이며, 측정 장비는 매우 비요동적인 것이며, 수집된 정보는 구조 분절(촉진되고 있는)이 문제를 얼마나 잘 해결하는지 또는 잘못 해결하는지에 대한 것이다.

우리는 구조물의 검사 결과 용이성이 있고 비틀림이 없어야 우리가 그 분절을 정상으로 진단을 내릴 수 있는 것이다.

우리가 억제성, 긴장감, 조직 비틀림, 처지는 느낌, 행동의 어떤 방향에서 불편함을 느낀다면, 그 부분이 문제를 적절하게 해결하는 데 어려움을 겪고 있음을 알 수 있다. 진단은 기능장애가 된다.

치료는 기능적인 면이 될 것이다; 분절을 용이성이 있는 위치에 둠으로써 기능장애의 해소가 시작될 것이다(자발적으로).

이런 식에 있어서 역기능을 정상화시키는 핵심적인 요소는 용이성이 있는 동적인 중립성의 위치를 찾는 데 있으며, 여러분의 촉진 감각의 정도는 이것이 달성될지 여부를 결정지어 주게 된다.

기능적 테크닉 촉진의 척추 적용
Spinal application of functional technique palpation

척추 또는 관절의 기능적 평가(및 궁극적으로) 치료를 수행하기 위해, 이미 설명한 여러 형태의 평가 방법(8장 참조) 중 하나를 사용하여, 어느 한 영역(예, 척추)이 척추의 나머지 부분과 비교할 때 기능장애, 다른 점 또는 비정상이라는 것을 식별할 필요가 있다.

제5장에서 근육의 긴장성에 대한 평가 순서나 또는 이 장의 바로 이전 실습에서 설명한 바와 같이, 앉거나 선 자세에서 척추 굴곡 검사(제8장 참조) 또는 신경근 평가 방법 또는 "편평한" 척추 평가 방법을 시행하는 동안 근육 팽만한 영역의 식별은 여러분을 그와 같은 "다른" 영역으로 여러분을 안내할 것이며, 더 많은 조사나 정규화를 필요로 할 것이다.

Hartman(1985)은 초기 의심이 제기된 후에 또 다른 가능성을 제시했는데: "조직에서의 비정상이라는 진단은 촉진에 의해 정상적인 방법으로 이루어진다. 특정 영역에서 비정상적인 상태를 느낄 수 있으며, 이 영역의 중심에 초점이 맞추어진다." 그는 차이점이 있는 영역을 강조하고 위치를 지정하기 위해 척추의 극돌기와 척추 주변 근육에 가벼운 타격을 가할 것을 제안한다. 공명에 있어서 변화가 나타날 것인데, 그것은 환자에 의해 주관적으로 취득되는 것이고, 여러분에게 기능장애가 있는 조직의 가장 중심 부분으로 안내할 것이다(특별 주제 8, 타진과 치료 참조).

장벽에 대한 Johnston의 견해
Johnston's views on the barrier

Johnston(1966)은 "직접" 및 "간접"이라는 용어를 다음과 같이 설명한다:

이러한 단서 [동작 제한의 방향]의 점진적 측면이 한 방향에서 장벽 감각을 향한 즉각적으로 증가하는 저항으로 인식될 수 있고, 반대 방향으로 잠재적 이완 감각으로 즉각적으로 증가하는 용이성으로 인식되면, 직접(direct) [저항감이 있는 쪽], 간접(indirect) [저항감이 있는 반대쪽] 이라는 용어는 근본적인 비대칭성 진단에 접근하는 정골 도수치료 절차의 카테고리를 제시해 준다.

그것은 그런 진단 평가에서 적극적인 치료로 쉽게 전환할 수 있게 해 준다.

Johnston의 프로토콜 Johnston's protocol

평가와 치료에 대한 기능적 접근에 관련된 계획과 기준에 대한 Johnston의 요약은 다음과 같이 표현할 수 있다.

- 최소한의 힘을 포함하는 한 번에 한 방향으로 동작을 도입할 필요가 있다.
- 동작 방향은 용이성(ease)이 증가되는 감각 방향으로 향하는데, 이는 촉진하고 있는 손가락의 압박에 대한 저항감을 줄임으로써 나타난다.

- 회전 및 병진과 같은 다른 방향 요소가 결합되어 비틀림의 변형을 생성시킨다.
- 능동적인 호흡도 용이성에 영향을 받는지 모니터링한다.
- 검사자는 정보의 지속적인 흐름을 따라가며, 모든 절차가 진행 중에 용이성 증가/저항감 감소 신호를 보낸다.

실습 11.4 *기능성 척추 촉진*

소요 시간 **10–15분**

파트너가 앉아 있는 자세에서, 측면이나 정면에서 굴곡된 척추에서 편평하거나 팽만한 부분을 평가한다.

실습 11.3A와 같은 이전의 실습 하나를 사용하여 조직 기능장애, 과긴장된 부분이나 민감한 영역의 중심 부위를 촉진하여 찾아내도록 한다. 한쪽 손의 구부린 손가락 끝을 사용하여 확인된 조직뿐만 아니라 그 주변의 조직들까지 가벼운 타격을 가한다(스페셜 토픽 그림 10.1 참조).

가장 많은 영향을 받은 조직에서 나는 다른 소리를 식별할 수 있는가?

일단 적절한 "다른"(인접한 분절로부터) 소리가 식별되면, 한 손(청취 손)은 이 조직에 놓여 있어야 한다. 다른 한 손은 수동적으로 또는 능동적인 협력을 하여 그 영역에 움직임을 소개하는 데 사용되지만, 여러분에 의해 지시가 있는 경우에만 가능하다.

정상적인 생리학적 동작 시퀀스가 이 영역에 도입되어야 하고, 각 사례의 경우에서(각 방향에서) 기능장애가 있는 조직위에 촉진하고 있는 손에서 더 큰 용이성(ease)이나 또는 더 큰 억제성(bind)을 느낄 수 있어야 하며, 조직의 최대한 이완을 달성하기 위해 용이성의 가장 큰 방향(아래 참조)의 조합이 합산되어지는 포인트를 찾아내는 시도가 있어야 한다.

Hartman이 말하기를, 이것은 긴장된 조직에 대한 저지의 한 형태이며, "과민 반응이 일어나는 부위가 잠잠해지고, 임상의가 끊임없이 용이성과 이완을 찾는 영역이다."

용이성과 억제성을 평가하기 위해 도입된 움직임(순서는 무의미 함)은 다음을 포함해야 한다:

- 굴곡과 신전
- 좌우 외측굴곡
- 좌우 회전
- 전후 병진
- 좌우 병진
- 상하 병진(견인과 압박을 포함); 뒤이어
- 호흡, 흡기 호기 모두 포함.

Greenman은 첫 번째 6가지 동작을 포함하는 용이성의 포인트를 달성하기 위한 과정을 기술하고 있는데, 그것은 "스태킹(stacking)" 하는 것이다(이러한 오더의 적용은 중요하지 않다; 단순히 그것들을 순차적으로 적용하여 잊어버리지 않는 것이 중요하다).

마지막으로 호흡 상태를 스크린해야 하며, 호흡 주기가 가장 쉬워지는 단계를 찾아야 한다. Johnston(1997)은 이것을 다음과 같이 기술하였다:

- *기능적 절차의 최종 구성 요소 단계는 증가하는 용이성에 한층 더 기여하는 방향(흡기 또는 호기)과 상관없이 활성 호흡의 특정 방향에 대한 요청을 포함한다. 예를 들면, 흡입의 경우에는 피험자가 심호흡을 천천히 하고 잠시 유지할 것이 요구된다.*
- *동작 여러 면 중 하나(굴곡 및 신전)를 사용하여 가장 용이성이 있는 위치를 정한 후, 그 용이한 위치는 다음 방향(예: 좌우 회전)을 위한 시작 포인트 또는 가장 용이한 위치로 평가되면(좌우 외측굴곡)에 대한 시작 포인트로 사용된다.*

실습 11.4 계속

- *이것이 발견되면 신전과 외측 굴곡 또는 회전이 테스트된 첫 번째 두 운동 방향에 대해 용이성이 있는 결합된 위치를 발견하게 될 것이다.*
- *첫 번째 손에 두 번째 손을 "포개"놓고 용이성이 결합된 위치를 찾고, 평가를 위해 다음 방향으로 움직이는데, 예를 들면, 용이성이 있는 모든 방향이 평가될 때까지 좌우 병진 움직임, 좌우 회전 … 등과 같이 움직여 나간다.*
- *그 다음 호흡이 평가되고, 이전에 확인된 제한이 있던 사항을 완전히 재평가하기 전에 용이성이 있는 최종 위치에서 60-90초 정도 유지한다.*
- *임상의는 더 넓은 정상 가동범위(더 큰 용이함)의 감각이 이완이 일어나는 것으로 느껴져야 한다[그림 11.1].*

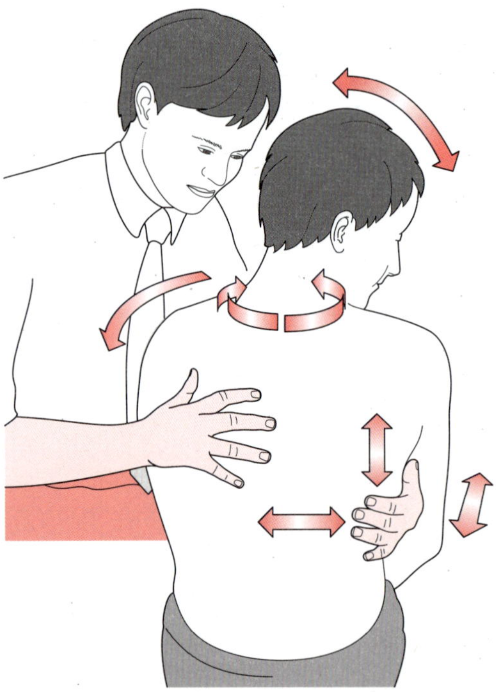

그림 11.1
화살표는 동작 방향을 보여 주고 있는 것이며, 척추분절의 기능적 평가를 하는 동안 척추 연부조직에 대고 있는 "청취" 손으로 용이성과 억제성을 평가한다. 동작은: 굴곡-신전, 좌우 회전, 좌우 외측굴곡, 좌우 외측 병진, 전후 병진, 상하 병진(견인 및 압박)이다.

실습 11.5 Greenman의 기능적 촉진 소양

소요 시간 실습 세 단계에 15 - 20분

Greenman은 "기능적 소양"을 달성하기 위한 일련의 실습을 기술해 놓고 있다. 다음은 그의 순서를 수정 요약한 것이다

11.5A

- 여러분은 파트너의 후방 측면에 서고, 파트너는 손을 반대편 어깨 위에 올려놓는다.
- 조직에서 긴장이나 팽만이 확인된 상부 흉추에 "청취" 손이나 손가락 패드를 놓는다.
- 손을 아주 가깝게 두고, "아무것도"(움직임이 없음) 느낌이 없을 때까지 기다린다.
- 다른 손("운동" 손)은 파트너의 머리 위에 두도록 하는데, 이는 굴곡이나 신전(매우 느리게 수행되고, 갑작스러운 움직임 없음)과 같은 특정 동작을 통해 그것을 이끌기 위한 것이다.
- 촉진하는 손은 증가된 용이성이나 억제성의 관점에서 조직 변화의 확인을 시도해야 한다.
- 머리를 느리게 굴곡시키고, 제자리로 되돌아오는 동작을 되풀이하여 반복하라. 이 동작의 면에서 최대 용이한 포인트가 어디인지 알아내도록 한다.
- 그런 다음 머리를 뒤로 신전과 제자리로 되돌리는 동작을 천천히 반복시키면서 용이한 포인트를 촉진한다.
- 굴곡이나 신전 방향에서 머리가 더 용이하게

실습 11.5 *계속*

느끼는 위치가 있는가?

11.5B

- 중립 위치로 되돌린 상태에서, 목과 머리를 상체 위에서 우측 측면 굴곡과 좌측 회전을 여러 번 반복시킨다(각 동작 후에는 중립 위치로 되돌린다).
- 그런 다음 목과 머리를 상체 위에서 좌측 측면 굴곡과 우측 회전을 시키면서 모든 부분을 촉진하면서 용이성과 억제성의 특성 변화를 평가한다.
- 이 복합적인 일련의 동작에서 조직이 가장 긴장되거나 가장 이완되는 곳은 어느 부분인가?
- 양방향에서 용이성과 억제성이 대칭적으로 나타나는가? 최대 좌측 측면 굴곡, 우측 회전과 우측 측면 굴곡, 좌측 회전 동작 중에서, 촉진으로 가장 조직이 이완된 것으로 느껴지는 포인트를 찾아내도록 한다.

11.5C

목과 머리를 중립으로 돌려놓고, 결합된 동작을 취하게 하고는 그 동작에서 용이성과 억제성을 찾도록 한다:

- 머리와 목을 상체 위에서 우측 굴곡과 우측 회전을 시키면서 약간의 전방 굴곡이 일어나게 한다.
- 뒤 이어, 머리와 목을 상체 위에서 좌측 굴곡과 좌측 회전을 시키면서 약간의 전방 굴곡이 일어나게 한다.
- 청취 손 아래의 흉추 분절에서 용이성을 위해 지속적으로 촉진한다.
- 촉진 결과가 대칭을 이루는지를 평가하라.

머리와 목의 좌우측 움직임에서 동일한 동작 방향에서 용이성/억제성이 발견되지는 않았는가?

코멘트 *Comment*

Greenman(1996)은 척추의 여러 부위에서 유사한 촉진 실습을 시행할 것을 제안한다.

- 정상 조직이나 최소한의 기능장애가 있는 곳에서 찾고 있는 각 경우는 최소한의 신호 전달과 관련된 넓은 범위의 움직임이다(즉, 대부분의 조직이 촉진된다는 것은 비교적 용이성이 있고 이완된 상태를 느낀다는 것이다).
- 상당한 정도의 기능장애가 존재하는 곳에서는 용이성의 신호를 생성하는 범위가 좁을 것이며 억제성이 증가할 것이다.
- 이 정보에서 무엇이 임상적으로 중요한지 또는 중요하지 않은지에 관해서는 경험이 유일한 가르침이 된다.

실습 11.6 *Greenman의 척추의 기능적 촉진*

소요 시간 **20분**

노트

이것은 실습 11.5와 거의 같은 실습으로, 기능장애가 있는 분절을 정상 분절보다 먼저 실시해야 한다는 차이점이 있다.

11.6A

촉진 파트너는 앉아 있는 자세를 취하고, 뒤편 어느 한쪽에 서서 이전에 확인된 흉추의 기능장애가 있는 부위를 촉진한다.

환자에게 자신의 팔을 접은 상태를 유지하게 하고, 한쪽 손으로 반대편 어깨를 잡고 끌어 당겨 다양한 방향으로의 동작을 컨트롤할 수 있게 한다.

실습 11.6 *계속*

- 순차적으로 다음 요소를 소개하면 다음과 같다:
  - 전방 굴곡, 뒤이어 후방 굴곡
  - 좌측 측면 굴곡, 우측 측면 굴곡
  - 좌측 회전, 우측 회전
  - 굴곡과 신전 동작을 하는 동안 한 방향으로의 측면 굴곡과 같은 방향으로의 회전 동작의 결합.
- 그런 다음 굴곡과 신전 동작을 하는 동안 다른 방향으로의 측면 굴곡과 반대쪽으로의 회전 동작을 시킨다.
- 이러한 평가 과정에서 발견된 용이성의 위치 요소 즉, 전후 병진, 좌우 병진, 상하 병진과 같은 것들을 조합하여 최대 용이성이 어느 위치에 있는지 찾아내도록 한다.

이러한 동작들 중에서 용이성이 있는 포지션을 느낄 수 있는가?

이러한 동작들의 결합된 요소에 의해 "가장 용이성이 있는" 포지션을 찾을 수 있는가?

용이성이 있는 최종 위치를 유지하고, 잠시 후 중립 위치로 되돌려 놓는다.

용이성이 있는 위치를 재평가하라. 변화가 일어나는가?

11.6B

기능장애의 증거를 보이지 않는 척추 아래 분절에 완전히 똑같은 시퀀스를 적용시키도록 한다.

이전 실습에서 발견한 범위와 용이성과 억제성의 위치에 대한 결과를 비교해 보라.

실습 11.7 *Greenman의 호흡 보조와 함께 이루어진 척추의 기능적 촉진*

소요 시간 20분

실습 11.6A의 모든 구성 요소를 반복하되, 이제는 앞서 최대 용이성이 촉진된 위치에서 흡기 및 호기 모두에서 호흡을 잠시 멈춰보도록 한다(단, 사람에게 편안함이 있는 한도 내에서).

호흡을 잠시 멈춘 호기 또는 흡기 중 그 어느 단계에서 추가적인(또는 증가) 저항이나 이완이 일어나는가?

이 접근법의 비밀은 최대한의 용이성을 제공하는 *호흡 구성 요소와 함께 용이성을 향상시키는 모든 적절한 동작 방향을 적용하는 방법을 배우는 것이다.*

Hoover의 쇄골 "실험"

Hoover's clavicle "experiment"

기능 테크닉의 개발자, H.V. Hoover는 정골의학의 창시자인 Andrew Taylor Still의 말에 이 접근 방식의 본질을 설명했다. "나는 몸이 하라고 하는 것을 하고 있다."

"Hoover(1969)는 초보자에게 실습 11.8에 함께 모여 있는 아래 세 번의 "실험"을 실시하라고 요청한다. 각 경우에 있어서 질문이 제기되는데, 각각의 경우에 대한 답은 "예"이다. 여러분의 대답은 여러분에게 이 방법을 사용할 준비가 되어 있는지, 촉진 소양이 갖추어졌는지 여부를 알려주는 것이 될 것이다.

실습 11.8 *Hoover의 쇄골 촉진*

소요 시간 20–30분

11.8A

질문 1: 쇄골은 인접 부위의 확실한 움직임에 의해 요구가 있을 때 명확하고 예측 가능한 방법으로 움직임이 일어나는가?

실습 11.8 *계속*

- 앉아 있는 파트너에 얼굴을 마주하고 서서 오른손의(이완된 상태) 손가락 패드 부위를 오른쪽 쇄골 위에 가볍게 올려놓되, 단지 피부 위에 얹혀있는 느낌 정도이다(그림 11.2). 이 손은 청취 손이며, 무슨 일이 일어나는지를 평가할 것이다.
- 왼쪽 손으로 오른쪽 팔의 팔꿈치 가까운 부위를 잡도록 한다(이것은 여러분의 운동 손(motive hand) 또는 움직이는 손(moving hand)이다).
- 운동 손에 의해 움직임이 일어날 때 파트너는 이완된 상태에서 수동적이고 협력적이어야 하는 것이지, 그 움직임을 돕거나 방해하여서는 안 된다.
- 청취 손은 피부에 직접 닿도록 해야 하며, 쇄골에 압력을 가해서는 안 된다.

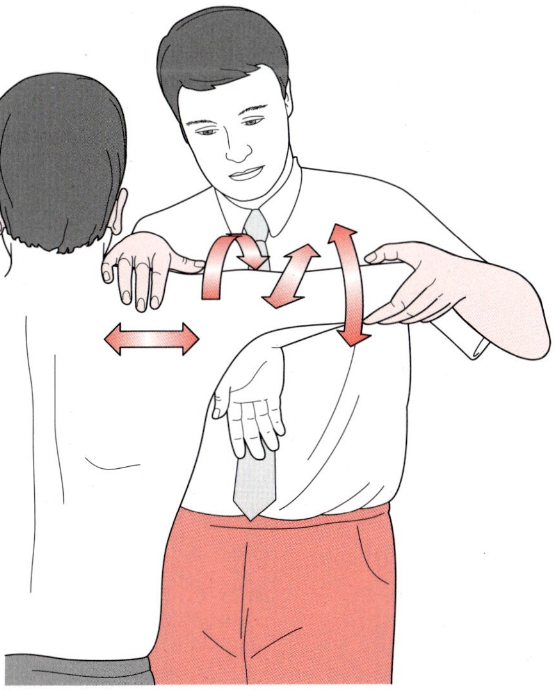

그림 11.2
견봉쇄골 관절에서 용이성 또는 억제성을 유도하는 팔의 위치 평가(After Hoover 1969.)

- 팔 무게만의 이완된 상태를 확신할 때까지 팔을 천천히 들어 올리고 내리기를 반복한다. 이제 실습을 시작할 수 있다.
- 촉진 손 아래의 조직 변화를 충분히 감지할 수 있을 정도로 어깨를 신전시키면서 팔을 정중선에서 천천히 뒤로 가져간다. 그런 다음 팔을 시작 위치로 되돌려 놓는다.
- 팔을 빨리 움직이지 않도록 하여야 운동 손과 청취 손 모두에 의해 감지되는 감각이 정확해진다.
- 이 과정을 여러 번 천천히 반복하여 하나의 단순한 움직임의 효과를 알게 될 것이다*(파트너의 몸에 요구할 질문을 기억하도록 하라)*.
- 이제 정중선 앞으로(어깨 굴곡) 팔을 가져가서, 촉진하고 있는 조직(쇄골 및 주변 조직)에 대한 영향을 다시 평가한다.
- 연속적으로, 특별한 순서 없이 팔을 외전시켰다가 내전시킨다; 팔을 외회전시키고 이어서 내회전시키는데, 만약 반복이 필요할 시에는 매번 천천히 실시하도록 하고, 동작의 한 방향에서의 조직 반응을 기록하도록 한다.
- 이러한 각 단일 생리학적 동작에 대해 어떤 반응이 나타났는가?
- 이것은 한 동작이 다른 동작(다음에 이어 오는 동작)에 미치는 효과를 비교하려고 의도한 실습이 아니라 촉진 손(palpating hand)과 운동 손(motive hand)에 의해 인지된 단일 동작의 효과를 평가하는 시간임을 기억하라.
- 실습 5.16A 및 B를 재검토해 보면, 거기에서 여러분은 다리를 외전시킬 때 저항감을 느끼게 될 뿐만 아니라, 햄스트링의 내측 부위와 그 외 다른 내전근에서 억제되는 감이 촉진될 것이다.

11.8B

질문 2: 용이하게 움직이는 동작에서 약간의 다른 점이 나타나는가? 그리고 쇄골이 다른 생리적인 움직임으로 인해 영향을 받을 때 이와 관련된 조직에서 용이성과 억제성의 느낌이 있는가?

실습 11.8 계속

- 실습이 적절하게 시작될 때까지 동일한 시작 절차를 따르도록 한다(예, 촉진 손으로 팔을 지지하여 편안한 상태를 유지).
- 쇄골 주변 조직의 변화를 촉진할 때, 팔을 뒤로 신전시켜 천천히 움직이도록 한다.
- 팔을 굴곡시켜 앞으로 가져다 놓았을 때 조직에서 일어나는 느낌을 비교해 본다.
- 이제 팔을 천천히 부드럽게 외전시킨 다음 내전시키면서 청취 손으로 느낌을 비교해 본다.
- 팔을 먼저 내회전시킨 다음 외회전시키면서 조직의 변화(용이성/억제성)를 비교해 본다.
- 조직에서 용이성의 느낌을 향상시키는 동작의 방향이 있는가? 그렇다면 어느 방향인가?

11.8C

질문 3: 쇄골을 특정한 방법으로 움직여서 동작의 용이성과 조직 질감의 차이를 바꿀 수 있을까?

- 실습이 적절하게 시작될 때까지 입문 단계를 반복하도록 한다.
- 촉진 손 아래에서 쇄골이 움직이거나 조직 질감의 변화를 느낄 때까지 파트너의 팔을 굽혀 천천히 그리고 부드럽게 정중선에서 앞쪽으로 가져간다.
- 쇄골이 움직이거나 촉진 손 아래 조직의 질감이 변할 때까지 팔을 천천히 그리고 부드럽게 정중선에서 뒤로 신전시켜 나가고, 그 시점에서 멈춘다.
- 이 두 상태 사이의 균형점을 찾도록 하는데, 이는 어떤 방향에서 동작의 균형이 조직의 질감 변화에 따라 쇄골을 움직이게 하는 포인트이다.
- Hoover가 말하는 "동적 중립(dynamic neutral)"의 생리적 균형점을 유지하라.
- 용이성이 있는 곳의 첫 번째 위치에서 시작하고, 다음으로 내전과 외전의 균형점을 찾아내도록 한다.
- 일단 이것이 확립되면, 굴곡과 신전뿐만 아니라 내전과 외전 사이에서 용이한 동작의 결합된 위치를 발견하게 될 것이다.
- 이 결합된 용이성이 있는 위치에서 시작하고, 그 다음 내회전과 외회전 사이의 균형점을 찾도록 한다.
- 그러고 나면 팔과 쇄골 사이의 상호 균형 상태를 얻게 될 것이다.

이 균형점을 확인할 수 있겠는가?

만약 그렇다면, 여기에서 Hoover가 여러분을 또 다른 중요한 발견으로 이끌어 줄 것이다.

11.8D

- 위의 실습 11.8C의 끝과 같이 팔과 쇄골을 동적 중립 위치에 유지시켜 놓고, 여섯 가지 생리적 동작(11.8B에서처럼 굴곡/신전/내전/외전)이 있는지 확인하는데, 그 자체가 다른 생리적인 움직임에 비해 향상된 조직 질감의 느낌을 준다.
- 억제성이 증가하지 않는 방향을 찾거나, 또는 다른 곳보다 용이성이 더 큰 곳을 찾게 될 수도 있다.
- 이 움직임을 발견하고서는, 감각적인 손에서 조직 상태와 쇄골의 움직임이 용이성이 있는 것으로 계속 보고되고 있는 한 천천히 그리고 부드럽게 그 동작을 반복한다.
- Hoover는 억제성이 나타나기 시작하면 모션의 여러 방향을 모두 재검사하여 가장 용이성이 있는 방향을 찾아야 한다고 제안한다.
- 만약 나타나지 않는다면, 그 시점에서 정지하고 그때 여러분이 느끼고 있었던 것에 주목한다.
- 용이성이 생기는 동작의 추가 방향이 발견되면, 다시 억제성이 발생할 때까지 이 방향으로 반복 시행한다.
- 모든 동작의 방향에 대한 재검사 절차를 반복하도록 한다.

Hoover는 다음과 같이 말한다:

용이한 생리적인 움직임이 발견되는 과정에 뒤 이어 억제성이 시작되고, 그리고 나서 재검사는 평형 상태가 모든 생리적 동작 방향에서 조직의 질감이 용이하게 발견되어 조직 질감이 생리적 운동의 모든 방향에서 용이함을 나타낼 때까지 두 개 이상의 과정을 거치게 된다.

실습 11.9 환추후두 관절에 대한 결합된 기능성 촉진 및 SCS 촉진

소요 시간 10-15분

11.9A

이 장의 마지막 기능적 실습은 위 실습에서 "테스트 된" 많은 방법을 소개하고 있는데, 환추후두 관절에 적용하는 방법도 포함하고 있다.

- 파트너는 바로 누워 있는 자세를 취하고, 여러분은 테이블의 머리 부분 한쪽 측면에 앉아 얼굴을 구석을 향한 자세를 취한다.
- 한 손(다리 쪽 손)으로 후두골을 안정되게 감싸 쥐고, 엄지와 검지로 환추골 주변 연부조직을 촉진한다.
- 다른 한 손은 이마 또는 머리 정점에 올려 놓는다.
- 다리 쪽 손으로 환추골을 감싸고 있는 조직에서 "용이함", "안락함" 또는 "이완감"의 느낌을 평가하고, 머리 위에 놓여 있는 손으로는 머리를 한 타임에 한번 씩 복합적인 일련의 동작을 일으킨다.
- 각 동작이 "테스트 된" 위치가 확인이 될 때, 조직이 가장 이완되고 쉽게 느끼는 위치가 식별된다. 머리의 이 위치는 일련의 평가에서 다음 요소의 시작점으로 사용된다.

특별한 순서 없이(첫 번째 움직임인 굴곡과 신장을 제외하고), 다음과 같은 동작 방향을 테스트하여 환추골 주변의 조직에서 최대한의 용이성을 이끌어내는 머리와 목의 위치를 항상 찾도록 하며, 이전에 확인된 용이한 위치에 손을 "겹쳐(stack)" 둔다:

- 굴곡/신전(순서의 첫 번째 방향으로 제안됨)
- 좌우 측면 굴곡
- 좌우 회전
- 전후 병진(이동)
- 좌우 병진
- 압박/견인

> **노트**
>
> 반복적으로, 환추후두 관절을 둘러싼 조직의 이러한 각 기능적 평가는 중립에서 시작하는 초기 평가를 제외하고 이전의 모든 평가의 용이성의 결합된 위치에서 시작된다. 그러므로 "용이성이 있는 위치"는 이전에 확인된 용이성의 위치에 겹쳐지게 된다.

- 일관된 일련의 용이한 자세가 "겹쳐진" 3차원 평형으로 확인되면(동적 중립이라고 알려진), 호흡 주기의 어느 단계에서 용이성이 향상되는지를 식별하기 위해 완전한 호기와 흡기를 요구하도록 하고, "안락함"을 느끼는 호흡 주기의 단계에서 호흡을 유지하게 한다(그림 11.3).
- 용이성의 최종 결합된 위치는 90초 이상 유지되거나, 천천히 중립 위치로 돌아오기 전에 변화의 중후한 감각이 촉진될 때까지 유지된다.

> **노트**
>
> 평가되는 동작 방향의 순서는 관련성이 없으므로 가능한 한 많은 변수가 결합된 용이성이 있는 위치를 찾는 데 사용된다.

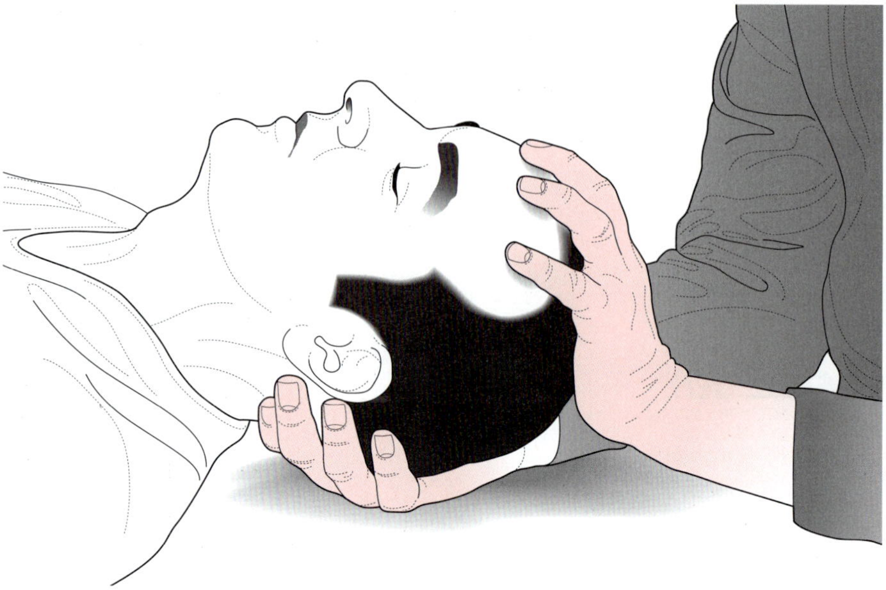

그림 11.3
환추후두 관절 및 주변 조직의 기능적 평가 또는 치료를 위한 손의 위치

이러한 용이성이 있는 위치를 유지하는 것은 신경을 리셋시켜 근육 긴장이 완화되고, 이전의 긴장, 허혈성이거나 혼잡한 조직을 통해 혈액 순환과 배수가 개선되도록 유도하는 것으로 생각된다.

11.9B: 환추후두부(atlanto-occipital area)에 대한 카운트스트레인 실습

- 파트너는 바로 누운 자세를 취하고, 여러분은 테이블의 머리맡에 앉아서 끌고 가는 타입의 촉진(drag palpation)을 사용하여 환추후두 관절 주위의 조직을 촉진하고, 가장 민감하고 긴장성이 있는 부위를 찾는다.
- 이 민감한 부위에 한 손가락의 압력을 가하면, 10점의 통증 스코어를 기록하는데 충분하다(10 = 불편함, 0 = 통증 없음).
- 보고된 통증 점수를 3 이하로 낮추려면 이 압력을 그대로 유지하면서 머리와 목을 조심스럽게 재위치(미세 조정)로 되돌려 놓는다.
- 이 종류의 통증을 완화하기 위한 가장 좋은 위치는 가벼운 신전이며, 뒤이어 아픈 쪽으로의 가벼운 측면 굴곡 그리고 아픈 쪽 반대 방향으로의 가벼운 회전이다.
- 그러한 조합이 효과적이지 않은 경우, 통증 스코어를 가장 많이 줄이는 머리/목 위치를 찾을 때까지 미세 조정하도록 하라.

일단 용이성이 있는 위치를 정하면, 90초 동안 그 상태를 유지한 후, 이완시켜 놓고 그 조직이 덜 민감한지를 알아보기 위해 재 촉진해 본다.

용이성이 있는 최종 위치에 특히 주의를 기울이고, 실습 11.9A에서 연속하여 용이한 위치가 나타날 때 달성되는 최종 위치와 어떤 면에서 유사한지 여부를 결정한다.

이 실습은 두 가지 주요 자세이완 테크닉을 탐구할 수 있는 기회를 제공하며, 또한 이러한 민감하고 취약한 영역에서 스트레스 받은 조직을 완화시키는 매우 유용한 방법을 제공해 준다.

결론 Conclusion

이 장의 실습은 매우 중요하다. 이 실습들은 그

들의 목표는(편안함/용이함/균형이 있는 위치를 찾기 위한) 우아하고, 단순하게 보일수도 있지만 강렬한 집중력을 요구한다. 또한 그것들은 가능한 한 평가에서 치료로 원활하게 전환하는 목표를 제시한다. 이것이 그렇게 되는 이유는 일단 최적의 용이성이 있는 포인트가 확인되면, 이것이 유지되는 한, 자체 생성된 항상성 표준화 프로세스가 작동하기 때문이다.

조직은 혈액 순환, 신경 상태 및 근육 톤을 정상화 시작하기 위해 용이한 상태로 유지되는 것으로 나타난다. 조직이 긴장되고, 수축될 때 일어나는 모든 부정적인 것들(통증 인식, 허혈, 배수 장애, 기계적 및 화학적 자극 등 증가)은 반대로 된다.

촉진으로 "용이함"의 지점을 찾는 것은 임상의의 일이지만, 그 위치를 유리하게 사용하는 것은 몸 자체의 특권이다.

이러한 개념이 당신을 자극한다면, 자세이완의 실습을 연구함으로써 더 깊이 조사할 것을 촉구한다(D' Ambrogio & Roth 1997, Chaitow 2014, Deig 2001).

참고문헌

Bowles C(1955) Functional orientation for technic. Newark, OH: Yearbook of the Academy of Applied Osteopathy.

Chaitow L(2014) Positional release techniques, 4th edn. Edinburgh: Churchill Livingstone.

D'Ambrogio K and Roth G(1997) Positional release therapy. St Louis, MI: Mosby.

Deig D(2001) Positional release technique. Boston: Butterworth Heinemann.

Glover J and Yates H(1997) Strain and counterstrain techniques, in Ward R(ed) Foundations for Osteopathic Medicine. Baltimore: Williams and Wilkins.

Greenman P(1989) Principles of manual medicine. Baltimore: Williams and Wilkins.

Greenman P(1996) Principles of manual medicine, 2nd edn. Baltimore: Williams and Wilkins.

Hartman L(1985) Handbook of osteopathic technique. London: Hutchinson.

Hoover H(1957) Functional technique. Newark, OH: Yearbook of the Academy of Applied Osteopathy.

Hoover H(1969) A method for teaching functional technique. Newark, OH: Yearbook of the Academy of Applied Osteopathy.

Johnston WL(1966) Manipulative skills. Journal of the American Osteopathic Association 66(4): 389–407.

Johnston W(1988a) Segmental definition, Part I. A focal point for diagnosis of somatic dysfunction. Journal of the American Osteopathic Association 88(1): 99–105.

Johnston W(1988b) Segmental definition, Part II. Application of an indirect method in osteopathic manipulative. Journal of the American Osteopathic Association 88(2): 211–217.

Johnston W(1997) Functional technique, in Ward R(ed) Foundations for Osteopathic Medicine. Baltimore: Williams and Wilkins.

Johnston W, Robertson A and Stiles E(1969) Finding a common denominator. Newark, OH: Yearbook of the American Academy of Applied Osteopathy.

Jones L(1981) Strain and counterstrain. Colorado Springs: Academy of Applied Osteopathy.

Korr I(1947) The neural basis for the osteopathic lesion. Journal of the American Osteopathic Association 47: 191.

특별 주제 11

과 호흡에 관한 정보

Leon Chaitow

과 호흡의 효과는 혈액 내 이산화탄소의 수준을 급속히 감소시키고, 산-알칼리 균형(알칼리성 증가)을 변화시키며, 통각 수용기(nociceptor)의 감수성을 증가시키고 근심과 안감을 증가시켜 다양한 불쾌한 증상을 유발하는 것이다.

많은 연구가 과다 호흡의 광범위한 문제에 중점을 두고 있으며, 이 중 많은 부분이 불안 상태, 무력감의 공황 발작, 그리고 종종 공포증 행동과 관련이 있는 것으로 나타나고 있다(Chaitow 외 2002, 2014, Timmons 1994).

과 호흡 증후군과 가장 관련이 있는 증상으로는 현기증, 어지럼증, 기절, 상지, 얼굴 또는 몸통의 무감각, 의식 상실(실신), 시야가 흐려지거나 일시적인 시각 상실이 나타나는 시각장애, 종종 메스꺼움을 동반하고 편두통으로 진단되는 일반적인 두통, 제대로 걸을 수 없을 (운동 실조) 뿐만 아니라 떨림과 이명이 발생하는 것이다.

과 호흡 상태이거나 이후에 나타나는 심장 기능("유사 협심증")과 관련된 증상으로는 심계항진, 흉부 불쾌감, 심호흡 곤란, 목구멍의 압박감, 불면증, 피로감, 사지 약화 등을 포함해 그 외 더 많은 것들이 있을 수 있다(Ajani 2007).

과 호흡 증후군으로 진단받은 환자 중 절반 이상이 결혼, 직장 또는 재정과 관련하여 스트레스를 받고 있는 것으로 나타났다. 그러나 과 호흡은 항상 정신적 스트레스와 관련이 있는 것은 아니며, Lum(1987)은 "정신적, 장기적, 습관성 장애 또는 이들의 조합이 근본적인 장애"라고 밝히고 있다. 그러나 Lum(1981)) 또한 다음과 같이 관찰했다:

> *신경학적 고려 사항으로는 습관적으로 불안정한 호흡이 증상의 주요 원인이라는 사실을 거의 의심할 여지가 없다. 그들이 이런 식으로 숨을 쉬는 이유는 추측을 위한 문제일 것임에 틀림 없지만 분명히 두드러진 특징은 순수한 습관이라는 것이다.*

Lum은 또한 현상을 둘러싼 혼란의 일부를 요약했는데 다음과 같다:

> *Kerr와 그의 동료들은(1937) 불안에 대한 임상적 발현은 호흡에 의해 야기되었다는 것을 지적했다. Rice는 증상에 의해 불안감이 생기고, 또한 잘못된 호흡 습관을 제거함으로써 환자를 치료할 수 있다고 하여 이 개념을 거꾸로 뒤집어 놓았다. Lewis는 근본 원인으로 불안감의 역할을 촉발 원인으로 인식했다. 상습적인 과 호흡이 발생하면 다양한 정신적 또는 신체적 원인이 호흡, 증상, 불안감을 악화시키는 증상의 악순환을 유발하여 호흡 곤란을 악화시켜 더 많은 증상과 불안을 유발할 수 있다.*

다양한 증상 패턴이 과 호흡과 관련이 있다는 증거를 제공하는 문헌에도 불구하고, 증상을 근거로 치료 및 호흡 재훈련을 위한 환자 선정의 개념은 일부에 따르면, 결함이 있을

수 있다. Bass and Gardner(1985)는 다음과 같이 지적했다:

> *과 호흡증후군 (HVS)에 대한 진단 기준은 부정확하다. 증상 체크리스트를 바탕으로 진단을 내리는 것은 신뢰할 수 없는데, 이것은 혈당 농도를 측정하지 않고 증상을 기준으로 당뇨병을 진단하는 것과 동일한 것이다.*

특별 주제 테이블 11.1

Nijmegen Questionnaire					
	없음 0	드물게 1	가끔 2	자주 3	매우 자주 4
가슴통증					
긴장감					
흐린 시야					
어지럼증					
혼란스러움					
빠른 호흡 또는 심호흡					
가쁜 호흡					
가슴 조임					
위 팽만					
손가락 저림					
호흡곤란					
손가락이나 팔의 경직					
입 주변 조임					
손발 냉증					
심계항진					
불안감					
총	/64				

64점 만점에 19점 이상을 받으면 과 호흡증후군일 가능성이 강하다.
참고: 없음 = 없음; 드물게 = 매달보다는 좀 더 적은; 가끔 = 적어도 매주는 아니지만 매달; 자주 = 매일은 아니지만 매주; 매우 자주 = 매일.

Bass and Gardner는 명백한 과 호흡증후군 환자와 설명할 수 없는 증상이 있는 21명의 환자를 조사했을 때, "만족스러운 호흡을 할 수 없음"에 대해 불만을 토로했으나 신체적, 심리적 양상 및 징후가 다양할 때 엄청난 다양성이 있음을 발견했다. 그들은 다음과 같이 결론을 내렸다: "심각한 과 호흡은 정상적인 정신상태가 아니거나 호흡기 질환이 있거나 다른 장기에 이상이 있는 경우에 발생할 수 있다. 증상이 과 호흡증후군의 존재 여부에 대한 단서를 제공할 수 없다는 Bass의 견해에 모두 동의하는 것은 아니다.

증상 설문지인 Nijmegen Questionnaire(특별 주제 테이블 11.1)는 Van Dixhoorn과 Duivenvoorden(1985)에 의해 평가되었는데, 그들은 75명의 확인된 과 호흡증후군 환자와 80명의 비 과 호흡증후군 환자(보건관련 종사자)가 작성한 설문지 결과를 비교한 것이다.

설문지에서 3차원으로 측정되어 있다.

- 호흡 곤란
- 말초부위 강직성 경련
- 중앙 강직성 경련.

이 세 가지 구성 요소 모두 HVS와 HVS가 아닌 사람들을 구분할 수 있는 확실한 능력이 있다.

- 그들은 93%의 정확한 분류를 제공했다.
- 통계적 교차 검증을 통해 90–94%의 정확한 분류가 이루어졌다.
- Nijmegen Questionnaire의 진단 관련 민감도는 91%이고 정확도는 95%이다.

최근 설문지의 정교화는 19점 이상(가능한 64점 중 – 특별 주제 테이블 11.1 참조)의 컷오프 포인트가 과 호흡 경향을 강하게 시사하는 것이다(Grammatopoulou 외 2014; Courtney 외 2011).

과 호흡을 어떻게 처리할 것인가?

과 호흡의 대부분의 경우에 실제 또는 예상 스트레스 상황에 대한 반응으로 작동되는 호흡의 학습 패턴이 결합되어 있다. 이것은 일반적으로 쉽게 알 수 있거나 관찰할 수 있는 흉곽, 척추 및 횡격막 영역과 관련하여 심하게 수축된 근육과 공존하는 것으로 밝혀졌다. 이러한 변화는 만성적인 긴장을 통한 에너지 낭비와 호흡 기능장애로 인한 산소 감소로 인해 심한 피로를 일으킬 수 있기 때문에 만성피로증후군 환자들에게는 공통적인 특징으로 나타난다.

만성적인 고장성, 단축 또는 수축된 근육은 정상적으로 기능을 할 수 없으며, 이러한 경우는 스트레스가 많은 사건과 스트레스가 없는 사건 모든 경우에 대해 과도하게 과 호흡하는 것을 배운 사람들에게서 흔히 볼 수 있다. 호흡장애와 관련된 구조 변화에 대한 자세한 내용은 12장을 참조하길 바란다.

예를 들면, 육체적 운동이나 산증(acidosis)이 심한 경우(예: 진행된 임신이나 간 질환)와 같이 신체에 과도한 요구가 필요할 때에는 과 호흡을 하는 것이 지극히 정상적인 것이다. 그러나 우리가 비현실적인 위기에 직면했을 때 어떤 것에 대해 비정상적으로 불안해하여 이 반응이 부적절하게 발생한다면, 과 호흡의 시퀀스는 불균형한 혈액 가스 수치, 산도/

알칼리도의 변화, 그리고 이전에 나열된 과 호흡 증상의 전체 시퀀스를 가져오게 될 것이다.

이것은 모든 사소한 스트레스 상황에 대응하는 습관적인 방법이 될 수 있으며, 공황 상태와 가상 무능력 및 기능상실로 복합된 완전히 비참한 공포 상태를 초래할 수 있다. 이런 식으로 영향을 받는 사람들은 종종 호흡 재훈련을 하는 데 잘 반응한다. 스트레스가 많은(실제 또는 상상의) 상황에서 더 적절한 호흡 패턴을 사용하는 것을 배울 수 있다는 것을 인식함으로써 증상을 조절할 수 있는데, 이는 단순히 과 호흡을 하지 않기 때문이다.

각성 수준(스트레스 상황에 얼마나 신속하고 심각하게 반응하는지)은 호흡 진정의 특정 패턴의 습관적 사용을 통해 현저하게 감소될 수 있음을 나타내는 충분한 연구 증거가 존재해 있다. Thomas 외(2003), Hagman 외(2011), McLaughlin 외(2011)은 많은 사람들에게 호흡 재훈련이 타당하고 매우 성공적이라는 것을 보여주었다.

프라나야마(Pranayama) 호흡

Cappo와 Holmes(1984)는 특히 대부분의 다른 연구자의 프로토콜에서는 크게 인식되지 않는 특별한 이점을 가지고 있는 전통적인 요가의 호흡 방법론을 그들의 방법론에 통합시켰다. 이 패턴은 가능하다면 1:4 흡입의 비율을 요구하지만, 어떤 경우에는, 호기가 흡입보다 상당히 오래 걸릴 수 있게 되어 있다. 연구에 따르면, 이 패턴이 각성 상태를 현저히 낮춰 주는 것으로 나타났다.

결론

비정상적인 호흡 패턴, 보조 호흡 근육의 과도한 사용, 상 흉부 호흡 등은 서로 명확한 연관이 있으면서 근육의 톤을 증가시키는데, 그것은 산소 공급을 감소시키고, 구조적 및 기능적 변화로부터 기인한 불균형, 불협응된 패턴의 사용으로 신체에 미치는 영향 이상으로 피로의 주요 원인이 된다고 Garland는 구체적으로 설명하고 있다(12장 참조).

이 환자들은 머리, 목, 어깨, 가슴이 불편하고, 약간의 근골격계 문제뿐만 아니라 근심과 불안감을 느끼게 될 것이다. 많은 사람들은 이 호흡 패턴과 함께 나타나는 공기연하증(aerophagia)과 관련된 소화기 증상(팽만감, 트림, 아마도 열공허니아(hiatal hernia symptom) 등과 같은 증상을 갖게 된다.

그러나 과 호흡에 대한 주요 의학 연구자 중 누구도 호흡의 구조적 부분을 조사하지 않은 것 같다! 호흡의 임무를 수행하는 근육의 상태에 대한 인용 문헌에는 거의 관심이 없었다.

그리고 도수 치료에서 가능하다는 증거에도 불구하고, 구조적 구성 요소(근육, 흉곽, 척추 근육 부착점 등)에 변화를 주면 정상적인 기능을 촉진할 수 있다고 생각하는 사람은 아무도 없는 것 같다(Lewit 1991).

호흡이 명백히 균형은 맞지 않지만 동맥 저탄산혈증의 증거를 보여주지 못하는 과 호흡증후군의 진단을 위한 엄격한 기준에 부합하지 않는 많은 환자들에게는 어떠한 근심거리도 없다.

그러한 경우에는 스펙트럼이 항상 존재하

는데, 일부는 특허가 있으면서 명백한 것이고, 다른 것은 경계선에 있으며, 많은 경우는 실제로 동맥 저탄산혈증의 증거를 보여 주며 "진짜" 과 호흡증후군 환자의 상태를 달성할 수 있는 방향으로 가고 있다.

사실 누군가가 솔직한 증상을 보이기 전에 그 상태로 나아갈 가능성이 있다는 사실은 호흡 기능장애에 대한 우리의 관심사이며, 과 호흡 증후군의 경계선에 있는 사람을 인식하고, 그 진행을 예방하는 것은 물론 이미 이 기능장애에 진입한 사람들을 도우려고 노력하고자 하는 것이다.

참고문헌

Ajani A(2007) The mystery of coronary artery spasm. Heart, Lung and Circulation 16: 10–15.

Bass C and Gardner W(1985) Respiratory and psychiatric abnormalities in chronic symptomatic hyperventilation. British Medical Journal(Clinical Research Edition) 290(6479): 1387–1390.

Cappo B and Holmes D(1984) Utility of prolonged respiratory exhalation for reducing physiological and psychological arousal in non-threatening and threatening situations. Journal of Psychosomatic Research 28(4): 265–273.

Chaitow L, Bradley D and Gilbert C(2002) Multidisciplinary approaches to breathing pattern disorders. Edinburgh: Churchill Livingstone.

Chaitow L, Bradley D and Gilbert C(2014) Recognizing and treating breathing disorders. Edinburgh: Churchill Livingstone.

Courtney R, Van Dixhoorn J, Greenwood KM and Anthonissen EL(2011) Medically unexplained dyspnea: Partly moderated by dysfunctional(thoracic dominant) breathing pattern. Journal of Asthma 48(3): 259–265.

Grammatopoulou EP, Skordilis EK, Georgoudis G et al.(2014) Hyperventilation in asthma: A validation study of the Nijmegen Questionnaire–NQ. Journal of Asthma 51(8): 839–846.

Hagman C, Janson C and Emtner M(2011) Breathing retraining – a five-year follow-up of patients with dysfunctional breathing. Respiratory Medicine 105(8): 1153–1159.

Kerr WJ, Dalton JW and Gliebe P(1937) Some physical phenomena associated with the anxiety states and their relation to hyperventilation. Annals of Internal Medicine 11: 961–992.

Lewit K(1991) Manipulative therapy in rehabilitation of the locomotor system. London: Butterworths.

Lum L(1981) Hyperventilation and anxiety state. Journal of the Royal Society of Medicine 74(1): 1–4.

Lum L(1987) Hyperventilation syndromes in medicine and psychiatry: A review. Journal of the Royal Society of Medicine 80(4): 229–231.

McLaughlin L, Goldsmith CH and Coleman K(2011) Breathing evaluation and retraining as an adjunct to manual therapy. Manual Therapy 16(1): 51–52.

Thomas M, McKinley RK, Freeman E, Foy C, Prodger P and Price D(2003) Breathing retraining for dysfunctional breathing in asthma: A randomised controlled trial. Thorax 58(2): 110–115.

Timmons B(1994) Behavioral and psychological approaches to breathing disorders. New York: Plenum Press.

Van Dixhoorn J and Duivenvoorden H(1985) Efficacy of Nijmegen Questionnaire in recognition of hyperventilation syndrome. Journal of Psychosomatic Research 29(2): 199–206.

내장 촉진과 호흡 기능 평가

Visceral palpation and respiratory function assessment

제12장

Leon Chaitow

정확한 내장 촉진은 높은 수준의 촉진 학문을 필요로 하며, 반복된 실습을 통해서만 수행할 수 있다. 그리고 실습할 부위 또한 많다.

Goldthwaite와 그의 동료들(1945)은 고전적인 텍스트에서 횡격막 효율의 소실과 복부 하수증(abdominal ptosis)을 일으키는 구부정한 자세와 관련하여 흔히 발견되는 변화에 관하여 기술했다(5장 참조).

- 호흡 기능장애 및 제한이 발생한다.
- 심장을 지탱하는 근막이 당겨지면서 이 장기가 옮겨지고, 대동맥에 견인이 발생하게 된다. 심장을 공급하는 신경 구조체도 마찬가지로 메케니컬한 스트레스를 받는다.
- 경추 근막은 스트레칭 된다(근막이 몸 전체에 걸쳐 연속적으로 존재하기 때문에, 이것이 두개골에서 발에 이르기까지 어느 곳에서나 비틀림이 일어날 수 있음을 상기하라).
- 정맥류는 펌프 작용이 억제되고 감소되어 횡격막(골반 장기 등) 아래에서 정맥 정체 현상이 발생하여 정맥류와 치질을 유발하게 된다.
- 위가 처지고 기울어져 메케니컬하게 효율성에 좋지 않은 영향을 준다.
- 체강 동맥이 늘어나듯이 식도가 늘어난다. 열공 탈장(hiatus hernia)으로 소화 불량과 변비에 이르는 증상이 더 많이 발생할 수 있다.
- 췌장은 메케니컬하게 영향을 받으면서 혈액 순환에 방해를 받는다.
- 간은 뒤쪽으로 기울어지고, 방광이 뒤집어지고, 신장의 지지가 바뀌며, 대장과 소장은 일반적으로 메케니컬하게 복잡해지고 아래로 처진다(방광과 마찬가지로). 따라서 이들 중 어느 것도 잘 기능할 수 없게 된다.
- 전립선은 순환기 기능장애 및 압력 증가로 인해 영향을 받아 비대가 증가하게 되며, 마찬가지로 생리 불순이 더 많이 발생한다.
- 근육 긴장이 증가하면 에너지가 소모되어 피로해지게 되는데, 이는 비효율적인 산소 섭취와 폐기물이 잘 제거되지 않으면서 더욱 심해진다.
- 척추 및 늑골 가동성의 제한으로 만성화되어 이 문제를 더욱 악화시킨다.
- 자세 관절은 스트레스를 받아 척추, 둔부, 무릎 및 발 기능장애를 일으키고 마모가 증가한다.

이러한 모든 변화는 촉진이 가능하며, 만약 일찍 알게 되면 모두 교정할 수가 있다.

내장 기능장애의 생체역학 측면에 대한 보다 정밀한 검사는 이러한 촉진과 치료 영역에 관심이 있는 모든 사람들에게 방향, 지침 및 유용한 힌트를 제공하는 매우 바람직한 *내장 도수치료*(Barral & Mercier 2006)와 같은 텍스트를 통해 이용할 수 있다. 영국에서 교육 받은 이 프랑스 정골의학 의사는 매우 전문적인 수준으로 내장 촉진 및 도수치료 테크닉을 개발했다. 이 주제에 대한 추가 탐구는 *내장 및 산과 정골의학*에서 찾아볼 수 있다(Stone 2007).

Barral과 Mercier(2006)는 오프닝 장에서, 우리가 내장의 자동성(motility)과 가동성(mobility)에 대해 알아야 할 것을 개략적으로 설명하고 있다:

각각의 동작(가동성과 자동성)에는 고유한 회전축이 있다. 건강한 기관에서 가동성과 자동성의 축은 일반적으로 동일하다. 질병으로 인해, 어떤 제약은 한 동작에 다른 것보다 더 많은 영향을 미치기 때문에, 종종 서로 분산되어 있다. 우리가 운동의 축이 발생학적 발달의 축을 정확하게 재현한다는 것을 발견한 것은 매우 놀라운 일이다! 선입견이나 가설조차도 이 리서치에 대해 아무런 감독이 없었다. 이러한 현상의 발견은 완전히 경험적이었고, "세포는 기억력을 가지고 있다" 는 생각을 확인하는 경향이 있다.

부가적으로, 내장의 움직임은 다음과 같은 영향을 받는다:

1. 체성 신경계(몸의 움직임, 근육의 톤 및 활동, 자세). Barral과 Mercier에 의해 언급된 예는 굴곡 동작에서 간은 십이지장과 간결장곡(오른 창자 굽이) 위에서 전방으로 미끄러지는 움직임이 일어난다. 비슷한 동작이 모든 내장에서 발생하며, 특정 지원과 해부학적 관계에 의해 결정된다.
2. 자율 신경계. 이것은 횡격막 운동, 심장 맥동 및 동작뿐만 아니라 연동 운동을 포함한다. 분명히 이러한 자동 동작은 밀접하게 연관된 다른 기관뿐만 아니라, 멀리 있는 일부 기관에도 영향을 미친다(예: 횡격막 운동, 1일 24,000회, 어느 정도는 모든 기관을 움직이거나 진동을 일으킴).
3. 두개천골 리듬. 14장에서 볼 수 있듯이, 이것은 내장을 포함하여 몸 전체에 촉진할만한 움직임을 포함한다고 믿어진다.

발생학적 영향 Embryological influences

이 세 가지 영향은 내장의 이동성을 만들어 내고, Barral과 Mercier가 지적했던 태아 발생 단계와도 매우 밀접한 관련이 있는 고유의 장기 운동성도 있다. 예를 들면, 태아가 발달하는 동안 위는 횡단면에서 오른쪽으로 회전하고, 그리고 정면에서 시계 방향으로 어떻게 회전하는지를 그들은 설명하고 있다. 따라서 횡 방향으로 회전하면 위의 전방 작은 곡선이 오른쪽으로 향하게 되고, 큰 뒤쪽의 곡선은 왼쪽으로 향하게 된다. 그러므로 유문은 상방으로 회전하고, 심장은 하방으로 회전한다.

Barral과 Mercier는 이러한 방향이 "내장 조직에 새겨져 있는 상태"라는 것을 발견했다. 축 주위에서 발생하는 운동, 균형점, 즉 태아 운동의 방향으로 더 이동한 다음 중립으로 돌아간다(두개골의 구조의 굴곡과 신전 중에 두개천골 메커니즘에서 일어나는 것과 매우 흡사).

인스퍼 및 익스퍼 *Inspir and expir*

운동 사이클은 Barral과 Mercier(2006)에 의해 2단계로 나뉘는데, 이는 *인스퍼(inspir)*와 *익스퍼(expir)*로 불린다. 이들은 호흡 주기와는 관련이 없으며, 두개골 움직임, 굴곡 및 신전을 위한 두개골 정골 요법에서 사용된 설명과 유사하다.

*인스퍼(Inspir)*는 본질적인 동작을 말하는 것이고, 익스퍼(expir)는 후에 중립으로 되돌아 가는 것을 말한다(분당 7-8 사이클). 이것의 예로, 간의 본질적인 인스퍼 단계는 후상방 회전(흡기의 횡격막 움직임에 의해 영향을 받는 이동은 거의 정반대로 전하방임)과 관련되어 있는 것이다.

촉진에서는, 중립 상태로 복귀하는 *익스퍼(expir)* 단계를 느낄 때가 더 쉽다(비록 *인스퍼*

(*inspir*)가 저항이 적기 때문에 더 "활동적"이기는 하지만).

내장 관절 Visceral articulation

관절(joint)에 관절(articulation)이 있는 것처럼 내장도 역시 그렇다. 이것들은 인대, 동공 내압, 복막 구조물의 다양한 주름을 포함하는 미끄럼 표면(CNS의 뇌막, 폐의 흉막, 복강의 복막 및 심장의 심막)과 접착부 시스템(인대, 공간 내압(intercavity pressure), 봉쇄 요소와 지지 요소를 형성하는 복막 구조물의 다양한 주름을 포함하는)으로 구성되어 있다. 대부분의 관절과는 달리, 적은 근력이 직접 장기를 움직이기도 한다.

Stone(2007)은 기관의 움직임을 다음과 같이 기술한다:

내장 생체 역학은 장기들이 서로 대항하는 움직임과 그 움직임을 포함하는 체강 벽과 관련이 있다. 내장은 장기를 둘러싸고 체강을 덮는 복막(및 늑막 또는 심막)에 의해 형성된 미끄럼 표면을 이용하여 "관절" 역할을 한다. [굴곡과 운동뿐만 아니라 배뇨와 같은 신체 활동과 같은 정상적인 신체 운동으로 인해...] 체강이 비틀어지면서 모양이 바뀌기 때문에, 각각의 장기는 이러한 변화에 적응해야 하며, 약간 미끄러지듯 움직임이 일어나야 한다.

이러한 방식으로 움직임으로 인해 장기는 메케니컬한 압력에 적응하게 되고, "내부 마사지"가 이루어지게 되며, 유체 운동에도 도움이 된다. 정상적인 내장 운동에 대한 제한은 근골격계와 관련되면서 외부적으로 적용된 변화(제한, 단축된 연부조

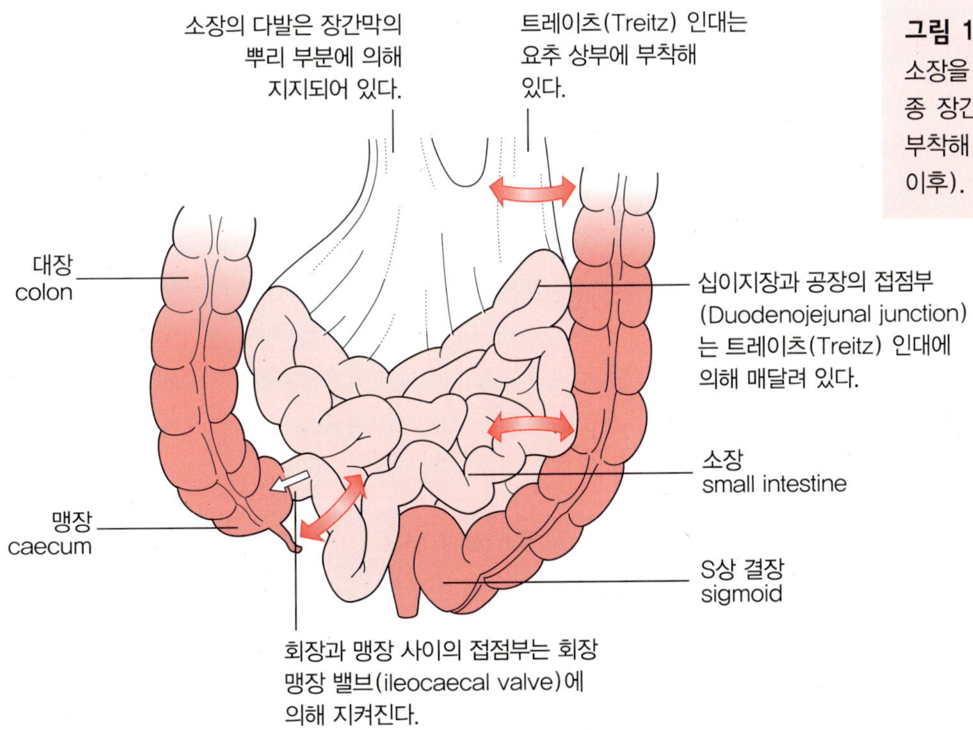

그림 12.1
소장을 지지하고 있는 부종 장간막 인대는 척추에 부착해 있다(Stone 1999 이후).

직 등)에서 파생될 수 있으며, 반대로 지엽적 장기 흉터 또는 유착은 척추에 부착시켜 주는 것과 같은 부종 인대에 좋지 않은 긴장을 통해 근골격계에 영향을 줄 수 있다(그림 12.1).

그림 12.1에서는, 흉추 및 요추에서 장간막 접착물이 장 구조물을 지지하는 방법을 보여주고 있다. 척추의 변화(가동성 제한, 위치 변경, 척추 만곡의 증가 또는 감소)는 장기의 위치와 기능에 영향을 줄 수 있으며, 반대로 장간막 인대의 내부 변화(예를 들면, 내장하수증의 경우)는 그들이 부착해 있는 척추에 영향을 미친다.

세 개의 내장 촉진 요소

Three visceral palpation elements

Barral과 Mercier(2006)는 내장 기능의 평가에 관련된 세 가지 요소가 있다고 제안하는데, 이들은 다음과 같은 전통적 요소이다:

- 촉진(내장 벽의 톤에 관해 알려주는)
- 타진(해당 장기의 위치와 크기에 대한 정보, 특별 주제 8 및 이 장의 뒷부분 참조)
- 청진(공기, 혈액 및 담즙 분비와 같은 순환 요인에 대한 정보).

근육의 영향 Muscular influences

Barral과 Mercier는 근육 활동의 내장 기능에 대한 영향의 중요성을 강조하고, 근골격계의 기능 장애를 확인하기 위한 이동성 테스트를 제안한다. 그러나 그들은 "우리는 장기의 자동성 제한이 근골격계 가동성 제한보다 훨씬 자주 일어나는 병변의 원인이라고 생각한다."라고 제안한다.

가동성 및 자동성 Mobility and motility

가동성은 관절에서 움직임의 가능성을 말하는 것이다. 움직임과 관련된 가동성은 활동적인 근육 수축 또는 수동적 움직임과 같은 외부의 힘에 의해 생성된다.

다른 한편으로 자동성은 맥동, 영역, 기관 또는 특정 조직의 본질적인 움직임을 말하는 것이다(예: 14장에서 설명된 것처럼 두개골에서 촉진될 수 있는 리듬 움직임).

내장 촉진에서 어떻게 가동성을 느끼는가?

How do you palpate an organ for mobility?

정확한 움직임이라고 Barral과 Mercier를 말한다. 이것을 하기 위해서는 문제의 기관의 정상적인 움직임을 알아야 한다. 그들은 "간의 지지 구조의 탄력성과 자동성의 확장성을 이해하기 위해 말 그대로 들어 올리는 것을" 간의 예로 들고 있다.

이동성 평가(근육, 인대 지지대의 탄력, 느슨함/안검 하수, 경련 및 구조적 손상에 관한 정보를 제공함)는 고유한 자동성 및 정상에서 약간 변이된 것에 대한 미세한 평가보다 스킬이 덜 요구된다.

내장 촉진에서 어떻게 자동성을 느끼는가?

How do you palpate organs for motility?

Barral과 Mercier에 따르면, 자동성을 평가하는 가장 효과적인 방법은 Rollin Becker(14장 참조)에 의해 기술된 바와 같이 손이 정보를 "청취"하는 것이라고 한다. 이것이 그들이 이 일에 Becker의 연구를 적용시키고자 하는 방법이다.

내장의 깊이에 따라 20-100g의 압력으로 검사할 장기에 손을 얹는다. 어떤 경우에는 손이 기관의 형태에 적응할 수 있다. 손은 완전히 수동적이지만, 이 검사 중에 사용된 터치 감각이 확대될 수 있다. 손은 느껴지는데 따라 수동적으로 따라 가야한다. 즉, 진폭이 느려지면 그것에 따라 움직임을 멈추고 다시 시작한다(건강 상태에서는 분당 7-8 회). 이것이 내장 자동성이다.

그런 다음 몇 사이클 후에 자동성의 주파수, 진폭 및 방향과 같은 요소를 추정하는 것이 바람직하다.

조언은 Becker, Upledger, Smith 및 다른 사람들이 제공한 것과 매우 흡사하다(14장 참조). 느껴질 것에 대해 선입관을 갖지 않도록 한다. 여러분들이 느끼는 것에 신뢰를 가져라. 마음을 비우고 손을 통해 알아보도록 하라(한 쌍의 두 개 기관을 평가하고 비교해야 한다.).

자동성에 대한 하나의 내장 촉진 실습(Barral & Mercier의 연구에 기반함)이 아래에 제안되어 있다. 이 연습을 하기 전에 Becker의 작업과 관련된 실습 문제가 만족스럽게 수행되어야 한다. 따라서 이 장을 계속하기 전에 그 장과 실습 문제를 검토하기 위해 앞으로 나아갈 수 있을 것이다.

내장 도수치료 연구와 이 주제를 다루는 세미나 및 워크샵 참석은 이 미세하고 보람 있는 분야를 탐구하려는 사람들에게 권장된다.

실습 12.1 *간의 자동성에 대한 촉진*

소요 시간 10분

촉진 대상자는 바로 누운 자세를 취하게 한다. 대상자의 오른쪽에 서서 얼굴을 마주 보고 앉거나 선 자세를 취한다.

오른쪽 손을 아래 늑골 위에 올려놓고, 간의 바깥 부분을 가리는 곡선 형태를 만든다. 왼쪽 손은 오른쪽 손 위에 얹어 놓아야 하며, 간을 시각화할 때 마음이 움직이지 않도록 하여야 한다.

중립으로의 복귀(자동성 사이클의 익스퍼(expir) 단계)를 평가하려고 할 것인데, 이는 즉, 활동적인 운동의 방향이 이 단계에서 촉진되는 것과 반대인 것을 의미한다.

Barral과 Mercier(2006)는 익스퍼 단계(expir phase)가 초보자가 촉진하기에 가장 쉽다고 제안한다. 이 단계에서 세 가지 동시 동작을 기록할 수 있다.

- 정면에서, 시상 축(손을 중심으로 따라서 간) 중심으로 오른쪽에서 왼쪽으로 시계 반대 방향으로 움직인다. 이것은 손바닥이 배꼽 방향으로 향하게 되는 것이다(그림 12.2).
- 시상면에서 손의 상측 부분은 손의 중앙을 가로지르는 횡축을 중심으로 전하방으로 회전해야 한다.
- 횡단면에서는 손이 수직축을 중심으로 왼쪽으로 회전하여 손바닥이 몸에서 약간 들어 올려지면서 손가락이 몸에 좀 더 가깝게 눌러지는 것처럼 보인다.

운동의 각 면은 동시에 평가되기 전에 별도로 평가할 수 있으며, 사이클 중 *익스퍼* 단계에서 간 자동성(liver motility)에 대한 명확한 그림을 제공한다(*인스퍼*는 정반대이다).

이 촉진 실습은 눈을 감고서 수행해야 한다.

움직임의 느낌에 이것이 혼선을 덜 주는지를 알아보기 위해 주기적으로 환자에게 20초 동안 숨을 멈추게 한다.

촉진 감각과 지각을 향상시키기 위해 팔꿈치나 팔뚝을 지렛대로 사용하는 Becker의 평가 방법(14장)을 검토하면 유용할 수 있다.

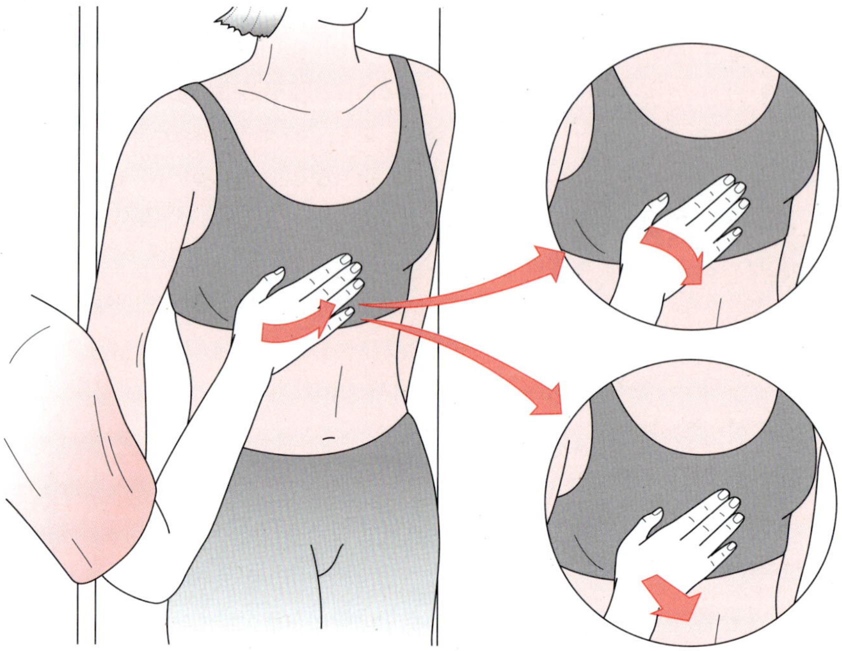

그림 12.2
간의 움직임(Barral & Mercier 2006 이후)을 전두면, 시상면 및 횡단면에서 순차적으로 평가하고 있다.

호흡 기능장애에 대한 촉진 및 관찰
Palpation and observation for respiratory dysfunction

(8장, 늑골 평가, 호흡 파동 참조)

Lewit(2009)은 신체 역학에 대한 호흡 영향에 대하여 현재의 지식을 종합하여 효율성과 조정을 평가하는 유용한 방법을 설명한다.

> *호흡을 생각하면 자연히 호흡기 시스템을 염두에 두어야 하는데, 그것은 폐를 작동시키는 운동 시스템과 특정 호흡의 움직임을 신체의 나머지 운동 활동 부분과 조율해야 하는 운동 시스템이다. 이 작업은 너무 복잡하여 교란이 발생하지 않는다면 기적이 될 수 있다.*

습관적인 사용 패턴과 연관된 호흡기 문제와 병리학적인 호흡기 문제를 구별하는 것이 중요하다.

- 호흡 패턴 장애(과 호흡과 같은 경향)는 호흡 재훈련과 바디워크의 조합을 통해 종종 교정할 수 있는 매우 흔한 기능장애 패턴이다(Chaitow 외 2002, 2013).
- 호흡기 질환(폐기종 또는 천식 등)도 흔히 발생하고, 전문적인 치료가 필요하다(Pryor & Prasad 2002). 하지만 호흡기 기능장애를 관리하는 데 사용되는 방법이 병리학적인 호흡기 질환을 향상시킬 수 있다.

구조적 고려 사항 Structural considerations

Garland(1994)는 적어도 부분적으로 정상화될 때까지 성공적인 호흡 재교육뿐만 아니라 심리적 개입을 억제할 수 있는 구조적 변형을 요약해 놓고 있다. 그는 다음과 같이 일련의 변경 사항을 설명한다:

> *내장 상태/골반기저근 약화, 복근 및 척추기립근의 불균형, 심근 근막을 통한 중심 건에서 후두골 기저부까지의 근막 제한, 늑연골 긴장의*

증가로 인한 상부 늑골의 상승, 흉추 기능장애 및 교감신경 교란, 보조 호흡근 고조증 및 섬유증, 경추 전만의 고착화와 함께 가동성 감소 및 경추 2번 분절의 가동성 감소, 미주신경 유출의 교란 등.

그는 이러한 변화는 "생물학적으로 지속 가능한 패턴에 대항하여 육체적, 생리학적으로 움직이며 이러한 악순환 속에서 구조를 변화시키는 비정상적인 기능을 촉진시켜 정상 기능으로의 복귀를 허용하지 않는다"고 기술하고 있다.

간단히 말해서, 호흡 메커니즘이 어느 정도 정상화 될 때까지는 개인이 지시한 것이 무엇이든 간에 정상적으로 사용될 수 없다. 그러나:

호흡량이 증가하는 사람에게 신체적 변화의 영향을 최소화함으로써 도움을 줄 수 있으며, 이러한 구조적 변화가 호흡 재훈련 및 상담을 통한 치료적 개입을 수정할 수 있는 능력으로 제공될 수 있다면 더욱 효과적이다.

Garland는 다음과 같이 결론지었다. "심리 작용이 생리 작용을 압도하는 과 호흡에서, [도수치료]의 역할은 매우 유익할 수 있다."

Lewit(1980, 2009)은 호흡과 관련하여 구조와 기능에 주의를 기울였으며, 그는 "호흡의 가장 중요한 장애는 호흡 중에 흉부를 들어 올림으로서 상부 보조근육을 과도하게 긴장시키고 있다"고 한다. 이것에 대해서는 위의 설명과 같이 Garland가 구체적으로 설명한 바가 있다.

다른 연구자들은 호흡과 근골격계 기능과의 관계를 조사했다. 예를 들면, Cummings와 Howell(1990)은 근막 긴장에 대한 호흡의 영향을 조사하였고, 휴식중인 근막 조직에 호흡의 메케니컬한 영향이 있음을 분명히 보여 주고 있다(팔꿈치 굴곡근을 평가 대상 조직으로 사용).

그들은 또한 Kisselkova와 Georgiev(1979)의 연구에서 상완이두근, 대퇴사두근 및 비복근의 휴식 중 EMG 활동이 "자전거의 에르고노미터 운동에 뒤 이은 호흡과 순환되는데, 따라서 이는 호흡기관에서 비호흡기 근육이 유입되는 것을 보여 준다"고 보고한 것을 인용했다. 결론은 다음과 같다:

이 연구는 근막 조직에 의해 생성된 장력에 메케니컬 및 신경학적 모두에 의해 중재된 영향을 문서화하여 임상적으로 관찰된 호흡이 근골격계에 미치는 영향을 객관적으로 확인하고 도수치료의 잠재적 역할을 확인해 준다.

Bradley와 Esformes(2014)의 최근 연구는 이러한 변화의 실질적인 함축된 의미를 명확하게 보여준다. 그들이 보고한 연구에는 "비효율적인 호흡은 근육의 불균형, 동작 조절 변화 및 변화되는 움직임에 대한 생리적 적응을 초래할 수 있다."고 기술되어 있다.

그들은 기능적 움직임이 호흡 패턴장애(BPD)를 가진 개인, 즉 병리학적인 것이 아니라 단지 "열악한 호흡" 습관에 의해 덜 효율적으로 수행된다는 사실을 발견했다. 호흡 패턴장애의 징후를 보인 사람은 운동장애 기능적 움직임 스크린(Functional Movement Screen)에서 더 낮은 점수를 얻었다." 이러한 결과는 임상의와 트레이너가 호흡 평가를 임상 실습에 통합할 수 있다는 증거를 제공하는 것이 될 수 있는데, 이는 동작 제어 및 움직임에 문제를 제공할 수 있기 때문이다.

호흡 및 근육통 *Breathing and muscle pain*

Pellegrino(1993, 1994, 1995, 1997)는 섬유근통 증후군(FMS)과 흉통과의 연관성을 연구했다. 그는 "섬유근통 증후군 환자는 특히 스트레스가 많은 상황에서 불안이나 공황 발작을 일으키는 경향이 더 많다."고 한다.

불규칙한 호흡은 종종 불안 증상과 관련이 있다. 또한 과 호흡과 불안증은 스트레스 대처 능력이 부족한 사람들과 친밀한 관계가 있다. 아주 간단하게, 연결 고리는 다음에서 찾아볼 수 있다(Chaitow et al. Timmons & Ley 1994):

- 스트레스가 많은 상황에서 횡격막이 아닌 가슴 위쪽을 사용하여 얕게 호흡하는 것에 습관적으로 반응하는 사람이다.
- 이 호흡 패턴은 습관이 되므로 비록 그들이 스트레스를 받을 때 훨씬 더 분명하게 나타나는 경향이 있지만, 스트레스가 존재하지 않더라도(심지어 자는 경우에도) 계속된다.
- 이러한 호흡 패턴에 따라, 보조 호흡 근육이 과도하고 긴장되고, 종종 국부적으로 고통스러운 부위(예: 트리거 포인트)가 발생한다.
- 이 근육에 있는 국소 신경 구조의 자극 또는 순환 및 배수 장애가 발생할 수 있고, 머리는 현기증, 어지럼증 및 두통이 발생할 수 있다.
- 과잉 호흡 패턴은 과도한 이산화탄소가(현재의 대사 요구 사항과 관련하여) 내뿜어져 혈액 내 탄산 수치를 낮추어 혈류가 너무 알칼리성이 되는 결과를 낳는다(호흡성 알칼리증).
- 알칼리화는 자동으로 불안정성과 불안감을 느끼게 하고, 비정상적인 호흡 패턴은 더 악화가 된다. 공황 발작과 공포감조차도 흔히 나타날 수 있다.
- 알칼리화는 또한 신경 종말이 더욱 민감해짐에 따라, 이전에는 단지 불편함만을 보고했을 것을 통증으로 보고할 가능성이 높다.
- 호흡성 알칼리증으로 인해 평활근이 수축되어 머리에 있는 혈관을 비롯한 모든 혈관의 수축을 유발하여 이 영역의 산소 공급을 더욱 감소시킨다.
- 각성/불안과 대뇌 산소 부족이 높아짐에 따라 혈류에 존재하는 산소가 헤모글로빈 캐리어 분자에 더 밀착되어 조직의 산소 감소와 피로가 쉽게 생기는 경향이 있다.
- 지나치게 많이 쓰이는 근육에 산소 공급 부족과 산성 폐기물이 생겨나 고통스럽고 뻣뻣해진다.
- 부적절한 호흡 패턴에서 남용되는 근육은 주로 자세 안정성 근육(사각근, 흉쇄유돌근, 승모근, 대/소흉근, 견갑거근)이며 과잉 호흡과 관련된 반복적인 스트레스와 더불어 단축되고, 경직이 되면서 고통스러울 것이고, 트리거 포인트가 발생하게 될 것이다. 섬유근통(fibromyalgia)의 긴장 포인트 및 트리거 포인트에 대한 가장 일반적인 부위는 바로 이 목, 어깨, 가슴 근육에 위치한다는 것을 기억하라.
- 근육이 비생산적인 방법으로 에너지를 사용하고 있기 때문에, 심지어 수면 중에도 이러한 근육의 긴장감으로 인해 피로감을 더하게 된다.
- 열악한 호흡 패턴은 늑골과 부착하는 척추 관절의 제한으로 이어지며, 얕은 호흡으로 인해 움직임이 감소하기 때문에 규칙적(각 호흡에서) 동작이 없어져서 뻣뻣함과 불편함을 유발하게 된다.
- 흉골에 부착된 늑골 역시 제한이 나타나면서 통증을 유발한다.
- 횡격막의 움직임 부족으로 인해, 횡격막이 오르내림으로써 일어나는 소화기 계통의 정상(각 호흡에서) 리듬 "마사지"가 발생하지 않게 된다.
- 얕은 호흡은 다리에서 심장으로 혈액을 되돌려 주는 보조 역할을 하는 가슴과 복부 사이의 펌핑 메커니즘을 제한한다. 이로 인해 차가운 발과 다리가 유발되거나 적어도 악화될 수 있다.

- 늑간근은 완전한 호흡과 심호흡이 잘 안 되는 느낌과 함께 가슴 통증 같은 것이 나타나면서 긴장되고 뻣뻣해 진다.

실제 호흡 곤란에 못 미친 호흡기 기능장애의 결과는 건강에 대한 영향이 위에서 언급한 시퀀서보다 덜 드라마틱할지라도 그 경향은 동일해질 것이기 때문에 과소평가 되어서는 안 된다(과 호흡에 관한 특별 주제 11 참조).

호흡과 근육 그리고 관절의 활동

Breathing and muscle and joint activity

일반적으로는 근육 활동은 흡기에 의해 강화되고, 호기에 의해 억제된다. 그러나 강제 호기로 촉진되는 복부 근육과 같은 예외적인 경우가 있다(Lewit 1999).

경추와 요추의 굴곡은 최대 호기에 의해 향상되는 반면, 흉추의 굴곡은 최대 흡기에 의해 강화되며, 호흡의 이러한 단계는 이 부위의 가동술(촉진을 포함한 평가)의 적용에 유용하게 사용될 수 있다.

Lewit(1999)에 의해 호흡의 척추 메커니즘에 대한 더 많은 영향이 기술되었다.

> *흡기와 호기의 가장 놀랄만한 효과는 Gaymans(1980)에 의해 발견된 외측 굴곡 동안 척주의 개별 분절의 촉진의 변화(alternating facilitation)와 억제이다. 외측 굴곡을 하는 동안 호기 중에 일반적으로 경추뿐만 아니라 흉추 부위의 짝수 분절(후두골-아틀라스, C2 등, 다시 T2, T4 등)에서 저항이 증가하는 것을 볼 수 있다. 호기 동안 우리는 이 분절에서 가동술 효과를 얻을 수 있다. 반대로, 호기 동안 홀수 분절에서는 저항이 증가한다(C1, C3 등, T3, T5 등). C7과 T1 사이에는 중립 영역이 있다.*

흡기는 모든 방향에서 아틀라스-후두골 부위의 움직임에 대한 저항력을 증가시키는 반면, 호기는 도수치료나 평가/동작촉진을 하는 동안 가치 있는 정보의 가장 유용한 정보인 모든 방향으로 그 움직임을 수월하게 해준다.

최대한의 근력을 필요로 하는 곳에서는 호흡을 하지 않지만, 흡입 호흡을 유지하는 경향이 있다(Valsalva maneuver). 이것은 일시적인 호흡 기능 상실의 대가로 자세 안정성(어떤 분절에서도 척추 움직임의 촉진(facilitation)이 없음)을 달성시킨다. 따라서(Lewit(1999)에 따르면) 복부 근육이 "호흡 기능을 가진 자세 근육"인 반면에, 횡격막은 "자세 기능을 가진 호흡기 근육"으로 묘사된다.

이 논평은 척추를 지지하는 횡격막의 역할을 강조하고 있다. Lewit이 설명하듯이, 복강은 유체가 채워진 공간으로 복부 근육과 회음부가 수축되는 한 압박을 받지 않는다(유도, 레슬러, 스키 점퍼 및 역도 선수의 고함 소리는 모두 향상된 안정성에 사용되고 있다는 것을 입증해 주는 것이다.)

더욱 안정적인 특징은, 우리가 발가락을 위로 올리면서 횡격막을 수축시키는데(예를 들면, 레이스가 시작될 때 또는 점프를 할 때), 이것은 자세적 반응으로 해석된다. Lewit은 흡기는 횡격막에 주로 의존하게 되는데, 횡격막의 중앙 건(central tendon)이 건강한 복부 근육으로부터의 역압(counter-pressure)에 의해 지지되면서 하부 늑골을 들어 올리게 된다고 한다. 그는 또한 이것은 아래에서 흉부를 넓히는 유일한 설명이 된다고 한다(제15장의 이 기능에 대한 Latey의 논의 참조).

흉부는 아래에서부터 넓혀져야 호흡 중에 자세에 안정성을 얻을 수 있으며, 결코 위에서 올려 질 수 없다. 그러므로 어깨, 쇄골 그리고 상부 늑골은 들어 올려 지지 않지만, 흉부가 넓어짐에 따라 아래로부터의 움직임을 수용하기 위해 약간의 회전이 일어나게 된다. 자세를 안정시키는 효과가 필요 없고, 순수한 복부 호흡이 생리적으로 정상이 되어 복벽이 이완되어 복부가 부풀어 오르는 동안 이것은 바로 눕든 아니면 엎드려 눕든 그 어떤 자세에서도 발생하지 않는다.

호흡 기능 평가하기

Assessing breathing function

이러한 예비 설명은 우리가 호흡기 기능장애가 있는 곳에서 무엇을 찾아야 하는지를 이해하는 데 필요하다. 그러면 우리는 무엇을 관찰하고 촉진해야 하는가?

- 비활성 복부 근육은 호흡기 및 자세의 정상적인 경우에는 분명히 바람직하지 않는 것인데, 이 경우 척추가 횡격막 지지력을 상실하기 때문이다. 복근의 톤은 환자가 편안하게 앉은 상태에서 평가할 수 있다. 촉진에는 아무런 혼란이 없어야 한다. 서있는 자세에서 몸을 굽힐 때 복부에서 수축이 느껴져야 한다. Janda(1983)는 지나치게 긴장된 척추기립근이 효과적으로 복부 근육 조직을 상호 교대로 억제하고, 토닝 운동의 양은 척추기립근이 늘어나고 정상화 될 때까지 정상 상태로 회복시킬 수 없음을(5장) 보여주었다.
- 복근의 효율성 검사는 환자가 무릎과 고관절을 굽혀 바로 누운 자세에서 일어나 앉는 동작으로 할 수 있다. 이 동작에서 대둔근의 동작을 조화롭게 작동시키기 위해 발뒤꿈치로 단단한 쿠션이나 지지대를 힘껏 누르게 하는 것이 좋다. 이것이 어렵다면, 앉아있는 자세에서 뒤로 눕는 방법도 복근을 훈련시키는 방법 중의 하나가 된다. 우선 척추를 굴곡시키고, 바닥에서 발을 들어 올리지 않으면서 한 번에 한 분절씩 테이블/바닥에 닿게 한다. 만약 발이 바닥에서 떨어지기 시작하면, 이 지점에서 뒤로 움직임을 멈추고, 천천히 똑바로 앉은 자세로 되돌아간다. 다시 뒤로 눕기 시작하는데, 발이 바닥에서 떨어지기 전에 움직임의 폭을 더 늘리려는 노력을 시도하도록 한다.
- 흉부는 흡입 시 아래쪽에서 넓혀져야 한다. 또한, 구부정하게 앉거나 엎드려 누운 자세를 취하는 경우, 흉벽 뒤쪽으로 숨을 쉴 수 있는 가시적인 능력이 있어야 한다. 이는 이전에 설명한 호흡성 "웨이브"에 의해 입증된다(8장 참조). 이 웨이브가 제한되어 있는 곳에서는 하부 요추에서부터 실패가 시작되어 경흉추 접합부까지 흡기를 통해 진행되는데, 흉추에는 호흡 기능의 가동성 효과가 없기 때문에 촉진 가능한 제한이 나타난다.
- 열악한 호흡 기능의 가장 명백한 증거는 어깨의 상부 고정 근육과 보조 및 의무적인 경추 근육(상승모근, 견갑거근, 사각근, 흉쇄유돌근)의 수축을 통한 상부 가슴 구조물이 거상되는 것이다. 이것은 호흡의 수단으로서 비효율적이며, 경추 구조물에 스트레스와 과 사용의 원인이 된다. 심할 때 분명하게 드러나 보이나(아래 참조), 경미한 경우에는 심한 흡입을 해야 나타난다.

실습 12.2 호흡 기능 평가

소요 시간 25분

12.2A

여러분과 관찰 대상자는 서로 얼굴을 마주하고 앉아 있어야 한다.

실습 12.2 *계속*

- 맞은편에 앉아있는 대상자에게 긴장을 풀고, 유쾌하고 즐거운 생각을 가지게 하라 – 예를 들면, 정원을 산책하거나 강둑 잔디위에 누워 있는 생각을 하는 것도 좋다.
- 이와 같이 이완된 상태에서 어깨와 쇄골을 관찰하고, 질문에 대한 답을 할 때 또 한번 관찰하도록 한다.
- 상부 가슴/비 횡격막 호흡 패턴에 대한 관찰 가능한 단서로는 빠른 어투, 한숨, 하품, 현저한 "공기 기아(air-hunger)" (예를 들면, 물 밖의 고기, 거친 숨), 구강 호흡이 포함될 수 있다.
- 뇌 호흡기 계통의 기능을 암시하는 다음과 같은 눈에 띄는 징후가 있는지 확인하라: 보조 및 주 호흡 근육의 가시적인 유사-코드 및 촉진 가능한 과 긴장성: 사각근, 흉쇄유돌근, 상승모근 (자세 근육에 대한 논의 참조).
- 머리는 무게 중심이 앞으로 치우쳐져 있는가 – 종종 구강 호흡과 관련이 있다?
- 어깨가 전인되어 있는가, 흔히 변형된 견갑골 컨트롤과 관련이 있다(5장 실습 5.14, 견갑상완 리듬 검사 참조).
- 하이로(HiLo) 평가는 한 손을 흉골 상부에, 다른 한 손을 상복부에 올려놓고 하는 것이다(그림 12.3). 관찰하는 바와 같이, 복부에 있는 손보다 흉골에 있는 손이 먼저 움직이면 흉부 호흡이 우세하다고 볼 수 있는가?
- 또한, 만약 더 아래에 놓여 있는 복부 위의 손이 흡기 중에 후방으로 움직이면, 역설적인 호흡으로 관찰되는 것이다.

Pryor & Prasad(2002)는 다음과 같이 보고한다. "역설적인 호흡은 흡기 시 가슴 벽의 일부 또는 전부가 안으로 움직이고, 호기 시 밖으로 움직이는 것인데… 지엽적 역설적인 호흡은 가슴 벽의 온전하지 않을 때 발생한다."

역설적인 호흡은 또한 습관적인 것일 수 있다.

Lum(1987)은 사람들이 과다 호흡을 하는 이유에 대해 논의했다. "신경학적 고려로 볼 때, 습관적으로 불안정한 호흡이 증상의 주요 원인이라는 것에는 거의 의문의 여지가 없다."

검사 대상자가 지속적으로 천천히 그리고 심호흡을 하는 동안 여러분은 호기와 흡기 과정에서 "움직임의 연속성"에 대한 평가가 이루어져야만 한다.

- 시작 및 중지, 비대칭 또는 명백한 비협응 또는 원활한 이동성으로부터의 예상치 못한 이탈의 징조가 있는가?
- 여러분은 촉진 대상자가 여전히 앉아서 심호흡으로 천천히 들이쉴 때에 복부를 촉진해야 한다.

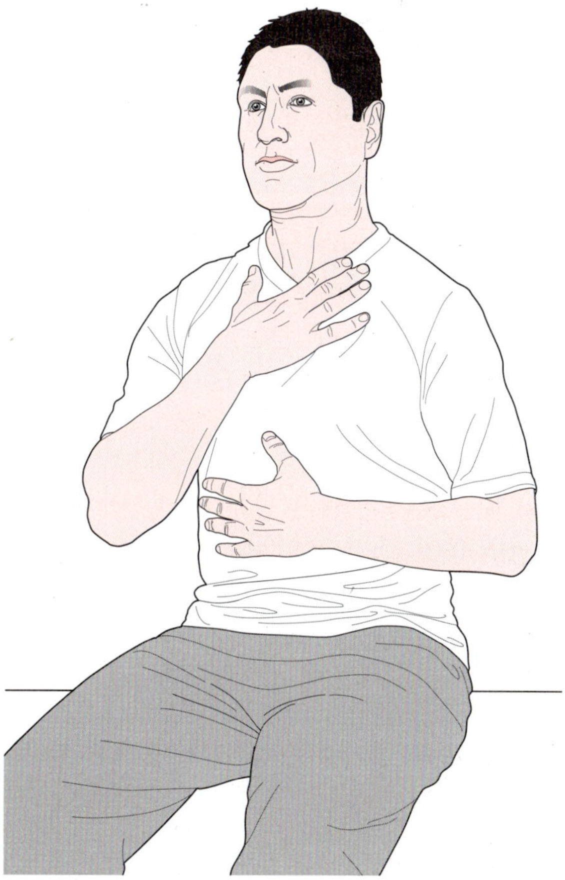

그림 12.3
하이로 테스트(HiLo test)

실습 12.2 *계속*

흡입 시 복부가 약간 팽창하는가? 이것은 정상이다. 어떤 경우에는 호흡이 너무 잘못되어 복부가 흡기 시에 당겨 들어가고, 호기 때에 바깥으로 밀려나는 역설적인 패턴이 나타난다.

- 상 복부 영역의 명백한 긴장이나 늑간 공간의 과도한 긴장이 있는가(5장 신경근육 테크닉 평가 방법 그리고 특히 그림 5.3 참조).
- 아니면 다음 호흡의 흡기를 시작하기 전에 호기의 마지막 부분에서 끝을 맺지 못하지는 않았는가? 그렇다면 이것은 과도한 수준의 1회 호흡량과 이산화탄소를 유지하여 완전한 흡입을 막게 되어 호흡기 알칼리증이 유발된다.
- 흡입 효율은 호기의 완전성에 달려 있다고 말할 수 있다.
- 이제 환자에게 가능한 한 오랫동안 숨을 들이마시도록 요구하라. 얼마나 걸렸는가? 만약 5초 미만이면 아마도 기능장애가 있다고 볼 수 있다.
- 이제, 완전히 흡입한 후 가능한 한 오랫동안 천천히 내 쉬게 한다. 호흡에 기능장애가 있는 사람이나 과 호흡증후군이 있는 사람 그리고 불안한 상태에 있는 사람은 숨을 들이 쉬고 내쉬는데 3초도 걸리지 않는 경우가 많지만, 5초 이상 걸리는 경우도 있다.
- 이제는 호흡의 전체 주기 시간을 측정해 보라 (흡입과 호기). 만약 기능이 좋은 상태라면 10초 이상 걸릴 것이다.

12.2B

이제 그 사람의 뒤에 서서 하부 늑골에 손을 얹도록 하는데, 손가락은 앞을 향하게 하고, 엄지는 가운데에서 후방에 닿게 한다(그림 12.4).

- 이어서, 사람은 편안한 한도(즉, 강제적인 호기가 아닌) 내에서 숨을 내쉰 다음 천천히 완전하게 숨을 들이쉰다.
- 옆으로 넓어지는가? 그렇다면, 어느 정도까지 넓어지는가? Pryor and Prasad(2002)는 정상적인 총 너비는 3~5cm라고 한다.
- 아니면 양손이 머리 쪽으로 움직이는 것 같지는 않은가? 손은 옆으로 벌어지듯 서로 멀어지게 움직여야 하지만 보조 호흡근육이 관련되었거나 어깨의 상부 고정 근육이 관련되어 부적절한 호흡이 수행되면 상승하게 된다(Courteney 2013).
- 한 쪽이 다른 쪽보다 더 움직이는 것처럼 보이는가? 그렇다면 어떤 방향이 그러한가? 만약 그렇다면 지역 제한이나 근육 긴장이 연관되어 있을 수 있다.
- 역설적인 호흡의 증거가 있는가?
- 이제 상부 어깨 위로 손을 뻗어 얹도록 하는데, 손가락을 앞으로 향하게 하고, 손끝은 쇄골의 상부 표면 위에 가볍게 닿게 한다.
- 숨을 들이쉴 때, 손이 올라가는가?
- 숨을 들이쉴 때 쇄골 양쪽 모두 상승하는가 – 만약 그렇다면 대칭을 이루는가? 최대한으로 숨을 들이쉰 상태가 아닌 경우, 쇄골도 손도 모두 올라가지 않아야 한다.
- 한쪽이 다른 쪽보다 더 많이 움직이는지 평가해 보라. 만약 그렇다면 국소적인 제한이나 근육(사각근, 흉쇄유돌근)의 과 긴장성이 관련될 수 있다.
- 상승모근이 목쪽으로 커브가 만들어져 있는지 관찰해 보라. 그것들이 볼록한 형태를 하고 있는가? 그렇다면 이는 이른 바 "고딕" 어깨로 부릴 수 있으며, 매우 긴장된 상태이고, 부적절한 호흡을 동반하고 있으며, 상부 늑골을 들어 올려놓고 있는 것이다(사각근, 흉쇄유돌근, 견갑거근과 함께).
- 이 근육을 촉진하고, 근육이 단축되어 있는지를 테스트해 보도록 한다(5장 및 아래 실습 12.3 참조).

실습 12.2 *계속*

12.2C

이제 두 무릎을 굽히고 바로 누운 자세를 취하게 한다.

배꼽 바로 위에 손을 가볍게 얹어놓고, 숨을 깊이 들이 쉬게 한다.

- 손이 천장 쪽으로 움직이는가(이상적으로 "예")?

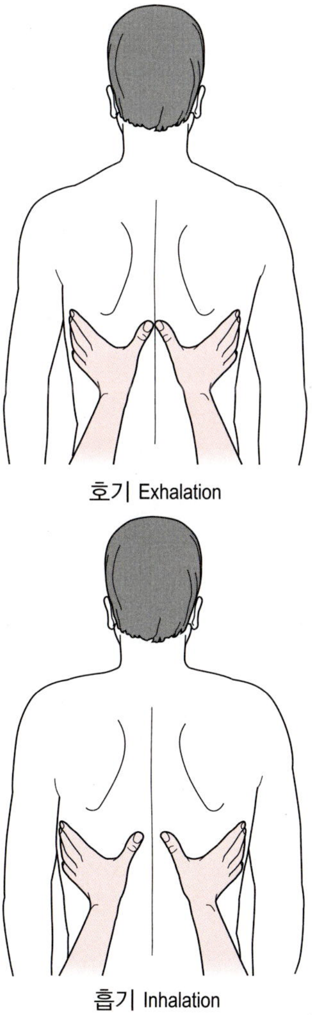

그림 12.4
흡입 시 흉부 확장에 대한 촉진(Pryor & Prasad 2002 이후).

- 복부 근육은 잘 이완되어 있는가(이상적으로 "예")?
- 또는 숨을 들이쉴 때 실제로 손이 바닥을 향해 움직이지는 않았는가(이상적으로 "아니오")?
- 만약 배가 솟아오르면 이것이 호흡 메커니즘 움직임의 첫 부분인가, 아니면 상하 가슴 움직임의 초기에 나타나는 부적절한 움직임인가?

이와 같은 역설적인 호흡은 그러한 조화되지 않은 방식으로 사용되는 메커니즘과 관련이 있다.

- 이제 과도한 조직 장력에 대해 양측 늑골 하부 가장자리를 가볍게 촉진해 보도록 하는데, 횡격막, 복사근 또는 복직근 부착 부위에 과도한 톤(tone)은 검상돌기와 늑골 간의 각도와 관련이 있을 수 있다(위 참조).
- 검상돌기와 늑골 간의 각이 감소했는가 또는 증가했는가?(약 90°는 "정상"으로 간주; 그림 12.5). 이것은 바로 누운 자세에서 가장 잘 관찰된다. 만약 과도하게 좁은 경우는 흉곽의 경직과 과 긴장성의 복근과 늑간근 및 횡격막의 기능장애를 암시하는 것인데, 호흡 기능이 향상됨에 따라 각도는 일반적으로 정상화 된다(Clifton-Smith, 2013).
- 여전히 바로 누워있는 자세에서, 호흡 중에 검상돌기와 배꼽을 관찰/촉진하도록 한다. 흡기 시에 그것들이 일반적으로 약간 앞쪽으로 움직이기 보다는 머리 쪽으로 올라가지는 않는가?

12.2D

엎드려 눕게한다.

다시 엎드려 눕게 하고는 흡입 시 허리에서 목의 기저부까지 일어나는 팬 모양의 파동을 관찰하도록 한다(제8장, 실습 8.19 및 그림 8.12에 나와 있는 호흡 파동 토론 참조).

이 파동은 극돌기 또는 극돌기 주변 근육에서 관찰이 되거나, 극돌기 또는 극돌기 주변 구조에 아주 가벼운 접촉으로 촉진이 된다.

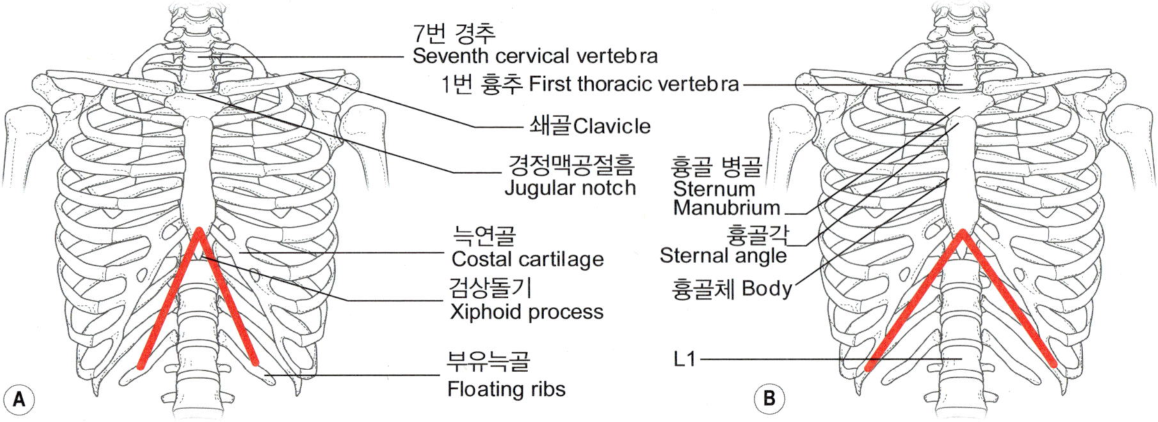

그림 12.5
검상돌기와 늑골 간의 각도: (A) 아주 좁음; (B) 정상

다른 부위 촉진 소견과 상호 참조
Cross-referral to other palpatory findings

이 실습을 하는 동안 관찰이나 촉진되는 제한적이거나 조정되지 않은 움직임은 척추 관절과 늑골 움직임의 제한(8장 참조), 호흡기와 자세 근육의 단축뿐만 아니라 트리거 포인트 활성화, 특히 늑간근(5장), 자세 불균형, 골반 기능장애 및 기타 비정상(8장), 그리고 정서적 개입(15장)과 관련이 있을 수 있다.

이 책 전체에서 기술된 바와 같이, 촉진의 다양한 구성 요소를 통합하면 추가 정보(촉진 및 기타)에 의해 한 개의 자료가 뒷받침이 될 수도 있고 모순이 될 수도 있다는 점에서 임상적 사고가 강화된다.

결과 챠트에 기록하기 *Charting results*

박스 12.1과 12.2는 개별적인 경우에 호흡 기능장애를 기록하기 위해 만들 수 있는 양식의 예를 제공해 놓은 것이다.

박스 12.1 짧은 호흡에 대한 일차 호흡근과 부속 호흡근 평가(개별 근육 평가에 대한 지침은 이전 장 참조)

E = 양쪽 똑같이 짧음(둘 모두 짧으면 공표(0))
L 및 R(왼쪽 오른쪽, 짧은 쪽에 공표(0))

1. Psoas	양쪽 동등	왼쪽	오른쪽
2. 요방형근	양쪽 동등	왼쪽	오른쪽
3. 대흉근	양쪽 동등	왼쪽	오른쪽
4. 광배근	양쪽 동등	왼쪽	오른쪽
5. 상승모근	양쪽 동등	왼쪽	오른쪽
6. 사각근	양쪽 동등	왼쪽	오른쪽
7. 흉쇄유돌근	양쪽 동등	왼쪽	오른쪽
8. 견갑거근	양쪽 동등	왼쪽	오른쪽

9. 앞으로 숙일 때
척추 펴짐 상태* 하부허리 하부등 하부흉부 중부흉부 상부흉부
10. 경추 신전근은 단축되어 있는가? 예 아니오

관찰 Observation

Bradley(Chaitow et al. 2002, 2013)는 병리학적 또는 습관적인 호흡 패턴에 이상이 있는지 여부에 상관없이 호흡 기능을 평가할 때 관찰해야 하는 기능을 기술해 놓고 있다.

- 휴식 호흡 비율?(정상적인 성인 분당 10-14회, West 2000)
- 코나 입으로 하는 호흡?
- 휴식 중 호흡 패턴 :
  - 힘들이지 않는 상부 가슴/과대 팽창
  - 보조 근육 사용
  - 잦은 한숨/하품
  - 호흡 중지('동상 호흡; statue breathing')
  - 복부 부목고정 호흡(abdominal splinting)
- 위의 상황 조합 상태
- 반복적인 헛기침/공기 삼킴. 관찰해 볼 부분:
- 턱, 얼굴 및 일반적으로 긴장된 자세, 떨림, 틱(tics), 경련, 손톱 물어 뜯음
- 비정상적인 흉벽, 예를 들면:
  - 새가슴(흉골의 전방 돌출)
  - 오목가슴(흉골의 하강 또는 함몰)

박스 12.2 호흡 기능 평가

앉은 자세

a. 늑골이 외측 대칭 확장이 일어나는가? 예 아니오

차이를 설명하시오:

b. 비강제 확장 범위 측정*

호기 흡기

cm에서 ... cm

c. 전체 확장 범위 측정*

호기 흡기

cm에서 ... cm

d. 호기가 완료되기 전에 흡입이 시작되는가? 예 아니오

e. 쇄골이 흡입 시 상승하는가? 예 아니오

f. 만약 움직임이 있다면 그것은 대칭인가? 예 아니오

차이를 설명하라 :

g. 흡입 시 복부를 안쪽으로 당겨지는가? 예 아니오

h. 호흡 요소 시간:

흡입은 적어도 3초 이상 지속되는가? 예 아니오

흡기를 초 단위로 기록하라:

호기는 최소 5초 이상 지속되는가? 예 아니오

호기를 초 단위로 기록하라:

전체 호흡 주기가 최소 10초 이상 지속되는가? 예 아니오

호흡 주기를 초 단위로 기록하라:

i. 흉추 제한을 평가하라(8장 참조).

j. 조사 결과를 나열하고 도표화 하라.

* 확장의 양을 측정하려면, 환자/모델을 바라보며 앉거나 서서 앞쪽 또는 뒤쪽 정중선에 양 엄지의 팁을 대고, 검지는 한 쌍의 늑골의 축을 따라 가볍게 올려놓는다. 파트너가 숨을 들이쉬게 되면 엄지가 분리된다. 이 방법으로 확장 정도와 동등성을 판단하면 빠르고 정확하다(Bockenhauer et al. 2004). 확장 범위를 측정하기 위한 또 다른 방법으로는, 유연성이 있는 테이프를 사용하여 확장되지 않은 원주와 확장된 상태의 원주를 측정하여 기록할 수도 있다.

엎드려 누운 자세

k. 환자가 완전한 호흡을 할 때 "호흡 파동"을 관찰하라.

천골의 기저부에서 목의 기저부까지 물결 모양의 파동 움직임이 있는가?

(실습 8.19 참조) 예 아니오

l. 파동은 어디서 시작하고 멈추는가?

하부허리 하부등 하부흉부 중부흉부 상부흉부

바로 누운 자세

m. 상승 또는 저하된 늑골 제한에 대한 평가(실습 8.20 및 8.21 참조).

n. 호흡 기능의 비대칭(예: 측면 확장)에 유의하라.

- 후만증(척추 전후 만곡의 이상)
- 척추측만증(척추 외측 만곡)
- 후만측만증, 이전 두 개의 조합
- 적응성 상부 흉부 및 어깨 거들 근육의 변화, 예를 들면, 어깨가 상승, 견갑골의 전인(제5장 참조). 5장의 견갑 상완 리듬 테스트인 실습 5.14 참조.

실습 12.3 포괄적인 호흡 평가

소요 시간 10분

12.3A

- 아래 박스 12.1에서 근육 목록을 살펴보라. 이 중에서 단축되어 있는 것을 얼마나 평가할 수 있는가?
- 그렇게 하기 위한 지침이 이 책에 포함되어 있지 않다면(주로 5장), 그러한 정보를 얻고 이 목록에 있는 단축된 근육을 평가할 수 있는 출처를 확인하도록 하라.

이러한 자세 근육 중에서 비대칭적인 차이를 확인한 후, 균형 복원을 위한 임상적 접근이 무엇인지 구상해 보라.

Janda(1983)의 연구 결과에서는 억제된 길항근을 재활시키기 전에, 자세 근육의 과사용으로 인한 과 긴장 상태를 우선적으로 감소시켜야 하는데 주의를 기울여야 한다고 강하게 제안을 하고 있다. 이 접근법은 Lewit(2009) 및 다른 사람들에 의해 지지를 얻고 있다.

12.3B

- 아래 박스 12.2에서 평가 목록을 살펴보라.
- 이러한 관찰, 테스트 및 평가를 수행하고, 적절한 결과에 공표(0)를 체크하기 위해 최선을 다하라.

병리학적 평가 Assessing for pathology

이 책은 병리학에 대한 상세한 촉진을 다루지는 못하고 있지만, 촉진을 포함한 여러 가지 평가는 임상 기술을 향상시키기 위해 유용하게 시행될 수 있다.

음성의 진동음 촉진

Palpation of vocal fremitus

- 말을 하면, 그 음성 진동은 전체 흉강을 통과하게 되는데, 손바닥을 펴서 가슴 벽 양측에 놓고 반복적으로 "나인티 나인(ninety nine)"을 외치게 하면 진동을 촉진할 수 있다. Pryor and Prasad(2002)는 다음과 같이 지적한다:
- 손을 정점에서 기저부로 그리고 전후방으로 이동하여 가면서 느끼는 진동을 비교하도록 한다. 진동음은 소리가 잘 전달되므로 아래의 폐가 상대적으로 견고할 때 증가된다.
- 폐와 공기 또는 액체 사이의 공간을 통한 소리의 전달이 감소되기 때문에, 기흉이나 흉막 삼출 환자에서 진동음은 감소한다.

실습 12.4 타진과 음성 진동음 촉진

소요 시간 3–4분

위에서 설명한대로 음성 진동음과 타진 평가를 수행하고, 이를 신체 유형에 연결하도록 하는데, 가능하다면 이 실습을 다양한 신체 유형으로 수행하도록 하라.

타진 Percussion

타진에 관한 특별 주제 11을 참조하라. 가슴 타진은 경화된 부분을 평가하는 유용한 수단이다. Pryor와 Prasad는 다음과 같이 설명하고 있다:

> *공명은 기본 조직을 통해 진동하는 흉벽에 의해 생성된다. 통기된 폐에서는 정상적인 공명이 울리는 반면, 경화된 폐에서 나는 소리는 둔하며, 흉막 삼출은 "돌처럼 무딘 소리" 로 들린다. 가슴 벽이 기흉이나 기포같이 공기가 가득찬 공간에서 자유롭게 진동할 때 공명은 증가한다. 비만인 환자의 경우 기본 폐가 정상이라도 타진 소리가 둔해질 수 있다.*

결론 및 토론 Conclusion and discussion

이 장의 모든 실습 문제가 성공적으로 시도되면, 이상적으로 한 번 이상은 이러한 방법들에서 중요성과 세심함을 인식해야 한다.

내장 촉진처럼 모든 사람이 끌어들이거나 편안함을 느낄 수 있는 것은 아니지만, 호흡 기능 평가는 환자/고객에 대한 포괄적인 이해를 얻기 위해서 단순히 "습득해야만 하는" 기술 중 하나이다.

호흡 패턴 장애에 대한 인식은 이 중요한 기능에 영향을 줄 수 있는 구조적 변형(단단한 근육, 늑골의 제한된 움직임 등)을 밝힐 필요가 있음을 자연스럽게 유도해 준다. 특별 주제 11(과 호흡)과 근육 및 관절 평가를 다루고 있는 장(5장 및 8장)을 검토해 보면, 임상 개입을 위한 견고한 기반이 제공될 것이다.

참고문헌

Barral J and Mercier P(2006) Visceral manipulation. Seattle: Eastland Press.

Bockenhauer S et al.(2004) Reliability of a measure of thoracic excursion. Journal of Osteopathic Medicine 7: 104.

Bradley H and Esformes J(2014) Breathing pattern disorders and functional movement. International Journal of Sports Physical Therapy 9(1): 28.

Chaitow L, Bradley D and Gilbert C(2002) Multidisciplinary approaches to breathing pattern disorders. Edinburgh: Churchill Livingstone.

Chaitow L, Bradley D and Gilbert C(eds)(2013) Recognizing and treating breathing disorders. Edinburgh: Churchill Livingstone.

Clifton-Smith T(2013) Breathing pattern disorders and the athlete, in Chaitow L, Bradley D and Gilbert C(eds) Recognizing and Treating Breathing Disorders. Edinburgh: Churchill Livingstone, ch 7.7.

Courteney R(2013) Questionnaires and manual methods for assessing breathing dysfunction, in Chaitow L, Bradley D and Gilbert C(eds) Recognizing and Treating Breathing Disorders.

Edinburgh: Churchill Livingstone, ch 6.5. Cummings J and Howell J(1990) The role of respiration in the tension production of myofascial tissues. Journal of the American Osteopathic Association 90(9): 842.

Garland W(1994) Somatic changes in hyperventilating subject – an osteopathic perspective Presentation to Paris Symposium.

Gaymans F(1980) Die Bedeutung der Atemtypen für Mobilisation der Wirbelsäule. Manuelle Medizin 18: 96–101.

Goldthwaite J, Brown LT, Swaim LT and Kuhns JG(1945) Body mechanics in health and disease. Philadelphia, PA: JB Lippincott.

Janda V(1983) Muscle function testing. London: Butterworths.

Kisselkova H and Georgiev V(1979) Effects of training on postexercise limb muscle EMG synchronous to respiration. Journal of Applied Physiology 46(6): 1093–1095.

Lewit K(1980) Relation of faulty respiration to posture. Journal of the American Osteopathic Association 79(8): 525–529.

Lewit K(1999) Manipulation in rehabilitation of the motor system, 3rd edn. London: Butterworths.

Lewit K(2009) Manipulative therapy. Edinburgh: Churchill Livingstone.

Lum LC(1987) Hyperventilation syndromes in medicine and psychiatry: A review. Journal of the Royal Society of Medicine 80: 229–231.

Pellegrino M(1993/1994) Fibromyalgia Network Newsletters, Tucson, AZ.

Pellegrino M(1995) The fibromyalgia survivor. Columbus, OH: Anadem Publishing.

Pellegrino M(1997) Fibromyalgia, managing the pain, 2nd edn. Columbus, OH: Anadem Publishing.

Pryor J and Prasad S(2002) Physiotherapy for respiratory and cardiac problems. Edinburgh: Churchill Livingstone.

Stone C(1999) The science and art of osteopathy. Cheltenham: Stanley Thornes.

Stone C(2007) Visceral and obstetric osteopathy. Edinburgh: Churchill Livingstone.

Timmons B and Ley R(1994) Behavioral and psychological approaches to breathing disorders. New York: Plenum Press.

West J(2000) Respiratory physiology. Philadelphia: Williams and Wilkins.

특별 주제 12

공감대

Sasha Chaitow

문자와 숫자가 색상이 있는 것으로 본 적이 있는가? 여러분이 좋아하는 노래에 장미 냄새가 나는가? 색깔에 따라 각 사람들의 이름을 기억하는가?

이상하게도, 많은 사람들이 그러한 다색계에 영구히 살고 있으며, 어떤 경우에는 배경에 끊임없이 계속되는 오케스트라가 연주되기도 한다. 환각을 방해하는 단계에서 멀리 떨어져 있는 이 감각과 지각 사이의 교차는 실제로 기억을 강화하고 지각을 풍부하게 하며, 비공감각자(synesthetes)에 의해 경험된 것과는 분명히 다른 세계관을 제공하는 인식된 상태이거나 오히려 선물이다.

"결합 감각"을 의미하는 그리스 *syn* + *aestheses*에서 그 이름을 추출한 공감대(synesthesia)는 증가된 뇌 연결성이 지각적 중첩을 일으키는 감각 현상이다. 실용적인 면에서, 공감각자는 두 가지 이상의 감각을 통해 한 종류의 자극을 인지하는데, 예를 들면, 색이나 모양을 맛볼 수도 있고, 후각 또는 심지어 청각 반응을 통해 단어나 질감을 인지할 수도 있다.

예를 들면, 숫자 "3"은 "빨간색"으로, 또는 "푹신한" 질감 또는 "신맛"으로 인식될 수 있으며, 공감각자는 "3"이라고 쓰여져 있는 숫자와 마주칠 때 별도의 응답을 경험할 수 있다. 마치 감각적인 짝짓기가 알파벳의 글자가 대안적인 반응을 불러일으키는 것과 같은 것이다.

공감 지각은 종종 마음의 눈으로 인식되기도 하고, 정의되지는 않지만 가까운 주변에 있는 것으로 인식되며(Dixon & Smilek 2002), 기본 감각(예: 숫자 또는 문자)을 실제 및 관련 특성만큼 강하게 특성화한다. 이러한 이유 때문에 공감 반응이 기억을 향상시키게 된다. 공감각자(synesthete)는 누군가의 이름을 즉시 기억하지 못할 수도 있지만 이름/사람이 "청록색"이라는 것을 처음에 기억할 수 있는데, 이러한 연관성은 종종 그 사람의 이름에서 "가장 강한" 색과 관련이 있는 것이다. 그런 다음 이름 자체로 도약하게 된다(Cytowic 1995).

공감대에는 감각-양상(sensory-modality) 쌍을 이루고 있는데, 이 감각-양상은 광범위한 감각 자극 그룹(색-문자소, 색-청각 등등) 이다. 지금까지의 연구(Day 2005년; Rich 외 2005)에 따르면, 가장 흔한 형태의 공감대는 색-문자소(color-graphemic; 의미를 나타내는 최소 문자 단위) 색으로 묘사된 글자와 숫자의 연관성을 색으로 묘사한 것이라고 한다.

두 번째로 가까운 것은 색-청각인데; 마음의 눈에서 "볼" 수 있는 색 또는 멜로디의 음색에 해당하는 일련의 색과 소리의 연관성이다. "참" 또는 "강한" 공감은 주어진 자극과 지각 사이의 연관성이 변하지 않는다는 사실 외에도 이 현상의 평생 존재에 의해 분류된다. 예를 들면, 특정 개인의 경우에 있어서 숫자 "3"은 항상 빨간색일 수 있으며; 플룻 사운드(flute sound)는 짠맛으로 느껴지거나 또는 청색 사운드로도 들려질 수 있을 것이다. 진정한 의미의 일치를 확인하고, 내부 원인 메커니즘에 대한 사례를 강화하고, 색깔이 있는 알파

벳을 사용하는 등 어린 시절에 무의식적으로 학습된 조건부 반응으로 인해 발생할 수 있다는 제안을 폭로하는 주요 기준은 반복 시 정확성을 표시하는 연관성의 안정성 기준이다.

개인이 주파수가 저하되었거나 불규칙한 것에 대해 일으킨 반응을 "약한" 또는 "유사 공감각(syno-synesthesia)"이라고 부른다. 공감 연구는 아직까지는 초기 분야이며, 아마도 지난 20년에 걸쳐서 이루어졌을 것이며, 과학 커뮤니티(Cytowic 1995)에서 "호기심 상태"로 대우 받아왔으나 지금은 다양한 연구 센터에서 대규모 실험을 수행하면서 정확한 출처 및 개발 단계를 탐구하기 위해 많은 노력들이 이루어지고 있다.

1880년대(Galton 1883) 처음 잠정적으로 확인되었지만 과거에는 예술가와 시인들인 Charles Baudelaire, Richard Wagner, Wassily Kandinsky가 그들의 공감(synesthetic) 능력을 선전하고, 그것을 그들의 기법에 적극적으로 활용했으며, 이들은 종종 지나치게 예술적 상상력의 제품이나 너무 많은 압생트(absinthe; 향쑥, 살구씨, 회향, 아니스 등을 주된 향료로 써서 만든 술)의 효과로 작성되었다. 그러나 최근에는 특히 인지 신경 과학과 의식 연구 분야에서 호기심이나 지능적인 예술적 능력의 일부로서의 지위를 강조하는 경향이 있고, 공감증에 대한 진지한 조사가 더욱 광범위하게 진행되고 있지만(Heyrman 2005, 2007), 새로운 연구가 출현함에 따라 이러한 현상은 급속히 사라지고 있다(Smilek & Dixon 2002; Hochel & Milan 2008).

연구가는 감각은 정상적으로 유아기에서 분화되지만, 공감에서는 신경 경로가 겹쳐지는 것을 제안하는 하나의 이론(Baron-Cohen, 1996, Maurer & Mondlach 2005)이 산전 또는 산후 발달 이상인지 여부에 대해 여전히 확신할 수 없다. 통계 자료는 또한 공감대가 가족 특히 산모와 쌍둥이에서 일어나는 경향이 있음을 시사한다(Cytowic 1989, 2002; Baron-Cohen 외 1993). 더 많은 연구에서의 어려움은 수집된 통계의 인구 통계학적 편향이다. 특정 개인은 그것이 실제로 드문 능력임을 깨닫지 못할 수도 있지만, 다른 사람들은 그것이 비정상이라고 생각하고 어떤 종류의 정신병을 앓고 있다는 믿음을 가지면서 몇 년을 숨기기도 한다(Cytowic 1989, 2002; Day 2005). 지금까지 수집된 통계는 주로 서구 중산층의 합리적으로 글을 쓰는 배경에서 비롯된 자원 봉사자들에 의해 이루어 졌는데, 이는 색-문자소 공감대의 공통점을 위한 이유일 수 있으므로 이 연구 결과는 공감각과 그 하위 유형의 보급과 분포에 관한 명확한 지시를 아직 제공하지 못한다.

또한 공감대가 비공감각에 의해 실제로 "배워지고" 개발될 수 있는 정도, 또는 하나의 감각-양상 쌍이 다른 사람을 개발할 수 있는 공감각에 대한 범위가 확립되지 않았다. Baron-Cohen이 공감각의 발달 양상으로 진행하는 것과 같은 지속적인 연구와 우리가 모두 태어났지만 일부는 잃을지, 아니면 우리 모두가 가지고 있는 능력이지만 일부에서는 지배적이며 다른 것들에서는 잠복하고 있는지의 여부와 같은 계속적인 연구가 이루어지고 있다(Cytowic 2003).

바디워크(bodywork)가 주는 가능한 시사점

현상학적 관점에서 이것이 실제로 어떤 응용이 있을지 궁금해 할지 모르지만, 예술적 분야를 넘어서는 잠재적 응용은 수기 평가와 도수치료 영역에 상당한 관심을 쏟고 있다.

연구에서 후자의 가능성이 있음을 나타낼 경우, 타고났거나 개발된 공감대(synesthesia)는 촉각을 통해 긴장과 근막 아래 부위 격차를 인지하고 해석할 수 있기도 하지만, 미묘한 부분과 깊은 조직 이상을 발견할 수 있다는 장점이 있다. 공감대의 지각 틀에 대해, 이것은 정상보다 더 많은 정도로 직접적으로 차별화될 것이고, 따라서 더 명확해지므로 평가 과정에서 정확성과 민감성이 증가할 것이다.

초기 평가에서 유체 연속성을 촉진할 때, 리듬과 맥동의 미묘한 수준을 범주화하고 해석함으로서 이러한 변이를 더 명확하게 추적할 수 있고, 관련된 기능장애를 더 잘 이해할 수 있다.

자연적인 공감대는 또한 평균 이상의 연상 기호 능력을 보여 주며(Cytowic 1995), 이러한 기능은 제13장에서 설명한 직관적인 메커니즘과 기법에 대한 깊은 이해와 함께 내부적인 작업을 더 잘 이해할 수 있다.

바디워크(bodywork)에 적용된 공감각자에 대한 한 사례(Bishop 2000)는 촉각–후각 조합을 사용하는 자로서, 이 임상의는 세포 기억을 활용할 수 있으며(14장 참조), 공감각 링크를 통해 전달되고 환자와의 의사소통을 통해 촉진을 하는 동안에 촉각 자극에 의해 생성된 "냄새"를 해석함으로써 외상과 그 영향을 평가하는 자이다.

이것의 확장된 상태는 거울 터치 공감각자(mirrortouch synesthesia)라고 불려지는 것인데, 예를 들면, 다른 사람 머리 또는 목에 접촉하는 것을 보면서, 마치 자신이 만져지는 것처럼 촉감을 느낄 수 있는 것이다. 신경 이미지(Neuroimaging) 연구에서(Banissey & Ward 2007; Blakemore 외. 2005) 체성감각(somatosensory) 피질은 거울–터치 공감대(mirror–touch synesthetes)에서 다른 사람을 만졌을 때 과 활성화되고, 참가자는 감각을 설명할 때 높은 정확도로 다시 보고했다. 그들은 또한 자신의 신체의 다른 부분에 손을 대고 있을 때보다 강한 "거울화 된(mirrored)" 느낌을 감지하여 자신의 감각적인 메시지를 무시하는 높은 수준의 공감대를 나타낸다. 그러한 능력은 치료사가 주어진 문제의 본질, 원인 및 신체 내의 영향을 이해하려고 할 때 유용할 수 있다. 환자의 상태를 이해하기 위해서는 우리 몸에 대한 이해를 높이는 것도 중요하다고 생각하는 것이 좋다. 영화나 책에서 인물, 특히 불안한 장면을 식별할 때 우리가 느낄 수 있는 내재적인 것이거나 완전히 물리적인 반응은 거울–터치 공감대가 작동하는 방식의 극단적인 예이다. 이 새로운 연구는 그러한 감정적인 반응을 뒷받침하는 훨씬 더 민감한 지침이 있다는 것을 암시하며, 격려와 함께 치료사가 자신의 몸에서 환자가 어떻게 느끼는지를 어느 정도까지 개발하고 활용할 수 있으므로 몸이 반응하고 있으므로 그에 따라 미세한 조정을 할 수 있다.

시각화를 하기 위한 능력과 같이 손가락이 느끼는 것을 공감하게 인식하는 능력은 훈련을 통해 실용적인 수준과 이론적인 면에서 치료사와 환자의 관계 측면에서 새로운 길을 만들어 낼 수 있는 도구를 제공한다. 기억에 관한 초기 사례와 공감각을 통한 이름 기억은 메모리를 사용하는 것과 똑같이 잘 작동할 수 있으며, 촉진 시 조직 질감과 감각의 유형을 직관적으로 알 수 있다.

만약 여러분이 공감대를 가지고 있다는 것을 알고 있거나 또는 의심하고 있다면, 공감각이 어떻게 작용하는지, 그리고 여러분의 평가와 평가 기술에서 그것을 사용할 수 있을 때, Bishop의 연구에서 묘사된 대로, 어디에 주의를 기울여야 할지를 잘 알고 있을 것이다. 여러분이 감성적이지 않다면, 때때로 이 감성적인 환자의 피드백이 더 쉽게 작용할 수 있기 때문에 이 수용력에 대한 인식을 유지하는 것이 유용할 수 있다. 또한, 거울-터치 공감대(mirror-touch synesthetes)와 관련된 공감대적 인식을 이해함으로써 환자와의 미묘한 관계를 발전시킬 수 있는 방법을 찾을 수 있다.

특히 인지 신경과학 분야에서의 공감대 연구는 계속 발전하고 있으며, 공감대의 유행과 진화에 관해서 어떤 연구 결과에 도달했는지를 아는 것이 대단히 중요한데, 특히 비공감대와 의식의 관계에서 깨우쳐 있는 잠재성에 관한 것이다. 예술가는 그것의 이름이 지어지기 전에 이미 그것을 사용하고 있었다. 과학자들은 이제 그것을 배치하고 이해하려고 노력하고 있으며, 이미 바디워크(bodywork)에서의 사용을 입증하고 있다. 우리가 이해하는 방법에 대해 더 많이 이해할수록 다른 사람들의 몸과 마음을 모두 도울 수 있는 가능성이 높아질수록 평형을 회복할 수 있다는 점을 고려할 때 이러한 발전에 따라 가치가 있을 수 있다.

참고문헌

Banissy MJ and Ward J(2007) Mirror-touch synesthesia is linked with empathy. Nature Neuroscientist 10: 815–816.

Baron-Cohen S(1996) Is there a normal phase of synesthesia in development? Psyche 2(27). Online. Available at: http://hstrialtridenttechnical. homestead.com/BaronCohen1996.pdf

Baron-Cohen S, Harrison J, Goldstein JH and Wyke M(1993) Coloured speech perception: Is synaesthesia what happens when modularity breaks down? Perception 22: 419–426.

Bishop R(2000) Synesthesia and its relevance to bodywork. Rolf Lines 28(3): 40–42.

Blakemore SJ, Bristow D, Bird G, Frith C and Ward J(2005) Somatosensory activations during the observation of touch and a case of vision-touch synaesthesia. Brain 128: 1571–1583.

Cytowic RE(1989) Synesthesia: A union of the senses. Cambridge MA: MIT Press.

Cytowic RE(1995) Synesthesia: Phenomenology and neuropsychology; a review of current knowledge. Psyche 2(10).

Cytowic RE(2002) Synesthesia: A union of the senses, 2nd edn. Cambridge MA: MIT Press.

Cytowic RE(2003) The man who tasted shapes. Exeter: Imprint Academic.

Day SA(2005) Some demographic and socio-cultural aspects of synesthesia, in Robertson L and Sagiv N(eds) Synesthesia: Perspectives from cognitive neuroscience. Oxford: Oxford University Press, pp 11–33.

Galton F(1883) Inquiries into human faculty and its development. London: Macmillan.

Heyrman H(2005) Art and synesthesia: In search of the synesthetic experience. Lecture presented at the First International Conference of Art and Synesthesia, 25–28 July 2005, Universidad de Almeria, Spain. Online. Available at: http://www.doctorhugo.org/synaesthesia/art/index.html

Heyrman H(2007) Extending the synesthetic code: Connecting synesthesia, memory and art. Online. Available at: http://www.doctorhugo.org/synaesthesia/art2/index.html

Hochel M and Milan EG(2008) Synaesthesia: The existing state of affairs. Cognitive Neuropsychology 25(1): 93–117.

Maurer D and Mondlach CJ(2005) Neonatal synesthesia: A reevaluation, in Robertson LC and Sagiv S(eds) Synesthesia: Perspectives from cognitive neuroscience. New York: Oxford University Press, pp 193–213.

Rich AN, Bradshaw JL and Mattingley J B(2005) A systematic, large scale study of synaesthesia: Implications for the role of early experience in lexical-colour associations. Cognition 98(1): 53–84.

Smilek D and Dixon M(2002) Towards a synergistic understanding of synaesthesia: Combining current experimental findings with synaesthetes' subjective descriptions. Psyche 8(01). Online. Available at: http://journalpsyche.org/files/0xaa9d.pdf

직관력의 이해와 사용

Understanding and using intuitive faculties

제13장

Sasha Chaitow

직감은 자주 미스트리의 분위기에 둘러싸인 지적 능력이다. 사실 구체적인 용어로 설명하기 어려운 갑작스런 통찰력이 바로 직감이다. 그것이 다소 신비하게 알려져 있음에도 불구하고, 사실 그것은 우리 각자의 지적인 구성에 내재된 기술이다. "우리는 모두 운동선수지만, 우리 중 일부는 훈련 중이다"라고 제안된 것처럼, 잠복해있는 직관적인 기술을 개발하고 향상할 수 있는 것이다. 따라서 잘 훈련된 직관적인 교수진은 미세한 감각 기억과 함께 치료 및 평가 환경에서 여러분의 내장된 이론 및 경험 지식을 활용할 수 있게 해 줄 수 있다. 기억을 포함하여 자신의 감각 방법에 대한 인식이 특정 조직이나 관절의 그림을 그 구조와 기능 그리고 치료 및 재활의 접근 방법을 "마음의 눈"에 구축하는데 도움이 될 수 있는 것이 그 한 예가 될 수 있다. 이론 및 임상 지식 기반을 확고히 하는 것이 중요한데, 그렇지 않으면 평가와 진단이 어림짐작이 될 수 있기 때문이다. 다양한 미세한 증상에서 직관력을 사용하면 주어진 기능장애를 전체론적 관점에서 보고 치료할 수 있는 능력이 향상된다.

직감은 상황에 대해 경험적 지적 분석에 의지하지 않고, 사물의 본질에 대한 "우월한 지식"의 한 방법으로 볼 수 있다. 의학의 아버지인 히포크라테스(기원전 5세기)는 감각, 지성 및 직감(Antoniou et al. 2012)의 세 가지 능력이 정확한 진단과 치료에 필요하다고 생각했다. 히포크라테스가 말한 것처럼, "판단은 어렵다"—진단과 적절한 치료법에 관해서, 직관은 확고한 결론에 도달하기 위해 다른 것들을 모으는 교수이다(Antoniou 외. 2012).

근대에는 직관에 대한 이론적 탐구가 영향력 있는 철학자 Henri Bergson(1859–1941)의 철학적 방법에 의해 정의되었는데, 그것은 마음이 그 부분의 합보다 더 많은 것으로서 스스로를 알 수 있는 접근을 포함한다는 것이다. 이러한 지식은 논리적인 분석의 틀 외부에서 발생하므로 합리화하기 위해서는 시간이 지남에 따라 물적인 물체의 본질을 배치하기 때문에 사고에서 양자 도약이 필요하다. 공간을 통한 움직임이 시간적으로 측정된 경우 물질적 속성을 이해하는 전통적인 과학적 방법인데, 직관적인 방법은 물체의 본질을 영구적으로 두며, 그로 인해 근본적인 본성을 직시하는 중요성은 기억과 같은 것을 나타내 보이게 하는 예견과도 함께 관련이 있을 수 있다.

직감 리서치의 근본은 실존주의 이론에서 발견된다; 그러나 여러 분야에서 그것의 존재와 유용성은 부인할 수 없다. 보다 명확하게 관련된 인문학에서부터 양자 물리학 및 이론 수학에 이르기까지 다양하다. 처음에는 극단적인 관념이 직관적인 것에만 적용되었고, 그리고 나서 공식으로 셋팅되면서부터 신경 과학자와 의식 연구자에 의해 많은 탐구의 대상이 되었다. 직관적인 기능에 대한 이러한 탐구는 기호학(의미에 대한 이론과 연구, 지성이 접근하고 그것을 처리하는 방법)과 언어학 연구(신경 과학 및 유전 인식론과 관련한 연구에서 나온 개념 모델을 기반으로 하고 있는데, 이는 신경현상학 그리고 주로 임상심리학자인 Jean Piage(1896–1980)의 연구에 기반을 두고 있는 지식의 기원과 발전 방법에 대한 연구인 발생론적 인식론(Winkelman 1996)과 함께 한다.

간단히 말해, 우리가 환경이나 상황 또는 대상

에서 수집한 감각적 인식은 우리의 기억의 한 부분으로 자리잡게 된다. 우리가 비슷한 상황에 있거나 비슷한 목표에 접근할 때, 우리는 완전한 회상의 과정을 밟지 않는다. 하나 또는 두 개의 자극만으로도 나머지 경험을 직관적으로 이해할 수 있으며, 판단을 내릴 수 있다. 새로운 자극에 대해 판단하고 그것에 반응한다. 또한 직감은 본능적 반응이 유전되고, 생존과 관련된다는 기초 위에서 본능과는 구별이 된다. 직관적인 반응은 우리의 환경과 환경에서 파생된 우리의 감각 지각을 합성하는 끊임없는 과정에 뿌리를 두고 있다. 반응과 학습과정이 두 번째 자연이 되기 위해 두뇌에 "내장"되어 있을 때, 그들은 자연스럽게 무의식 속에 묻혀 있게 되며, 우리의 반응, 행동, 그리고 우리가 독립적으로 직관적인 통찰력으로 인식한 것은 실제로 이러한 무의식적인 학습 패턴에 기반을 두고 있는 것이다.

직감을 통한 무언가와 분석적 방법을 통한 무언가를 이해하는 것의 근본적인 차이점은 많은 양의 논평과 이들 중 하나의 설명에 비해 전형적 경험을 묘사하는 것(일몰의 비전 또는 시의 한 줄을 읽는 것)의 차이점과 비교해 볼 수 있다. 후자는 경험의 일부분을 전달하고 설명하며, 전자는 즉각적으로 의식을 가져다주고, 직관의 특징 중 하나는 노동 분석적 추론과는 대조적으로 실현의 섬광인 것이다.

대화 이론의 한 측면에 따르면, 우리가 대화하는 필수 공식은 "암호 – 전송 – 해독"의 패턴으로 구성된다(Hall 1973):

- 사람 A는 사고를 공식화하고, 적절한 언어로 생각하는 것으로 암호화한다.
- 그런 다음 사람 A는 음성, 글쓰기 또는 비언어적인 신호를 통해 사고를 전달한다.
- 메시지는 공유하는 공통 통신 코드에 따라 사람 B가 해독한다.
- 수신자가 송신기에 의해 사용된 암호를 오해할 때 의사불통이 발생한다.

우리가 언어 사용에 경험이 많을수록, 적절한 암호와 해독 모드를 더 잘 이해할 수 있게 되고, 전달되는 실제 메시지를 보다 능숙하게 이해할 수 있게 되는데, 비록. 드물지만 우리 모두가 잠깐 동안 하루에도 여러 번 참여하는 과정에 관하여 생각하는 것을 잠시 멈추기는 하지만 말이다. 신체 언어나 보컬 뉘앙스와 같은 메시지 암호에 존재하는 보다 미세한 요소를 "디코딩(decoding)"하는 과정은 직감에 대한 보다 익숙한 예가 된다. 정확하게, 똑같은 아이디어가 환경 자극에 의한 우리의 반응과 감각 지각의 이해에 적용된다 — 조직을 촉진할 때와 마찬가지로.

그러므로 좀 더 평범한 상황에서는 직관을 의식하지 않고 일상적으로 사용한다. 촉진의 문맥에서, 그것은 잘못된 것을 느끼고 동시에 알 수 있는 것이 아니라 오랜 경험과 실습을 통해 얻은, 주어진 기능장애의 본질에 대한 불가해한 "습득"으로 설명될 수 있는데, 이는 단순히 이론적이고 분석적인 지식과는 반대되는 것이다. 이러한 방식으로 직관력은 기억과 관련이 있지만, 우리가 더 잘 알고 있는 종류의 선형 기억(linear memory)이 아니라, 외상이 조직에 영향을 미친 이유와 방법에 관한 이론적 토대를 기억할 수 있는 것과 같은 명확한 설명이 필요하다.

현대 신경 과학은 생물학, 심리학, 물리학 및 철학이 형태, 기능 및 현상학의 경험적, 구조적, 인지적, 체계적 및 개념적 측면을 각각 드러내는 학제간 틀(trans-disciplinary framework)에서의 직감에 대한 이해를 제시한다(Freeman 1997). 생체물리학적 관점에서, 우리는 우리의 감각이 조율되는 빈도를 훨씬 뛰어 넘는 자극을 잘 인지할 수 있다; 청력만으로도 주어진 파장 범위 내에서 소리를 의식적으로 식별할 수는 있을지라도, 잠재의식 수준에도 불구하고 우리의 뇌는 그 파장을 벗어난 소리를 감지하고 인식할 수 있다(von Arx 2001).

빛과 색에 대한 우리의 인식은 비슷한 과정을 거치므로, 우리의 눈은 의식적으로 주어진 색을 빛의 성분 파장으로 분석하지 못한다. 경험을 통해 우리는 대부분의 아티스트가 증명할 수 있듯이 그것을 색조와 구성 요소로 분리하기 시작할 수 있다. 이것은 기억 시스템이 보이는 것과 인식할 수 있는 것 사이의 "틈을 채우는" 리콜(recall)을 기반으로 하는 간접적인 인식을 통해 발생한다(von Arx 2001). 이 현상의 연구와 분석은 감각 데이터와 지각된 데이터 사이의 분리로 구성된 이원론적인 결속으로 종종 넘어간다. 왜냐하면 우리의 두 뇌는 두 세트의 데이터를 인식하고 처리하는 지속적인 프로세스에 있는 것으로 보여 지기 때문이다. 이 역설은 *전체 시스템 이론*이라고 불리는 것으로 조정된다. 뇌는 인식을 창조하고 지속적으로 스스로 결정할 수 있는 폐쇄된 비선형 시스템으로 간주된다(Freeman 1997). 이러한 과정은 의식적인 차원에서 발생하지는 않으나, 인식이 생기면 의미가 생겨 학습 과정의 일부로 포함되기 때문에 의식이 발생해야 한다(Marcel 1983, von Arx 2001). 우리가 이러한 과정에 익숙해짐에 따라, 우리 자신의 반응을 관찰함으로써, 우리가 선택한 어떤 역량에서도 우리가 더 잘 활용할 수 있게 되는 것이다.

직관의 과정에 있어서 고유한 것은 시각화하는 능력이고; 그리고 비록 이것은 이전의 경험과 우리 뇌의 신경 경로 내의 하드 내장을 기반으로 하지만 적극적인 상상력으로 촉발된다. 이것은 결코 이야기책과 환상의 상상력과 혼동되어서는 안된다(Voss 2004): 그것은 외부 감각 자극으로 인한 것이 아니라, 신경 프로세스를 재현하는 지적 능력이지만 내부 개념 모델과 그렇게 할 의지 또는 의도에 기반을 두고 있다(Perlovsky 2006). 예술가가 몸을 시각화하여 모델을 사용하지 않고도 그 이미지를 캔버스에 옮길 수 있는 것처럼, 예술가의 경험이 많을수록 표현이 정확해질수록 도수 치료사도 마찬가지로 인체의 촉진에 대한 인식을 향상시킬 수 있다. 촉진하면서 얻은 감각과 인식을 재현해 보도록 한다. 따라서 정상 상태에 있을 때 조직 층의 정신적 터치-이미지를 구축하고, 경험을 통해 점진적으로 똑같이 친숙해질 기능장애를 만날 때 비교를 위해 이미지를 상기시키는 것이 가능하다. 우리는 외부에서 직관하는 법을 배우는데; 첫째로 우리가 우리 자신의 감각을 이용하여 외부에서 수집한 지각을 내면화하는 것이고, 둘째는 피부의 내면으로부터 작은 규모와 도수치료의 맥락에서 보는 것이다. 이 시각화가 마음의 눈이나 손끝에 있는지 여부에 관계없이, 내부에서부터 시각적으로 시각화하는 기능은 이 기술을 사용하여 작업하는 개발 능력을 보여 주며, 더 미세한 레벨에서 감지하고 있는 것을 식별하는 법을 배운다.

직관적 지식의 이론적 토대를 이해함으로써, 우리는 우리 자신의 감각 인식을 향상시킬 뿐만 아니라 치료적 맥락에서 유기체를 전체적으로 보는 것이 무엇인지에 대한 인식을 높이고 환자에게 접근할 수 있는 입장에 서 있게 된다. 치료 적용의 목적으로 우리 자신의 직관적인 스킬을 향상시키기 위해, 우리는 먼저 우리 자신의 마음과 그것을 담고 있는 지식을 생각할 것이다. 또한 우리는 우리의 감각을 전체가 합체된 것으로서, 우리 자신의 외부에 도달할 수 있는 능력을 사용하여 우리의 지각의 한계를 발견하고 확장할 수 있는 방법을 고안해야 한다. 조직을 촉진할 때, 우리는 여러 수준의 감각 입력을 관찰하고 처리하는데, 이는 모두 만족스러운 평가를 하는데 필요하다. 여러분의 임상적 지식에 의해 상호 연관되고 확인될 때, 촉진하고 있는 것 그리고 치료적 입력에 대한 갑작스럽고도 의미있는 내부 지식은 이러한 다양한 정신 프로세스의 통합과 합성이며, 특히 실습 치료를 위한 유용한 도구가 된다.

실습 13.1A *감각 인지를 통한 직관력 개발 파트 1*

일부 개인은 공간적 및 촉각적 시각화를 비교적 쉽게 할 수 있으나, 다른 것들은 그리 쉽지 않다. 그러나 리콜 기반의 시각화는 그렇게 어려운 것이 아니다: 예를 들면, 눈을 감고 집의 레이아웃을 시각화하거나 사과 또는 오렌지와 같은 친숙한 객체를 시각화하는 것이다.

다음 실습은 다음과 같은 목적을 위해 마련되었다.

- 감각 입력에 대한 인식을 연습한다.
- 시각화 기술 개발을 돕는다.
- 이 기술을 사용하여 다양한 개별 감각 자극을 재현하고, 인식하도록 가르쳐 준다.

이러한 기술은 다양한 평가 및 임상 케이스에 적용될 수 있다.

만약 여러분이 시각화를 아주 쉽게 찾을 수 있게 되면, 비록 그것이 개별적으로 치료하고 점차적으로 운동에 필요한 감각적 이미지를 구축하는 것으로 시작하는 것이 유용할지라도, 절차에 익숙해진 후에 다른 감각의 개발을 위해 나아가는 것이 좋을 것이다. 이것은 주로 각 종류의 감각 입력을 어떻게 인지하는지에 대한 자신의 인식을 선명하게 하기 위해서이다. 운동을 반복하면서 어떤 통찰력이나 반응을 기록해 두는 것이 유용할 수 있는데, 그것은 회상을 더욱 쉽게 해주고, 지득한 인식의 변화를 어렵게 해 줄 것이다. 이것은 자신의 특정한 감각 능력에 대한 로드맵을 제공하고, 가장 잘 작동할 수 있는 감각을 안내해 줄 것이다.

미묘하고 미세한 감각을 다루는 모든 운동과 마찬가지로, 시작하기 전에 편히 쉬고 정신을 집중해 두는 것이 중요하다. 아주 경미한 감각을 관찰하려고 하기 때문에 꾸준한 초점이 필요하다. 집중력이 약해지거나 마음이 방황하는 것을 발견하면 잠시 마음을 비우고 다시 시작하도록 한다.

- 눈을 감고 사과를 시각화하라. 그것은 대조적인 흰색 배경에 검은 실루엣처럼 단순할 수 있다. 줄기와 잎으로 완성된 개요에 집중하라.
- 사고에 방해를 받지 않는 상태에서, 마음의 눈에 단단히 이미지를 유지하는 것에 집중하라. 1분 정도 지나면 눈을 뜨고, 시야를 비운 다음 다시 감고 연습을 반복하도록 한다.
- 한 번에 몇 분씩 매일 반복한 후 사과를 3-D의 입체로 만든다. 먼저 10초쯤 전에 진짜 사과를 관찰하고, 눈을 감고 마음의 눈에 확고하게 이미지를 유지하는 것이 도움이 될 수 있다.
- 사과를 시각화하는 데 익숙하면 다른 감각으로 작업하여 가능한 한 사과의 인식을 나타낸다.
- 눈을 감고 손에 든 사과를 잡고, 그것의 짜임새와 무게에 집중하라.
- 그것을 내려놓고, 손을 펴고 시각화를 다시 시도한다. 시각화에 있어서 질감과 무게에 더 추가할 것이 있는가?
- 이미지와 마찬가지로, 보고 나서 눈을 감고 시각화하도록 한다. 그 상태를 유지하고, 느낌의 감각을 이끌어낸다. 뿐만 아니라 냄새와 맛도 추가한다.
- 점차적으로 여러 번 반복한 후에는 손바닥에 사과를 재현할 수 있는 지점까지 사과를 충분히 강하게 시각화 할 수 있어야 하는데, 먼저 이미지를 만든 다음 텍스처, 무게, 그리고 여러분이 인식하고 그 감각에 직접적으로 영향을 미치는 다른 모든 특성들을 더한다.
- 적어도 시각화를 유지하고 촉각 감각을 기억할

실습 13.1A *계속*

정도로 다른 운동이나 다른 무생물로 반복해 보라.

- 무게와 질감의 차이를 관찰하기 시작하도록 한다.
- 사과와 배의 차이점은 무엇인가? 손가락을 사용 사용하여 만지지 않고, 손가락의 질감을 기억할 수 있는가? 모양의 차이가 손바닥에 낀 느낌에 어떤 영향을 주는가? 과일을 내려놓을 때 여러분의 손에서 느낀 그것들의 감각을 되돌릴 수 있는가?
- 위에서 설명한 방식으로 적어도 두 가지 종류의 과일에 익숙해지면 피부 표면 아래에서 감각 지각을 "확장"하려고 시도해 본다. 예를 들면, 사과와 오렌지 같은 아주 다른 두 가지 과일로 시도해 보는 것이 가장 좋다. 처음에는 진짜 과일을 사용하고, 눈을 감고, 각 과일을 촉진하면서 표면 아래의 질감을 "느끼기" 시작한다. 사과는 파삭 파삭한 반면 오렌지는 과즙이 많고 표면은 좀 더 탄력적이다. 이러한 차이를 느낄 수 있는가?
- 시각화로 이동하여 한 번에 각 감각으로 그 부분을 향상시키고 마음의 눈과 손에 과일을 "구상"해 보도록 한다. 이것은 아마도 가장 어려운 단계일 것이다. 그러나 천천히 손바닥에서 완전히 단단한 과일을 들고, 마음의 눈에서 그것을 보고 냄새를 맡아 피부 아래에서 그 질감을 감지하는 동안 감각을 재현할 수 있어야 한다.

실습 13.1B *감각 인지를 통한 직관력 개발 파트 2*

실습 3.10–3.14를 다시 참조하여 이 실습 문제가 이 장에서 설명된 아이디어를 유용하게 활용할 수 있는 방법을 알아보는 것이 좋다.

- 감각 인식에 대한 인식을 구축하는 데 익숙해지면 해부학 및 생리학에 대한 지식과 결합시켜 보도록 한다. 사과를 시각화하고 다른 특성을 점차적으로 추가한 것과 같은 방식으로 인체 또는 그 일부, 즉 손발을 시각화한다. 해부학적 도면은 물론 참고 자료로 자신의 팔이나 다리를 사용할 수 있다.
- 눈을 감은 상태에서 팔이나 관절의 이미지를 만들어 보는데, 근육, 인대, 근막 및 피부를 추가 해 보도록 한다.
- 층을 추가해 갈 때 가능한 한 많은 조직 감각을 사용하여 각 층을 관찰하도록 하는데, 특히 조직 유형 간의 구분에 초점을 둔다.
- 어느 쪽이 더 탄성이 있고, 덜 탄성이 있는 것으로 느껴지는가?
- 어느 쪽이 탄력적이고, 비탄력적인가?
- 다양한 조직 유형을 구별하기 위해 여러분에게 가장 의미 있는 감각에 집중하라. 시간이 지남에 따라 미세함이 더 쉽게 관찰될 것이다.
- 이 경우 내부에서부터 이루어 나가면 사지의 복잡성과 그 해부학 구조의 하부 구조 사이의 연결 및 연결에 대한 강력한 인식을 얻게 된다.
- 이 단계에서 가능한 한 해부학적인 지식을 많이 사용하여 작업하고 있는 시각적 및 질감상의 정신적인 그림을 말 그대로 "육체"로 만들도록 한다.
- 운동에 능숙해짐에 따라 섬유질, 그리고 세포 수준에 접근해 본다. 다시 한 번, 여러분이 관찰하고 있는 요소에 대한 정신적인 이미지를 재현할 수 있는 만큼 많은 내적 감각을 사용하도록 한다.
- 조직 내의 리듬과 움직임을 감지해 보라. 실습을 반복하면서, 여러분이 원하는 조직의 어느 수준으로도 매우 빨리 "확대"할 수 있어야 한다. 또한 획득하는 정신적 이미지는 매번 동일하며 조직 유형(근육, 피부, 관절 등) 사이의 감각의 차이를 감지하고 상기할 수 있음을 알아야 한다.
- 좀 더 확장된 상태에서는, 이러한 기술을 위치 및 기능장애 평가에 적용해 볼 수 있다. 다른 촉진 기술과 건전한 훈련과 병행하여 충분히 발달

실습 13.1B *계속*

시킨다면, 촉진 검사를 통해 기능장애의 깊이와 질을 보다 명확하게 식별할 수 있을 것이다. "멍이 든" 사과와 시들었거나 썩은 사과를 구분할 수 있게 되면서 각각의 감각을 기억하고, 구축하며, 인식함으로써 트리거 포인트(trigger point), 변형 또는 근육 긴장과 같은 피하 조직의 기능장애를 감별하기 쉽고, 그 출처 또한 찾아내기 쉽다.

- 일부 개인은 건강한 조직과 기능장애가 있는 조직 사이의 온도 변화를 감지할 수 있기도 하고, 문제에 따른 색깔의 변화를 시각적으로 알아 낼 수 있기도 하다. 이 시점에서 직관적인 교수진이 실제 감각 정보를 문제의 본질에 대한 "더 깊은" 지식에 연결시켜 보다 정확한 평가를 이끌어 내기 시작했다.

이 실습을 진행하면서, 느끼는 바를 분석하는 것이 아니며, 그것이 무엇인지를 인식한다는 점에 주목해야 한다. 예를 들면, 근육 섬유를 확대할 때조차도 전체를 의미하는 것과 손끝이나 정신적인 그림에 대한 느낌에 초점을 맞추어야 하며, 해부학적 관점에서 생각하지 말아야 하는데 — 여러분이 그림을 볼 때 개인적인 붓질이나 특정 색의 구성을 분석하지 않는 것과 마찬가지이다; 당신은 그 그림이 전체 그림의 관점에서 나타내는 것과 관련하여 그 색깔을 관찰할 것이다.

이것은 잠시 후에 제2의 천성이 되어야 한다. 여러분의 숙련도를 향상시키는 좋은 방법은 일상의 모든 물건에서 얻은 감각적인 느낌을 관찰하는 것인데; 여러분이 착용하는 여러 의류, 또는 누군가와 악수를 하는 것이다. 점차적으로 다수의 감각이나 정신적인 그림을 의지대로 불러올 수 있어야 하고, 따라서 고조된 이 감각 인식을 촉진 연습에 적용하도록 한다.

이전에 논의된 것처럼 "내부에서 외부로"의 정신적인 촉감-이미지를 구축하는 과정을 참고로 하여, 치유하는 과정에 있어서는 우리는 우리가 치료하고 있는 신체 부위가 어느 부분이든지 간에 필연적으로 우리 자신의 중심에서 시작하여 점차적으로 자신의 느낌 방법으로 "외부에서 내부"로 접근해야 한다. 위에서 설명된 개념 중 일부를 사용하는 한 가지 방법, 특히 시각화 기술(14장에서 설명한 바와 같은)은 실습생 직관의 가치가 필수적인 에너지 및 비접촉 촉진과 함께 사용되는 것이다.

이러한 실습으로 개발된 기술을 결합하여 모든 종류의 도수치료의 보조로 적용할 수 있으며, 상황에 따라 다른 유형의 치료의 보조 또는 기본 요소로도 선택할 수 있다. 또한 손을 가이드하는 데 매우 유용할 수 있으며, 환자와 동기화하고 문제에 접근하는 데 도움이 되는 특정 스타일의 리듬을 만들 수 있다.

실습 13.2A *에너지 영역과 힐링 파트 1*

- 이 실습을 시도하기 전에, 그리고 순서가 틀리더라도 다음 장의 실습 문제 14.6으로 건너뛰는 것이 좋다.
- 그 실습에서 '에너지 장'으로 묘사된 것을 감지할 수 있다면, 이것으로 되돌아가도록 하라.
- 두 손을 편안한 거리를 유지시켜 두고 눈을 감는다.
- 색깔의 빛으로 느낄 수 있는 에너지 장을 시각화하라.
- 흰색, 금색 또는 옅은 파란색은 진정시켜 주고 및 치유해 주는 것과 연관이 있고, 또한 자신의 마음 상태에 도움이 되므로 가장 좋다.
- 여러분이 느끼는 흐름과 리듬을 관찰하고, 이것을 시각적인 이미지로 "번역"하기 시작하라.
- 이전 실습과 마찬가지로 몇 번의 반복을 거친 후에 이것은 여러분이 편안하게 선호하는 특정한 색상과 시각화로 정착되어야 한다. 이것들은 웨이브나 심지어 도형과 비슷할 수 있다.

실습 13.2B *에너지 영역과 힐링 파트 2*

- 위 실습 13.2A에 익숙할 때, 평범한 흰색 표면 위에 양손을 편안한 거리를 유지해 얹어놓는다. 양손 사이의 공간에 집중하도록 한다.
- 무엇이든 볼 수 있는가? 그렇지 않으면 눈을 감고 파트 1을 반복한 다음, 열어 보도록 한다. 눈을 뜨고 시각화를 유지하는데 노력하라.
- 몇 차례 반복 한 후에는 에너지 장의 어지럼증을 느끼는 손 사이의 반짝이는 흐림을 관찰해야 한다. 일부 실습에 있어서, 그것을 열 때 눈을 감고 시각화를 열어 둘 수 있어야 한다.
- 이제 에너지 영역을 "창조"하지 않으면서 실습을 시작하라. 눈을 감고 한 손을 다른 손 위에 얹어 놓고, 위 손의 손가락 끝이 아래 손에 닿게 한다.
- 위 손의 손가락 끝이나 손바닥에서 아래 손으로 흘러 들어가기 전과 같은 빛을 시각화한다. 손이 닿는 곳에서 찌릿한 감각을 경험할 수 있으며, 아마도 온도의 변화를 수반할 수 있다.
- 시각화를 유지하면서 위쪽 손을 점차적으로 몇 밀리미터 들어 올린다. 감각은 동일하게 유지되어야 한다.
- 거리를 다시 늘려 놓는다. 계속 조금씩 거리를 늘려가면서 이 작업을 계속하고 찌릿한 느낌이 퇴색하기 시작할 때 또는 퇴색하는지 지켜본다. 거리를 늘리면 시각화가 약해지는가?
- 거리를 늘려도 시각화를 안정적으로 유지할 수 있을 때까지 필요한 만큼 반복한다. 눈을 감고, 뜨고 하면서 반복해서 한다.
- 만약 특정 활동에 마음을 집중시키는 방법을 배웠다면, 완전히 다른 것을 볼 때조차도 시각화를 유지할 수 있다는 것을 결국에는 알아야 한다.

그런 다음 이 기술을 개발하여 촉진하거나 치료할 때 빛을 "보이지 않는 손가락"으로 향하게 할 수 있어야 한다. 실습 13.1에서 배우는 방법과 함께 사용하면, 도수치료 방법을 통해 환자를 치료하거나 평가할 때 인식력과 평가 능력은 물론 미세한 수준의 치료 응용을 향상시키기 위해 당신의 인지력이 높아져야 한다.

에너지 장은 인간 눈에 인지 가능한 빛의 주파수에 대한 논의에서 이전에 설명한 것처럼 의식의 가장자리에 있는 감각, 지각의 유형과 관련이 있다. 직관력은 우리가 다른 잠재 능력과 마찬가지로 의식을 높이고 의식을 인식하여 활용하는 법을 배울 수 있는 디딤돌이나 도구가 될 수 있다. 제3장의 예를 들면, Frymann(1963)의 촉진 실습 시리즈(실습 3.10–3.12, 3.14)를 포함하여 이 책의 많은 부분에서, 이러한 테크닉으로 근본적으로 배우고 있는 것은 무형의 시그널을 인식하고 신뢰하는 것이다.

고대부터 17세기 중엽에 시작된 계몽주의 이전까지 의학과 치유에 대한 인식과 이해는 매우 달랐으며, 현대보다 논란의 여지없이 홀리스틱한 것이었다. 몸과 마음과 영혼의 항상성 기능은 안녕에 필수적인 것으로 간주되었으며, 자연과 인간, 소우주 및 대우주 간의 일치성에 대한 아이디어는 사실로 받아들여졌으며, 신체에 작용하는 보이지 않는 에너지 장은 영적이고 상징적인 지각을 특징으로 하는 세계관에서 완전히 받아들일 수 있으며, 여기서 영적인 사고는 자연적 과정을 관찰하고, 그것을 다른 수준의 현실에 대한 은유로 보는 의미와 지식을 찾는 과정으로 볼 수 있다(Voss 2004).

홀리즘(Holism)은 근대 용어이지만, 이성의 시대는 과학적 방법과 경험적 자료에 따르면 입증되지 않은 것이 사회와 종교적 요소에서 비롯된 반응으로 쓸모없다고 할 때까지는 마음과 몸, 이성과 직감의 분리에 아무도 귀를 기울이지 않았다. 철학자이자 의사인 Paracelsus(1493–1541)는 독물학에 대한 연구를 통해 동종 요법의 진정한 선구자로 여겨질 뿐만 아니라 실습과 증거 기반 의학의 중요성을 강조하고, 화학 물질과 무기물 사용에 새로운 장을 열었으며, 외부에서 생성된 질병으로 인식한 것에 대한 치료법을 제공했다. 지금까지 도달한 것은 그의 계몽주의 이후 살아있는 "총체 주의적" 사상들인 파라셀시안(Paracelsianism)이 적발된 것은 그의 영향이었다. 이러한 사고방식이 과학적으로 공신력을 얻었으며, 인간의 유기체 내에서 치유와 조화를 촉진시키고, 자연과의 확장을 위한 새로운 틀을 찾기 시작한 것은 우리 시대에만 가능하다.

따라서 직관과 치유 에너지 분야의 미세한 에너지와 같은 개념은 훨씬 더 오래된 전통의 일부이며 에너지 의학, 신경 과학 및 양자 일관성 분야에서의 작업을 통해 점차적으로 복원되고 있다. 연구는 여전히 이 분야의 많은 영역에서 갈 길이 멀지만, 이러한 발전에서 수집해야 할 가장 유용한 메시지는 비속하고 수수한 아이디어로 보일 수 있는 것에 붙어있는 오명이 그들의 재발견으로 사라지고 있다는 사실이다. 과학적 설립 내에서의 검사는 홀리스틱(holistic)한 치료 방법을 풍성하게 하고 보완하도록 한다.

참고문헌

Antoniou GA, Antoniou SA, Georgiadis GS and Antoniou AI(2012) A contemporary perspective of the first aphorism of Hippocrates. Journal of Vascular Surgery 56(3): 866–868.

Freeman WJ(1997) Three centuries of category errors in studies of the neural basis of consciousness and intentionality. Neural Networks 10(7): 1175–1183.

Frymann V(1963) Palpation – its study in the workshop. Newark, OH: Yearbook of the American Academy of Osteopathy, pp 16–30.

Hall S(1973) Encoding/decoding, in Centre for Contemporary Cultural Studies, Culture, Media, Language: Working Papers in Cultural Studies, 1972–79. London: Hutchinson.

Marcel AJ(1983) Conscious and unconscious perception: An approach to the relations between phenomenal experience and perceptual processes. Cognitive Psychology 15(2): 238–300.

Perlovsky LI(2006) Towards physics of the mind: Concepts, emotions, consciousness, and symbols. Physics of Life Reviews 3: 23–55.

von Arx WS(2001) On the biophysics of consciousness and thought and characteristics of the human mind and intellect. Medical Hypotheses 68(3): 302–313.

Voss A(2004) From allegory to anagoge: The question of symbolic perception in a literal world, in Campion N, Curry P and Yorke M(eds) Astrology and the Academy. Bristol: Cinnabar Books, pp 1–9.

Winkelman M(1996) Neurophenomenology and genetic epistemology as a basis for the study of consciousness. Journal of Social and Evolutionary Systems 19(3): 217–236.

추가읽기

Bergson H(1903) The creative mind: An introduction to metaphysics.

Biley F(1992) The science of unitary human beings: A contemporary literature review. Nursing Practice 5(4): 23–26.

Debus AJ(2002) The chemical philosophy. New York: Dover.

Debus AJ(ed)(2004) Alchemy and early modern chemistry: Papers from Ambix. Huddersfield: Jeremy Mills.

De Saussure F [1916](1983) Course in general linguistics(trans Roy Harris). London: Duckworth.

Engebretson J and Wind DW(2007) Energy based modalities. Nursing Clinics of North America 42: 243–259.

Goodrick-Clarke N(ed)(1999) Paracelsus: Essential readings. Western Esoteric Masters Series. Berkeley: North Atlantic.

Heidegger M [1927](1962) Being and time(trans J Macquarrie and E Robinson). New York: Harper.

Jakobson R and Halle M(1956) Fundamentals of language. The Hague: Mouton.

Jakobson R(1971) Language in relation to other communication systems, in Selected Writings, vol 2. The Hague: Mouton.

Koffka K(1935) Principles of gestalt psychology. New York: Harcourt Brace.

Krieger D(1993) Accepting your power to heal. Rochester, VT: Bear and Company.

Oschman JL(1997) Polarity, therapeutic touch, magnet therapy and related methods. Journal of Bodywork and Movement Therapies 1(2): 123–128.

Oschman JL(2002) Clinical aspects of biological fields: An introduction for healthcare professionals. Journal of Bodywork and Movement Therapies 6(2): 117–125.

Piaget J(1972) Psychology and epistemology: Towards a theory of knowledge. Harmondsworth: Penguin.

Prigogine I(1980) From being to becoming: Time and complexity in the physical sciences. San Fransisco: WH Freeman.

특별 주제 13

중국의 전통 진맥

Leon Chaitow

5000년 동안 존재해 왔고, 정제된 진단 방법은 현 서구 의료 사고에 직면하여 그 교훈과 결론이 정면으로 반하는 것처럼 보이더라도 진지하게 받아들여질 가치가 있다.

당연히 진맥의 다른 버전과 해석이 있으나, 기본 방법론은 모든 학교에서 거의 유사하다.

맥박 진단 방법으로서의 촉진은 서방 의학에서 일반적으로 받아들여지지 않는 것이나, 촉진된 것에 대한 해석이 서양 의학에 의해 일반적으로 받아들여지지 않거나 또는 이러한 촉진 결과가 서양 언어로 표현하기가 어렵다 할지라도 받아들여지는 것이 옳을 것이다.

거의 같은 현상이 두개골 촉진에서 나타나는데, "두개골의 충동(cranial impulses)"을 촉진할 때 "무언가"가 느껴지는 것에 대해서는 거의 논쟁의 여지가 없을지라도, 두개골의 촉진이 정확히 무엇인지에 관해 많은 논쟁이 있고, "그것"은 건강 측면에서 의미가 있을 수 있다(14장 참조).

진맥 진단을 사용하는 한의사는 이 징후와 과거력, 그리고 혀 진단("창백함," "비만," "건조함," "황색," 등은 혀의 한 병태 생리학적 상태를 다른 것과 구별하기 위해 사용되며, 각각은 한 종류 또는 다른 종류의 불균형을 나타냄)과 같은 방법을 포함한 다른 평가 방법으로 얻은 의견(impression)을 통합한다는 점을 기억해야 한다(Ryan & Shattuck 1994).

병력

Austin(1974)은 서양 의학에서 맥박을 잡는 것이 진단 과정의 중요한 부분이라고 지적했다.

- 각 호흡에 따른 맥박 수는 얼마인가?
- 맥박이 강한가, 약한가 또는 규칙적인가, 불규칙적인가?
- 혈액은 가득 차 있는가 또는 부족한가, 활기찬가 또는 약한가, 딱딱한가 또는 부드러운가, 규칙적인가 또는 간헐적인가 등?

한의학의 맥박

그러나 중국의 맥박은 상당히 다른 이야기이다. 한의학에서는 맥박을 통해 유기체 전체의 건강뿐만 아니라 각 내부 기관의 건강 상태를 별도로 읽을 수 있다고 한다:

- 에너지가 너무 많은지 또는 적은지 여부
- 에너지가 혼잡한지, 과잉인지, 부족한지 여부
- 에너지가 과 활성인지 또는 저 활성인지 여부
- 양극의 우위와 변화가 적절한 순서인지 여부 … 등등 (Austin 1974).

중국인은 특정 장기와 기능의 상태를 나타내는 데 사용될 수 있는 요골 동맥상의 12지점(일부는 14지점이라고 함)을 확인했다. 이것이 어떻게 가능한 것인가? Austin은 다음과 같이 설명하고 있다.

수도꼭지에 부착된 탄력 있는 고무 또는 플라스틱 튜브를 통해 물이 흐르고, 손가락으로 튜브를 가볍게 터치하면

물의 흐름을 느낄 수 있다. 튜브는 우리가 흐름을 아주 명료하게 느끼기 위해 전혀 압박시킬 필요가 없다. 손가락 끝이 잠시 동안 머무르면, 흐름의 종류가 느껴지게 될 것이다. 이제는 유량을 멈출 때까지 압력을 증가시켜 튜브를 꾸준히 압박한 다음, 약간만 들어 올려 이완시켜 보라. 이 압력을 유지하고 느끼는 것을 메모하도록 한다. 손가락 끝에서 지금 경험하는 감각의 종류가 첫 번째 가벼운 터치의 감각과 다를 것이다. 예를 들면, 튜브 자체의 복원력을 다른 레벨이 아닌 하나의 압력 레벨에서 인식할 수 있는데, 유량, 수압, 유동 속도 등을 측정할 수 있다. 튜브가 놓이는 표면을 변경하여 실험을 계속해 보도록 한다. 단단한 표면에 놓인 튜브는 부드러운 표면(예: 접힌 수건) 위에 있을 때와 다르게 느껴질 것이다. 이는 두 수준의 촉진 모두에 적용된다. 손가락과 튜브 사이에 어떤 물체를 놓는 경우에도 차이가 있다.

Austin이 묘사한 튜브를 우리는 동맥으로 대신 생각하고, 딱딱한 표면은 밑에 있는 뼈로 생각하고, 거즈는 연부조직이라고 생각하면 촉진으로 변이를 감지하는 것이 실제로 가능할 수 있음을 알 수 있다. 움직이는 손가락과 동맥 사이에 무엇이 있는지, 그리고 동맥 아래에 무엇이 있는지에 따라 다르다.

한의학에서 여러 가지 감각을 설명하기 위한 것으로 "뻣뻣함", "튀어오름", "가득함", "빠름", "공허함", "얇음", "약함" 등이 있다. 이러한 술기어는 기관 및 평가되는 기능과 관련된 현재의 에너지 균형 상태를 나타내는 것으로 생각된다. 이 실습을 시도할 때(아래 실습 13.2 참조), 여러분이 고안할 수 있는 몇 가지 다른 설명자들을 볼 수 있다(Ryan & Shattuck 1994).

이 촉진법의 보다 최근 진화를 위해 전통적인 진맥의 질적 특성을 보완하는 정량적 접근법을 설명하는 Shu and Sun(2007)의 논문을 참조하길 바란다. 그들은 다음과 같이 지적하고 있다:

> *중국에서의 맥박은 새로 개발된 4가지 분류 지수 즉 파장, 상대 위상차, 속도 매개 변수 및 피크 비율에 의해 정량적으로 인식될 수 있는데, 새로운 양적 분류는 한의사의 경험에 대한 맥박 진단의 의존성을 감소시킬 뿐만 아니라 병리학적인 손목 맥박의 파형을 보다 정확하게 해석할 수 있다.*

특별 주제 실습 13.1 튜브를 통해 흐르는 물 촉진

소요 시간 2-3분

플라스틱 또는 고무 튜브를 욕조나 주방 수도꼭지에 연결하고서는 Austin이 설명한 대로 실험을 수행해 보도록 하라.

- 손가락이 튜브 위에 놓여 있을 때와 튜브와 손가락 사이에 물질이 있을 때에 따라 차이를 느낄 수 있는가?

특별 주제 실습 13.2 자신과 남에게 하는 맥박 촉진
소요 시간 3-5분

자신의 맥박과 환자나 친구 또는 자원 봉사자의 맥박을 평가하는 방법을 익히도록 한다(특별 주제 그림 13.1 및 13.2). Oshawa (1973)는 다음과 같이 말하고 있다:

> *가장 민감한 부분인 손가락의 끝의 부드러운 부분을 사용하여 맥박을 평가해야 한다.*
>
> *마지막 지골은 손목의 평면에 수직을 이루도록 해야 하고, 손톱은 짧아야 한다.*
>
> *표면적인 음의 맥박은 중공기관(hollow organ)에 해당하고, 심부의 양 맥박은 가득찬 양 기관(full yang organ)에 해당한다.*
>
> *손가락을 가볍게 올려놓고서 서서히 손가락의 압력을 가하면서 표재성 맥박을 판단하도록 한다. 심부 맥박을 결정하기 위해, 처음에 동맥을 완전히 압박한 다음 그것을 조금씩 풀어주도록 한다.*
>
> *심부 맥박은 혈압과 혈액의 기본 구성에 해당하는데; 가변 혈압에 대한 표면 맥박이다.*

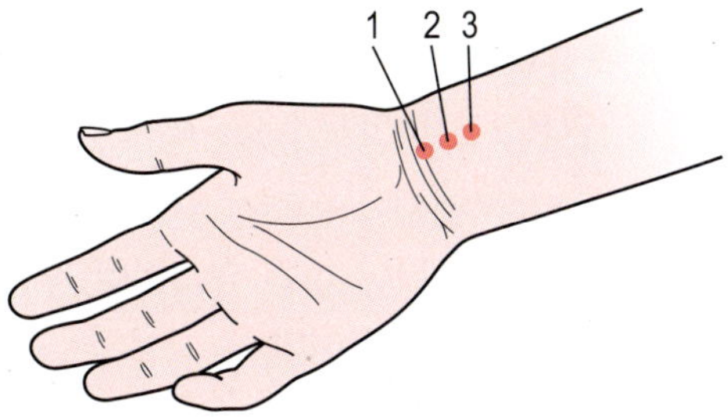

그림 ST 13.1
한의학에서 평가를 위한 맥박 위치(우측 손)

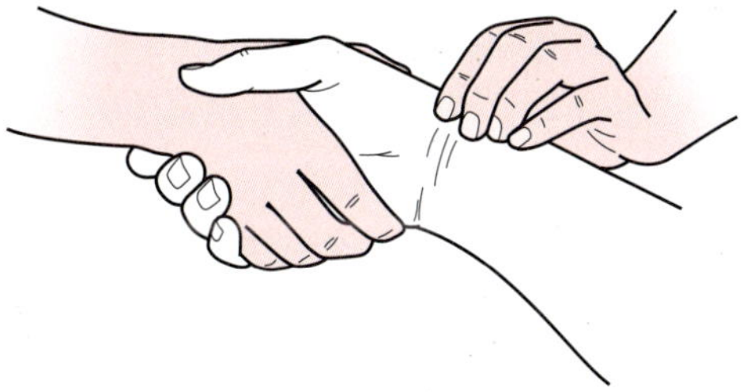

그림 ST 13.2
한의학에서의 진맥. 표면과 심부 맥박을 평가하기 위해 한 번에 한 손가락씩 적정한 압력을 가한다.

방법

- 편안한 자세로 앉아서 오른손으로 왼손 손목의 맥박을 느껴본다.
- 오른손 손바닥에 자신이나 환자의 왼손 손등을 올려놓고, 손가락을 굽혀서 요골 동맥에 안착시킨다.
- 가운데 손가락을 손목 주름 바로 아래에 있는 경상돌기에 둔다. 검지는 그 때 자연

적으로, 무지구 두덩이 가까이에 위치하게 될 것이고, 약지는 세 번째 맥박 위치에 자연적으로 놓여지게 될 것이다.

- 위치 1은 검지가 안착한 곳이고, 위치 2는 가운데 손가락이 놓인 위치이며, 위치 3은 약지가 위치한 곳이다.
- 설명된 대로 촉진 위치를 채택하고, 오른손으로 왼쪽 요골 동맥 맥박을 촉진한다.

왼쪽 손목: 한의학적 해석

- 위치 1 가벼운 압박(표면적)은 소장의 경혈과 관련이 있고, 심부 압박은 심장의 경혈 상태를 감지하는 것이다.
- 위치 2 가벼운 압박(표면적)은 담낭 경혈과 관련이 있으며, 심부 압박은 간의 경혈 상태를 감지하는 것이다.
- 위치 3 가벼운 압박(표면적)은 방광 경혈과 관련이 있으며, 심부 압박은 신장 경혈 상태를 감지하는 것이다.

오른쪽 손목: 한의학적 해석

- 위치 1 가벼운 압박(표면적)은 대장과 관련이 있고, 심부 압박은 폐의 상태를 감지하는 것이다.
- 위치 2 가벼운 압박(표면적)은 위와 관련이 있고, 심부 압박은 비장의 상태를 감지하는 것이다.
- 위치 3 가벼운 압박(표면적)은 삼초와 관련이 있고, 심부 압박은 상화(순환계) 상태를 감지하는 것이다.

노트

이 실습과 관련하여 제3장, 특히 실습 3.15를 다시 생각해 보도록 하라.

노트

Oshawa는 전술한 바와 같이 오른손과 왼손의 맥박에 장기를 할당하는 것은 남성에만 관련이 있다고 기술하고 있고, 이러한 맥박 배열은 여자에 의해 뒤집어진다고 한다. 이런 종류의 논쟁적인 진술이 왜 많은 서양의학을 배운 치료사들이 한의학적 진맥에서 도출된 결론을 받아들이기 어려운지를 설명하는 데 도움이 된다.

아주 단순한 견해

Stiefvater(1956)는 다음과 같이 맥박 판독 값이 나타내는 것을 단순화시켜 보여준다:

- 작고 가늘며 미세한 것은 불충분함을 나타낸다.
- 충만하고 단단한 증상은 고혈압과 과 기능을 나타낸다.
- 부드럽고 강한 느낌은 염증을 나타낸다.
- 작고 단단하며 날카로운 것은 경련, 수축 상태를 나타내는 것인데, 일반적으로 통증과 관련이 있다.
- 넘쳐흐르고 크게 느껴지면 과다한 것으로서, 보통 염증과 통증이 있음을 나타낸다.

- 매우 약하고, 거의 촉진을 할 수 없다는 것은 에너지 고갈을 의미한다.

촉진된 맥박에 숫자 값 책정

촉진할 때에 정상(점수 4점), 초과(점수 5–8점) 또는 결핍(점수 0–3점)의 감각을 매길 수 있도록 노력하라.

Lawson–Wood(1965)는 0점은 "거의 죽은" 사람에게 적용할 수 있으며, 8점은 "극한 상태의" 환자를 나타내는 것이라고 한다.

맥박을 느낄 때 임상의는 그것을 마치 오케스트라에서 각 악기 연주자가 연주하는 것을 청취하는 것처럼 듣는다. 함께 청취한 "멜로디"는 행복하고 조화로운 것이어야 한다. 만약 멜로디가 즐겁고 조화롭지 않은 경우라면, 적어도 한 명의 연주자가 선율을 벗어난 것이고, 반드시 불일치하는 연주자를 찾아야 한다. 여러분은 편안하고 수용력이 있어야하며, 촉진을 느낄 때 각 레벨을 매우 의도적으로 자신에게 "나는 이제 경련의 맥박을 듣고 나에게 하는 말을 듣고 이해한다"라고 말하도록 한다.

이 분절의 실습은 다양한 지적된 맥박 위치에서 느끼는 차이를 감지하는 데 도움이 될 것이다. 한의학에 의해 제안되고 있는 것에 대한 인식을 얻기 위해 위에서 제시한 중재 해석을 반드시 받아들이거나 이 기준에 근거하여 진단을 내리는 것은 아니다.

참고문헌

Austin M(1974) Acupuncture therapy. London: Turnstone Books.

Lawson-Wood D(1965) Five elements of acupuncture and Chinese massage. Rustington, Sussex: Health Science Press.

Oshawa G(1973) Acupuncture and the philosophy of the Far East. Boston, MA: Tao Publications.

Ryan M and Shattuck A(1994) Treating AIDS with Chinese medicine. Berkeley, CA: Pacific View Press.

Shu JJ and Sun Y(2007) Developing classification indices for Chinese pulse diagnosis. Complementary Therapies in Medicine 15(3): 190–198.

Stiefvater A(1956) Akupunktur als Neuraltherapie. Hei delberg: Hang.

미세 촉진(척추와 골반을 포함한)

제14장

Subtle Palpation

Leon Chaitow

이 장을 시작하기 전에, 그리고 이 장의 실습을 시작하기 전에 반드시 특별 주제 12(공감)와 13장(직감적인 정신적 능력)을 주의 깊게 숙지하기를 바란다.

아마도 두개골 촉진보다 더 정교함을 요하는 "미세한" 촉진 영역이 있을 수 있으며, 이 장에서는 그 토픽과 관련한 촉진 실습을 시작으로 진행하고자 한다. 두개골 및 두개천골 요법(생체역학, 생체동역학, 등)과 관련한 다른 모델의 설명에 대한 타당성과는 상관없이, 손을 두개골 구조물에 댔을 때에는 촉진의 리듬이 민감해져야 한다는 데는 의심의 여지가 없다.

이러한 미세하게 요동치는 맥박과 리듬은 또 다른 문제인데 — 비록 그것이 지각된 감각이 촉진된 것으로부터 나온 것이 아니라 자체 생산된 것으로 인정되어야만 할지라도 말이다.

또한 심지어 우리가 촉진한 것을 설명할 수 없는 경우에도, 우리가 느낀 것을 종종 표현할 수 있다는 점을 인정하는 것은 매우 중요한 일이다. 설명의 부족은 일부 개인들이 탐사하는 두개골 방법론과 관련된 리듬적인 감각의 촉진에 대한 잠재적인 유용성에 장벽이 될지도 모른다.

13장에서 직관력의 현상에 대해 논의되어 졌었고, 이 장에서 미세 촉진을 포함한 실습을 통해 여러분들 방식대로 진행하듯이, 여러분은 지적이거나 인지적으로 하여서는 안 되며, 비판적인 판단으로부터도 자유로워야 한다. "느낀 것에 대해 정직하여야 한다", "불신감을 제쳐 두어라"라는 조언이 있다. 다시 말하면, 직감력에 맡겨 두라는 것이다.

이것은 여러분이 이러한 미세 촉진 접근에 대한 주변 일부 이론과 개념을 필수적으로 받아들이라는 것이 아니라, 어떤 감각이 일어날 수 있을 것이라는 것에 마음을 열어 두라는 것이다.

우리가 두개골 개념을 탐사하면서 우리 자신에게 물어 봐야 할 질문이 있다:

- 두개골을 촉진하면서 무엇을 느낄 수 있는가?

여러 많은 제안이 있을 수 있으나, 유체역학과 관련된 것이 가장 이치에 타당한 것으로 본다 – 두개골 림프계("글림프; glymphatic") 시스템의 최근 신원 확인과 관련하여(Iliff et al 2013).

뇌 척수액과 글림프(glymph)의 움직임: 두개골 느낌에 대한 설명이 가능한가?

Cerebrospinal fluid and glymphatic motion: possible explanation for cranial sensations?

Meert(2012)는 다음과 같이 설명하고 있다:

> *뇌척수액(CSF)은 세 가지 흐름 패턴을 보여주고 있는데: 심실(ventricular) 흐름, 지주막하(subarachnoidal) 흐름 그리고 경벽(transmural) 흐름이다. 경벽 흐름은 CSF를 혈관 공간을 따라 뇌의 유조직(parenchyma)으로 수송하고, 뇌의 간질액과 교환을 하며, 폐기물을 효율적으로 제거한다(Iliff et al. 2012-2013). 또한 이 경벽 통로는 "글림파틱 시스템(glymphatic system)"이라고도 불리는데, 이는 뇌의 교질세포(glia cell)와 경추의 림프 시*

스템의 혼합에 의해 형성된 것이기 때문이다 (Johanson et. al. 2008).

본성적 움직임에 대한 촉진
Palpating inherent motion

우리의 몸에서 미묘한 움직임을 평가하기 위한 방법을 찾는데 있어서, 우리는 다시 한 번 Viola Frymann(1963)으로 돌아가야 할 것 같다. 왜냐하면 그녀는 우리가 조직의 촉진을 시작할 때 기계적인 것 이외의 그 어떤 것에 대해 우리가 기대해야 할 것을 잘 기술하고 있기 때문이다(1장 참조):

손이 휴식 상태에 있는 건강한 근육 위에 놓여지면, 수 초 이내에 내재된 움직임을 "조정(tune in)" 하는 것이 가능하다. 검사자와 검사된 부위 간의 유체 연속성에 대한 관계가 성립되어 신체 내에서의 유체 움직임을 일정한 리듬감 있고 요동하는 움직임 상태에서 촉진할 수 있는 완전히 새로운 영역 - 세포내 세포외 유체, 임파선, 뇌척수액이 포함될 수 있음 - 으로 인도할 수 있다.

Frymann은 조직의 활력이 그러한 운동의 강도에 의해 판단될 수 있으며, 조직 활력의 다양한 등급이 명백하다는 점을 강조한다. 이전에 마비된 사지와 현재 마비된 사지가 촉진되었을 때 언급된 "느낌"의 차이에 대한 예가 제시되어 있다. 처음에는 움직임의 단순한 "잡음"이 느껴지는 반면, 후자에서는 감지할 수 없는 리드미컬한 움직임이 전혀 없다.

이러한 생각은 Fritz Smith(1986)의 작업과 이 장의 뒷부분에서 설명할 Zero Balancing으로 알려진 그의 방법에서 확장되어 있다.

그러나 미세 촉진은 두개골 리듬에 대한 촉진보다 어렵다거나 논란의 여지가 있는 것은 아니다.

Nelson et al.(2006)은 두개골 촉진은 소위 두개골 리듬 자극(CRI) 평가라는 것을 할 때 종종 부정확한 것으로 비판을 받는다고 한다:

두개골 진단과 도수치료를 수행하는 데 필요한 촉진의 민감성과 의사의 신뢰도를 입증하지 못한 많은 사람들이(Hartman & Norton 2002) 그 타당성에 의문이 제기되었다. 그러나 이 주제는 모든 정골의학 대학에서 가르치고 있으며, 미국 정골의학협회(Osteopathic Association)의 교과서인 "기본 Osteopathic Medicine" 에서는 모든 장에서 다루고 있다.

그래서 무엇이 촉진되고 있는가?
So what is being palpated?

Nelson과 그의 동료들은 다음과 같이 설명하고 있다:

6~9cpm(0.1-0.15Hz) 정도의 많은 저주파 진동이 인체에서 발견되는데, 혈압, 혈류 속도(TH), 심박수(R-to-R interval) 변동성, 근육의 교감 톤(sympathetic tone), 및 두개골 내의 유체 진동과 같은 것이다. 이러한 현상은 직접 또는 간접적으로 자율신경계 특히 교감신경계에서의 진동으로 연결이 될 수 있다.

보고된 속도가 4에서 14cpm(0.06-0.23Hz)인 두개골 리듬 자극(CRI)은 이러한 생리적 진동과 함께 스펙트럼 주파수 대역을 공유한다. 두개골 리듬 자극(CRI)은 혈류 속도의 저주파 TH(Nelson et al 2001)와 일치하는 것으로 나타났다. 또한, 두개골 도수 테크닉은 TH(Sergueef et al. 2002)에 영향을 미치고, 두개골 유체에서 유사한 저주파수 진동을 일으킨다는 것이 증명

되었다(Moskalenko & Kravchencko 2004). 그러나 이 측정 가능한 현상이 1차 호흡 기전 또는 심지어 두개골 리듬 자극(CRI)의 표현이라는 결론을 이끌어내는 것은 순진한 것이 될 수 있다. 오히려 이러한 현상은 연구원이 두개골 정골의학의 어려운 부분을 연구할 수 있는 접근 영역을 제공해 주는 것이다.

이 단어들과 위의 Meert의 단어들이 촉진되고 있는 것이 *무엇인지를* 확립해 주는데 도움이 될 것이다. 그러나 그것들은 그 이상을 수행하지는 않는다. 그리고 아래 실습의 목적은 우리가 미세한 것을 느끼는 곳까지 데려가는 것이고, 그 설명은 다른 곳에서 계속 탐구해야 한다.

촉진 힌트 *Palpation hint*

두개골의 움직임이나 두개천골 리듬을 평가하는데 있어서, 약간 "밀려드는" 감각의 용어를 생각해 보아야 할 것이고, 때로는 "조수가 밀려오는 듯한" 또는 더 거친 성격의 움직임을 느낄 것으로 기대하기 보다는 손아래에서 느껴지는 "충만함"의 느낌으로 묘사되어야 한다. 몇 초 후에 이 "밀려드는" 감은 쇠하게 되고, 조수가 다시 빠져 나가게 된다. 이것은 미세한 감각이지만, 일단 여러분이 그것을 그렇게 여기게 되면, 틀림없이 진짜인 것이 된다.

실습 14.1 *두개골 리듬 자극(CRI) 촉진*

소요 시간 10분 이하

"정상적인" 두뇌 리듬의 비율은 논쟁의 여지가 남아 있으며, 여러분이 느끼거나 느끼는 것에 대해 선입견 없이 이 실습을 시도하는 것이 좋다.

여러분은 편안한 상태에서, 집중을 하고, 중심을 잡고 있어야 한다.

두개골 리듬 자극(CRI)을 촉진하는데 필요한 압박은 약 5그램에 해당한다.

두개골 리듬 자극(CRI)은 두개천장 유지(vault hold)로 알려진 것을 사용함으로서 두정측두린(parietotemporal squama)에서 가장 잘 느껴진다(그림 14.1). 이것은 정수리 뼈의 뒷부분 표면에 중심을 둔 손바닥에 의해 이루어진다. 손가락은 일반적으로 다음과 같이 배치된다:

- 작은 손가락은 후두골에 놓여있다.
- 세 번째, 네 번째 손가락은 각 귀 앞뒤 양쪽에 위치해 있다.
- 검지는 접형골의 대익(greater wing) 위에 위치해 있다.
- 엄지는 교차되어 서로를 지지하지만 머리와는 접촉하지 않게 한다.

팔뚝은 탁자에, 발은 바닥에 평평하게, 눈을 감은 상태로 어깨, 팔, 손의 모든 긴장을 없애는 것이 중요하다.

- 2–3분 정도 심장 박동과 호흡기 및 기타 여러 가지 맥박과 미묘한 움직임을 주의 깊게 관찰하도록 한다.
- 몇 분 후 호흡과 관련하여서만 머리의 움직임에 주의 집중을 하도록 한다.
- 환자/파트너가 정상적으로 숨을 쉬게 하나, 때로는 호흡에 힘을 가하게 한다.
- 호흡 패턴이 변할 때 느낌을 비교해 본다.
- 10–15초 동안 호흡을 참게하고, 다시 손의 움직임에 차이가 있는지 확인한다.
- 그런 다음 1~2분 동안 호흡 움직임을 스크린하고 미세한 심혈관 맥박을 잡아본다.
- 이제 스크린을 끝내고, 심혈관 및 호흡 움직임을 일시적으로 무시하고, 백 그라운드에서 느낄 수 있는 다른 것을 찾아본다.

당신의 손이 완전히 머리에서 단지 몇 그램의 압

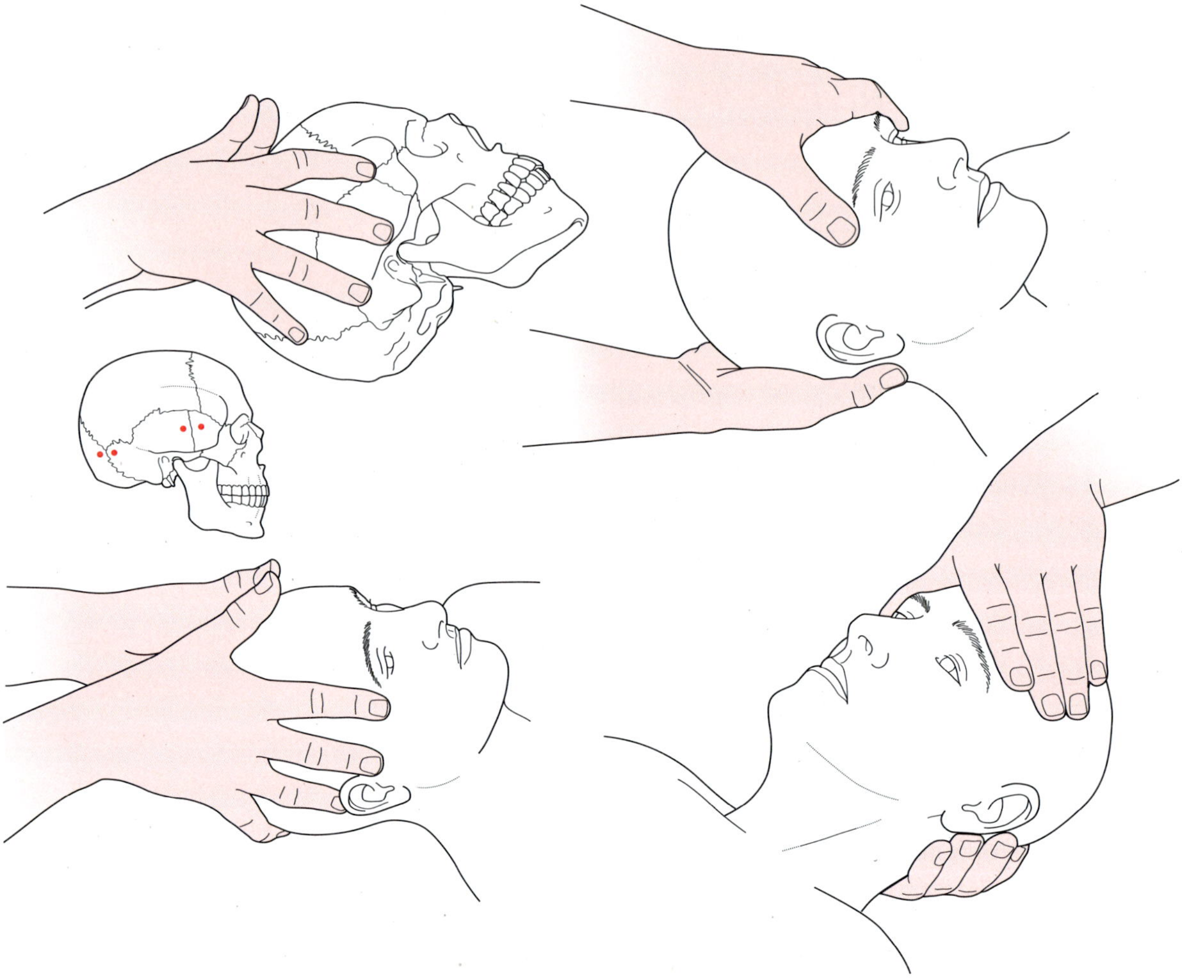

그림 14.1
두개골 촉진을 위한 손과 손가락의 위치

실습 14.1 *계속*

박으로 완전히 주조되었다고 상상해 보도록 하고, 접촉하고 있는 이 손 전체에서 손목의 고유수용체로 초점을 이동시킨다. 손에서 신경 수용체가 아니라 또 다른 것을 느껴 보도록 한다.

이런 식으로 확대하여 실제 두뇌 움직임을 촉진시킬 수 있으며, 상당한 양의 움직임이 일어나고 있는 것처럼 느껴지기 시작하는데, 마치 머리 전체가 외측으로 넓어지거나 좁아지는 것처럼 느껴지기도 한다. 이 움직임은 심혈관이나 호흡기 기능과 무관한 느린 리듬으로, 분당 4~10회(또는 그 이상?)이다.

희미한 물결 모양의 "밀기"와 같은 것이 나타날 수 있다.

이 단계에서 당신이 무비판적으로 느끼는 것을 신뢰해야 한다.

- 리듬을 느낄 수 있는가?

실습 14.1 계속

- 지금 느끼고 있는 것을 말로 표현할 수 있는가?
- 손바닥에서 정기적인 "까칠함"이나 압박감을 느끼는가?
- "밀물"이 들어오고 물러가는 것처럼 느껴지는가?
- 지금 느끼는 것을 표현하기 위해 무슨 단어를 쓸 것인가?

리드미컬한 임펄스를 감지하게 되면, 각 임펄스가 시작됨에 따라 조용히 초를 세고("일백" "이백" 이와 같이 한 번에 대략적으로 초를 세도록 한다).

감각이 나타날 때 카운트하도록 하고, 나중에 그 임펄스가 쇠진해 갈 때에도 동일한 속도로 소요되는 시간(초)을 확인한다. 그리고 한 번의 두개골 임펄스 시작에서 그 다음 시작까지 걸리는 시간도 점검하도록 하는데, 1분 단위로 실행하도록 한다.

또한 두개골 리듬 자극(CRI) 평가를 계속하면서 환자/파트너가 숨을 멈출 때 어떤 일이 일어나는지 본다.

- 그것이 바뀌었는가?

시간이 지남에 따라 더 많은 머리를 촉진하게 되고, 리드미컬한 맥동의 속도를 느끼게 될 뿐만 아니라 이러한 맥동의 진폭도 인식하게 될 것이다.

임펄스가 느리고 부단한가 또는 활기차고 활발한가?

그리고 느낌이 대칭적인지 또는 한 손 또는 다른 손에서의 느낌에 차이가 있는가?

모든 발견 사항을 일지 또는 테이프에 기록하라.

변형: 의자에 앉아 있는 상태에서도 자신의 머리에서 CRI를 촉진할 수 있는데, 팔꿈치를 테이블 위에 올려놓고 손가락을 깍지 끼운 채, 머리 위에 손을 얹고 각 손바닥은 성상점(asterion)에 위치시켜 두면 된다.

자신이나 다른 사람의 머리에서 찾고자 하는 느낌은 손바닥에서의 "충만함", 따뜻함, 물결 같은 추진력과 같은 느낌이며, 실제의 골성 움직임보다는 감각이다.

두개천골 연결 The craniosacral connection

후두골과 천골은 자체적으로 뇌수막으로 연속되는 경질 막을 수반하고 있다. 따라서 만약 후두골이 전방으로 굴곡(비록 미세하지만)하면 두개골 사이클의 굴곡 단계가 시작하기 때문에 동시성 움직임(synchronous movement)은 천골의 기저부에서 그 움직임이 일어나야 하는데(그림 14.2), 이 단계가 진행되는 동안 후방으로 움직일 것이다(천골정점과 미골이 전방으로). 이 동시성 움직임에 대한 주목할 만한 비디오 증거는 Marc Pick(2001) 박사의 임상 및 연구 작업의 결과로 이루어졌다.

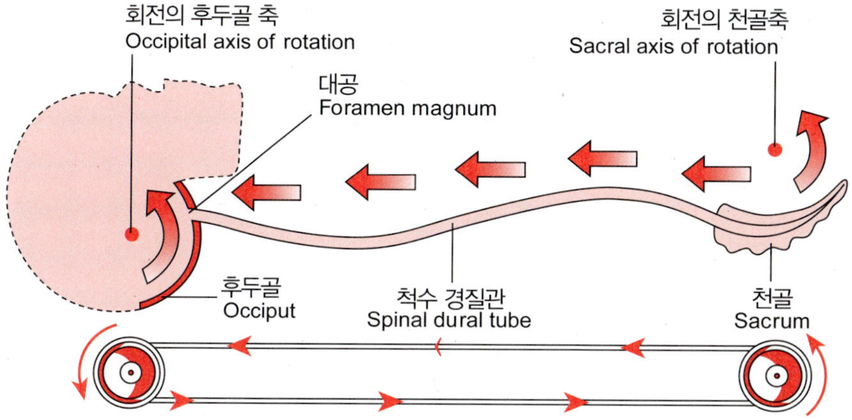

그림 14.2
천골과 후두골 사이에서 일어나는 동시성 움직임을 재현한 도해

우리는 이러한 리듬과 사이클에 대한 촉진에서 무엇을 배우려고 노력해야 하는가? Upledger (1987)는 다음과 같이 요약하고 있다.

진단, 예후 및 치료 관점에서, 우리는 생리학적 운동을 유도하고, 신체 동작 반응(양쪽 두개골 시스템 및 외인성 신체 결합 조직) 및 각 사이클 움직임의 범위와 질(quality)에 내재된 에너지 힘의 질적인 평가에 관심이 있다. 저항 장벽에 대항하여 싸우고 있는가?

두개골과 천골의 복합체를 촉진할 때 유용한 정보가 있을 뿐만 아니라, 몸의 어떤 조직에서든지 사이클을 느끼는 것이 가능한데, 식물 상태에 있는 환자에서도 마찬가지이다.

실습 14.2 후두골과 천골에 대한 동시 촉진

소요 시간 각 실습 3.12, 3.13, 3.14에 대해 약 5분이 소요되나 반드시 반복되어야 하며, 실습 14.2는 5–8분이 더 추가된다.

제3장으로 되돌아가서 실습 3.12, 3.13, 3.14를 반복하고, 조직의 내재된 움직임에 주의를 기울이도록 한다. 그런 다음 실습을 계속하도록 한다.

파트너는 옆으로 누운 자세를 취하고, 목이 옆으로 구부러지지 않도록 하기 위해 머리에 베개를 베게 한다. 여러분은 파트너의 뒤에 앉아서 한 손을 손가락을 머리 쪽으로 향하게 한 채 후두골에 대고, 다른 한 손은 손가락이 미골을 향하게 한 채 천골에 위치시켜 둔다.

후두골과 천골의 움직임에 "맞추기" 위해 몇 분 정도 소요하도록 한다.

움직임이 동시성(synchronous)으로 일어나고 있는가?

충분히 만족했을 때(5분이면 충분), 모델에게 베개를 제거하게 하여 목이 옆으로 굽어지게 한다 (그림 14.3).

재 촉진을 하고 결과를 비교해 보도록 한다.

- 손아래에서 따라 동시성 움직임을 느낄 수 있는가?
- 목이 베개에 의해 지지되어 지지 않을 때 어떤 변화가 발생하는가?

실습 14.3 다리에서 두개골 움직임에 대한 촉진

소요 시간 5–7분

촉진 파트너에게 바로 누운 자세를 취하게 한다.

여러분은 테이블의 발쪽에 서서 각 한 손에 한발(발뒤꿈치) 씩을 감싸 쥔다.

눈을 감고 두개천골 사이클의 굴곡 단계 동안 다리에서 외회전이 일어나는 것을 느끼고, 두개천골 사이클이 신전 단계에서 다리가 중립 위치로 되돌아가면서 내회전이 되는 것을 느껴보도록 한다(그림 14.4).

- 호흡을 멈추면 이것을 바꿀 수 있을까?

일단 이 움직임을 예리하게 알게 되면, 두 다리의 본질적인 회전에서의 움직임의 용이함을 비교해 보도록 한다.

- 외회전 또는 내회전 중 어느 하나가 한쪽 다리에서 더 쉽게 느껴지는지, 아니면 대칭적으로 일어나는가?

실습 14.4 접형골 감압 "레이어(layer)"에 대한 촉진

소요 시간 3–5분

이 촉진에서 부분적으로 기계적/구조적 두개골 특징뿐만 아니라 더 미세한 느낌을 포함하는 감각을 평가하려고 시도해야 한다.

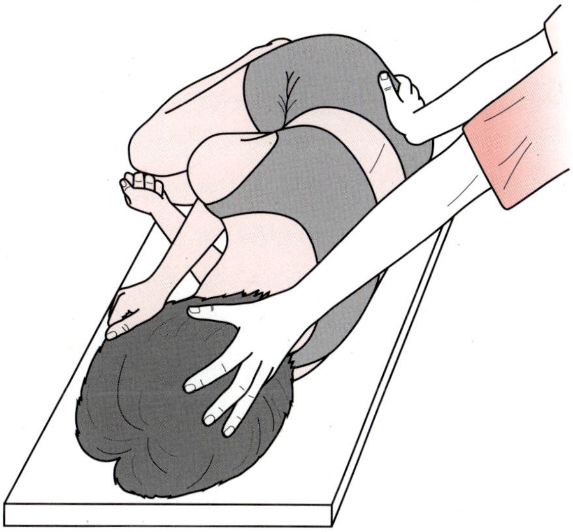

그림 14.3
천골과 후두골 간의 동시성 움직임을 찾기 위한 촉진

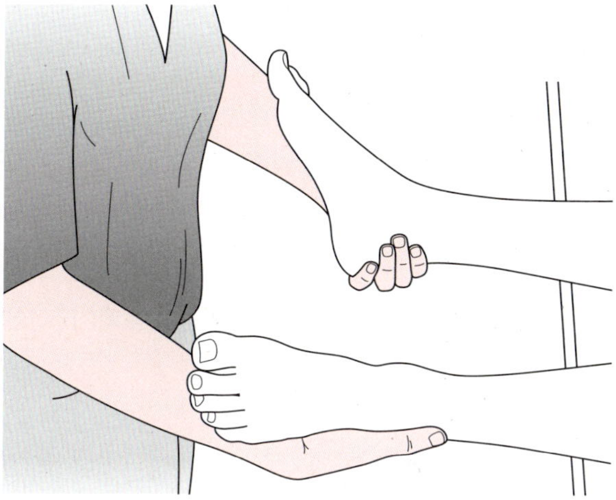

그림 14.4
발을 통한 두 개천골의 리드믹컬한 움직임에 대한 촉진

실습 14.4 *계속*

양손으로 환자의 머리를 감싸 쥐고, 손가락은 후두골을 감싸도록 하며 엄지는 접형골의 대익에 가볍게 얹어 놓는다.

우선, 엄지 아래에 있는 피부를 당겨 느슨함을 제거하여 *관골(zygoma)의 상안와 융기 또는 안와 영역이 아닌* 접형골의 대익에 견고한 접촉이 이루어지게 한다. Milne(1995)은 접촉 압력을 5분의 1온스, 약 5.5그램으로 제안하였는데, 이것은 Upledger와 Vredevoogd(1983)에 의해 권장되는 정도와 거의 같다.

엄지를 손 방향으로 가볍게 잡아당기면 접형골은 "후두골 쪽으로 밀려들어 가게 된다." 이러한 밀집 상태는 몇 초 동안 유지되고, 후에 엄지는 천장 쪽으로 가볍게 당겨지면서 방향이 바뀌어야 한다. 이론적으로 접형골과 기저부의 접합부를 감압시키고, 두개골의 무게가 손바닥과 손가락으로 끌리는 대로 소뇌 천막(tentorium cerebelli)(두개골 내의 상호 인장막 중 하나)에 견인력을 가한다.

Milne(1995)은 이 절묘한 촉진 실습 중에 첫 접촉 시부터 최종 완성까지 조직을 여섯 레벨로 분리 구분할 수 있다고 제안했다:

1. 피부, 두피 및 근막
2. 후두전두근과 측두근의 느린 이완(주로)
3. 봉합선 분리("금속 조각으로부터 자석을 따로 떼어내는 것과 유사")
4. 경막 이완("마지못해 늘어나는 탄성 밴드" 처럼)
5. 뇌척수액 순환을 자유롭게 함("머리 전체가 갑자기 바다, 조석, 팽창감을 느낀다. 이것은 뇌척수액의 최적화된 영역이다")
6. 마침내 정력적인 방출("화학적 전기 불꽃과 같은 촉감과 손가락 아래 파도로 퍼져 나가는 촉감").

이 시적 언어에서 우리는 정형외과적 용어로 일어나는 일을 이해하고자 하는 사람들과 "유체적/전기적"이고 활기찬 개념을 받아들이는 사람들 사이의 논쟁의 본질을 느낄 수 있다.

스틸 포인트 유발 *Creating a still point*

Upledger의 저서는 두개천골(craniosacral) 작업을 자신의 레퍼토리에 추가하려는 모든 사람에게 풍부한 정보 소스가 된다. 그러나 워크샵 또는 세미나 설정에서의 지침은 치료로 적용되기 전에 필수적인 것이 된다.

학생이 "스틸(still)" 포인트로 알려져 있는 과정으로서 두뇌 순환을 잠시 중단시키는 것을 학습하는 촉진 훈련 중에는 가능하고 바람직한 것이다. 이것은 운동 14.3에서와 같이 신체의 많은 곳에서, 예를 들면, 발에서 또는 천골이나 후두골에서도 할 수 있다.

요구사항은 촉진하는 손으로 굴곡이나 신전에 제한을 가하고, 이 제한이 된 상태에서 "고정(lock)"을 시키는데, 압력을 가하는 것이 아니다. 그러나 고정은 사이클의 다음 단계로 들어가는 경향을 의미하는 것이고, 중립 상태로 복귀하게 된다.

정상적인 움직임을 멈추려는 이 시도는 후속 사이클 후에 리듬이 완전히 멈출 때까지 몇 초 또는 몇 분 동안 반복된다. 이것이 "스틸(still)" 포인트이다(실습 14.5 참조).

잠시 후, 촉진(고정) 손이 움직임을 감지하고 다시 시작하려고 할 것이다. 그런 다음 정상적인 움직임이 일어나고, 그 움직임의 진폭이나 대칭에 있어서 일반적으로 개선이 된다. 치료적으로, 이것은 유체의 움직임을 향상시키고, 유연성을 복원하며 울혈을 줄이는 효과가 있다.

실습 14.5 스틸 포인트 유발

소요 시간 10–12분

"스틸(still)" 포인트를 확립하는 실습을 시작하려면 실습 14.3으로 되돌아가야 한다.

다리의 내회전과 외회전의 리듬을 명확하게 감지할 수 있을 때, 두개천골 움직임 주기의 굴곡 및 신전 단계가 일어나는 동안에 다리가 내회전으로 되돌아가는 것을 제지하면서 외회전 움직임을 따라가기 시작한다.

다리를 강제로 회전시키지 말고, 외회전이 발생할 때마다 같이 이동하고, 제한된 상태에서 추가적으로 느슨함을 조금 더 조은 다음, 중립 위치로 되돌아가지 않도록 한다.

몇 번의 사이클을 반복한 후(Upledger는 5에서 20회까지 반복을 주장), 외회전이 약간 증가되는 것이 느껴지면 자극을 중단해야 한다.

시스템에 있는 다른 곳에서 발생하는 떨림, 경미한 전율 또는 당기는 감이 접촉하고 있는 손을 통해 감지될 수 있지만(뇌 자극이 제한에 대응하려고 시도함), 결국에는 이 역시 중지되고 "스틸(still)" 포인트에 도달해야 한다.

이 단계에서 모델은 긴장이 한껏 풀리고, 호흡에도 변화가 올 수 있으며, 근골격계 내에서 자발적으로 교정이 이루어질 수 있다.

주의: "스틸(still)" 포인트는 두개골과 천골의 구조를 통해 쉽게 시작될 수 있지만, 이러한 구조에 대한 이러한 접근법의 시도는 지도와 훈련 없이는 권장하지 않는다. 왜냐하면 두개천골의 메커니즘에 외상을 입히기가 너무 쉽기 때문이다. 발에서 실시하는 동일한 메커니즘의 작업은 대체로 안전하다.

실습 14.1–14.5에 관한 토론
Discussion regarding Exercises 14.1–14.5

촉진의 관점에서 볼 때, 이것은 우리가 뇌액 변동 및 리듬의 평가와 도수치료에 대해 우리가 최대한으로 할 수 있는 것이다. 앞서 기술된 실습을 연습함으로써, 여러분은 1차 호흡 메커니즘, 두개골 치료에 대한 주요 정보 출처 및 치료 도구를 형성하는 미세하지만 강력한 현상에 민감해야 한다.

이것이 여러분의 작업에 어떻게 통합되는지는 이 과정이 당신에게 흥미를 느끼는 정도와 당신이 수행하는 두개골에 대한 공부/훈련의 정도에 달려 있다고 볼 수 있다. 그러나 이러한 촉진 실습이 일으켜야만 했던 미세한 리듬에 대한 인지가 높아짐에 따라 궁극적으로는 두개골 도수치료 방법에 관계없이 그 나름 가치가 있다.

에너지 Energy

우리의 초점은 이제 유체적/전기적 요동과 두개골 리듬에서 에너지 흐름이나 에너지 장의 촉진으로 묘사될 수 있는 영역으로 이동한다. 이것은 많은 사람들이 지적 또는 실질적으로 다루기 어려운 주제이다. 가장 좋은 조언은 일시적으로 불신을 중지하고, 다른 사람들 중에서 Becker, Smith, Oschman 및 Upledger의 작업을 기반으로 아래에 설명된 다양한 실습을 시도하고 기분을 확인하는 것이다. 이 존경받는 연구원과 임상의가 신체의 에너지 변동으로 생각하는 것을 읽고 도수치료하는 "그들 자신의" 접근법에 대한 설명을 여러분들이 받아들일지 여부는 전혀 다른 문제이다.

만약 당신이 참을성이 있다면, 아래에 제시되어 있는 실습대로 따라하면 의심의 여지없이 그 움직임과 리듬을 느낄 수 있을 것이다. 그리고 '감각'을 느끼기 위해 하는 학습의 목적을 위해 당신은 에너지의 한 형태 또는 또 다른 형태를 받아들여야 한다. 이 장에서 우리는 "치료적 터치(Therapeutic Touch)"와 같은 방법에서 사용된 것처럼 아주 미세한 접근법을 찾고자 하는데, 우리는 기능이 부족하고 에너지 상호작용의 개념이 섞여있으며, 흐릿하게 정의되지 않은 영역으로 들어서고 있기 때문이다.

수많은 연구원과 임상의에 의해 에너지라고 부르는 뭔가가 만연해 있다는 것은 의문의 여지가 없다. 논쟁의 여지가 있는 것은 그 본성과 기능이다. 임상의들의 연구를 탐구하기 전에, 에너지 현상에 대한 주요 연구원들은 우리가 현재 이해할 수 있는 이 황혼 지대에 들어서면서 일어날 수 있는 일을 일목요연하게 보여주고 있다.

Oschman(2001)은 이 토픽을 심도 있게 연구하였고, 다음의 것은 그가 관찰한 내용의 일부이다:

- 반세기 전에 Burr(1957, 1972)와 그의 동료들은 암을 포함한 병리학의 초기 단계가 신체의 전기장에서의 장애로 진단될 수 있으며, 정상적인 분야를 재구성하면 질병의 진행을 멈추게 할 수 있다는 증거를 발표했다.
- 1962년 Baule & McFee(1963)는 심장 근육의 전기적 활동에 의해 생성된 자기장을 받기 위해 가슴에 2백만 턴 코일을 사용했다.
- 또한 1962년 Josephson(1965)은 SQUID(초전도 양자 간섭 장치)로 알려진 전례 없는 민감성의 자력계 개발을 포함하여 많은 중요한 응용 분야를 발견하는 양자 터널링 개념을 개발했다.
- 1967년에 SQUID는 심장의 자기장을 명확하게 기록할 수 있는 능력이 되었다(Cohen 1967). 전기장이 그 근원과 피부 표면 사이의 다양한

조직층을 통과할 때 왜곡되기 때문에 이러한 방식으로 생성된 자기심전도는 전기심전도보다 명확하지만, 이 조직은 자기장에 투명하다.

- 1972년에는 뇌의 생체 자기장을 기록할 수 있었다(뇌파 검사). 뇌의 영역은 심장의 영역보다 수백 배 더 약한 것으로 밝혀졌다(Cohen, 1972).
- 1970년대에 Bassett와 동료들은 아직 붙지 않은 골절의 회복을 자극하는 펄스 전자기장치(PEMF)를 개발했다. 1979년 FDA는 이 방법을 승인했으며, 1995년까지 전 세계적으로 300,000케이스 이상의 비 접합 골절이 이 방법에 의해 치료되었다. 펄스 전자기장치(PEMF) 방법은 이후 신경 조직, 인대, 피부 및 모세 혈관과 같은 연부조직 치료를 위해 변형되었다(Bassett 1978, MacGinitie 1995).
- Zimmerman(1990)은 SQUID 자력계를 사용하여 7~8Hz의 범위에서 치료적 터치(Therapeutic Touch)를 사용하는 임상의뿐만 아니라 및 비 임상의의 손에서 신호를 측정할 수 있음을 입증할 수 있었다.
- 일본의 유사한 연구에서 부드럽고 단단한 조직의 치유를 "점프-스타트"를 하기 위해 생의학 연구원이 사용하는 범위인 8~10Hz를 중심으로 하는 펄스형 생체자기펄스를 방출하는 무술가(기공, 요가 등)의 손을 보여주었다(Seto et al. 1992)[그림 14.5].

여러분은 이 정보를 당신이 원하는 대로 만들어야 한다; 그러나 전자기 에너지의 형태는 인간의 손에서부터 나오며, 기계에 의해 생성될 때 치유의 잠재력을 가질 수 있다. 그리고 SQUID 증거가 보여 주듯이, 크고 측정 가능한 전자기장이 심장(및 다른 기관), 특히 뇌 주위에 존재해 있다.

우리가 이러한 에너지를 느끼고, 촉진할 수 있는지, 그리고 우리가 손에서 내뿜는 힘을 의식적으로 활성화 할 수 있는지 여부는 논쟁의 대상이 된다. 이 장의 뒷부분에서 개략적으로 다루어진 다른 종사자의 아이디어 중 일부는 이 에너지 의학 분야에 분명히 영향을 미치는 것처럼 보인다.

실습 14.6 *에너지 촉진을 위한 학습*

소요 시간 5–10분

두 발을 바닥에 대고 몸에 중심을 잘 잡아 편안하게 앉은 자세에서 양 손바닥이 서로 마주 보게 한다.

팔꿈치는 몸통으로 잡아당겨 져야 하고, 아래팔은 아무것에 의해서도 지지가 되지 않아야 한다.

실제로 양 손바닥은 서로 닿지 않으면서 가능한 한 가까이에 둔다(아마도 0.5cm 이하로 가깝게 한다).

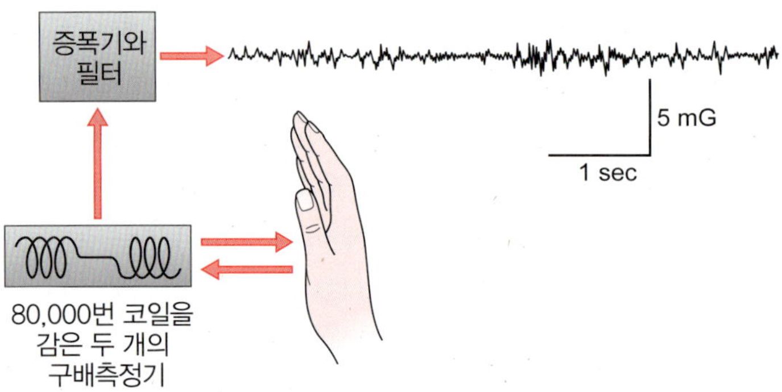

그림 14.5
도쿄의 여성 피험자의 손에서 "치 방출(chi emission)"에 대한 생체 자기장 측정. 이중 코일 자력계는 8–10 Hz의 주파수로 평균 피크 투 피크(peak to peak)는 2mGauss의 맥동 자기장을 기록했다(Seto et al. 1992년, Oschman 2001의 허락 하에 게재).

실습 14.6 계속

천천히 손을 약 5cm(2인치) 간격으로 분리한 다음 첫 번째 위치(0.5cm 간격)로 되돌린다.

그 다음에 10cm(4인치) 간격으로 가져간 다음 천천히 첫 번째 위치로 되돌린다.

이제 15cm(6인치) 간격으로 이동하고(항상 매우 천천히), 첫 번째 위치로 다시 되돌아 온다(그림 14.6).

- 손이 가까이 다가 왔을 때 어떤 느낌이 드는가?
- 그 작은 공간에서 "압력"이 형성되는가?
- 아니면 따끔거림이나 진동 같은 다른 감각을 느끼는가?

이제 손바닥을 20cm(8인치) 떨어뜨려 놓는다. 이번에는 즉시 다시 가져오지 말고 5cm(2인치)씩 줄이도록 한다. 처음부터 15cm(6인치) 간격을 두고 10cm(4인치), 5cm(2인치), 마지막으로 시작 위치로 온다.

각 위치에서 멈추고 손에서 느낄 수 있는 것을 "테스트"해 보도록 한다(그림 14.7).

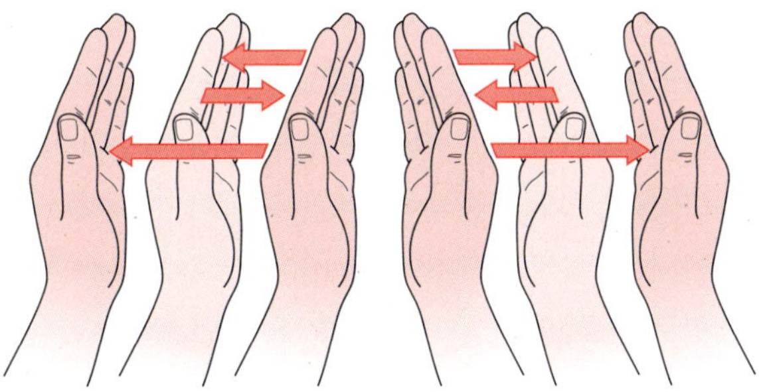

그림 14.6
손바닥이 서로 닿지 않도록 하면서 가능한 한 가까이에 양손을 가져다 둔다. 그런 다음 약 5cm(2인치) 정도 손의 간격을 둔다. 손을 천천히 원래 위치로 되돌린다. 반복할 때마다 반복하여 손바닥을 5cm 정도 더 떼어 내도록 하여 마침내 20cm(8인치) 떨어뜨리도록 한다.

- 양손 사이에서 "압박감"과 같은 무언가를 느끼는가?
- "탄력성" 느낌이 있는가?
- 그렇다면 어떤 거리에서 이것이 명백해졌는가?

이 운동을 반복해서 연습할 때마다 몇 분은 소요하도록 한다.

여러분이 느끼고 있는 것을 경험하고, 바라건대 – 여러분의 손 사이에서 탄력있고 탄성있는 에너지장의 특징에 주목하기 바란다.

- 더위, 추위, 따끔거림, 맥박 또는 다른 어떤 것을 느끼는가?
- 여러분이 느끼는 감각을 말로 표현해 보라.

에너지에 층이 있는가? *Layers of energy?*

제로 벨란싱(Zero Balancing)을 개발한 Fritz Smith(1986) 박사는 몸 내부와 주위의 에너지 패턴 모델에 대해 설명한다. Smith는 몸에 퍼져 있으며 육체의 한계를 넘어서는 거리를 확장하는 차별화되지 않은 분야가 있으며, 우리 몸 안에서 움직이는 에너지 흐름이 다음과 같이 구성되어 있다고

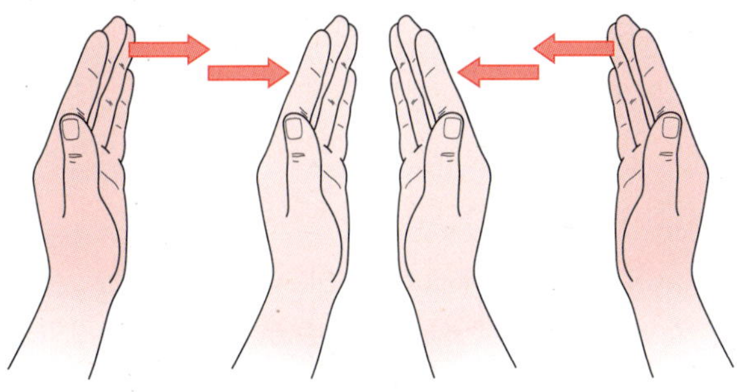

그림 14.7
손이 약 20cm(8인치) 떨어져 있을 때, 천천히 그들을 가까이 가져온다. 매 5cm(2인치) 간격으로 양 손바닥 사이에서 탄성이나 탄력을 느껴보도록 한다.

제안한다.

1. 골격계를 통해 흐르는 깊은층
2. 중국 전통 의학에서 묘사된 것처럼 부드러운 조직(신경 혈관 덩어리, 근막, 근육 분열 등)을 통해 흐르는 중간층
3. 피부 바로 아래에서 발견되는 표면층.

이러한 에너지 패턴은 통과하는 물리적인 매체(뼈, 근육, 근막, 피부)에 충격을 주거나 스트레스를 받으면 혼란을 일으킬 수 있다. 또한 Smith는 미분화된 분야가 신체적, 독성, 또는 정서적 모욕과 외상으로 인한 불균형의 "각인"을 나타낼 수 있다고 제안하는데, 특히 이들이 특정 조직이나 시스템에 흡수되지 않았다면 말이다.

차크라 Chakras

이러한 에너지 패턴과 관련하여 Smith와 Rollin Becker의 작업을 검토하기 전에, 우리는 Upledger의 "에너지 낭종(energy cyst)" 개념에 익숙해질 필요가 있다. 그렇게 하기 위해서는 차크라 시스템을 살펴볼 필요가 있는데, 이것은 아유르베다 의학에서 기술된 것이다.

에너지 시스템에서 눈에 띄는 현상 중 하나는 차크라 또는 에너지 센터로서 신체의 특정 부위에 위치하는 것으로 기술되어 있으며, 바로 표면에서 촉진될 수 있다고 말한다.

그것은 순환 에너지가 더 조직화되거나 조밀한 지역으로, 또는 신경 활동으로 미묘한 움직임의 리듬 패턴이 증가하는 곳으로 단순히 생각할 수 있기 때문에, 만지기 위해 차크라의 존재를 받아들일 필요가 없다.

차크라의 원래 개념은 아유르베딕(Ayurvedic)(인디언)이었고, *프라나(prana)*(에너지)라는 단어가 관련되어 있는 중요한 "물질"을 설명하는 데 사용되었었다. 차크라는 직경 약 3cm에서 15cm(1인치에서 6인치)의 크기로서, 일곱 개의 특정 부위에 존재하면서 시계 방향으로 순환하는 에너지(프라나(prana) 또는 치(chi), 동등한 중국어 단어 사용)를 양산한다.

1. *차크라의 뿌리*는 치골 바로 위에서 만져지는데, 한 손은 천골 아래에 두고 다른 한 손은 하복부에 놓아두면 된다고 Upledger는 제안한다. 그것은 성적 기능과 관련이 있다.
2. *배꼽 차크라*는 유사하게 촉진하기에 가장 좋은데, 한 손은 요추에 대고 다른 한 손은 배꼽 바로 아래에 두면 된다. 이것은 감정 및 민감성과 관련이 있다.
3. *비장 차크라*는 Upledger에 의해 가장 잘 표현되어 있으며, 한 손은 허리와 등 접합부에 대고 다른 한 손은 명치 부위에 대면 되는데, 이는 에너지 흡수 및 면역과 관련이 있다.
4. *심장 차크라*는 흉추 중앙 부위 아래에 한 손을 대고 다른 한 손은 흉골 중심 부위에 대도록 하는데, 이는 "상처" 뿐만 아니라 사랑과 관련된 감정과 관련이 있다.
5. *인후 차크라*는 목 뒤에 한 손을 두고, 목구멍의 중앙에는 다른 한 손을 두면 촉진이 가능하다. 이것은 회전 에너지의 두 개 센터로 느껴질 수 있으며, 개인적인 의사소통 및 대인관계와 관련이 있다.
6. *눈썹 차크라*는 후두골 아래에 한 손을 두고, 세 손가락을 미간에 두고 촉진할 수 있다. 그것은 직관적인 인식과 관련하여 강렬한 에너지 "느낌"을 가지고 있다.
7. *크라운 차크라*는 송과선(pineal gland) 및 영적 요인과 관련되어 있으며, 회전 에너지 센터가

아닌 에너지 유출로 느껴질 수 있는 머리 꼭대기에서 촉진이 된다.

다시 한 번 말하지만: "불신을 중단" 하라

Once again: "suspend disbelief"

뒤에 나오는 세 가지의 촉진 실습의 목적을 위해, 비 접촉 손에 의해 미세하게 감지될 수 있는 실제로 "에너지 밀도가 높은" 영역이 있다고 가정해야 하는데, 이를 '차크라'라 한다. 여러분이 회의론자인 경우, 적어도 잠시 동안 여러분의 촉진 기술이 "무언가"를 느낄 수 있는지를 알아내기 위해 불신을 중단시킬 수 있다. 그 "무언가"는 후사를 위해 남겨 두도록 한다.

실습 14.7 에너지 영역에 대한 스케닝

소요 시간 10–15분

이전 실습에서와 같이 에너지 촉진에서 자신의 기술을 개발하고, 자신에 집중하고(마음과 몸의 평온하고 안정된 상태), 다른 사람의 에너지 영역에 대한 다음과 같은 평가를 연습하도록 한다.

"모델" 또는 실제 환자를 편안하게 앉아 있게 한다.

머리에서부터 시작하여 피부 표면에서 5~8cm (2~3인치) 떨어진 곳에 손을 위치시킨다.

실습 14.6을 할 때 언급된 느낌과 비슷한 감각으로 머리의 왼쪽 부분을 "테스트"하고, 이것을 오른쪽과 비교한다.

머리 위에서부터 턱까지 얼굴 위로 스캔하고, 약 10초 동안 그 부위를 손바닥으로 가린다.

느낌, 온도 등의 변화에 대해 주의를 기울여 알고 있어야 하지만, "내가 무언가를 느꼈는가, 또는 느끼지 않았는가?"와 같은 질문에 신경 쓰지 않도록 한다. 단순히 손을 통해 오는 것을 감지하라. 점차적으로 몸통 전면 전체를 이동한 다음 뒷부분으로 이동한다. 움직임의 속도는 느리지만 꾸준하게 한다.

전체 검사가 끝나면 특이한 것으로 보이는 부분(특히 "뜨거움" 또는 "차가움" 또는 "단단함" 것으로 보이는 부분)을 다시 확인하고 첫 번째 느낌을 다시 확인하도록 한다.

에너지 분야에 상당한 변화가 있는 곳에서는 손을 통한 온도 변화에 주의해야 한다. 또는 압력 변화, 따끔거림, 진동, 감전형 감각 또는 맥동을 느낄 수도 있다. 모든 것이 중요할 수 있다.

느끼는 것을 기록하도록 한다.

실습 14.8 차크라 스케닝

소요 시간 한 명당 3–5분

일단 중심을 잡고 편안한 자세를 취한 상태에서, 그림 14.8에 묘사된 바와 같이 앉아있는 파트너를 스캔하여 차크라 영역의 에너지 분야의 질감과 특성에 어떤 변화가 있는지 확인한다(다음 장에서 Ford의 "교차 제한(cross-restriction)" 영역을 나타내고 있는 그림 15.1 참조; Ford 1989).

정상 및 비정상, 균형 및 교란 에너지 영역 사이에서 나타나는 ***느낌***에 대한 감각의 차이를 공식화하도록 한다.

기회가 생길 때 "정상적인" 건강한 정력적인 사람 그리고 몸이 좋지 않거나 피곤한 사람들을 평가/스캔할 때 다양한 차크라 위치에서 그 느낌과 감을 비교해 보도록 한다. 특정한 형태의 건강 변동이 특정 건강 상태와 관련이 있는지 확인해보도록 본다.

평가 결과를 기록하도록 한다.

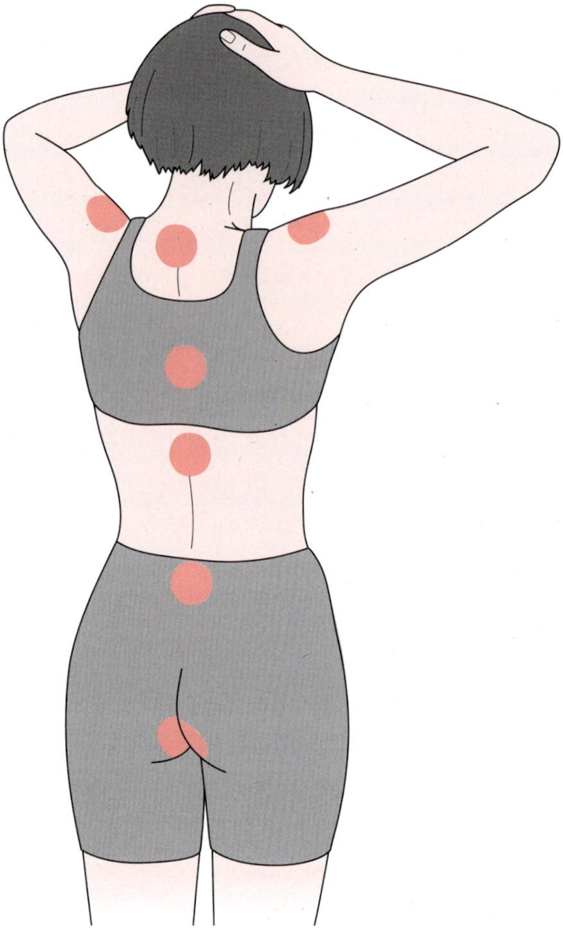

그림 14.8
"에너지(또는 차크라)"의 척추 영역 지도

실습 14.9 차크라의 에너지 소용돌이 위의 조직에 대한 촉진

소요 시간 4-7분

노트

차크라 개념은 이 장의 뒷부분에서 치료적 터치(Therapeutic Touch)와 관련하여 설명하고, 15장에서 감정과 불안 상태와 관련한 촉진을 간략하게 평가하도록 한다.

촉진 파트너는 바로 누운 자세(또는 앉은 자세)를 취하게 한다.

위에서 설명한 대로 한 손을 차크라 중심의 뒷 부위와 앞 부위에 놓고(그림 14.8 참조) 손을 조직(tissue) 위에 편히 올려놓는다.

차크라를 촉진할 때, 손과 손 사이에서 휩싸임, 진동, 휘감김, 요동과 같은 움직임을 느끼는가?

이것은 만약 차크라 개념에 흥미가 있다면, 아래에 나오는 실습에서 제안된 작업 일부를 마친 후에 반복해야 할 실습이다.

제한된 에너지 흐름: Varma 및 Upledger 모델 Restricted energy flow: the Varma and Upledger models

전통 한의학 및 아유르베다 의학은 신체 표면과 그 안에 에너지 흐름을 위한 통로인 채널이 있음을 제안한다. 이것들이 막히거나 변경되면, 그 결과는 기능장애 또는 질병이 된다.

시간과 문화로 분리된 다른 임상의의 아이디어에서 유사성을 고려하는 것이 유용할 수 있으며, 그 개념은 매우 유사하지만 동일하지는 않다.

신경근 테크닉(5장 참조)의 개발자인 Stanley Lief는 1930년대 초 파리에서 아유르베딕 수련자로 일하던 Dewanchand Varma 박사에 의해 크게 영향을 받았는데, 그는 에너지 불균형 치료 방법은 "프라노테라피(pranotherapy: 역자 주; 힌두 철학에서 모든 생명체를 존재하게 하는 힘)"로 불리는 초기 형태의 NMT를 활용하였다.

Varma(1935)는 대기(차크라)로부터 파생된 "전자기 전류"가 어떤 흡착 상태에 의해 방해가 될 수 있는 방법에 대해 논의했는데, 이는 근섬유가 유착되어 서로 굳어져서 신경 전류가 더 이상 통과할 수 없게 된다는 것이다. Varma는 이러한 장애물이 발생했을 때 피부의 변화를 언급하면서 "피부가 밑에 있는 근육에 부착되면 현재는 통과할 수 없으며, 일부는 감수성을 잃어 버린다"라고 말하는데, 이는 Lewit의 통각과민피부 영역에 대한 설명과 매우 흡사하다(4장 참조).

Varma의 프라노테라피(pranotherapy method)는 Lief에 의해 신경근 기술(Neuromuscular Technique; NMT)(5장 참조)에 통합되었으며, 또한 그는 Polarity Therapy의 개발자인 Randolph Stone에게도 깊은 영향을 주었다. Varma와 그의 작품의 역사를 보려면 *프라노테라피(Pranotherapy)*를 참조하라(Young 2011).

장애와 유착은 어떻게 처리되었는가?

How were obstructions and adhesions dealt with?

Varma는 NMT에서처럼 실제로 치료가 가능한 평가인 2단계 치료법을 제안했다. 평가/치료의 첫 번째 부분은 오일을 사용해서 관련된 조직을 문지르는 것이다. 조직에 대한 실제 도수치료는 먼저 피부를 기초 조직에서 "분리"하고 그 다음 근섬유를 부드럽게 "분리"하여 다음과 같은 과정을 거쳐 실행하는데, 그 과정에는 "두꺼운 섬유와 얇은 섬유를 구별할 수 있는 매우 민감한 손가락 그리고 환자의 생체에 대한 매일 여러 시간의 연습을 통해 얻은 고도로 발달된 의식과 감각"이 요구된다.

이것들은 약간의 흥미로운 설명이긴 하지만, Varma가 실제로 조직에 한 것을 적절하게 기술하지 못한 부분은 있다.

고인이 된 삼촌인 Boris Chaitow(그의 조카 Stanley Lief와 NMT의 공동 개발자)는 Varma의 방법에 대해 Varma에서 파생된 가장 가치 있는 필수사항은 여러번 그를 치료한 결과로 나온 것이라고 설명했다(Chaitow 1983, 개인 대담).

이 세션 중 하나에서 Chaitow가 평가와 치료 모두에서 매우 가치 있다고 믿는 "가변 압력" 요소가 명백해졌다. 이 미세한 요소는 촉진하는 손/손가락이 "조직과 만나는 것"이지 *그것을 압도하는 것이 아니며*, 이는 이 장의 뒷부분에 있는 Fritz Smith의 연구 작업을 검토할 때 다시 보게 되는 요소이다.

Upledger의 "에너지 낭"

Upldeger's "energy cyst"

John Upledger(1987)는 미시간 주립대학 정골의학 대학(Osteopathic Medicine)의 생물 물리학자, 심리학자, 생화학자, 신경생리학자 및 다른 사람들과 함께 일하면서 "에너지 낭"에 대한 그의 개념이 어떻게 발전했는지를 설명했다.

> *에너지 낭종은 객관적인 현실을 가지고 있을지도 모르는 우리의 상상력의 구성 요소이다. 그것은 우리는 신체 조직(주로 근막)을 통한 전기의 효율적인 전달을 막는 것으로 나타났으며, 그것이 존재하는 곳에서는 분절을 촉진시키는데 기여하는 자극제로 작용하고(5장 참조) 국부적인 과민성 초점으로 작용한다.*

Varma는 Upledger의 "에너지 낭(energy cyst)" 이론이 개발되기 전에 60년 동안 에너지(플래너(planner))에 대한 그의 "장애물"이 흐른다는 가설을 세웠다(참고: Upledger 또는 그의 동료들이 가지고 있거나 Varma와 그의 일에 대한 지식은 전혀 없으며, 2차 세계 대전 중에는 Lief의 NMT를 남겨둔 채 거의 사라졌다.).

Upledger는 "낭(cyst)"이 에너지에 대한 중국 용어인 "치(chi)"의 흐름을 방해하며, 촉진에 의해 이러한 장애물이 쉽게 발견될 수 있다고 믿었다. Upledger(1987)는 외상, 감염, 생리적 기능장애(제5장의 해부학적 변화가 어떻게 진행되는지에 대한 주석 참조), 정신적 또는 정서적 문제, 또는 차크라의 교란을 통해 결과를 나타낼 수 있다고 말한다. "에너지 낭"은 어떻게 느끼는가? "낭은 더 뜨겁고, 더 정력적이며, 주변 조직보다 덜 조직적이고 덜 기능적이다"(Upledger 1987).

Upledger는 낭을 어떻게 정확히 지적하고 있나? How does Upledger pinpoint a cyst?

Upledger는 그러한 기능장애가 있는 부위와 관련하여 그가 에너지의 파동 또는 호(arc)에 대해 "느끼는" *간섭 아크(interference arcing)*라는 용어를 사용하는 방법을 사용한다. 소위 낭은 조직의 정상적인 리듬에 겹쳐진(일반적으로 정상조직보다 훨씬 빠른 속도로 진동하는) 감지할 수 있는 간섭파를 생성한다고 한다. 이 파도를 연못 표면의 잔물결처럼 상상할 수 있는 경우 조약돌이 표면을 방해한 후에 촉진하고 있는 손이 물결 무늬의 중앙에 "제로 인"되어 근원이 되는 낭을 찾을 수 있도록 시각화하는 것이 가능하다.

낭과 관련하여, 촉각에서 손의 어느 방향에서 오는지는 중요하지 않은데, 센터는 물결무늬처럼 일정하게 유지되기 때문이다. 아래에 설명된 대로 제로 벨란신(Zero Balancing) 및 치료적 터치(Therapeutic Touch) 개념에서도 비슷한 개념을 찾아 볼 수 있다.

노트

Upledger에 의해 묘사된 바와 같이, 에너지 낭의 이미지를 이 장의 뒷부분에서 Becker가 기술한 교란의 "눈"과 비교하는 것이 유용할 수도 있다.

실습 14.10 "에너지 낭(Energy Cyst)"

소요 시간 10분

촉진 파트너는 엎드린 자세 또는 바로 누운 자세를 취하게 한다.

이전에 Lewit, Lief 또는 Nimmo의 방법(즉, 트리거 포인트 또는 다른 반사 활동 영역을 시작점으로 사용)을 사용하여 식별된 연부조직 기능장애 영역에서 '에너지 낭/호'를 촉진하도록 한다.

촉진하는 표면에 힘을 주지 않고 손가락이나 손을 접촉시켜 놓고, 조직에 존재하는 리듬 패턴의 감을 느낄 때까지 기다린다.

파동이 감지되는 방향을 결정하기 위해 노력하라.

파악할 수 있는 물결 모양 패턴의 중심을 보다 명확하게 국지화하려면, 언제든 원하는 경우에 손의 위치를 바꾸도록 한다.

- 파동을 느낄 수 있는가?
- 교란 지역의 중심을 국지화 할 수 있는가?

제로 벨란싱에 대한 간략한 개요
A brief introduction to zero balancing

Smith(1986)는 "Zero Balancing"이라는 개념과 방법을 설명하고 이를 "에너지 운동과 신체 구조에 대한 지침"으로 표현했다. 그는 정통 의학과 전통 의학(주로 동양 의학)에 대한 10년간의 연구 끝에 다음과 같은 실현에 대해 설명했다:

> *이 과정에서 나는 바람(움직임)과 돛(구조)이 만나는 범선의 상황과 유사하게, 움직임과 구조가 병치 되어있는 사람의 특정 영역을 인식하게 되었다. 1973년에 인터페이스의 설명을 통해 에너지와 구조의 관계를 평가하고 균형을 맞추기 위해 Zero Balancing의 구조적 지압 시스템*

을 공식화했다.

범선 항해와의 유사점 The sailing boat analogy

Smith는 여러분이 범선에 있다고 상상해보라고 한다. 바람이 범선을 움직이고, 항해의 바람이 돛에 가득 찰 때 손바닥으로 만지면 바람의 힘과 저항을 느끼게 될 것이다. 돛에 대한 손 또는 손가락 압력은 그 힘을 만나고 일치할 수 있으며 방향과 강도가 다양하기 때문에 순간과 순간에 손과 손가락의 압박 정도도 달라질 수 있다.

실제로 보트를 움직이는 보이지 않는 에너지와 만날 수 있을 것이다. 바다 자체에서 비롯된 보이지 않는 영향 —파도, 부풀기, 흐름— 은 또한 그것의 방향과 움직임에 영향을 미친다. 그리고 선박(돛)의 재질, 구조 및 디자인은 이러한 정력적인 영향이 얼마나 효율적으로 운동과 결과를 유도하는지를 결정하는 데 도움이 된다.

희망컨대, 범선에서 인체로, 그리고 바람과 바다의 에너지에서 다른 형태로 전환하는 것은 이러한 유사점에서 그렇게 어렵지 않아야 한다.

토대 Foundations

Smith는 고대 에너지 개념과 현대 의학, 동양 해부학 및 서양 해부학, 주관적 내면 경험 및 객관적 관찰과의 관계를 조사했다. 그의 접근은 서양과 동양 의학 사이에 존재하는 이론과 방법론의 변수를 비교할 때 직면하는 명백한 모순을 맞추기 위해 애쓰는 임상의들에게 상당한 가치와 중요성을 부여했다.

Smith는 그가 "활기찬 다리의 기초"라는 용어를 조사하고, 다른 분야에서 그가 "기초 관절(foundation joints)"이라고 일컫는 것을 살펴본다.

- 두개골
- 천장관절
- 수근골 관절
- 치골결합
- 족근골 관절

Smith는 단순히 운동과 움직임에만 관여하는 것이 아니라, 신체의 활력을 유지, 전달 및 균형을 유지하는 데에 중점을 두고 있다. 그들은 공통적으로 작은 운동 범위와 자발적인 운동 잠재력이 거의 없거나 전혀 없다. 모든 경우에 있어 이러한 구조의 움직임은 부품 자체에 의해 시작되는 것이 아니라 그 위에 작용하는 힘에 반응하여 발생하는 것이다.

따라서 이러한 관절에 불균형이나 기능에 변화가 생기게 되면 신체는 적응을 통해 상황을 해결할 수 있기보다는 문제를 보완해야 한다. 그러한 보상작용은 널리 퍼져있을 수 있으며, 흔히 신체에 "고정"되어 정상적으로 기능할 수 있는 능력을 제한하는 다른 관련 구조를 수반한다.

Smith는 이러한 관절이 미세한(에너지) 신체와 가장 밀접한 관계가 있으며, 신체의 어떠한 제한도 신체의 활력 있는 구성 요소를 직접 읽어내는 것으로 볼 수 있다고 믿고 있다. 그는 우리에게 모든 메커니즘에 대한 스트레스의 영향이 흡수될 때까지 또는 메커니즘이 파괴될 때까지 확산되는 물리학의 기본 법칙(Hooke's law)을 상기시켜 준다.

Smith가 지적하는 것은 스트레스가 이러한 "기초 영역"으로 퍼져 나갈 것이고, 자발적인 운동의 힘이 없기 때문에 스트레스가 고정될 때까지 또는 외부의 힘에 의해 정상적인 상태로 회복될 때까지 스트레인(strain)이 흡수될 것이라는 사실이다.

Smith는 또한 그가 다음과 같은 "반 기초" 관절 용어를 사용한다.

- 척추 관절
- 늑골 관절(늑골척추 관절, 늑골연골 관절, 늑골

횡돌기 관절)

- 첫 번째 늑골과 흉골 및 쇄골 관절.

그는 부실 기초 및 반 기초 관절과 관련된 조직의 정상 에너지 흐름 감소를 확인할 수 있는 다양한 평가 방법을 설명하고, 감소된 에너지 흐름이 감지될 때 정상 기능을 회복시키는 데 사용하는 방법을 설명한다. 그는 관절 움직임(joint play)에서 "가동 범위의 끝"을 식별할 수 있는 능력을 평가하는데 유용하다(관절 움직임과 가동범위 끝 부분의 느낌과 관련하여 특별 주제 9에서 논의 됨).

Smith의 에너지 관점: 가능한 모델?

Smith's energy perspective: a possible model?

Fritz Smith(1986)는 인체의 작동 에너지 모델을 세 가지 기능 단위로 구성한다고 설명한다:

- 비 조직화된 배경 에너지
- 우리를 우리의 환경으로 향하게 하는 신체를 통해 흐르는 전류의 수직 운동
- 신체의 독특하고 개별화된 존재 때문에 생산되고 우리를 이산된 기능 단위로 구성하는 신체의 내부 흐름.

이 마지막 패턴 —신체 내의 에너지 흐름— 은 세 단계로 더 나누어진다.

- 뼈와 골격계를 통과하는 깊은 전류
- 몸의 부드러운 조직을 통한 중간 흐름
- 피부 표면 아래의 표면 수준의 진동

이 진동장과 직접 접촉하는 것은 Smith의 목표이며, 이를 위해 아래에 설명된 대로 고유한 "브리징" 방법(압력, 견인력, 굽힘, 비틀림 또는 비 이동 받침대)을 사용한다.

이러한 수단을 통해서, Smith는 그러한 접촉을 위해 (또는 침술의 사용에서는 침을 위해) 에너지의 선명도, 밀도, 융통성 및 기타 특성뿐만 아니라 반응 속도(예: 빠른 안구 운동 또는 호흡 패턴의 변화로 입증되었듯이)를 평가한다.

특정 에너지 장애의 영역은 멘토 — 정서적 불화의 특정 형태와 관련 있다고 그는 믿는다. 따라서 성적인 문제는 천골 영역, 안전/불안정은 골반장기, 힘은 요추 부위, 분노와 좌절은 턱과 힙, 동정심은 심장, 슬픔은 가슴, 목은 창의성 그리고 직감은 이마와 관련된다. 그는 환자의 육체적 정서적(또는 정력적인) 성격을 평가하는 데 도움이 되는 이러한 일반화(그의 말)의 사용을 제안한다.

Smith의 "필수적인 터치" 촉진

Smith's "essential touch" palpation

그러므로 Smith의 연구는 서양의 생리학적 방법론의 총체적인 방법과 "에너지" 의학의 명백한 추상적 개념 사이에 다리가 되는 것처럼 보인다. 그는 환자와의 접촉 방식을 설명하는데, 그것은 "필수적인 터치(essential touch)"라고 불리고, 이것은 바디워크(body work)에서 신체적으로만 만져지는 것이 일반적이며, 상당한 에너지 상호 교환이 일어나는 것이 아니라고 말한다. 그가 이루고 싶어 하는 연결은 육체적인 감동을 초월하고 의식 치료사의 직관적이고 의식적인 행동을 포함한다.

이것이 성취될 때 우리는 무엇을 느껴야 하는가? Smith는 다음과 같이 설명한다:

> *주로 운동이나 활력을 느끼는 감각이 많이 있는데, 이는 우리가 에너지 분야에 종사하고 있음을 알려주는 것이다. 우리는 다른 사람의 몸, 또는 기운에서 우리가 저 전압 전류와 접촉하고*

있다는 느낌의 미세한 진동을 인지할 수 있다. 이것은 따끔거림, 윙윙 거리는 소리, 차가운 느낌, "닭살 소름(goose bump)" 뿐 아니라 일부 사람들이 '진동'이라고 묘사하는 미세한 감각으로 묘사될 수 있다. 우리는 신체적 변화가 보이지 않더라도 사람의 몸이나 우리 자신의 몸이 팽창하거나 수축하는 것처럼 움직임의 더 거센 느낌을 느낄 수도 있다.

이 장의 앞부분에 있는 Frymann의 설명과 유사한 점에 주목하길 바란다.

Smith는 이 분야의 다른 연구원, 특히 Becker 및 Lief와 마찬가지로 그의 접촉을 확립하기 위해 받침대의 개념을 사용한다.

받침대의 정의를 내리는데 있어서, Smith는 생명력이 행사되거나, 주변에서, 또는 수단을 통해 밸런스 포인트, 위치, 요소 또는 대행 기관이라고 말한다. "가장 간단한 받침대는 신체가 방향을 잡을 수 있는 견고한 지지대를 형성하기 위해 몸에 하나 이상의 손가락이 직접 압력을 가함으로써 만들어진다."

받침대가 충분히 신체 깊숙한 곳에 있어야 조직이 당겨지게 된다. 이것은 손가락 아래에서 조직의 저항과 더 많은 압박이 만나는 지점이다. 사람의 에너지 장과 "접촉"하는 것은 조직에서 느슨해지는 부분을 차지함으로써 이루어지므로, 여러분의 신체 일부분의 추가적인 움직임은 그 사람의 경험으로 직접 변환될 것이다.

Lief와 Boris Chaitow(5장)에 의해 NMT를 사용할 때 적용되는 손가락이나 손의 압력은 "다양하고", "합치 및 일치"되어야 한다는 기술사항과 요구사항에 있어서 그 유사점 비교해 보라.

노트

Smith는 에너지 운동(또는 치료)이 수행될 때 환자로부터 빈번하게 휴식(그는 이를 "차단(disconnect)이라 부른다)"을 취해야 한다고 주장한다. 그렇지 않으면 감각 상실(그가 "순응(accommodation)"이라고 부르는)이 일어날 뿐만 아니라 치료사의 필수 비축분의 배수가 발생한다.

실습 14.11 *Smith의 풍선과 고무 밴드 촉진*

소요 시간 **10분**

- Smith는 직경 25cm(10인치) 정도의 물이 채워진 풍선을 사용하여 이 방법을 연습하는 방법을 익힌다.
- 이것을 테이블 위에 놓고 손가락을 그 아래에 밀어 넣는다.
- 천천히 손가락을 들어 올리고, 손가락 끝에 가해지는 압박을 느낀다.
- 손가락이 들어 올리면서, 풍선에서 뿐만 아니라 자신의 조직에서도 팽팽함이 일어나도록 가볍게 당긴다.
- 압력을 증가하게 되면 풍선 안에 있는 물과 "연결"되는 순간이 생기고, 그 순간 손가락 끝이 풍선의 받침대 역할을 하게 된다.
- 어떤 받침점 —또는 균형점— 에서든 재료와의 견고한 접촉이 있게 된다.
- 이 경우 손가락 주위의 질량과 더 이상의 압력이 에너지에 영향을 미친다.
- 물이 일부 채워진 풍선으로 이 실습을 수행할 때, 접촉한 손으로 팽팽하게 잡아당기는 것을 멈추고 받침대가 되는 순간을 감지할 수 있는가?

실습 14.11 *계속*

또는:

손가락이나 손으로 직접 압력을 가하는 것 이외에도 받침대를 만드는 다른 방법으로는 스트레칭, 비틀림, 굽힘 또는 미끄럼 접촉 방법이 있을 수 있다.

- 예를 들면, Smith는 고무 밴드를 사용, 스트레칭 시켜 조직을 팽팽하게 만들라고 제안한다.
- 그 시점에서 그는 환자를 미세하게 촉진할 때 여러분이 행동한 것을 "접촉(making contact)"에 비유한다.
- 더 이상의 움직임이나 스트레칭은 고무 자체를 포함하는 것이 될 것이다.

실습 14.12 *반달 벡터(Half-Moon Vector)를 사용한 촉진*

소요 시간 **10분**

- 촉진 파트너는 엎드려 누운 자세를 취한다.
- 고무 밴드나 풍선의 경험을 마음에 간직한 채, 부드러운 조직위에 손을 대고 손을 가볍게 잡아당긴다. 그리고 그 방향으로 느슨해진 부분이 제거되면 손을 조직에서 약간 들어 올리되, 실제로 손이 조직에서 떨어져 접촉을 잃는 일이 없도록 한다.

Smith는 이것을 "반달 벡터"로 묘사한다. 왜냐하면, 그것은 그가 찾고자 하는 것의 핵심인 곡선 인장으로 전환하는 들어 올리는 동작과 끌어당기는 동작을 결합하기 때문이다.

신체의 느슨함을 제거하고, 조직과의 공간(받침대)를 설정하면 손이 닿는 사람에 의해 촉진자의 손에서 어떤 부가적인 움직임이 일어나는 것이 느껴질 것이고, 또한 파트너의 신체에서 어떤 움직임(매우 미세한 움직임)이 감지되어야 한다.

Smith는 이 시점이 여러분들이 에너지 수준에 있다는 것을 암시한다.

- 여러분은 그것을 느낄 수 있는가?
- 잠시 동안 접촉을 유지하고, 자신이 느끼는 것을 평가하도록 한다.
- 느끼고 있는 감각에 대한 설명을 기록하도록 한다.

미세 조정 Fine-tuning

Smith는 말하기를, 그러한 접촉("반달 벡터"로 묘사)을 통해 미세한 진동과 흐름을 느껴야 하며, 최소의 움직임을 추가함으로써 조직(또는 환자를 전체)이 어떻게 반응하는지를 판단할 수 있을 것이라고 한다.

미세 조정하기 위해 받침대 접촉을 하면서 그는 스스로 자신에게 "이렇게 했을 때 환자에게 어떻게 느껴질까?" 또는 "이것을 내게 했다면 어떻게 느껴질까?"라고 묻는다. 그 대답에 따라 Smith는 잡아당기는 강도나 비트는 정도를 결정한다.

그는 또한 환자에게 어떻게 느끼는지 묻고는 제안하기를, 직접적인 압박인 "좋은 상처(nice hurt)"을 가하는 것은 바람직한 것이라고 한다.

개인적인 주 Personal note

나는 Smith의 연구 업적을 알기 오래 전에(그러나 Becker의 아이디어를 읽은 후에도 가능할 수 있음), Smith가 기술한 것과 아주 유사한 결과를 얻는 접촉 방법을 사용해 왔다.

나는 주로 손바닥 표면을 사용하고 손가락은 가볍게 터치만 하는 정도의 손 접촉 방법을 사용한다. 나는 내 손바닥이 마치 유리에 흡착 패드로 작용하게 하면서 손과 환자 사이에 "흡인"이 느껴질 때까지 손바닥을 들어 올리고 부드럽게 돌려 보기도 한다. 몸의 꿈틀거림이나 맥동 또는 깜박거리는 감각은 일반적으로 거의 즉시 감지된다.

이러한 감각이 "에너지 분야"와의 접촉을 나타내는지의 여부에 대해서는 논쟁의 여지가 있다. 그리고 접촉되고 있는 받는 조직에서 파생되는 것이 무엇인지, 또는 촉진하고 있는 손 자체에 내재적인 신경학적으로 중재된 영향을 통해서인지는 또한 열려있는 문제이다.

이 방법을 직접 사용해보고, 느끼는 것을 살펴보아라.

위에서 설명한 "반달 벡터" 접촉과 비교해 보라 (실습 14.12).

똑 같은가?

Smith는 뼈 상태 평가에 도움이 되는 다음의 실습을 제안한다.

이 실습 도중 느낄 수 있는 것의 의미에 대한 Smith의 설명과 관련하여 아래의 "해석"을 참조 바란다.

실습 14.13 *전완에서 에너지 접점 (interface)에 대한 촉진*

소요 시간 7–10분

- 파트너의 전완 즉 손목과 팔꿈치의 중간 부위를 잡는다.
- 받침점을 이루어낸 지점에 도달할 때까지 손을 서로 당겨서 조직을 팽팽하게 만든다.

양손을 당겨 신체와 연부조직의 느슨함을 제거하면(관절 가동범위의 끝 부분에 관한 특별 주제 9 참고) 뼈 자체의 저항이 발생하게 된다.

이 접점 위치에서의 추가 움직임은 촉진을 받고 있는 사람과 촉진자 자신이 느낄 것이다.

- 이제 팔을 ***부드럽게*** 구부리거나 휘게하여 탄력 저항 지점에 올려놓는다.
- 휨 동작을 반대 방향으로 실시하기 전에 조직이 허용하는 범위 내에서 한 방향으로 이 "휨" 동작을 시도한 다음 부드럽게 긴장을 이완시킨다(그림 14.9). 눈을 뜬 채, 눈을 감은 채 각 여러 번 시도한다.

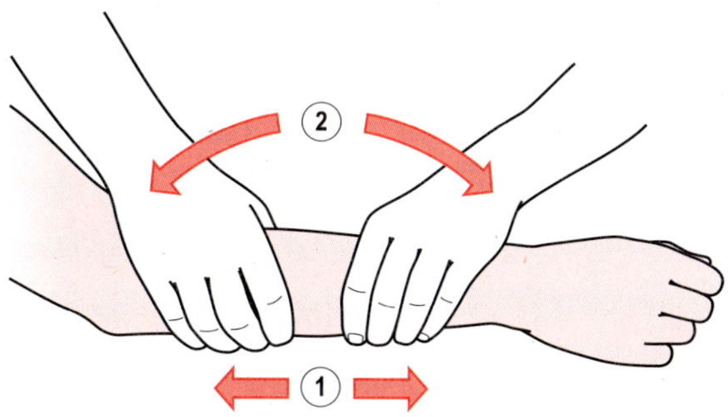

그림 14.9
팔의 물리적 구조와 "에너지적" 구조 사이의 접점 (interface)을 평가하기 위한 Smith의 촉진 연습

다른 팔뚝에도 여러 번 반복 시행하고 그 결과를 비교해 본다.

결과를 기록하도록 한다.

힘을 얼마나 줄 것인가? How much force?

주의: 나는 뼈 구조나 연부조직에 비틀림, 휨 또는 다른 움직임의 방향을 소개하려고 할 때 손만의 힘으로 이 효과를 얻으려 하지 않는다는 것을 제안한다. 초기 접촉을 하고 조직과 손의 윤곽을 융합시키기 위한 시간을 허용한 다음, 손보다는 팔을 사용하여 느슨해짐을 제거하거나 동작 방향을 유도하도록 하라.

어깨와 팔에서 오는 원동력으로 손을 접촉 수단으로만 생각하는 것이 도움이 될 수 있다.

스패너를 사용하여 단단한 너트를 풀려고 한다고 상상해 보라. 당신은 혼자 손의 힘을 사용하지 않을 것이지만, 팔 전체를 통해 노력을 시도할 것이다.

훨씬 더 미세한 방식으로, 운동이나 방향이

나 원하는 목표를 달성하기 위해 노력하는 것보다는 아주 미세한 전체 팔 운동에 의해 가장 잘 이루어진다. 두개골 작업을 수행한 사람(적절한 지시를 받은 후)은 비슷한 방식으로 훨씬 더 효과적으로 손 접촉이 시도되고, 손 자체만 작동을 시키는 것 보다는 손을 유도하기 위해 팔 근육을 미세하게 사용함으로써 레버가 적용될 경우 불편함을 덜 수 있다는 것을 알 것이다.

실습 14.13에 대한 해석
Interpretation of Exercise 14.13

Smith는 이것이 사물이 "좋은지 또는 나쁜지" 판단하는 실습은 아니지만, 당신이 이전에 등록되지 않은 활동 및 에너지에 민감하게 반응하도록 돕기 위해 고안된 것이라고 한다. 또한 그는 팔이 다치지 않고 정상이라면 다른 쪽보다 한 방향으로 더 쉽게 *휘어질* 수 있는데; 한쪽 방향으로 휘는 것에 제한을 느끼게 되면, 그것은 비틀림이나 강철 막대의 느낌을 갖거나 더욱 고무 같은 것일 수 있다고 제안한다. 위대한 변이가 존재하며, "정상적인" 느낌이 무엇인지 확립하고, 수용할 수 있는 것이 무엇인지 그리고 무엇이 필요한지를 인식하는 것은 우리 각자에게 달려 있다.

Smith는 다리의 긴 뼈를 포함하고 있는 것과 비슷한 실습을 제안한다. 이것들은 아마 팔뚝보다 연습을 위한 더 좋은 테스트 배경일 것인데, 어쨌든 그것은 자연스러운 회전 경향을 가지며, 잠재적으로 혼란스런 평가이다.

실습 14.14 *하지의 에너지 접점에 대한 촉진*

소요 시간 2-4분

한 손을 발목 바로 위에 놓고, 다른 한 손은 무릎 아래에 위치시켜 놓는다.

연부조직의 느슨한 부분을 잡아 당겨(손을 서로 당겨) 손을 반대 방향으로 가볍게 뒤틀어 마치 찢어진 스웨터를 ***부드럽게*** 짜내는 것처럼 하여 뼈의 저항을 느낀다.

이것을 다른 방향으로 반복한다.

- 무엇을 느끼는가?

Smith는 다음과 같이 말한다:

다리 뼈는 팔뚝보다 밀도가 더 높고, 근육이 더 무거우므로 비틀기 동작에서 상호 작용하는 에너지 흐름을 감지하는데 더 오래 걸린다. 이 수준의 에너지가 당밀의 속도와 함께 움직인다고 말하는 것은 과장된 말일 것이지만, 그러나 원칙은 사실이다.

반복 및 비교 Repetition and comparison

이 텍스트에서 대부분의 실습과 마찬가지로, 앞의 두 가지 실습은 짧은 시간 내에 여러 사람들에게 수행되어야 비교가 더 쉬워진다. 다른 사람들과 경험을 공유함으로써 이러한 촉진 경험에서 파생된 미세한 인식을 검증하는 것이 가능하다. 이전에 골절되어 치유된 팔다리를 촉진할 수 있다면, 에너지 변화가 매우 유익해 질 수 있다. Smith는 다음과 같이 말한다. "골절을 가로지르는 에너지장은 무겁고 밀도가 높거나 활력이 낮거나 혼란스러울 수 있다. 이러한 특성은 손상된 뼈를 가로 질러 에너지장을 다시 연결하거나 연결하는 과정과 관련이 있다."

촉진된 패턴을 바꿀 수 있는가? Smith는 "예"라고 말한다. 예를 들면, 그는 과거 골절이 있었던 팔꿈치를 실습 14.14에서와 같이 잡고 있다. 그는 양손을 당겨 스트레칭을 시켜 느슨함을 제거한다:

나는 좀 더 스트레칭 힘을 추가할 것이며, 그

다음에는 휘게 하거나 비틀면서 힘을 더할 것이다. 나는 이 상태를 잠깐 동안(15~20초 정도) 유지하고 뼈의 탄력성에 대한 감을 느낀 뒤 부드럽게 풀어준다.

재평가를 할 때 원래의 힘 필드의 비대칭성이 줄어들고, 긴 뼈를 통한 활발한 움직임의 자유가 더 크게 기대된다. 그는 어느 한 세션에서 "변화"를 가장 많이 일으키기 위해 세 번의 시도를 허용한다고 말한다.

Smith의 방법을 사용한 연부조직 촉진

Soft tissue palpation using Smith's methods

연부조직에서의 에너지 움직임에 관해 많은 관심이 있는데, Smith는 유연한 조직의 느슨함을 제거하는 것이 쉬운 일이 결코 아니기 때문에 연부조직에서의 에너지 흐름과 움직임을 판독하는 것이 어렵다고 설명한다. 그는 제안하기를, 시작하기 좋은 방법은 손가락으로 두 개의 활발한 접촉점을 만들고, 한 지점에서 다른 지점으로 흐르는 것처럼 전류를 "읽는" 것이라고 한다.

실습 14.15 **두 개 손가락을 사용한 에너지 촉진**

소요 시간 3-4분

다른 사람의 팔꿈치 아래쪽 연부조직에 한 개의 손가락 패드를 피부에 닿게 한다.

그 팔의 손목 부위에 다른 손의 손가락을 놓는다.

이 두 개의 접촉 부위 사이에 연결이 되어 있는 것 같은가? 이것은 맥동, 미세한 움직임, "윙윙 거리는 소리" 또는 "연결성"의 느낌으로 나타날 것이다.

이 연결이 일어나는 데 걸린 시간과 감각의 강도와 질 모두 알아내고 또 기록되어야 한다.

다른 디지털 촉진 사이트를 사용하여 이것을 반복하도록 한다.

아래의 Smith의 생각을 읽어보라. 이 Smith의 생각은 이전의 실습에서 일어날 수 있는 일에 대해 중국 전통 의학의 개념을 토론에 소개하는 것이다.

중국 전통 의학과의 연계

The link with Traditional Chinese Medicine

Smith는 오른손이 그러한 충동을 받는지 또는 보내는지 그리고 임상의의 생각이 흐름의 방향을 결정한다고 결론을 내리고 있다.

Upledger(1987)는 이에 동의를 하며, 그의 조언대로 두 손을 모두 중립으로 놓고, 환자의 몸이 두 개의 접촉점 "극" 주변에 조직되도록 하여 흐름이 발생하기를 원하는 방향을 미리 결정하기보다는 *조직적 받침대*가 되게 한다.

Smith는 전통 중국 의학이 오랫동안 맥박 진단 중 가장 명백하게 그러한 에너지 판독을 오랫동안 사용해 왔으며(특별 주제 13 참조), 실제로 에너지 흐름을 느낄 수 있다고 확신하게 되면 이제 환자의 상태를 평가할 때 이 정보를 사용할 수 있는 미세한 방법을 이해해야 할 때가 된 것이라고 제안한다. 이러한 에너지 흐름을 이용한 치료는 촉진 단계를 넘어서는 작은 단계에 불과하다.

Smith는 내부 에너지 흐름의 표면 수준(중국 전통 의학에서 *보호용 치(chi)*로 알려진)의 평가는 "치료적 터치(Therapeutic Touch)(Therapeutic Touch)"(이 장의 뒷부분 참조)와 같이 신체 표면 바로 위에 있는 손을 사용하여 가장 잘 이루어지며, 피부 질감과 온도를 스캔/촉진한다(4장 참조). 피상적인 연부조직 및 뼈와 관련이 있다고 여겨지는 에너지장 너머에는 과거의 외상(화학적, 정서적, 심리적, 신체적)이 "인쇄될" 수 있는 "배경"

에너지라는 에너지 분야가 있다.

이것은 나중에 우리가 검사할 조직의 기억과 관련된 Becker의 개념에 가깝다.

또한 두개천골 요법에서의 "스틸 포인트(still point)" 개념과 Smith가 에너지 작업에서 설명하는 것에는 흥미로운 유사점이 있다.

실습 14.16 *에너지 바디의 촉진*

소요 시간 5-7분

파트너는 테이블 끝에 두 발을 신전시킨 채 바로 누운 자세를 취하게 한다.

여러분은 탁자 아래에 서서 각 손으로 발목 바로 위를 잡는다(그림 14.4와 같이). 모든 연부조직의 느슨함이 제거될 때까지 부드럽게 잡아당긴다.

- 환자의 에너지 장과의 연결을 감지해 보도록 한다.
- 처음엔 "늘어난" 것처럼 보이다가, 결국 수축이 일어나려 하는가? 만약 그렇다면 천천히 신축성 있는 밴드처럼 견인의 긴장을 풀어준다.
- 이 촉진 실습 중에 무엇이 일어났을 것이라고 생각하나?

에너지 도수치료? Manipulating energy?

일단 실습 14.16에서와 같이 자신과 환자 사이에 받침대(fulcrum)를 수립하면 수많은 감각이 가능해진다. Smith는 설명하기를, 실습 14.16에서 견인을 유지하면서, 환자의 에너지 몸체가 손에서 늘어나고, "스트레칭"이 되며, "유동" 치다가 어느 포인트에서 멈추는 과정을 느끼고 있음을 알 수 있다고 한다.

이것에 뒤이어 에너지 몸체가 이전 상태로 돌아가는 것처럼 수축의 느낌이 아니라 오히려 "늘어난" 상태에서 안착되는 고요한 상태가 된다. Smith는 당신이 견인을 점차적으로 풀어 놓고, 환자의 다리도 테이블 위에 이완시킬 것을 제안한다.

환자는 정상 상태로 돌아오기 전에 잠시 동안 아주 깊은 이완 상태로 있을 수 있다(의식 상태를 평가하기 위해 안구 움직임, 환자의 색 및 호흡 패턴을 관찰하는 것이 좋다). 그러나 치료학적 이유로 에너지 필드를 다시 고정시키려는 의도가 있다면, 견인 상태를 유지하여 다시 수축을 일으킴으로써 에너지 필드를 안착시킬 수 있다.

이것은 신체가 두개천골 방법론이나 정골의학 기능 방법론(11장 참조)에서 그 받침대 지점을 중심으로 몸을 정상화("조정(organize)" 또는 "이완(unwind)")하려고 할 때 스틸 포인트(실습 14.5 참조)를 유지하려고 하는 아이디어와 매우 유사하다.

그러나 안착시키기보다는 수축을 따르기로 결정했다면, 이것은 "스트레칭된 고무 밴드가 느슨한 위치로 천천히 되돌아가는 것"과 같은 것이다.

실습 14.16에서 이러한 감각에 대해 알고 있었는가?

실습 14.6-14.16에 대한 토의

Discussion regarding Exercises 14.6-14.16

이 일련의 촉진 실습에서는 몸의 부드럽고 단단한 조직에 침투하는 것처럼 보이는 변동하는 움직임의 존재 또는 그렇지 않은 것을 평가하려고 했다. 차크라와 Smith와 Upledger의 촉진 가능한 에너지 개념에 대한 설명은 "무언가"가 일반적으로 촉진될 수 있다는 현실과는 무관한 것이다.

"그것"이 무엇이고, "그것"이 무엇을 의미하고, "그것"이 어떻게 진단적으로, 예후적으로 또는 치료적으로 사용할 수 있는지는 여러분과 신체, 신념 체계 및 건강 증진의 접근에 대한 여러분의 특정한 이해에 대한 문제로 남아 있어야 한다. 미세한 동작을 감지할 수 있다는 사실은 이 단계에서 이 실습에 제공된 시간과 노력에 대한 적절한 보상이다.

반면에, 만약 설명된 것을 느낄 수 없다면, 이 장의 나머지 실습으로 넘어가기 전에, 이 절에서 지금까지 설명한 방법의 반복 및 적절한 적용을 제안해 볼 수 있다.

Smith의 요트 비유(이 장의 앞부분 참조)에 대한 반향은 에너지를 촉진할 수 있다는 생각에 대한 저항감을 깨뜨리는 데 도움이 될 수 있다.

접촉 없이 하는 촉진 Palption without touch

치료적 터치(Therapeutic Touch)의 분야에서, "손 접촉", "바이오 에너지", "영적 치유", "중보의 기도(intercessory prayer)", "부재치료(영적치료)", 기공, 레이키(Reiki; 기 치료) "차크라 밸런싱" 그리고 그 외 다양한 다른 비접촉 치료법은 과학적으로 수년 동안 연구되어온 것이다. 가장 최근에, Oschman(2000)에 의한 이러한 현상에 대한 조사는 최근까지 일화에 관한 것이 무엇인지를 분명하게 해주었다.

Benor(1992)에 의해 수집, 대조, 토론된 자료에 의해 입증된 바와 같이, 일화적 증거 자체가 충분하다면, 일화적 증거 자체가 비중을 가질 수 있음을 확인하라. Benor 박사는 비접촉 치유의 결과(많은 임상 연구에서)가 불안, 통증 및 만성 두통을 앓고 있는 환자의 유익한 변화에서부터 그 범위와 함축된 의미가 인상적이라는 것을 입증했다. 헤모글로빈 및 헤마토크리트 수치의 향상; 피부 상처의 치유; 개선된 혈압으로 인해 관상 동맥 합병증을 현저히 감소시켰고, 고혈압 환자의 뇌졸중 예방과 근시를 개선시켰다.

이러한 방법이 손상되고 기능이 저하된 효소, 단일 세포 생물, 곰팡이, 박테리아, 식물 및 동물뿐만 아니라 인간의 회복을 돕는 것으로 나타났다는 사실은 그들의 현실 또는 효능에 관한 "마음속에 있는 모든 것"의 대부분을 제거해야 한다.

분명히 신체의 표면 위에 손을 대고 있는 사람은 실제로 신체 조직 자체를 촉진하거나 도수치료를 하지 않는다. 그러나 우리가 육체가 되기 위해 취하는 것과 표면 위에서 분명하게 촉진해서 아는 것 사이에는 조사가 필요하다.

Fritz Smith의 연구(이 장에서 논의된 다른 "에너지" 연구원들의 연구)에서 알 수 있듯이, 아직 정의가 잘 안된 영역에서 일할 때 에너지 필드/바디를 "시각화" 할 수 있다면 도움이 된다.

Oschman(2000)은 우리의 이해를 앞세워, 비접촉(그리고 좋은 딜의 터치(good deal hands-on)) 치유가 수행될 때 작동할 수 있는 메커니즘을 설명하였으며, 그의 책은 추가적인 증거 자료 탐구를 위해 추천된다.

치료적 터치 Therapeutic Touch

조직의 기억력, Becker의 탁월한 촉진 방법 및 Smith의 외상 치료 방법론을 조사하기 전에 Delores Krieger(1979)와 그녀의 시스템인 *치료적 터치(Therapeutic Touch)*의 연구를 탐구해 보아야 한다.

치료적 터치(TT)는 도움이나 치유의 의도로 환자의 신체를 가볍게 터치하거나, 신체 표면에서 손을 살짝 떼어 놓고 있는 타입의 손을 사용하는 현대적인 파생물이다. 이 방법은 현재 전 세계 간호직의 많은 구성원들에게 가르쳐지고 있으며, 최근의 연구에서 그 치료의 타당성이 검증되었다.

수많은 연구에서 섬유근육통(Denison 2004), 불안 상태(Cox & Hayes 1997, Woods & Diamond 2002), 만성통증(Blankfield et al.

2001; Gordon et al. 1998; Lin & Gill 1999; Philcox et al. 2002), 면역 기능부전(Garrard 1995)을 포함한 다양한 범위의 조건에서 TT의 치료적 유용성이 입증됐다.

Aghabati et al.(2010)은 90명의 환자를 대상으로 무작위 연구를 실시한 결과, TT 30분이 5일 동안 "일반적인 치료 그룹보다 화학 요법을 받는 암 환자의 통증 및 피로를 감소시키는데 더 효과적이었다"는 것을 시연해 냈다.

Winstead-Fry and Good(2009)는 다음과 같이 TT 방법론의 핵심 요소를 요약했다(특히 2번 항목에서 언급한 "감각" 참조).

치료적 터치의 4단계

The four phases of Therapeutic Touch

치료적 터치(TT) 프로세스는 선형(linear)이 아닌 동적(dynamic)인 것이다. 하지만 처음에는 단계나 과정을 설명할 때 이해하기가 더 쉽다.

1. *센터링*: 치료사는 센터링으로 시작한다. 즉, 치료사는 몸과 마음과 감정을 조용하고 집중된 의식 상태로 가져온다. 이 상태의 특징은 내면의 평형감각과 신체적, 정신적, 정서적 안정성에 대한 신체의 개인적인 참고사항, 지적 안정성을 찾고; 몸, 마음 및 감정을 고요하게 하고; 온전함과 고요함의 내면의 핵심과 연결시키고; 통합을 느끼며; 그리고 일방적인 판단을 하지 않는 것을 포함하고 있다. 치료사는 "지속된" 중심 상태에서 전반적인 치료적 터치(TT) 상호 작용을 계속한다.
2. *평가*: 두 번째 단계 또는 과정을 "스캐닝"이라고도 하는데, 이는 평가하는데 있어서 손은 환자의 역동적인 에너지 필드의 본질을 결정하는데 사용된다. 치료사는 환자의 몸에서 2~6인치(5~15cm) 떨어진 상태로 손을 대고 좌우 대칭적으로 리드미컬하게 머리에서 발로 움직여 내려간다. 건강 상태에서 일반적으로 개방적이고 균형이 잡힌다는 가정에 근거하여 환자의 발을 통해 에너지 흐름의 본질을 관찰하고자 하는 것이다. 치료사는 이 흐름의 차이점을 주의 깊게 감지해야 한다. 직관적으로, 인지적으로, 그리고 열정적으로 받아들여지는 감각 신호는 임상의마다 다를 수 있지만, 여기에는 따끔거림, 맥박 또는 온도 변화와 같은 감각이 포함될 수 있다.
3. *개입/재 균형조정*: 세 번째 단계 또는 과정인 개입은 균형조정 또는 재 균형조정이라고도 한다. 치료사의 의도는 평가에서 감지된 단서를 기반으로 에너지를 진정시키고/새롭게 하고, 지시하고, 조절하는 기술을 사용하여 환자의 현장을 통해 대칭적이고 리듬 있는 에너지 흐름을 촉진시켜 대칭 균형, 리듬과 흐름을 재형성하는 것이다. 에너지를 조절하고 새롭게 함에 있어서, 치료사는 흐름을 촉진하기 위한 목적으로 환자의 필드를 통해 손을 움직이며, 필드가 혼잡이나 혼란을 없애고 보다 균형 잡힌 흐름으로 되돌아 갈 수 있도록 한다. 이것은 자유 비유동 에너지를 돕고, 근본적인 불균형에 대한 접근을 허용하는 것으로 생각된다.

"지시하는 것" 그리고 "조절한 것"을 선택함에 있어서, 치료사는 자신을 통해 자신의 영역으로 에너지를 가져와서 불균형의 영역에 균형을 이룰 의사를 의식적으로 불러일으킨다. 에너지는 평가 및 재평가를 토대로 신체의 특정 영역을 통해 지시될 수 있다.

에너지를 지시하는 동안, 치료사는 치료적 터치(TT)를 중재하는 동안 에너지 흐름을 조절하기 위해 변조를 사용한다. 치료사가 지속적인 센터링의 상태를 유지함에 따라, 흐름을 밀거나, 강요하거나 수축시키지 않지만, 온화한 인식으로 수령인의 현장에서 필요한 에너지를 끌어낼 수 있다. 치료사는 또한 상호 작용에 대한 수령인의 감도에 따라 에너지의 흐름을 조절할 필요성을 인식한다. 매우 아프거나, 아주 어리거나, 노인 또는 심리적 장애가 있는 사람과 같은 민감한 사람은 조절하는 동안 특히 가볍고 부드러운 흐름을 필요로 한다.

4. *평가 또는 폐쇄*: 최종 단계 또는 과정에서, 평가 또는 폐쇄에서 치료사는 전문적이고 정보에 입각한 직관적 판단을 사용하여 세션이 언제 종료되었는지 결정한다. 재평가는 진행 중인 프로세스이다. 평가가 시스템 내에서 균형 잡히고, 대칭적이며, 리드미컬한 순서를 드러낸다면, 마치 바이오 필드가 세션 중에 할 수 있는 모든 것을 흡수한 것처럼, 임상의는 세션을 종료한다. 환자가 단기간 휴식을 취할 수 있다면 도움이 된다.

노트

이 장의 앞부분에서 설명한 실습, 특히 실습 14.6–14.9는 치료적 터치(TT)를 적용하는 데 필요한 몇 가지 기술을 반영한 것이다(TT 응용 프로그램에는 물리적 접촉이 없으므로, 실제로는 "비접촉"인 것이다).

우리는 *조직의 기억력(tissue memory)*의 매혹적인 주제를 탐구하기 시작하면서 물리적인 접촉으로 다시 돌아갈 것이다.

외상에 대한 병력 청취

Reading the history of trauma

Smith(1986)는 우리가 신체와 마음속에서 건강한 상태로 존재해 있으면서 몸의 표면 너머에 있는 촉진 가능한 에너지 장을 반영할 수 있는 알려지지 않은 에너지 장(이 에너지 장에서 "각인되지 않는" 진동)과 강력한 외상이나 신체적, 화학적, 정서적 또는 정신적 자극과 관련된 에너지 패턴을 구별할 수 있어야 한다고 제안하고 있다. 또한 그는 이러한 후자의 불균형은 독립된 에너지 파형, 비정상적인 전류, 와류(소용돌이) 또는 필드 내 에너지의 과다 또는 부족으로 존재한다고 말한다.

이러한 "각인된" 변화는 감정적인 외상과 상호 작용하는 신체적인 본성의 외상에 대한 반응에서 또는 외상의 시기에 매우 흥분되거나 우울한 상태가 존재할 때 Smith가 제안한 것처럼 보인다. 이러한 상호 작용하는 스트레스 요인의 조합은 미세한 신체를 혼란스럽게 한다.

Smith는 "주름진 옷"이라는 은유를 사용하여 주변의 미세한 에너지 분야에서 이러한 변화를 설명하고 있는데, 스스로 사라지거나 "철분이 그것을 제거하기" 위해 도움이 필요할 수도 있다. 위의 치료적 터치에 관한 주에서 Winstead Fry가 에너지 분야에 대해 언급한 "진정시키는" 것이라는 것과 비교해 보라.

이러한 변화에 대한 평가에는 두 가지 주제가 포함된다.

1. 첫째, 우리는 더 깊은 에너지 패턴을 느낄 수 있도록 육체를 진정시켜야 한다.
2. 둘째로, 우리는 Smith의 연구에서 공통 주제인 "여유"를 취해야 한다.

우리는 이미 다리를 통해 견인 지점(traction fulcrum)을 통해 여유분을 줄이는 효과가 있음을 (실습 14.16) 지적했다. 예를 들면, 우리는 교대로 어깨를 통하여 압축 받침대를 사용할 수 있다. 후자에 대해 Smith는 다음과 같이 설명한다:

> *나는 탁자의 머리맡에 앉고, 내 손을 견고하지만 편안하게 사람의 어깨 위로 올려놓고, 발을 향해 아래로 부드럽게 누르고, 활력 있는 접촉점으로 몸을 누른다. 내가 부드럽게 내려 누름에 따라 몸은 내가 가하고 있는 압력의 양에 대한 압축 한계에 도달할 때까지 내 손 아래에서 움직일 것이다.*
>
> *이 일을 하면서 나는 여유를 취한다.*
>
> *육체에 완전히 관여하면서, 나는 약간의 압력을 가하고 에너지 장과의 연결을 설정한다. 나는 이에 관련해 좋은 접촉을 했을 때에는 그 압력을 그대로 유지한다. 그 부위에서 비정상적인 물결이 생기면, 나는 내 손에서 그 사람의 신체로부터 그 감각을 느낄 수 있다.*

실습 14.17 *어깨를 통한 에너지 몸체의 촉진*

소요 시간 5분(경험으로는 30초로 줄일 수 있음)

- 파트너는 테이블 위에 바로 누워 있는 상태에서, 여러분은 테이블의 머리맡에 앉아서 파트너의 어깨 위에 손을 올려놓고, 발을 향해 아래로 누르면서 그 압박에 의해 느슨함이 제거되도록 한다.
- 이것이 달성되면 "에너지장(필드; field)에 들어가기" 위해 압박을 조금 더 가하도록 한다.
- 시간을 내어 여러분과 파트너가 느끼는 것을 확인해 보도록 한다.

당연히 이것은 숙달된 실습이 필요하므로 반복해서 연습하도록 한다.

- 느슨한 부분을 제거하고 추가 힘(약간)을 가하면서, 미세한 감각을 느끼기를 기다릴 때 자신은 수동적으로 되도록 하라.

Smith는 이 특별한 평가가 어떤 것이든 10초에서 30초 정도 걸린다고 말한다.

일단 여러분이 개념에 익숙하고, 이 분야에서 촉진스킬이 "전문인"이라면 이것에 목표를 두어야 할 것이다.

에너지 균형 맞추기 *Balancing energy*

Smith는 그가 느끼는 비정상적인 에너지 파동의 균형을 어떻게 조절하는가? 그는 할 수 있었고, 그가 말하기를:

- 비정상적인 패턴을 보다 강력하고 명확한 에너지장으로 대체
- 이상한 패턴과 일치하는 힘의 필드를 도입하고, 원래의 필드가 줄어들고 사라지는 것을 허용함
- 이상한 패턴과 함께 "본질적인 연관성"을 만들고, 몸이 당겨 가려고 할 때 이를 고정시킨다.

그가 어떤 것을 선택하든, 즉각적인 재평가로 일탈이 여전히 존재함이 종종 나타난다. 그러나 며칠 또는 몇 주 후에 재평가를 하면 정상화된 것으

로 나타날 수 있다.

이것은 치료시의 변화가 명백할 수도 있지만, 사소한 것일 수 있는 많은 도수치료 결과와 유사하지 않으며, 변화의 대부분은 항상성 메커니즘이 자체 조절 작업을 수행함에 따라 나중에 발생한다.

예시 Example

Smith는 임상 사례를 통해 자신의 아이디어를 설명하는데, 그 일례로, 그는 멍이 들었을 때와 별다른 부상을 당하지 않은 1년 전의 자동차 사고 이후 통증이 있었던 환자를 검사했다. Smith는 가슴의 오른쪽에서부터 왼쪽 복부에 이르기까지 에너지 분야에서 강한 비틀림을 느낄 때까지는 고통의 원인을 찾을 수 없었다.

그는 사고 당시 비틀린 힘이 있었다고 간주했다.

그는 다리에 견인력을 사용하여 이 힘의 필드(위에서 언급한 방법 대신 어깨에 힘을 가하는 방법)를 "사용"하고, 신체를 통해 약간 더 강한 힘의 필드를 가하는 방식으로 "에너지 각인 자체에 따른 리바운딩 감각 효과를 알게 된다. 새로운 필드에 정착함으로써, 나는 반등이 가라앉게 되었다."

처음에는 에너지 몸체에서, 그리고 나서 그 다음에 신체에서 점차적으로 이완이 일어나고, 그리고 평온하고 안정감을 갖고 있는 환자의 테이블 위에 편하게 놓여 있는 다리로 이어진다.

이틀 후, 검사에서 그는 통증이 없어졌고 뒤틀린 흐름도 없었다. 더 많은 양의 힘을 각인시키는 것이 필요하다면 제로 밸런싱 세션(zero balancing session)이 필요할 것이다.

말과 낙타 Horses and camels

Smith(1986)는 외상 부위를 촉진할 때, 환자가 경험한 외상 유형에 따라 촉진을 하기 위한 우리의 예상 패턴의 다양성에 대해 말해 주는데, 특히 "말에 의한 킥 부상"과 "낙타에 의한 킥 부상"에 대한 고대 중국의 뚜렷한 차이점을 다루고 있다.

1. *경마 발굽*과 관련된 첫 번째 증상은 국부적인 신체적 외상을 가져오며, 발병 시 심하게 나타나며 며칠 또는 몇 주 후에 치유된다.
2. 더 부드러운 *낙타 발굽*을 포함하는 두 번째는 부상이 "더 깊게 이동"하므로, 시간이 지남에 따라 증상이 증가하며 초기에는 온화한 반응을 일으킨다. 마치 "부드러운" 상해는 방어 기전을 자극하지 못하여 사람의 신체/마음/에너지 필드를 통해 분산되지만 후속 증상을 가지고 있는 것이다.

초점 Focus

Smith는 "우리의 생각이 표류하거나 다른 곳에 집중한다면 활기찬 연결 고리가 사라질 수 있다. 에너지는 생각을 따른다."라는 중요한 성명을 내고 있다. Upledger는 "에너지 분야"에서 대부분의 연구원과 마찬가지로 매우 유사한 선언을 하고 있는데, 이는 초보자에게 유용할 수 있는 것이다. 결과가 오지 않을 때, 어디에 주의를 기울이고 있었는지 스스로에게 한번 물어보라.

조직의 기억력 Tissue memory

Upledger(1987)는 대뇌가 제거된 실험실 쥐가 음식 중심의 미로 문제를 해결할 수 있음을 보여주는데, 이는 척수 내에서 "기억"과 의사 결정 기능을 나타내는 것을 보여 주는 것이다. 그는 또한 CNS 입력이 없는 상태에서 음악가의 손에서 일어나는 의사 결정의 정도를 나타내는 연구를 보고한 적이 있다. 그는 "아마도 이러한 능력은 사람이 특정 기술을 개발할 필요가 있을 때, 이에 대응하여 이러한 주변 영역에서 발전하게 되는 것이다."라고 제안을 한다.

Upledger는 정서적인 "흉터"가 다루어지는 체성-감정 이완(somatoemotional release)과 같은 기술을 사용하며 Smith(위 참조)와 함께 신체적, 화학적 및 감정적인 외상과 관련하여 신체의 에너지 장에서 촉진의 변화가 발생한다는 개념을 고수하고 있다.

이것이 생리적으로 가능한 것인가?

국제적 생리학자인 Irvin Korr는 이것은 에너지 수준이 아닌 신경학적인 논쟁거리에 두고 있다. "체성 기능장애, 정골의학 도수치료, 그리고 신경체계"라는 제목의 기사에서 Korr(1986)는 다음과 같이 기술하고 있다:

척수 반사는 주어진 자극의 반복 또는 연장에 의해 조절될 수 있다. 뇌처럼 가설은 새로운 행동 패턴을 배우고 기억할 수 있다. 한 번 기록된(기억) 여부, 어떤 종류의 구심성 자극에 의한 보강이 열려있는 질문이다.

체성 변화가 마음에 미치는 영향에 관해서 그는 이렇게 말하고 있다:

임상 경험에 의하면, 체세포 기능장애(도수치료)는 뇌 기능, 인지 및 심지어 환자의 성격에 강력한 영향을 미친다. 이 경험은 ... 많은 근본적인 질문 및 호쾌한 임상 영향을 가져온다.

따라서 Korr는 "인지와 성격" 요소에 지속적으로 영향을 주는 조직 변화(원인에 관계없이) 뿐만 아니라, 뇌와 무관한 "기억"의 아이디어를 지지하는 것으로 보인다.

이 설문조사를 끝내기 위해, 스트레스에 대한 최고의 연구원인 Hans Selye가 그 주제에 대해 말한 것에 대해 살펴보도록 하자(Selye 1976):

효과적인 적응, 또는 그것의 붕괴를 뒷받침하는 지속적인 신체적 변화(구조 또는 화학적 조성)는 스트레스의 후유증이다. 그들은 유사한 스트레스를 받는 상황에서 우리의 미래 신체적 행동에 영향을 미치는 조직 - 기억을 나타낸다. 그것들은 저장이 가능하다.

러시아의 위대한 연구원인 Speransky(1944)는 이러한 사태를 가정했을 뿐만 아니라 그것을 증명하고 되돌릴 방법을 보여 주었다. 그는 다음과 같이 진술했다:

신경 조직의 화학적 및 감염적 외상은 신경이완 이상증을 유발하며, 이는 차례로 염증성 질환을 비롯한 다른 병리학적 변화의 조직의 발달에 대한 자극을 제공해 준다. 주변 조직에서의 그것들의 축적은 우리에 의해 미리 예측될 수 있고, 그들의 경계는 장기간에 걸쳐 자주 변하지 않는다.

Rollin Becker(아래 참조)는 Speransky가 "동물 또는 인간의 CSF로 CNS를 수동으로 세척하거나 말초조직의 장애가 정상화되었음"으로 이러한 각인된 메시지를 변경했다고 보고하고 있다(Becker 1963).

Becker는 그 스스로 선언하기를:

기억 상실은 모든 외상성 사건에서 CNS 시스템 내에서 발생한다 ··· 신체에 심한 상처를 입힌 부위는 수천 개의 감각적인 메시지를 척수 분절과 뇌 부위에 전달하여 신체의 일부분을 공급한다. 부상이 심하거나 오래 지속되면 이러한 메시지가 테이프 레코더에 메시지를 각인하는 것과 마찬가지로 신경계에 각인된다.

따라서 조직과 신경계는 치유가 일어난 후 오랜 시간 동안 손상과 그 기능장애를 기억하게 된다. 그것은 외상 후 오랫동안 그 패턴으로 "촉진(facilitated)"이 되게 된다.

허리케인의 눈을 찾는 것은 여전히 Smith, Upledger, 그리고 Becker가 옹호하는 수식어인 스틸 포인트(still point)이며, 만약 우리가 외상이나 오용으로 인해 생긴 비정상적인 에너지 패턴을 조용히 하면 된다.

Bjorn Nordenstrom의 훌륭한 연구는 이 장의 뒷부분에 설명되어 있다. 스톡홀름(Stockholm)에 있는 유명한 카롤린스카 연구소(Karolinska Institute)의 진단 방사선 수석 책임자는 Smith와 Becker와 같은 연구자들의 작업을 설명하는 데 도움이 될 수 있는 예기치 못한 에너지 시스템이 있음을 보여주었다. 그러나 그의 연구 결과를 조사하기 전에 Rollin Becker(1963, 1964a, b, 1965)의 전향적 연구와 촉진 기술을 조사해야 한다.

Becker의 진단적 접촉

Becker's diagnostic touch

임상의가 처음으로 어떤 환자에 직면될 때, 정골요법 의사인 Rollin Becker에 따르면: "환자는 진단에 대해 지능적으로 추측하고 있으며, 의사는 진단에 대해 과학적으로 추측하고 있지만, 환자의 몸은 문제를 알고 있고, 그것을 조직에 나타내 보이고 있다." 환자의 몸에서 말하는 것을 읽는 것을 배우는 것은 진단의 필수 과제이며, 이 중 많은 부분이 촉진에 달려 있다:

느낌과 감각의 깊이를 개발하는 첫 번째 단계는 환자의 입장에서 환자를 다시 평가하는 것이다. 환자의 몸은 당신에게 무엇을 말하고 싶어 하는가? 환자의 의견과 당신의 초기 진단을 따로 보관하도록 하라:

환자의 불만 부위나 불만 사항에 손과 손가락을 댄다. 깊은 곳에서 내면의 조직에 대한 느낌을 당신의 손에 닿게 하고, 읽고 이야기에 귀를 기울이도록 하라. 이 이야기를 얻으려면 힘에 관한 것을 아는 것이 필수적이며, 받침대(fulcrum)에 관해 뭔가를 알아야 한다.

"힘"과 "받침대"는 우리가 Becker의 현저한 촉진 검사 방법을 배울 때 자세히 조사해야 하는 두 영역이다.

1. **역량**은 논의되는 내용의 정도, 힘의 정도를 말해주는 것이다. 또한 Becker는 우리에게 생각나게 하거나, 뭔가를 제어하거나 영향을 줄 수 있는 능력에 대해 말한다. Becker가 우리에게 사용법을 가르쳐 줄 진단 도구는 힘을 읽고 이해하는 법을 배우면서 손가락과 손의 *효력*이 명백해지는 상태를 만드는 받침대이다.

   Becker는 우리에게 다음과 같이 인정해 달라고 요청한다.

   전체 건강의 핵심에는 인체 내에 건강에 영향을 미치는 효능이 있다. 인체 내의 모든 외상 또는 질병 상태의 핵심은 외상 및 질병에서 신체와의 상호관계를 나타내는 효능이다. 이 힘을 느끼는 법을 배우는 것은 우리에게 달려 있다.

   그는 이 개념을 폭풍우 전체의 힘 또는 잠재성에 해당하는 허리케인의 눈에 비유하였고, 이러한 방식으로, 각 외상 또는 질병 패턴 내에서 *그 자체로* 상태를 나타내는 효력을 운반하는 "눈"이 있는 것이다. 이 눈은 고요한 지점이며, 그가 당신에게 그것을 감지할 수 있는 감각을 발전시킬 시간을 가짐으로써 받아들여져야 한다고 요구하는 것이다.

2. ***받침대***는 무언가를 올리거나 움직일 때 레버가 회전하는 지지대 또는 지지 포인트이므로 압력이나 영향력을 행사하는 수단이 된다.

- Lief는 신경근 기술(NMT) 방법론(제5장 참조)에서 엄지가 탐색 모드에서 움직이고, *조직 긴장을 맞추고 일치하는* 것처럼 손가락의 정지 상태를 설명하기 위해 "받침대"라는 용어를 사용했다.
- Smith는 "균형"을 묘사하는 데 "받침대"라는 용어를 사용한다. 이 지점을 통해 치료사는 에너지 본문에 "접근"한다. 일단 조직의 느슨함이 제거되고 상호 공간이 만들어지면서 확립된다(NMT 촉진에도 요구된다).
- Becker는 그의 받침대는 받침대 기능을 유지하면서 장소에 따라 이동할 수 있는 "스틸-지렛대(still-leverage)" 교차점으로 이해해야 한다고 제안한다.

이것은 촉진자가 환자가 불만을 호소하는 부위 근처에 손을 얹으면서 이루어진다. 팔꿈치, 팔뚝, 다리를 교차하여 또는 기타 편안한 부위로 그 지점을 지지하여 받침대가 설정되면서, 접촉 손가락/손을 부드럽지만 견고하게 조직에 안착시킬 수 있다. 받침대는 필요에 따라 움직일 수 있는 작업 지점을 제공하지만, 촉진이 진행됨에 따라 안정적으로 된다.

Becker 받침대의 예

Example of Becker's fulcrum

환자가 바로 누운 자세에서 허리의 문제점을 검사하는 예이다.

임상의는 환자 옆에 앉아서 천골 아래에 손을 두고, 손가락은 펴서 머리 쪽을 향하게 하고, 팔꿈치로는 테이블 위나 임상의 자신의 무릎 위에 올려놓는다.

"임상의는 편안하게 자신의 팔꿈치에 기대어 등에서 일어나는 변화를 읽도록 지렛대를 만든다." 이때 팔꿈치가 바로 받침대가 되는 것이다(그림 14.10-14.13 참조).

임상의는 받침대에 압력을 가하여 천골에 약간의 압박을 가함으로써 "스트레스 영역의 구조-기능의 패턴이 임상의의 접촉에 반응하여 반사되도록 하는 운동 에너지를 일으킨다"(Becker 1963).

만약 다른 손이 허리 아래에 유사하게 놓여있는 경우, 받침대는 팔꿈치가 놓여 있는 테이블(또는 팔꿈치를 무릎 위에 놓아 둘 수 있다)의 가장자리가 될 수 있다(그림 14.10).

"조직이 깊숙히 안으로 당겨지는" 느낌을 느낄 수 있도록 양쪽이든 어느 한쪽이든 받침대를 사용할 수 있다".

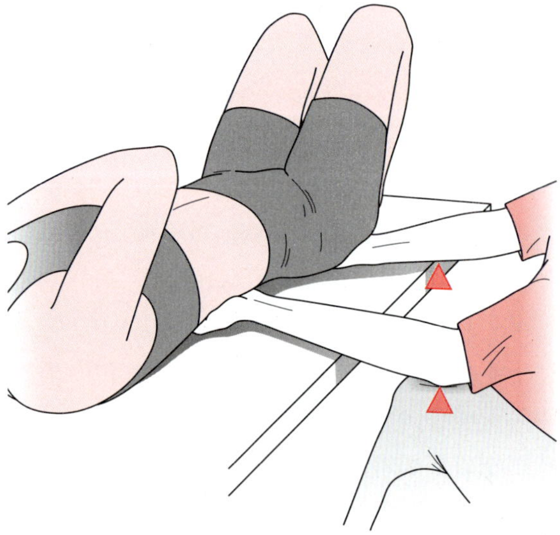

그림 14.10
허리 촉진. 천골과 허리 아래의 손은 압력을 가하지 않는다. 테이블의 가장자리에 놓인 팔꿈치는 Becker의 받침대 역할을 한다. 받침대에서 압력이 아래쪽으로 가해지면, 촉진자의 조직 상태에 대한 인식이 향상된다.

임상의는 또한 "조용한 시점, 스틸-포인트(still-point), 스트레스 패턴 내에서의 정적의 영역, 즉 특정 변형의 효력의 지점"을 알게 될 것이라고 Becker는 말한다.

Becker는 능력의 요점을 설명할 때 조직의 해부학적/생리학적 단위가 아닌 스트레스 패턴을 구성하는 에너지 장의 동역학에 대해 논의하고 있음을 분명히 하고 있다.

실습 14.18 *Becker의 받침대를 사용한 촉진*

소요 시간 5분

위에서 설명한대로 Becker의 받침대를 사용하여 천골을 촉진한다.

이것을 실습 14.2에서 Upledger의 천골 평가를 사용할 때 언급한 감각을 비교해 보라(그림 14.3).

또한 이 결과를 이 장의 뒷부분에서 실습 14.20을 수행할 때 얻을 수 있는 결과와 비교해 보라.

우리는 무엇을 촉진하는가?
What are we palpating?

여기에서 평가되는 에너지의 형태는 무엇인가? Becker는 알지 못하고 있고, 그것을 안전하게 사용할 수 있기 전에 우리가 전기의 본질을 알 필요가 있는 것 이상을 알지 못하고, 알 필요도 없다고 말한다. 이러한 생각은 이러한 아이디어와 방법의 효과를 알고 있는 임상의들에게 깊이 만족을 주고 있으며, Upledger/Smith/Krieger(다른 사람들)은 프라나/차크라/치/침술, "에너지" 모델을 지적으로 받아들이는 것이 어렵다는 것을 지적한다.

또 다른 모델이 있는가?

우리는 Oschman의 관점(앞 장의 초반부)은 양자 물리학의 세계에서 나온 설명을 제공하고 있다는 것을 알고 있다.

Nordenstrom의 연구 결과를 가져오는 것이 이 시점에서 적절할 것이다. 왜냐하면 그들이 촉발되는 에너지의 형태가 무엇을 나타내는 것인지 질문에 대답할 수 있기 때문이다. 노벨 의학상 수상자를 선정하는 카롤린스카 노벨 총회(Canrolinska Nobel Assembly)의 의장이었던 Nordenstrom은 거의 반항이나 저항세력 분자가 아니다. 그러나 그의 발견은 혁명적이다. 그는 자신의 논문을 *생물학적으로 폐쇄된 전기 회로*(Nordenstrom 1983)에서 설명했다. 유방 종양과 폐종양을 정의하기 위해 작은 종양 X선 기법을 사용하여 처음에는 일부 종양 주위에 특이한 영역을 언급했다.

그는 이것을 "코로나(corona)"라고 불렀고, 이 조직의 변화에 대한 조직학적 증거가 없었기 때문에 이 현상을 조사하기로 결정했다. 그는 이러한 조직에 가는 바늘을 삽입하여 전기 흐름을 보여주었다.

그는 일련의 원칙을 개발하기 전에 인간과 동물 그리고 삶과 죽음에 대한 연구를 계속했다.

- 첫 번째는 생물학적으로 폐쇄된 전기 회로를 통한 조직의 에너지 전환이 상해, 종양 및 치유로 인한 제한된 영역에서 전위의 변동으로 정의될 수 있다는 것이다. 그는 선택된 경로를 따르는 조직에 전기 흐름이 있고, 큰 혈관이 절연된 전기 전도 케이블로 기능하다는 것을 발견했다(Oschman이 일찍이 그의 텍스트 내용 중 *에너지 의학*에 대해 기술한 바와 같이).
- 그는 또한 생물학적으로 폐쇄된 전기 회로가 멀리서 측정할 수 있는 주변의 자기 변화를 일으킨다는 것을 보여주었다.
- 또한 Nordenstrom은 화학적 또는 물리적 특성을 가진 암을 유발하는 생물학적 요소가 조직을

분극화 할 수 있는 능력을 가지고 있기 때문에 "생물학적으로 폐쇄된 전기 회로를 비활성화 시킴"이 발암에 공통적인 요소가 될 수 있다는 것을 발견했다. 그는 부상당한(또는 악성인) 조직 주위에 수 밀리미터의 영역에 전위차가 있음을 보여줄 수 있었다.

- 이 전기는 Smith와 Becker의 에너지이다.
- 편광과 요동이 에너지 낭포에서 만져지고 있는 부분인가?

Nordenstrom이 시연한 바에 따르면, 몸 안에는 전기(또는 에너지)의 또 다른 순환이 있고, 질병이나 부상에 대한 반응으로 측정 가능한 변화가 있다는 것이다. 기계에 의해 평가될 수 있으며, 따라서 촉진에 의해서도 평가될 수 있다.

Rollin Becker가 묘사한 다음 실습(1963, 1964a)은 가르치는 원리가 분명해질 때까지 여러 번 시도해 볼 가치가 있다.

실습 14.19 *연부조직에 대한 Becker의 촉진*

소요 시간 각 스테이지별 5-7분

스테이지 1: 환자/모델은 테이블의 가장자리에 앉아 있고, 치료사는 얼굴을 마주하고 앉는다.

치료사는 환자의 무릎 주위에 손을 대고, 오금 공간에 손가락을 깍지 끼워 넣는다.

무릎에 대해 가능한 한 많이 감지하도록 노력하도록 하며, 이 부위를 잘 파악하기 위해서 힙 쪽으로 압박을 가하도록 한다.

정보를 얻을 수는 있지만, 그다지 많지는 않을 것이다.

스테이지 2: 이제 무릎에 같은 접촉을 취하도록 하나, 이번에는 팔꿈치를 지난번처럼 무릎에 올려놓는다. 받침점을 사용하여 힙 쪽으로 동일한 압박을 가하고 느끼는 점을 평가해 보도록 한다.

Becker는 이번에 느낄지도 모르는 것을 다음과 같이 설명한다:

> *허벅지와 골반 내의 타고난 자연스러운 힘이 비구를 내회전 또는 외회전 위치로 바꾸려는 것을 느껴본다. 터닝(turning)의 양과 질에 주목하도록 한다.*
>
> *팔꿈치 받침점에 가볍게 몸을 기울이면, 손과 손가락이 컨트롤 하에 가볍게 놓여 있을지라도 손아래의 조직에서 더 표면적인 상태를 읽어낼 수 있다.*

그런 다음 팔꿈치 받침점에 보다 좀 더 견고하게 기울이면, 검사 중인 조직에서 더 깊고 깊은 인상을 받는 점에 주시하라.

지각의 깊이 *Depth of perception*

지각의 깊이는 *검사하는 손가락의 접촉점의 견고함이 아니라* 받침대 접촉점의 견고함에 달려 있다.

만약 조직에 심한 긴장이 있다면, 그것은 조직과 그 기능장애의 패턴에 도달하기 위해 증가시킬 필요가 있는 받침대 압력이다.

이것은 검사할 조직 아래에 접촉을 생성하고, 받침점을 설정하고, 밝혀지고 있는 정보를 "조정"하는 간단한 편의에 의해 신체 표면의 어디에서나 수행할 수 있다.

그러나 이것에 두 개의 중요한 요소가 있다고, Becker는 말한다.

- 정보를 이해하기 위해서는 해부학과 생리학을 알아야 한다.
- 여러분은 "지금 하고 있는" 어떤 감각에서든지 결별을 해야 한다. 다만 이야기가 흘러나오게 하라. 받침점은 청취를 하기 위한 것이어야만

한다.

그리고 아직은 그렇지 않다. Becker는 조직을 적극적으로 테스트하는 것이 아니라 *"환자의 신체 내에서 이미 존재하는 힘을 활성화"*하기 위해 약간의 압박력 또는 견인력의 도입을 제안한다.

이전 운동에서 고관절 쪽으로 가해지는 압력의 예는 이것을 적용한 것과 같은 유용한 것이 되고, 그것은 조직이 외부에서 내부적으로 회전하는 본래의 성향이 촉발될 것이다.

Becker는 Smith가 묘사한 "인터페이스"와 Upledger가 기술한 "스틸 포인트(still point)"와의 접촉을 요청한다. 아마도 다른 방식의 말이지만 본질적으로 같은 방식이다. 그가 추가하는 것은 받침대를 통해 조직(에너지) 상태에 대한 더 깊은 지각과 접근을 얻을 수 있다는 개념이다.

Becker는 이 진단적 촉진을 다음과 같이 부르고 있다:

> *그것은 촉진의 한 형태로, 조직 내 깊은 동기 에너지를 이용하여 환자 내에서 기능과 기능장애에 대한 경계 의식 유형을 알릴 수 있다. 그것은 환자가 자발적으로 비구를 돌리는 것이 아니라 비구에 있는 조직이 그것을 관찰할 수 있게 돌리는 것이다.*

신체의 힘이 받침대를 중심으로 움직이는 동안 여러분은 무엇을 느껴야 하는가?

외부 관찰자가 여러분이 하는 일을 지켜보고 있고, 손은 환자의 몸에 조용히 올려놓아져 있지만, 환자의 움직임, 가동성에 대한 느낌은 문제에 따라 상당히 다를 수 있다. 조직이 조직 내에 있는 긴장을 증명하기 위해 그 안으로 통과하는 의도된 패턴이 있다. 에너지적 운동 방식으로 운동을 하면 움직임이나 가동성의 모든 감각이 멈추는 지점까지 나아가게 된다. 이것이 고요함의 요점이다. 비록 그것이 아직도 바이오다이나믹(biodynamic) 힘을 부여 받고 있는 것이다.

"긴장 상태 하에서의 힘" 및 "간섭파"
The "potency within the strain" and "interference waves"

그러면 이것은 긴장 패턴 내 힘의 지점으로, 이 기능성 단위에서 스틸 포인트(still point)는 접촉이 유지될 때 변화가 일어나 새로운 패턴이 나타나는 것으로 느껴진다. 정상 상태가 장려되거나 성취된 것이다. Upledger는 움직임에 제한이 있는 병변 또는 외상으로 인한 "간섭파"에 대해 설명하고 있다. 이 파동은 정상적인 생리학적 신체 움직임과 중첩이 된다. 간섭파가 어디서 왔는지 파악하면 문제의 원인을 찾을 수 있다.

환자의 머리, 흉곽 출구, 늑골 하부 가장자리, 골반, 허벅지 및 발에 대칭적으로 배치(부드럽게)하여 손의 두면에서 호(arcs) 또는 고유한 웨이브 패턴을 인식할 수 있다. 만약 이것이 대칭으로 나타나면 모두가 좋은 상태이다. 호가 비대칭인 경우 이러한 호의 반지름을 시각화하고, 상호작용하는 위치를 결정해야 한다. 그것이 병변의 위치가 된다(가동성 제한 또는 외상).

이 평가를 수행하는 데 필요한 정보 수집만큼의 부위에 손을 올려야 한다. 병변 주위에 무한 수의 동심원이 있는 것처럼 보인다. 각 동그라미는 진동하고 호를 그리며 나타난다. 모든 동심원의 중심은 어디에 있는가?

그 호는 가까이 갈수록 작아진다. 손은 전방에 하나, 나머지 하나는 신체의 후방 표면에 두고, 양손에서 교차점을 찾기 위해 평가해야 하는 호의 느낌(impression)을 받을 수 있다. 이것은 병변의 깊이를 제공해 준다.

이것이 "허리케인의 눈"을 찾는 Upledger의 방법이다. 아래에서 여러 가지 Becker의 실습을 실행하고 실습 14.23으로 올 때, Upledger와 Becker(Smith뿐 아니라)의 방법을 비교해 보라. 이것들 중 하나는 다른 것들보다 여러분에게 더 잘 어울릴 수 있는데, 여러분이 그것들을 모두 시험해 봄으로써 발견할 수 있다(15장에서 Ford의 연구 및 그림 15.1과 15.2를 참조하라.).

Becker의 실습 Becker's exercises

Rollin Becker는 여러 다른 신체 부위를 촉진하는 일련의 사례를 제시하고, 그의 접촉과 받침점을 설명한다. 이 모든 것들을 적절한 촉진 파트너와 함께 어떤 순서로 사용해도 좋고, 가능하다면 기능장애 또는 병리가 있는 부위를 선택하여 인식되는 것의 변화를 관찰하고 배울 수 있도록 하는 것이 좋다.

가능한 한 많은 시간을 가져라.

실습 14.20 *Becker의 받침대를 사용한 골반 촉진*

소요 시간 5–7분

천골과 골반을 평가하려면(그림 14.11) 파트너가 무릎을 굽히고 바로 누운 자세를 취하게 해야 한다. 파트너의 오른쪽에서 머리를 향해 앉아서 오른쪽 손을 천골 아래에 놓고, 손가락은 다섯 번째 요추 극돌기에 둔다.

오른쪽 팔꿈치는 테이블에 받침대로 얹혀 있게 한다.

왼쪽 손과 팔은 양 전상장골극을 연결하고 있어서 왼쪽 전상장골극 위에 있는 왼손 또는 오른쪽 전상장골극 위에 있는 왼쪽 팔꿈치가 압력을 가하면 받침대로 작용할 수 있게 된다.

천골과의 기능적 관계에서 반대쪽 장골을 검사할 때 하나 또는 다른 ASIS의 사용을 지렛대로 대체 할 수 있다.

골반과 천골, 요추, 힙의 연관관계를 모두 평가할 수 있다. 설명된 포지셔닝은 채찍 부상(whiplash injuries)에 천골이 관여하는지 평가하는데 특히 유용하다고 한다.

이 실습의 결과를 실습 14.2 및 14.18에서 얻은 실습 결과와 비교해 보도록 한다.

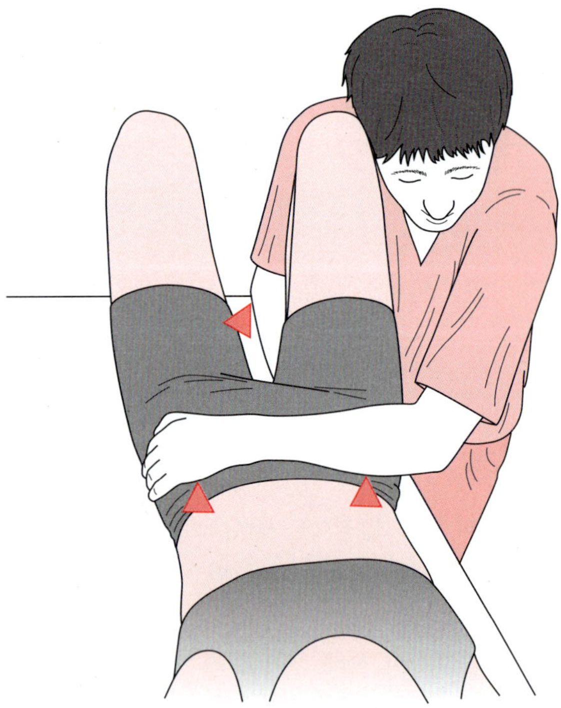

그림 14.11
천골과 골반의 촉진. Becker의 받침점은 테이블의 오른쪽 팔꿈치이며 왼손/왼팔을 사용하여 전상장골극에 접촉한다.

실습 14.21 Becker의 받침대를 사용한 하부 흉부 촉진

소요 시간 5-7분

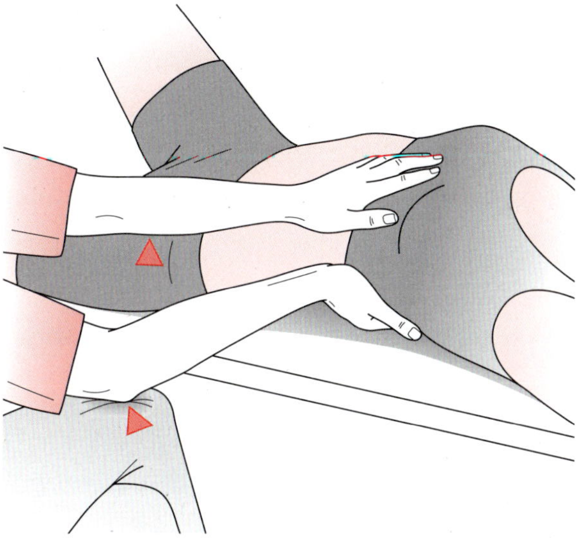

그림 14.12
늑골 촉진. Becker의 받침대는 임상의의 교차된 무릎과 환자의 전상장골극(왼쪽) 위에 있다.

흉곽을 평가하기 위해서는 바로 누워 있는 파트너의 한쪽 편에 앉아 있는 것이 좋으며, 한 손은 흉곽 아래에 놓아두고, 손가락 끝은 극돌기 바로 아래에 둔다.

받침점은 교차된 무릎에 올려놓은 팔꿈치가 된다.

다른 쪽 손은 같은 늑골의 앞쪽 부분에 놓여 있게 되는데, 받침점은 파트너의 전상장골극에 있는 팔이 된다(그림 14.12).

받침점에 약간의 압박을 가하면 검사하고 있는 늑골두에 대한 움직임의 평가를 필두로 하여 긴장된 부분을 평가하고 치료할 수 있게 해 준다.

실습 14.22 Becker의 받침대를 이용한 경추 촉진

소요 시간 5-7분

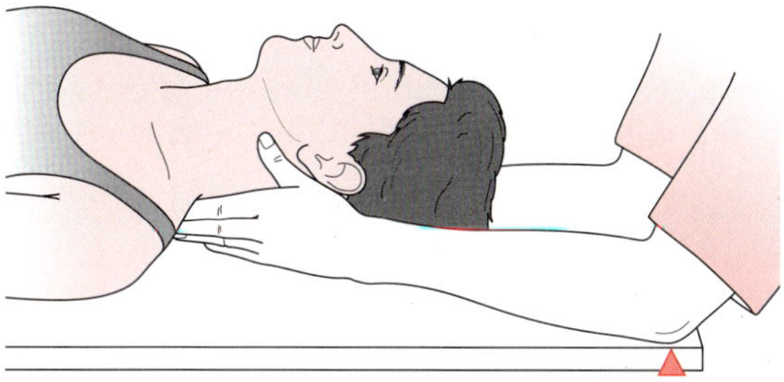

그림 14.13
경추 촉진. Becker의 받침대는 테이블에 놓여 있는 팔과 팔꿈치이다.

파트너는 바로 누워 있고, 파트너의 머리 쪽에 앉은 자세에서 두개골 기저부(소지구로 접촉)에서 손가락이 놓여지는 상부 흉추까지 경추의 전반적인 부위 양쪽을 양손으로 받혀둔다(그림 14.13).

받침점은 팔꿈치이며, 테이블 위에 놓아둔다.

이러한 접촉점들을 사용하여 조직 상태에 대한 일반적인 평가가 가능할 수 있다.

개별 분절은 손가락으로 접촉하여 위치를 확인할 수 있다.

실습 14.23 조직 특성에 대한 조합된 촉진

소요 시간 옵션의 선택에 따라 시간은 연장이 가능하나 가능하면 최소 30분이 적절함

환자/파트너의 다양한 부위에서 기능의 본질적인 표현을 촉진하고자 할 때, Smith와 Rollin Becker의 개념을 연속적으로 또는 동시에 통합하여 촉진 파

실습 14.23 *계속*

트너의 기능장애 영역을 선택하고, 촉진할 준비를 한다.

- Smith(반월 벡터 사용)에서 Becker(받침대 사용)로 이동한 후 다시 되돌아간다.

어느 것이 당신에게 가장 많은 정보를 제공하는가? 그 방법들이 서로 다른 결과를 가져오는가? 어느 쪽이 더 편하다고 생각하는가?

- 이제 조직에 기억력이 있다는 점에 대해 동의하는가?
- 이 실습은 임상적 차원에서 가치가 있을 것으로 보이는가?

이 장의 실습에 대한 토론

Discussion regarding exercises in this chapter

이 장의 실습을 통해 우리가 어디에 왔는가? 우리는 단순히 사용하기가 어렵거나 관련성을 찾기 어려운 일련의 경험을 습득하는데 그쳤는가? 아니면 이러한 실습이 권장하는 미세한 스킬은 실용적인 가치가 있다고 보는가?

미묘하면서도 극도로 유용한 임상 도구인 근막 이완 테크닉을 논의 할 때, 미국의 정골의학 전문의이자 학자인 Philip Greenman(1989)의 말을 생각해 볼 필요가 있는데, 그는 말하기를:

> *이 [근육근막 이완]은 생체역학적 효과와 신경생리학적 효과를 지향하고 있다. Ward는 연상기호인 POE(T2)를 만들었는데, POE는 근골격계로 들어가는 지점을 의미한다. 항목은 하체, 상지, 흉곽, 복부 또는 두개 경추 연결부에서 발생할 수 있다. 두 개의 "Ts"는 견인력과 비틀림을 나타낸다. 대부분의 테크닉에서 견인력은 단축되고 조여지는 근섬유체 요소의 긴 축을 따라 늘어난다. 스트레치는 근육근막 요소를 가로지르지 않고 항상 장축으로 적용되어야 한다. 비틀림 힘의 도입은 환자와의 접촉점뿐만 아니라 멀리 떨어진 지점에서도 견인력을 국한시킬 수 있는 기회를 제공한다.*

Greenman은 초보자는 접촉을 취하는 지점에서 약간 떨어져 있는 조직에서의 자유로움이나 또는 제한성에 대한 변화를 감지할 수 있는 능력 개발을 위해 노력해야 한다고 제안한다. 따라서, 만약 발목을 잡고 견인을 하게 되면, 무릎, 힙의 사지를 통해, 천장관절을 따라 위로 척추에까지 느낌이 일어나야 한다. 집중력과 실습으로 이 스킬을 개발할 수 있다.

Greenman은 자신의 텍스트에서 임상의가 근막 이완 기술을 수행하는 데 필요한 테크닉을 개발할 수 있는 실습에 관하여 설명한다. 이것은 신체 부위의 촉진을 포함하며, 피부 위에서 시작하여 "손 아래에 있는 환자 조직의 고유한 움직임을 감지"("내재적 진동")하려는 가벼운 접촉으로 이동하는 것이다 — 이 장에서 우리가 여러 번 다른 면에서 언급한 개념이다, 이를 수행할 수 있는 첫 번째 단계는 움직임 없이 압박을 가하거나 접촉할 수 있는 능력과 조직에 지속적으로 작용하는 움직임을 촉진할 수 있는 능력이다. 이러한 스킬은 이 장에서 제공되는 다양한 실습을 통해 수행할 수 있는 작업이다.

Greenman은 환자가 처음에는 바로 눕고 그 다음에 엎드려 누운 자세에서, 천골의 움직임을 촉진하는 결론적인 실습을 제시한다. 이것은 이전 실습을 기반으로 수행할 수 있어야 한다. Greenman은 "고유한 연부조직과 뼈의 움직임을 확인할 수 있으면 근막 이완 테크닉을 사용할 수 있게 될 것이다."

라고 말한다.

이러한 놀라운 연구자들의 인간 생리학에 대한 연구를 바탕으로 위에서 설명한 방법이 진단 및 치료 노력에 더 큰 기술을 부여할 것으로 기대된다.

다음 장에서는 감정과 관련하여 촉진 평가를 평가하고자 한다.

참고문헌

Aghabati N, Mohammadi E and Pour Esmaiel Z(2010) The effect of Therapeutic Touch on pain and fatigue of cancer patients undergoing chemotherapy. Evidence-Based Complementary and Alternative Medicine 7(3): 375–381.

Bassett C(1978) Pulsing electromagnetic fields, in Buchwald H and Varco R(eds) Metabolic surgery. New York: Grune and Stratton.

Baule G and McFee R(1963) Detection of the magnetic field of the heart. American Heart Journal 66: 95–96.

Becker R(1963) Diagnostic touch(part 1). Newark, OH: Yearbook of the Academy of Applied Osteopathy 63: 32–40.

Becker R(1964a) Diagnostic touch(part 2). Newark, OH: Yearbook of the Academy of Applied Osteopathy 64: 153–160.

Becker R(1964b) Diagnostic touch(part 3). Newark, OH: Yearbook of the Academy of Applied Osteopathy 64: 161–165.

Becker R(1965) Diagnostic touch(part 4). Newark, OH: Yearbook of the Academy of Applied Osteopathy 65(2): 165–177.

Benor D(1992) Healing research – holistic energy medicine and spirituality, vol 1. Munich: Helix.

Blankfield RP, Sulzmann C, Fradley LG, Tapolyai AA and Zyzanski SJ(2001) Therapeutic touch in the treatment of carpal tunnel syndrome. Journal of the American Board of Family Practice 14: 335–342.

Burr H(1957) Harold Saxton Burr. Yale Journal of Biology and Medicine 30(3): 161–167.

Burr H(1972) Blueprint for immortality. Saffron Walden: CS Daniel.

Cohen D(1967) Magnetic fields around the torso. Science 156: 652–654.

Cohen D(1972) Magnetoencephalography. Science 175: 664–666.

Cox CL and Hayes JL(1997) Reducing anxiety: The employment of Therapeutic Touch as a nursing intervention.

Complementary Therapies in Nursing and Midwifery 3: 163–167.

Denison B(2004) Touch the pain away. New research on Therapeutic Touch and persons with fibromyalgia syndrome. Journal of Holistic Nursing 18: 142–151.

Ford C(1989) Where healing waters meet. New York: Station Hill Press.

Frymann V(1963) Palpation. Yearbook of Selected Osteopathic Papers. Newark, OH: Academy of Applied Osteopathy.

Garrard CT(1995) The effect of Therapeutic Touch on stress reduction and immune function in persons with AIDS. Dissertation Abstracts International 3692B: University Microfilms no 8509162.

Gordon A, Merenstein JH, D'Amico F and Hudgens D (1998) The effects of Therapeutic Touch on patients with osteoarthritis of the knee. Journal of Family Practice 47: 271–277.

Greenman P(1989) Principles of manual medicine. Baltimore: Williams and Wilkins.

Hartman SE and Norton JM(2002) Interexaminer reliability and cranial osteopathy. Scientific Review of Alternative Medicine 6(1): 23–34.

Josephson B(1965) Supercurrents through barriers. Advances in Physics 14: 419–451.

Iliff JL, Lee H, Yu M, Feng T, Logan J, Nedergaard M and Benveniste H(2013) Brain-wide pathway for waste clearance captured by contrast-enhanced MRI. Journal of Clinical Investigation 123(3): 1299–1309.

Johanson C, Duncan JA 3rd, Klinge PM, Brinker T, Stopa EG and Silverberg GD(2008) Multiplicity of cerebrospinal fluid functions: New challenges in health and disease. Cerebrospinal Fluid Research 5: 10, DOI:10.1186/1743-8454-5-10.

Korr I(1986) Somatic dysfunction, osteopathic manipulative treatment and the nervous system.

Journal of the American Osteopathic Association 76: 9.
Krieger D(1979) The Therapeutic Touch. New York: Prentice Hall.
Lin YS and Gill TA(1999) Effects of Therapeutic Touch in reducing pain and anxiety in an elderly population. Integrated Medicine 1: 155–162.
MacGinitie L(1995) Streaming and piezoelectric potentials in connective tissue, in Blank M(ed) Electromagnetic Fields. Advances in Chemistry Series 250. Washington, DC: American Chemical Society.
Meert GF(2012) Fluid dynamics in fascial tissue, in Schleip R, Findley TW, Chaitow L and Huijing PA, Fascia: The Tensional Network of the Human Body: The Science and Clinical Applications in Manual and Movement Therapy. Edinburgh: Churchill Livingstone, Elsevier, ch 4.5.
Milne H(1995) The heart of listening. Berkeley, CA: North Atlantic Books.
Moskalenko Y and Kravchenko T(2004) Wave phenomena in movements of intracranial liquid media and the primary respiratory mechanism. American Academy of Osteopathy Journal 14: 29–40.
Nelson K, Sergueef N, Lipinski C et al.(2001) The cranial rhythmic impulse related to the Traube-Hering-Mayer oscillation: comparing laser-Doppler flowmetry and palpation. Journal of the American Osteopathic Association 101: 163–173.
Nelson K, Sergueef N and Glonek T(2006) Recording the rate of the cranial rhythmic impulse. Journal of the American Osteopathic Association 106: 337–341.
Nordenstrom B(1983) Biologically closed electric circuits: Clinical, experimental and theoretical evidence for an additional circulatory system. Stockholm: Nordic Medical Publications.
Oschman JL(2000) The electromagnetic environment: Implications for bodywork. Part 2: Biological effects. Journal of Bodywork and Movement Therapies 4(2): 137–150.
Oschman J(2001) Energy medicine. Edinburgh: Churchill Livingstone.
Philcox P, Rawlins L and Rodgers L(2002) Therapeutic Touch and its effect on phantom limb and stump pain. Journal of the Australian Rehabilitation Nursing Association 5: 17–21.
Pick M(2001) Presentation. "Beyond the neuron." Integrative bodywork – towards unifying principles. Conference, JBMT/University of Westminster, London, October 2001.
Selye H(1976) The stress of life. New York: McGraw-Hill.
Sergueef N, Nelson K and Glonek T(2002) The effect of cranial manipulation upon the Traube Hering Meyer oscillation. Alternative Therapies in Health and Medicine 8: 74–76.
Seto A, Kusaka C and Nakazato S(1992) Detection of extraordinary large biomagnetic field strength from the human hand. Acupuncture and Electro-Therapeutics Research International Journal 17: 75–94.
Smith F(1986) Inner bridges – a guide to energy movement and body structure. New York: Humanics New Age.
Speransky AD(1944) A basis for the theory of medicine. New York: International Publishers.
Upledger J(1987) Craniosacral therapy II: Beyond the dura. Seattle: Eastland Press.
Upledger J and Vredevoogd W(1983) Craniosacral therapy. Seattle: Eastland Press.
Varma D(1935) The human machine and its forces. London: Health for All Publications.
Winstead-Fry P and Good R(2009) Therapeutic Touch, in Chaitow L(ed) Fibromylagia Syndrome 3rd edn. Edinburgh: Churchill Livingstone, Edinburgh.
Woods DL and Diamond M(2002) The effect of Therapeutic Touch on agitated behavior and cortisol in persons with Alzheimer's disease. Biological Research in Nursing 4: 104–114.
Young P(2011) Pranotherapy: The origins of polarity therapy and European neuromuscular technique. USA: Masterworks International.
Zimmerman J(1990) Laying-on-of-hands and Therapeutic Touch: A testable theory. BEMI Currents(Journal of Bio-Electro-Magnetics Institute) 2: 8–17.

촉진과 감정 상태

제 15 장

Palpation and emotional states

Leon Chaitow

14장에서와 마찬가지로, 이 장의 실습을 진행하기 전에 특별 주제 12장(Synesthesia)과 13장(직관적인 교수진 이해 및 사용)을 검토하는 것이 좋다.

자세와 감정은 오랫동안 연결되어 왔다. 19세기까지 Darwin(1899)은 우울증을 갖고 있는 개인과 관련하여 다음과 같은 사실을 관찰했다: "근육은 처져있고; 눈꺼풀도 처져 있으며; 머리는 수축된 가슴 위에 얹혀있으며, 턱은 무게에 못 이겨 아래로 처져있다." 1937년 Sherrington은 "뇌에서 우리가 추적하는 경로가 직접적으로나 간접적으로 근육을 유도한다는 것을 너무 많이 강조할 수 있는가? 라고 묻고 있으며, Wilfred Barlow(1959)는 "불안 상태와 관찰 가능한(그리고 만져서 알 수 있는) 근육 긴장 상태 사이에는 친밀한 관계가 있다."라고 관찰하고 있다.

근전도 검사의 초기 사용자는 무의식적인 적대감과 팔 긴장, 다리 근육 긴장 및 성적인 테마와 통계적 상관관계를 보여주었다(Malmo and Shagass 1949). Sainsbury(1954)는 *"신경증" 환자*가 두피 근육의 긴장감을 호소했을 때 EMG에 증거가 나타나 있음을 보여주었다.

Wolff(1948)는 그의 유명한 책 "*두통과 또 다른 두통*"에서 두통을 앓고 있는 대다수의 환자를 다음과 같이 시연해 보이고 있다: "목 근육의 현저한 수축 … 감정적인 긴장, 불만, 불안과 관련된 지속적인 수축이 가장 흔한 원인이 되고 있다," 심지어 Jacobson(1930)조차도, 활동에 대해 생각조차도 근본적인 변화를 일으킨다는 것을 보여주었는데: "실제로 활동을 일으키는 모든 근육에서 미세한 수축을 일으키지 않고 활동을 생각하는 것은 불가능하다"는 것이다.

Barlow(1959)는 감정/근육 연결에 대한 그의 견해를 다음과 같이 요약하고 있다:

> *근육은 말하기와 표정적인 몸짓의 수단일 뿐만 아니라 호흡 조절, 배설 통제, 성적 기능 및 무엇보다 고유수용체를 통한 신체 스키마에 대한 영향과 같은 여러 가지 감정적인 파이에 최소한 관련이 되어있다. 공포와 감정적인 태도는 근육에 즉각 반영될 뿐만 아니라 우울증, 흥분 및 회피와 같은 기분은 그것들의 특징적인 근육 패턴과 자세를 갖고 있다.*

최근에, Ford(1989)는 그의 책 *"Where Healing Waters Meet"*에서 Wilhelm Reich의 연구 내용인 신체 조건이 근본적으로 심리적 기능장애가 발생할 수 있는 환경을 만들거나 또는 그 신체 기능장애는 필연적으로 심리적 힘의 결과라는 것을 요약한 바 있다. 오히려, 그는 두 가지 입장을 종합하면서 다음과 같이 말했다: "근육 태도와 성격 태도는 동일한 기능을 가지고 있다 … 그들은 서로를 바꿀 수 있고, 서로 영향을 받을 수 있다. 기본적으로 그것들은 분리될 수 없다."

포드가 말했듯이:

> *[Reich]가 환자에게 어려운 정신적 저항(성격적 걸림)을 만났을 때, 그는 신체의 신체적 긴장(근육 걸림)의 해당 영역으로 이동했으며, 신체적인 근본적인 왜곡을 교정하기 위해 다양한 형태의 체세포 치료법을 사용했다. 체세포 치료를 통해 환자의 신체의 긴장감에 영향을 줄 수*

없었을 때에는, 그는 긴장감 아래에서 심리적인 문제를 해결하는 데 의지했다.

촉진은 감정적인 상태와 관련되어 있기 때문에 관찰하고(사용, 자세, 태도, 습관의 패턴), 급성 또는 만성 감정적으로 충전된 상태와 관련된 연부조직의 변화를 느낄 수 있는 능력이 필요하다. 이것의 핵심 요소 중 하나는 감정과 밀접하게 연결된 호흡 기능과 관련이 있다(특별 주제 11 참조).

영국 정골의학의 Philip Latey(1980, 1996)는 특별한 임상적 문제와 일치하는 왜곡된 패턴을 기술했다. 그는 두 주먹이 고정, 강성, 과도한 근육, 감정적인 혼란, 의사소통 해제 등을 나타내는 반면에, 주먹을 풀지 않는 것은 생리적인 이완과 관련이 있기 때문에 *"세 개의 주먹"*의 유추를 사용한다.

하부 주먹은 골반 기능을 중심으로 한다.
내가 상부 주먹을 묘사할 때, 나는 머리와 목,
어깨와 팔을 가슴의 목구멍과 턱으로 감싸준다.
중간 주먹은 주로 가슴과 복부에 초점을 맞춘다.

현재의 증거 Current evidence

임상 경험과 의견을 제외하고 이러한 관찰에 대한 증거가 있는가?

Michalak et al(2009)은 우울증과 보행 패턴 사이의 연관성에 관한 연구를 했는데, 그들은 비-임상적으로 슬픔을 갖고 있는 자와 심한 우울증을 앓고 있는 환자의 보행 특성에는 정상적인 인구와 비교했을 때 몸통의 측면 흔들림과 머리의 수직 움직임이 강하게 나타났고, 대체로 등이 구부정하다는 점을 보고했다.

Canales et al.(2010)은 우울증 발병 기간 동안 우울 장애가 있는 사람들이 자세 변화를 경험할 수 있다고 제안했는데: 머리 굴곡 증가, 흉부 후만증, 좌측 골반의 후방 굴곡 및 좌측 견갑골의 하강이 그것이다.

Rosario(2013, 2014, 2016)는 분노, 슬픔 및 우울증을 포함하여 자세와 다양한 감정 사이의 관계를 분석하고 목록화 했다.

분노

머리 돌출, 어깨 상승과 과신전된 무릎, 어깨의 기울기 및 분노와 같은 자세 변화 사이에 통계적으로 유의한 상관관계를 확인할 수 있었다. 이러한 결과는 정서가 안면 근육의 수축 패턴(Ekman et al. 1983)과 신체 자세(Canales et al., 2010)와 관련되어 있다는 이전 연구의 결과와 유사하다. 이러한 결과는 분노의 경험에 대한 반응으로 신체에 의해 채택된 자세가 있음을 보여준 것이다.(Rosario et al., 2016)

슬픔

사진 촬영된 자세 매개 변수는 구부정한 어깨였다. 슬픔의 정도는 현재의 평소 슬픔을 나타내는 아날로그 척도로 평가되었다. 결과는 구부정한 어깨와 일상의 슬픔 사이에는 관계가 있음을 나타냈다($p = 0.05$).(Rosario et al.. 2013).

선택적 운동 단위 관련성 *Selective motor unit involvement*

Waersted et al.(1992, 1993)은 선택적 운동 단위 관련성이 근육에 대한 심인성 영향으로부터 비롯된다는 것을 보여 주었다. 노르웨이 오슬로의 국립 직업 건강 연구소의 연구원은 소수의 운동 단위, 특히 근육이 심리적으로 영향을 받을 때 거의 일정하거나 또는 반복되는 활동을 나타낼 수 있음을 입증했다. 이 정보의 의미는 심오한데, 이는 감정적인 스트레스는 근육의 자세 섬유를 선택적으로 포함할 수 있기 때문에 스트레스를 받으면 시간이 지남에 따라 단축이 일어난다(Janda 1983). 이 연구에서 나타난 가능한 "대사 위기"는 Simons et al.(1999)이 묘사한 근육근막 트리거 포인트(trigger point)의 진화와 매우 유사다.

감정적인 상태가 구체적이고 예측 가능한 근골격계 변화를 일으킬 수 있다면, 적어도 이것의 측면은 촉진할 수 있어야 하고, 때로는 관찰도 가능해야 한다.

자세 해석 *Postural interpretation*

Latey는 컨설팅 룸에 입장하는 환자에게 환자가 무의식적으로 얻고자 하는 인상인 "이미지 자세"를 보여주면서 설명한다. 가능한 한 긴장을 풀 것을 지시하면, 우리가 볼 수 있는 다음 이미지는 중력이 신체에 작용하여 독특한 속성, 긴장 및 약함에 따라 반응하는 "구부정한 자세"이다. 여기에는 지나치게 활동적인 근육 그룹을 관찰하는 것이 일반적인데; 손, 발, 턱 및 안면 근육이 비틀리거나 경직 또는 경련을 일으키는 것이다.

마지막으로, 환자가 누워서 긴장을 풀면 우리는 더 심도 있는 "잔여 자세"를 찾고자 한다. 여기서 우리는 환자가 풀 수 없는 긴장감을 발견할 수 있는데, Latey가 말하길 그것은 땀, 피부, 혈액 순환을 막론하고, 가장 깊은 "양파 층" 검사가 가능하다는 것이다.

수축 패턴 *Contraction patterns*

이러한 관점에서 누군가를 바라보았을 때, 볼 수 있는 것은 마음의 상태, 삶의 사건과 활동에 대한 적응의 정도, 그리고 개인의 안녕의 현재 수준에 따라 사람마다 다르다.

외부로 나타나는 피상적인 것은 역사적으로나 현재의 환경에서 환자의 반응, 행동, 거래 및 그의 환경과의 상호작용에 대한 기록 또는 정신물리학적 패턴이다. 발견된 수축 패턴은 환자의 무의식과 직접적인 관계가 있는 것으로 보이며(위의 Waersted의 연구 참조) 신뢰할 수 있는 발견 및 치료 방법을 제공해 준다. 그들은 환자에게 감각 입력(sensory input)을 제공하고 있는데, 이는 상당히 중요한 것이다.

Latey의 개념 중 하나는 감정적인 상태로 인한 감각 장막을 위장하는 수단으로 근육 수축을 유도하는 메커니즘을 포함한다. 따라서 그는 다음과 같이 설명한다:

- 명치에서 발생하는 감각은 하부 늑골, 상 복부 및 가슴과 하부 척추 사이의 교차점에 부착된 근육의 수축에 의해 감추어질 수 있다.
- 생식기 및 항문 감각은 힙이나 다리 및 허리 근육의 수축에 의해 감추어질 수 있다.
- 목의 감각은 어깨 거들, 목, 팔, 손의 근육 수축과 함께 은폐될 수 있다.

감정적 수축 *Emotional contractions*

감정 자체의 억제된 표현은 활동을 억제하고, 궁극적으로 사용되는 근육의 만성적인 수축은 이들 감정이 표현되고, 분노, 공포, 분노, 기쁨, 좌절, 슬픔 또는 다른 어떤 것으로도 표현된다.

Latey는 정서적 흥분을 유발하는 감각을 생성하는 신체의 모든 영역이 근육 수축으로 혈액 공급을 감소시킬 수 있다고 지적했다. 또한, 괄약근과 중공기관은 마비가 일어날 때까지 수축된 상태로 유지될 수 있다. 그는 성기와 항문뿐만 아니라 입, 코, 인후, 폐, 위장의 주위 근육을 예로 든다.

세 개의 주먹 Three fists

위에서 언급했듯이 감정적인 상태와 관련하여 이러한 근육 긴장의 패턴을 평가할 때 Latey는 몸을 세 영역으로 나눈다.

- "하부 주먹(lower fist)"–(움켜잡은 주먹의 은유) 전적으로 골반 기능을 중심
- "상부 주먹(upper fist)"– 머리, 목, 어깨, 팔, 가슴 위쪽, 목구멍 및 턱 포함
- "중간 주먹(middle fist)"– 주로 가슴과 복부의 아래쪽에 초점을 맞춘다.

Latey의 개념이 중요한 이유는 무엇인가? 왜냐하면 그는 인체를 손으로 치료하는 모든 사람들에게 친숙한 신체–마음 문제에서 일하는 메커니즘에 대한 설명에 가깝기 때문이다. 그는 전자기 에너지, 차크라, 아우라, 또는 에너지장 또는 흐름과 관련된 더 많은 추측적인 설명을 피한다(그러한 설명은 반드시 Latey의 것보다 덜 유효하지만, 그 문제를 보는 또 다른 방법을 제공하지는 않는다).

하부 주먹 The lower fist

하부 주먹은 기계적, 의학적, 정신적인 의미에서 골반, 허리, 하복부, 힙, 다리 및 발의 근육기능을 설명한다.

Latey는 이 부위의 중심 구성 요소를 골반 횡경막(pelvic diaphragm)으로 판단하며, 그것은 골반 출구를 가로 질러 복강의 바닥을 형성한다. 회음부는 창자, 질 및 요로뿐만 아니라 생식기를 위한 혈관 및 신경 공급을 허용하며, 각 오프닝(opening)은 근육 막(sheet)의 수축에 의해 압축될 수 있는 강력한 괄약근에 의해 제어된다.

우리의 감정이나 감각이 골반 출구(pelvic outlet)를 수축시켜야 한다고 요구할 때, 근육질 단위의 또 다른 그룹이 등장하여 외부로부터의 압력을 증가시키게 된다. 이들은 허벅지를 내전시키고, 골반을 앞으로 기울이고, 다리를 내측으로 회전시키는 근육으로서, 특히 다리를 꼬면 회음부의 압축력이 급격히 증가한다. 이것이 생성하는 인상은 "성기 주위를 감싸는 것" 중 하나이며, 불안하거나 갑작스러운 소변을 누고 싶은 상황에 처했을 때 아기와 어린 아이에서 쉽게 관찰된다.

다음 실습에서처럼 이러한 수축을 실험적으로 재현할 수 있다.

실습 15.1 *자기 자신의 긴장에 대한 감각도*

소요 시간 2분

똑바로 서서 다리를 조금 벌린 채 발의 아치를 통해 최대한의 압력과 체중을 가해 발바닥이 바닥에 편평하게 한다.

적어도 2분 동안 이 노력을 유지하고, 전반적인 자세의 변화를 느껴본다 – 발, 무릎, 다리, 힙, 골반 및 척추에서 미세하게 일어나는 것들을 느껴본다.

골반과 상체 부위 주위에 긴장이 형성되기 시작하는 것을 느껴본다.

불편함이 어디서 시작되는지 살펴본다.

논평

이러한 종류의 수축이 단기간에 지속되면 손상이 발생하지 않는다. 그러나 이것이 연장되고 반복적인 경우(며칠이 아닌 몇 주), 다리를 내전시키

고, 바깥쪽으로 회전시키며, 골반을 위로 당겨 올리는 근육을 포함하는 보상적 적응적 변화가 나타난다(Selye 1956). 만약 이 보상 작용의 교정이 불완전하게 이루어지는 경우, 골반은 앞으로 기울어지게 되고, 직립 자세를 유지하기 위해 허리근육을 추가로 수축시켜야 한다.

엉덩이 근육 긴장

또 다른 일반적인 패턴은 엉덩이 근육의 긴장과 관련이 있다. 엉덩이 근육은 뒤에서 회음부의 긴장을 보강시키는 역할을 한다. 이것은 성기보다 항문을 압박하는 경향이 있으며, 다른 자세의 형상을 만들어낸다.

실습 15.2 조여진 엉덩이 자세에 대한 자가 평가

소요 시간 2–3분

선 자세에서 항문을 단단하게 쥐어짜면서 엉덩이를 조이는 상태를 몇 분 동안 유지하는 효과를 직접 시연해 보여 주도록 하는데, 엉덩이를 실제로 단단히 수축시키고 2–3분 유지하도록 한다.

시간이 지남에 따라 신체의 다른 부분에서 나타나는 자세의 변화, 긴장, 힘의 강약에 초점을 맞춘다.

- 허리, 등 상부, 힙, 무릎 및 발에서는 어떤 일이 일어나고 있는가?
- 이 조임(골반저에 직접적으로 영향을 주게 되면서 호흡 횡격막에도 영향을 미침)이 있은 1분 정도 후 호흡에 어떤 일이 일어나는가?

엉덩이를 조이는 행동을 풀고 나서 여전히 잠시 서 있는 동안 자세를 비롯해 다른 변화가 일어나는 것에 주목하라.

하부 주먹의 문제점 Lower fist problems

하부 주먹 수축으로부터 생기는 기계적 성질의 문제는 다음과 같다:

- 내회전된 다리와 "접혀진 무릎(knock knee)"
- 불안정한 무릎 관절
- "비둘기 발가락(pigeon–toed)" 자세로 인해 평평한 아치 생성.

여기에 "접혀진 무릎과 평발을 가진 아이"의 증상이 나타나기 시작한다. 여기에 답이 있을 수도 있다.

- 그러나 주된 기계적 손상은 압축 및 서로 마주하는 근육의 과도한 수축 때문에 고관절에 있게 된다. 힙은 소켓 안으로 힘을 받게 되고, 근육이 단축되면서 다리의 회전이 감소하고 벌어지지 않게 되어 신전 동작에 제한이 나타나게 된다.
- 고르지 못한 마모는 분명한 장기적인 결과로 시작되는데, 이것이 어린 시절에 시작되면, 손상은 엉덩이의 볼 및 소켓 조인트의 변형도 일으킬 수 있다.
- 허리 근육 또한 포함되어 있는데, 이는 만성 요통, 골반 기능장애, 미골 문제 및 디스크 손상의 시작을 나타낼 수 있다.
- 복부 근육 또한 영향을 받을 수 있는데, 이는 하부 횡격막이 이완되지 않아 적절한 움직임이 일어나지 못하게 되어 발생하는 호흡 기능의 변화와 관련되어 있기 때문이다.

이러한 근육 변화로 인해 발생할 수 있는 의학적 합병증은 주로 순환 기능이 해당되게 되는데, 이는 골반에 혈행 정지가 잘 일어나기 때문이다. 요도염과 전립선 문제의 가능성처럼 치질, 정맥류 및 요로 수축, 이 모두가 더 많이 일어난다. 부인과 문제의 모든 형태가 아주 빈번하게 일어나며, 출산 또한 더욱 어려워진다.

실습 15.3 만성 "하부 주먹"(골반) 수축을 위한 자가 치료

소요 시간 3–5분

- 상대방에게 얼굴을 아래로 내리게 하고는(또는 본인 자신이 그렇게 하라), 한 팔을 뒤로 돌려 자신의 회음부를 손으로 오목하게 감싸 쥐게 한다.
- 회음부에서 이완했을 때 호흡의 정상적인 움직임 패이스와 엉덩이를 조였을 때의 제한된 패턴의 차이에 대해 연습해 보도록 한다.
- 이 위치에 있는 동안 엉덩이를 조이지 않은 상태에서 깊게 호흡하면, 복부가 바닥이나 테이블에 압박되어, 회음부의 움직임이 발생하게 된다.
- 파트너/환자(또는 당신)는 의식적으로 이 부위의 근육을 편안하게 함으로써 탐색을 증가시키는 법을 배울 수 있다.
- 긴장/단축된 골반 근육이 치료로 이완되면 더 나아질 수 있다.
- 이 근육의 이완이 시작됨에 따라 다리의 근육이 심하게 약해지는 것을 종종 느끼게 되며, 이러한 현상은 몇 시간 동안 지속될 수 있다. 긴장감이 사라짐에 따라 취약성이 증가하고 안심시켜야 할 필요가 있다.
- 이것은 단지 정상 기능 회복의 일부에 해당되지만, 시작일 뿐이다.

이것은 분명히 치료/교육 운동이지만, 촉진 색체를 가지고 있는데, 이전에는 제한이 있었던 정상적인 움직임이 회음부 부위에 이완을 시킨 후에 개선이 되어야 하기 때문이다.

중간 주먹 *middle fist*

중간 주먹을 지정하는 이 영역을 고려할 때, Latey는 호흡기 및 횡격막 기능과 이 영역에 영향을 주는 많은 감정적인 요소에 집중하고 있다. 그는 호흡이 이러한 근육의 이완과 함께 흉곽을 들어 올리는 횡격막과 근육의 수축에 의해 생성된다는 대중적인 오해를 배제한다. 대신에 그는 다음과 같이 주장한다:

> *이것은 사실이 아니다. 호흡은 위에서 언급한 근육 [횡격막과 흉곽을 들어 올리는 근육]과 늑골을 아래로 당겨 내리고 늑골도 함께 당기는 호기 근육 사이의 능동적인 균형에 의해 만들어진다. 쉬운 호흡의 균등한 흐름은 이 두 세트 근육의 역동적 상호 작용에 의해 생성되어야 한다.*

"늑골을 아래로 당겨내려" 호흡의 활성 호기 단계를 만드는데 도움이 되는 근육은 다음과 같다.

1. 가슴 앞쪽에 있는 *횡흉근*(*transversus thoracis*)은 흉골의 뒤쪽에 붙어 흉곽 안쪽에 부채꼴을 형성하고 있으면서 하부 늑골까지 연결되어 있고 거기에서 갈라진다. 이것이 가슴 아래에 있는 역 "V"형인 것이다(이 부위에서는 복횡근(transversus abdominis)으로 알려져 있다). Latey는 이것을 "아마도 신체에서 가장 괄목할 만한 근육"이라 부른다. 그는 말하기를, 그것은 고유한 강력한 감각의 모든 방법들을 생성해 내는 직접 내재적인 능력을 가지고 있는데, 거기에는 심지어 가벼운 접촉만으로도 전신 또는 복부나 가슴의 반사 수축을 일으키는 경우가 있고, 구역질과 질식 그리고 모든 종류의 불안, 두려움, 분노, 웃음, 슬픔, 울음 등이 포함된다.

만졌을 때 환자가 가장 일반적으로 느끼는 감

각은 메스꺼움, 허약함, 취약성 및 공허함을 포함한다. 그는 감각이 "태양 신경얼기(solar the plexus)"와 관련이 있다는 생각을 배제하고 있으며, 내부 흉부 동맥과의 친밀감이 더 높다는 것을 유지하는데. 왜냐하면 그것이 수축될 때 직접 압력이 가해질 수 있기 때문이라고 한다.

Latey는 생리적인 호흡이 이 근육의 리드미컬한 이완과 수축이 중심이라 믿는다. 강직성은 종종 "중간 주먹" 문제가 있는 환자에게 나타나는데, 여기서 "통제"는 그것에 관련된 감정을 약화시킨다.

2. 또 다른 주요 호기 근육은 *전거근*으로서, 이 근육은 상부 요추에서 발생하여 상부 외측으로 하부 늑골 위에 부채꼴 모양으로 퍼져있으며, 호기 시에 늑골을 아래 내측으로 잡아당긴다.

이 두 개의 근육은 서로 거울을 마주하는 것과 같이 함께 일한다.

Latey는 연설과 관련해 전거근의 현저한 톤(tone)의 변화에 대해 다음과 같이 언급했다:

> *이 근육의 톤은 환자의 말의 감정적인 내용에 따라 달라지는데, 특히 감정이 매우 불안정하고 표면 근처가 가늘게 가려져 있을 때 그렇다. 환자가 엎드려 누워 말을 할 때면, 전체 등허리 부위가 융성 모양의 잔잔한 파문을 일으킬 수 있다. 말이 점차적으로 "가중" 되면 패턴이 더욱 강해진다. 그러나 이 근육의 정적인 과수축 상태와 함께 근본적인 등 근육의 섬유질의 단축 및 퇴행 상태, 복횡근의 고착성과 정서적인 막힘의 정도를 반영하는 것이 더 유용할 것이다.*

중간 주먹의 기능 Middle fist functions

웃고, 울고, 구토하는 것은 Latey가 관심을 갖는 중간 주먹 기능의 세 가지 "안전 밸브" 기능이다. 이 기능은 몸의 내부 불균형을 해결하는 데 사용된다. 내부적으로 저장은 되지만, 자제될 수 없는 것은 이 경로를 통해 폭발적으로 나타난다. 이 세 가지 기능 모두에서 복횡근은 전체 수축과 이완을 번갈아 하며 하게 된다.

웃고 울기에는 복횡근의 수축/이완에 대한 명확한 리듬이 있지만, 반면에 구토에서는 각 제거 과정 동안 전체적으로 수축 상태만을 유지한다. 구토 과정 사이에 호흡은 흡기 단계에 머물러 있으며, 가슴 위쪽을 헐떡이게 된다. 복횡근은 이 단계에서 느슨해진다.

Latey는 종종 웃음/울기/구토의 주기를 깰 수 있는 것은 근육의 피로뿐이라는 것을 제안하면서, "나는 나의 몸 한편이 통증을 느낄 때까지 울거나 비웃었다."라는 구절을 상기시켜 준다. 메스꺼움과 구토는 종종 "나는 내 자존심을 삼켰다", "기분을 상하게 했다" 이러한 감정과 관련이 있다. 그는 굶주림, 욕구, 충만함, 공허함, 과잉 행동, 메스꺼움, 거절, 퇴학 등의 초기 감정을 추구할 것을 제안하는데, 만약 우리가 기본 감정적인 링크를 밝히기를 원한다면 말이다.

Latey는 심리요법의 영역에 분명히 있는 분야를 탐구하는 반면, 연부조직의 적응적인 변화를 이해하기 위해 탐구하고, 적절한 곳에서 수정하려고 노력하는 그의 바디워크(bodywork)의 형태는 이 분야에서 잠재적으로 중요할 수 있다.

실습 15.4 "중간 주먹" 탐험

소요 시간 5–10분

Latey는 다음과 같이 제안한다:

> *중간 주먹 교란에 대한 느낌은 환자가 등을 대고 누워있을 때 가장 쉽게 나타난다. 한 손을 흉골 아래에 놓으면(복횡근 움직임 평가), 임상*

실습 15.4 *계속*

의는 다른 한손에서 상부 또는 하부 주먹의 움직임을 느낄 수 있다. 위치에서 종종 메스꺼움이 강하게 느껴질 수 있다.

이 근육을 가지고 있을 때 그 사람에게서 무엇을 발견할 수 있는가?

그들이 메스꺼움을 느낀다면, 갑자기 창백해지고, 땀을 흘리며, 그리고 턱을 아래로 늘어뜨리면서 구역질이나 구토를 하는 것을 볼 수 있을 것이다. 손에 용기를 가지고 있어야 하고, 환자에게 "구토할 생각이 있습니까?"라고 물어보아야 한다. 그 후에는 기본 감정에 대한 통찰력을 얻기 위해 "무엇이 당신을 막았는지" 물어볼 수 있다.

만약 웃음이 일어날 경우, 이것은 꼼지락거리는 움직임, 옆으로 쳐다보는 "장난스러움", 가벼운 죄책감, 부끄러움 또는 난처함이 선행되어 나타날 수 있다. 가벼운 코웃음, 히죽거림 또는 푸념이 폭발적인 웃음거리가 될 수 있다. "우스꽝스럽지 않습니까?"와 같은 코멘트가 도움이 될 수 있다.

울음이 시작되기 전에 눈이 촉촉해지고, 입이 떨리고, 목소리가 잠기게 된다. 격려와 위로의 제공이 기대된다.

이러한 감정은 서로 교환할 수 있으며, 하나씩 다른 감정을 이끌어 낼 수도 있다. 왜냐하면 이 안전밸브가 동시에 아주 다른 출처의 감정을 방출시킬 수 있기 때문이다.

공황이 시작되면, 그것은 복횡근의 펄럭거림이 특징이며, 이는 틀림이 없는 것이다. 이것은 호흡과 가슴 움직임이 삐걱거리고 떨리는 상태로 몸 전체가 흔들리게 할 수 있다. 사지에 경련이 일어나고, 동공은 확장된다. 이런 종류의 정서적인 폭발은 아주 초기에 뿌리를 내릴 수 있다.

Latey는 중간 주먹을 탐색하는 동안 복횡근(transversus muscle)에 큰 관심을 기울인다. 그는 말하기를, "가슴뼈의 뒤쪽 또는 아래쪽의 긴장감은 이 근육과 연결된 감정의 주기의 시작을 의미한다(비난, 동정, 혐오감 등). 심장통이 과도한 횡근의 과도한 경직 때문이라고 보는가!!" 위에서 간략히 설명한 바와 같이, 그는(호흡과 바디워크를 통해) 중간 주먹 구성 요소의 움직임을 권장하고, 그렇게 하면서 환자의 불안감을 알아낸다:

> *공황은 횡근(transversus muscle) 자체의 아주 명확한 펄럭이는 것으로 시작하고, 확실히 틀림이 없다. 완전한 플레이를 감안할 때, 그것은 전신의 흔들림으로 급속하게 발전한다. 가슴의 움직임과 호흡은 경련과 떨림이 있는데: 팔다리는 경련이 일어나며, 동공은 확장되면서 불안한 시선을 나타낸다. 나는 공포의 의미를 다른 곳에서 찾아야만 한다: 조사의 사슬은 왜곡되어 있고 어렵다 — 완전히 노출되면 언제나 가장 초기의 감정으로 돌아갈 것이다.*

그러한 감정이 나타나면 Latey가 설명한 전략을 사용하고, 그 가치를 평가할 뿐만 아니라 미래의 사용을 위해 감정과 신체의 탐구에서 얻은 지식을 기록하도록 한다.

실습 15.4는 기본 감정과 밀접하게 연결된 조직을 촉진하는 동시에, 미세한 변화(호흡 패턴, 표정, 음의 고저, 근육의 톤 등)를 인식하려고 하는 실습이다. 모두 또는 어떤 것이 감정적인 방출의 선구자일지도 모른다.

이 테마에 대한 추가 탐구에 대해서는 바로 아래의 참고 사항을 참조하라.

중간 주먹의 문제점 Middle fist problems

중간 주먹 기능장애와 관련된 임상 문제는 혈관, 내장 기관, 자율 신경계 침범 및 신경 내분비 균형의 변화로 인한 결과이다. 설사, 변비 또는 대장염이 동반될 수 있지만 보다 직접적인 결과는 폐 및 위의 문제와 관련이 깊다. 따라서 기관지 천식은 중간 주먹의 고착화로 인한 명백한 예이다.

어깨 거들이 들어 올려지고 펼쳐지는 것처럼 전형적인 자세가 있다. 보상적인 변화에는 보통 긴장된 깊은 목과 어깨 근육이 포함된다. 이러한 문제를 치료할 때 Latey는 중간 주먹 자체의 기능을 장려하고, 목과 어깨 근육으로 확장하여 긴장을 풀고 어깨가 내려오도록 유도한다. 그는 다시 중간 주먹으로 되돌아간다.

경보, 불안, 공포의 극적인 표현이 나타날 수 있다. 환자는 자신이 느끼는 것을 토론하는 과정에서, 질식하거나, 익사하거나, 숨이 막히거나, 삼키거나, 짓밟히거나, 말살당하는 감정을 보고할 수 있다. 이러한 것들은 조기의 공포감과 관련이 있을 수 있으며, 그 사람의 핵심에 갈 수 있다.

중간 주먹의 기능장애가 소화 기능을 포함할 때, 이것은 청소년에서 흔히 일어나는 자세 변화와 정서적 갈등과 관련이 될 수 있다고 Latey는 말한다:

식도의 하단은 위장에 들어가기 전에 횡격막의 근육 부분을 통과하게 되는데, 여기에는 가슴과 복부 사이에 음식물이 통과하거나 구토물이 역류하는 흥미로운 메커니즘이 있다. 횡격막이 수축되면 근육의 오프닝(opening)은 압박을 받게 된다. 자유로운 흐름을 허용하기 위해서는 아래쪽 늑골도 함께 약간 잡아 당겨져서 이완(전체 호기) 되어야만 한다(횡근 수축). 이 장치는 중간 주먹이 만성적인 장애가 있을 때 자주 실패하게 되는데 — "삼키는 과정의 마지막 부분" 이 제대로 일어나지 않는다. 이것은 단순히 가스나 트림 또는 풍만감으로 이어질 수 있다. 그러나, 신경 내분비/평활근 활동이 또한 방해될 때 결과는 더 가혹할 수 있다. 소화성 궤양, 가슴앓이, 역류성 식도염, 열공 탈장 등은 모두 주먹 문제와 관련된 의학적인 상태이다. 여기에서 위와 십이지장의 내부 분비물을 채우고 비우는 것이 만성적으로 무질서하게 되어왔었다.

우리는 간단히 Latey가 중도의 주먹을 잡고 풀어내는 방법(실습 15.4)에 대해 논의했으며, 이것이 그와 같은 기능장애의 전체 또는 부분적 해소를 유도할 수 있다고 제안했다:

그러나 대부분의 환자는 부분적인 해결만을 이루어내는데, 중간 주먹 장애가 해결되기 시작하면 갈등은 입, 목 및 목구멍으로 옮겨진다. 심한 위장 증상이 사라지더라도 상부 주먹과 관련된 더 복잡한 문제(삼키는 과정의 첫 번째 부분)가 남아있을 수 있다.

만약 환자가 울음을 시작하고, 이완 과정을 멈춤과 시작을 반복하면, Latey는 안전밸브가 약간만 열린다고 제안한다. 그는 골반과 중간 주먹 리듬이 조율된 것처럼 보이지만 머리, 목 및 어깨는 움직임과 대항해 싸우면서 단단한 것처럼 보일 수 있다고 본다. 그러한 케이스에 있어서, 그는 환자의 목구멍 앞에 손을 가로질러 얹어 놓음으로써 상황이 극적으로 바뀔 수 있다는 것을 발견했다. 이것은 흉쇄유돌근의 민감도에 영향을 미치는 것처럼 보이는 매우 가볍지만 견고한 촉감이다.

그런 경우의 울음은 소리가 장엄하게 되어 오르가즘 리듬과 함께 슬픔을 완전히 표현할 수 있게 된다. 울부짖음과 고음의 울음은 완전한 비참함과 배제의 표현으로 이어질 수 있으며, 심지어 공포의 비명을 불러오기도 한다. 상부 주먹이 억눌린 긴장감을 풀어주고, 수년 만에 처음으로 표현됨에 따라 무는 것조차 가능할 수 있다.

분명히 이것은 많은 사람들이 모험하기를 원하지 않는 영역이다. 그것은 강력하고 임상의 측에 담력을 요구한다; 그러나 그러한 카타르시스에서는 수십 년 동안 묻혀있는 고통과 상처의 치유가 일어날 수 있다.

상부 주먹 The upper fist

Latey가 만성적인 신체의 영역을 묘사할 때 사용했던 움켜쥔 주먹의 은유는 종종 감정적으로 수축에 기반을 둔 강력한 이미지이다. 우리는 중간 주먹(횡격막, 호흡 근육, 복부)과 부자연스럽게 골반 부위(허리와 하복부, 힙, 다리, 발)에 초점을 맞춘 하부 주먹에 관하여 알아보았다.

상부 주먹은 흉추에서 시작하여 두개골과 척추가 만나는 머리 뒤쪽까지 뻗어있는 근육을 포함하며, 외측으로도 확장되어 어깨 거들의 근육까지 포함하고 있다. 따라서 이 근육은 머리, 목, 턱, 어깨, 상부 가슴의 상대적인 자세를 설정하고, 신체의 나머지 부분은 이 기준을 따른다(이것은 머리–목 연관성이 일차적 자세 컨트롤 메커니즘이라는 것을 보여 주는 FM Alexander(1931)로부터 나온 것이다).

Latey가 이 부위에 대해 존경심을 갖고 말하길: "중심, 탁월함, 불안, 긴장 및 기타 불안한 정체불명의 표현"이다. 상부 주먹 기능의 만성적인 장애 상태에서 그는 주요 신체적 인상은 억제된, 지나치게 통제된, 감쇠된 표현이라고 주장한다. 근육의 느낌은 그들이 "폭발적인 영향"을 통제하고 있다는 것이다. 감각 기능에 대한 우리의 감각을 강요하는 하부 주먹과는 대조적으로, 상부 주먹은 외부 세상에 반응하여 수축하게 되거나 억제된다.

그것이 억제되는 것은 근육 자체에서 결코 분명하지 않지만, 얼굴 근육을 해석하는 것에서 단서를 얻을 수 있다. 얼굴에 표현된 표현이 보류된 표현보다 훨씬 더 중요하다. 얼굴에 자유로운 플레이가 허용되지 않는 그러한 경험은 두개골의 근육과 두개골의 기저부에 표현되어 나타난다. 이는 두통, 특히 편두통의 문제에서 중심적으로 중요하다고 Latey는 믿고 있다. Latey는 "적어도 일시적으로나마 얼굴에 표정을 짓지 않는 편두통 환자를 본 적이 없다"고 말했다.

상부 주먹 패턴의 효과
Effects of upper fist patterns

상부 주먹 고착화의 기계적 결과는 뻣뻣한 목에서부터 디스크 퇴행 및 척추 후관절의 마모로 이어지는 압박 요인에 이르기까지 매우 다양하다. 상완 신경염, Reynaud 증후군 및 손목 터널 문제를 비롯한 어깨 기능장애와 마찬가지로 삼킴 및 언어장애가 흔히 나타난다.

Latey는 다음과 같이 진술한다.

> *상부 주먹의 수축의 의학적 중요성은 주로 순환이다. 하부 주먹 수축이 다리, 골반, 회음부 및 하복부의 순환 정지에 기여하는 것처럼; 그래서 상부 주먹 수축은 훨씬 더 깊은 영향을 미칠 수 있다. 머리, 얼굴, 특별한 감각, 코, 입, 상부 호흡 기관, 심장 자체 및 주요 혈관으로의 혈액 공급은 목의 기저부 척추 바로 앞에 놓여 있는 교감 신경계와 그 주요 "연결 상자(junction boxes)" (신경절)에 의해 제어된다.*

따라서 두통, 안구 통증, 귀, 코 및 인후 문제뿐만 아니라 많은 심혈관 질환은 상부 주먹 근육의 수축과 관련된 강력한 기계적 요소를 포함할 수 있다.

Latey는 우리에게 만성적인 근육 어깨 통증(회전근개의 무혈성 괴사)과 동시에 심혈관 문제가 흔히 나타나며, 경장근이 종종 그러한 상태에 중추적인 영향을 미친다는 것을 상기시켜준다.

그는 상부 주먹 기능장애와 관련된 기능적 변화 그리고 이러한 것에 기반을 둔 비교적 단순 심리체성 장애의 증거를 찾기 위해 코, 입, 입술, 혀, 치아, 턱, 목을 바라본다. 냄새를 맡고, 빨고, 물고,

씹고, 찢고, 삼키고, 꿀꺽 꿀꺽 마시고, 침을 뱉고, 드리블을 하고, 트림을 하고, 구토하고, 소리를 내는 등 이 모든 것이 급성 또는 만성적으로 장애를 일으킬 수 있는 중대한 기능이다.

그리고 중간과 하부 주먹 기능장애와 마찬가지로, 이들은 모두 호흡 기능을 통해 접근할 수 있다.

상부 주먹의 모든 구성 요소가 이완이 될 때, 호기는 눈에 띄는 리드미컬한 움직임을 생성시킨다. 목이 길어지고, 턱이 약간 올라가고(머리 전체가 흔들림), 얼굴이 채워지고 상부 가슴이 아래로 내려온다. 환자가 어려움에 처했을 때, 나는 근육을 도수치료 하고, 이완된 호기를 보조해 주기 위해 부드러운 방향으로 이러한 움직임을 조장하려고 노력하고자 한다. 다시 말하지만, 환자에게 이완하라고 지시하고, 발생하는 것을 느끼게 함으로써, 나는 해결책을 찾고자 한다. 특정 요소가 종종 쉽게 나타나는데, 특히 중간 주먹으로 언급된 것들, 구토, 울음, 외침의 필요성 등이 있다.

두통과 관련하여 Latey는 다음과 같이 말한다:

우리는 종종 두통이 좀 더 일반적인 회피 메커니즘이라고 생각할 수 있다. 통증의 일반적인 초점이 주의를 끄는 방식은 중요하다. 그것은 개념 형성과 관찰에 일정의 제한을 가한다. 감정과 표현력이 항상 약화되고 조잡해 진다. 환자가 두통을 활용하여 반응이 더 잘되거나 사라지도록 대처할 수 있을 때까지 궁지에 몰린 약간의 동요(perturbation)를 기다리는 것처럼 보인다.

더 심한 편두통과 시력 장애 및 메스꺼움이 있는 경우, 혐오감을 통해 자세하게 분석해야 한다. 독성에 대한 두려움은 메스꺼움의 강력한 요소일 수 있으며, 보통 가장 초기의 감정 장애로 거슬러 올라간다.

Latey는 또한 충격과 흡수를 분석하는데 많은 시간을 할애하는데, 삶의 현실이 회복되면서 생애 초기에 경험했을 수도 있다. 이것은 우리가 감정적으로 불쾌한 에피소드에서 벗어날 때 경험을 통해 배우지 못하는 것에 이르게 한다. 흡수 특성은 Latey의 많은 임상적 견해를 결정해 준다. 피상적으로, 어떤 비율로든, 그들은 쉽게 인식할 수 있다:

살의 무생명성의 톤. 더 큰 표면 근육의 무생명성 이완(또는 경련성 경축); 무생명성의 딱딱한 섬유 상태의 심부 자세 근육(머리와 목 근육을 제외하고); 그의 눈과 귀에 있는 사람의 과도한 투자 - 듣고 보는 것.

흡수에 대한 더 깊은 조언은 더 미세하다:

비개성적, 비순발적인 방식으로 "감정" 의 의식화된 표현; 스스로의 중심 존재와 단결을 부인하는 언어의 사용, 위협으로부터의 보호(아마도 외부 또는 내부 유혹으로부터)를 피하고, 우리 문명의 일반적인 정신 이상을 파악한다. 이러한 광기는 사회적/가족 신비화에 의해 크게 악화된다.

실습 15.5 *감정적인 영향에 대한 촉진 소요 시간*

소요 시간 10–15분

알기 쉬운 감정적인 스트레스 증상을 가진 환자를 천천히 참을성 있게 검사하고, 위에서 Latey의 "거머진 주먹" 논의에서 언급한 바와 같이 근육질 변화의 패턴을 확인할 수 있는지 여부를 확인하고, "둔한 무생명성", "무생명성 이완", "경련성 경축", "무생명성 섬유질" 등이 있다.

또한 12장에서 설명된 것과 같이 호흡 패턴 기능장애의 증거를 찾도록 한다.

실습 15.5 계속

다음의 것을 추가적으로 좀 더 찾아보도록 한다:

- "정서의 의식화된 표현"
- "자아의 중심 존재와 단결을 부인하는 언어 사용, 위협으로부터의 보호"
- 소실된 얼굴 표정(무엇이 누락되었는가?)
- 비정상적인 신체 감정에 대한 진술.

Latey의 말과 상관관계가 있다는 것을 알아 차렸는가?

동일한 주제에 대한 Ford의 변이

Ford's variations on the same theme

Latey는 우리가 정서적인 혼란의 육체적인 징후를 보고 느끼려고 노력할 때 비정상적인 긴장, 수축 및 제한의 세 가지 "주먹" 또는 영역을 고려해야 한다고 제안한다.

정확히 같은 주제에 대한 변형은 "체성합성(somatosynthesis)"으로 함께 분류된 방법에서 발견된다. 이것은 Ford(1989)에 의해 매우 아름답게 묘사되고 있다.

터치의 진단적 용도와 치료적 용도 사이에는 밀접한 관련이 있다. 접촉이 포함될 때(촉진), 치료사 또는 환자의 인식 없이 치료로 바뀌는 진단을 듣는 것은 흔히 있는 일이다.

Ford가 계속 말하길:

치료 방식에 대한 나의 접근 방식은 항상 최소한의 기술과 절차로 최대한의 결과를 얻는 것이었다.

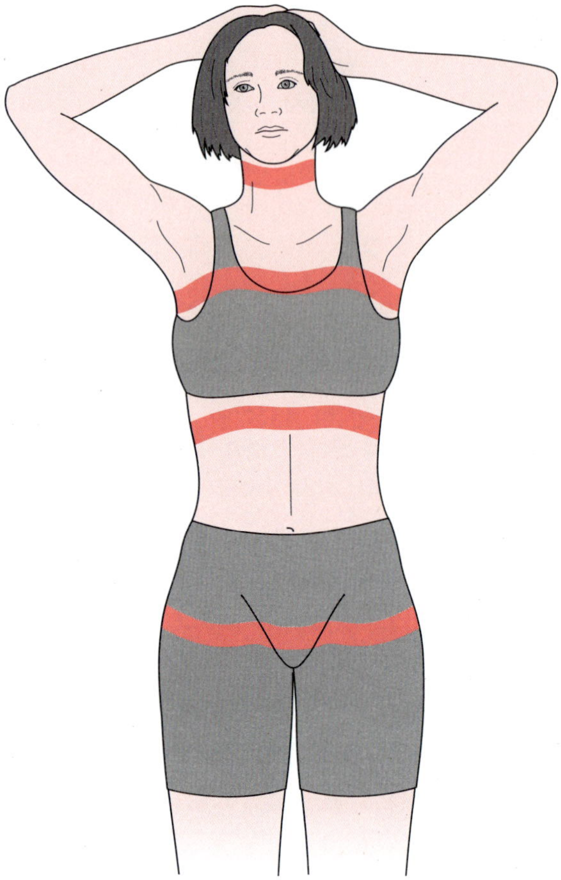

그림 15.1
Ford의 교차 제한 영역에 대한 도해

포드는 감정적인 문제를 다루는데 어떤 영역을 제안하고 있는가?

몸에서 교차 제한의 네 가지 주요 영역으로 구분하여 연구함으로써 시작할 수 있다. 골반의 기저부 [Latey의 하부 주먹], 흉곽의 기저부 [Latey의 중간 주먹], 목과 두개골의 기저부 [이들은 함께 Latey의 상부 주먹]이다(그림 15.1).

Ford는 이 부위에서 연부조직의 일반적인 수직 방향은 수평 방향으로 향하게 되면서 그 성격이 달라진다고 주장한다.

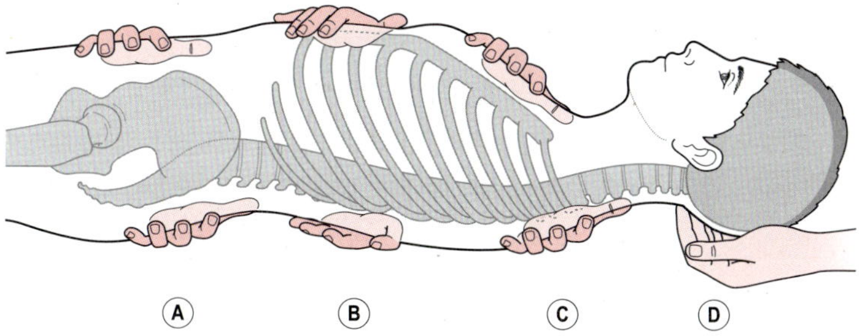

그림 15.2
Ford의 수평 교차-제한에 사용되는 손 위치: (A) 골반, (B) 횡격막, (C) 흉부 출구 및 (D) 두개골 기저부. 자신의 감각을 "투사" 함으로써 이러한 기능장애를 치료하기 위해 "깊이, 방향 및 지속 시간"을 촉진시킨다.

보통 수평 조직은 신체의 수직 조직을 교차 제한하여 정상적인 근육 움직임, 체액 흐름 및 신경 전달을 방해한다. 실제적인 결과는 이 분야가 우리 대부분이 우리 몸에서 스트레스, 긴장 및 고통을 경험하고 유지하는 장소로 판명된다는 것이다. 그리고 그들은 또한 종종 우리의 육체적 징후와 증상 아래 깊은 심리적 문제와 관련이 있는 영역이기도 하다. 이러한 교차 제한을 사용하는 간단한 방법은 앞뒤로 부드럽게 압축하는 것이다.

그는 어떻게 이러한(및 다른) 기능장애를 촉진하고 치료하는가?

노련한 촉진자는 오랫동안 최고의 손은 가벼운 손임을 알고 있다. 터치가 가벼울수록 더 많은 정보를 얻을 수 있다는 것이다.

Ford는 우리가 촉진과 치료가 동시에 일어나고 있음을 기억할 것을 제안한다. 이 메시지는 촉진을 통한 우리의 주요 고려 사항 중 하나이어야 한다. 특히 감정적인 효과와 관련이 있다. 그것은 가볍게 촉진하고, 감각의 느낌을 투사하며, Ford가 최대한의 긴장과 기능장애를 나타내는 정보를 손에 넣었을 때 이를 받아들이는 것이다.

(치료학적으로) 만져야 할 부위를 결정하기 위해 촉진하게 되면 깊이, 방향 및 기간 등 세 가지 사항을 고려해야 한다. 내 손길이 얼마나 깊어야 하는가? 신체 접촉이 없는 에너지 분야 레벨까지 포함되는지, 피부 표면 … 또는(환자의) 신체를 단단히 누르는지.

그런 다음 그는 접촉한 손을 움직이는 방향을 결정해야 하는데: 곧바로 아래, 오른쪽, 왼쪽, 당기기, 밀기, 그대로 유지하거나 또는 계속 움직이거나 이들의 조합된 방향으로 움직이는 것이다. 그리고 마침내 그는 조직 자체가 힘이 얼마나 유지되어야 하는지를 결정할 수 있도록 한다(그림 15.2).

이제 우리는 Latey와 Ford가 약간 다른 방법으로 이러한 문제에 접근한다는 사실을 알 수 있다. Marion Rosen도 마찬가지이며 그의 방법은 아래에 잘 묘사되어 있다.

Rosen 방법 The Rosen method

탁월한 능력을 가진 물리 치료사인 Marion Rosen은 Latey와 Ford의 접근 방식과 마찬가지로 감정적인 혼란과 동일한 물리적 표현을 제시하는 방법(Mayland 1980)을 발전시켰다. Rosen 방법은 기계적인 과정이 아니다. 클라이언트와 실무자가 함께 자기 발견을 향한 여행이다. 임상의는 다음 실습에서처럼 환자의 등을 관찰한다.

실습 15.6 스트레스받은 개인에 대한 관찰

소요 시간 10–12분

환자는 엎드려서 누워있는 자세를 취하게 한다(가능하다면, 실습 15.5에 사용된 정서적 스트레스로 알려진 증상을 가지고 있는 사람).

조용히 앉아 다음 사항을 확인할 수 있는지 관찰한다.

- 근육이 긴장되어 있는가?
- 호흡은 어디에서 자유롭게 움직이는가?
- 그것이 자유롭지 않은 곳은 어디인가?
- 환자가 몸에서 어떤 내용의 진술을 하고 있는가?
- 그가 수축된 공간을 포기하게 하려면 어떻게 해야 하나?
- 근육이 가지고 있는 방향은 무엇인가?
- 이것이 압박을 가하고, 함께 잡고 있고, 위로 부어오르게 하거나 중간을 조여 위아래를 분리하지는 않는가(Latey의 중간 주먹과 동등)?

이 관찰 결과를 실습 15.5에서 얻은 결과와 비교해 보라.

실습 15.7 (동등한) 스트레스를 받은 각 개인에 대한 촉진

소요 시간 12–20분

등 근육을 가볍게 촉진해 보라(이상적으로는 이전 실습에서와 같은 사람 — 정서적 스트레스 증상을 가진 자).

등에서 가장 제한이 일어나는 근육 부위를 찾아내어 표시를 해 두도록 하는데, 그곳은 호흡에 반응하여 움직임이 미세하거나 거의 나타나지 않을 것이다.

"가장 움직임이 없거나, 정체되어 있거나 또는 특이한 부위를 주시하고 느껴보도록 하라. 그는 그가 제지하는 것을 알아차리지 못한다."

긴장을 만나는 이 조직에서 느슨함을 제거한 채 촉진하고 있는 손을 그대로 유지하고 있도록 한다.

다른 손은 또 다른 유사 긴장 부위에 위치시켜 놓을 수도 있는데, 이전에 분명하지 않은 곳에서 조직의 느낌에 대한 변화를 알아내기 위해서 또는 호흡 움직임이 시작되는 것을 참을성 있게 고요하게 기다리기 위해서이다.

여러 개의 긴장된 부위에 똑같은 주의를 기울인 후에, 손을 등 근육 위에서 부드럽게 움직여 정보를 찾고 초기에 관찰되고 촉진된 것을 현재 촉진되고 있는 것과 비교하도록 한다.

- 어느 정도 변화가 있었는가?

여러분의 임무는 무비판적인 방식으로 "제한 및 보유" 영역에 대한 사람들의 인식을 높이는 것이다.

당신은 또한 긴장된 조직을 따라가면서 이완시키고 완화시키는데, 모든 등이 풀어지고, 모든 조직에서 호흡 기능이 자유롭게 관찰될 때까지 계속되어야 한다.

관찰해 볼 사항:

- 몇 분 동안 매우 긴장되고 탄력성이 없는 조직에 무슨 일이 생기고 있으며,
- 호흡 패턴 자체에는 어떤 변화가 일어나는가?

그런 다음 주의를 횡격막과 신체의 앞쪽 부분으로 돌린다. 이 주요 호흡 근육은 긴장 상태를 찾아내며, 그 기능의 변화는 쉽게 촉진이 되고, 동시에 표정의 변화를 흔히 찾아 볼 수 있다.

어떤 일이 일어날 수 있는가?

What may happen?

아래에 주어진 설명과 Rosen 방법을 사용할 때 관찰할 수 있는 것과 Latey가 실습 15.4에 따라 제

공한 설명을 비교해 본다.

> *때때로 [Rosen 치료법]의 치료사가 횡격막을 움직이는 근육을 작동시킬 때 횡격막 자체의 떨림을 볼 수 있다. 복부의 움직임은 비록 얼굴 표정이 변하지 않더라도, 사람이 흐느껴 울거나 소리 높여 울 때 나타나듯이 시작될 수 있고, 시술자는 신체에서 표현되는 슬픔이 얼굴에 나타나지 않으며, 클라이언트의 의식이라고 믿게 된다(Mayland 1980).*

다음은? What next?

Rosen 치료법을 사용하여, 이전 실습에서 설명한 접근법에 따라, 등 및 횡격막에 주의를 기울인 후, 아마도 목 또는 가슴에 다른 긴장이 발견되고, 이완될 때까지 특별한 방식으로 촉진되고, 같은 방법으로 치료한다. 이 치료는 신중한 관찰과 숙련된 질문이 동반되어야 한다.

명백하게 알 수 있듯이, 촉진 과정은 실제로 치료 과정의 시작이다(Lief의 신경근육 테크닉으로도 언급될 수 있다(5장)).

이 접근법의 핵심은 호흡 기능이 나타나지 않는 제한 구역의 관찰 및 촉진을 통한 식별이다. 이 문제가 해결될 때까지는 후속 이완이 쉽게 성취되지 않는다.

Mayland가 말했듯이:

> *우리가 원하는 것은 사람이 뒤를 붙잡고 있는 것과 연결되도록 하는 것이다. 그들이 억압하는 정도 즉, 그들이 스스로 경험할 수 없는, 그들 주변에 늘 가지고 다니는 것은 … 우리의 삶에 장벽이 된다. 그것들은 우리 존재의 길과 같고 암석과도 같다.*

Rosen 치료에 있어서의 압력
Pressure during Rosen work

Rosen 치료 방법이 적용될 때, 긴장이 "유지"되어 있는 부위에 적용되는 압력의 양은 이전 장(5장과 14장)의 Fritz Smith와 Stanley Lief가 설명한 것과 매우 유사하다는 점을 인지하면 많은 도움이 된다.

압박은 근육을 만나게 되는 것이지, 압도적인 태도를 취하거나 그 무엇을 하게 하는 것이 아니다. 의식은 강제성이 있는 것이 아니라, 환자의 바로 옆에서 이완으로 일어나는 열쇠이다.

Rosen의 감정 계층
Rosen's hierarchy of emotions

Latey의 연구에서처럼 Rosen 방법에서는 특정 영역과 연결된 감정의 계층 구조가 있다:

- 깊은 두려움과 깊은 사랑은 골반 부위(또는 심부 뱃속)와 다리가 골반을 만나는 부위와 관련이 있다.
- 억압된 분노와 슬픔은 대개 몸통 상부 부위나 목에서 발견된다.
- 다른 사람들에 대한 감정은 몸통 중간 부위 및 심장 부위와 관련이 있다.
- 공포와 불안은 횡격막 주위에서 억누르게 된다.

Marion Rosen에 따르면 분노, 슬픔 및 두려움은 사랑과 관련된 감정보다 더 쉽게 풀어진다.

Rosen 방법의 목표
The goal of Rosen's method

Rosen 방법은 부드러운 접근법이 특징이다.

감정은 재경험되는 것이고, 강압에 의해 되는 것이 아니며, 느낌이 단지 느낌뿐이라는 것을 클라이언트가 알게 하는 것으로써, 감추어진 사건을 들춰내는 것이 아니다. 이 방법은 자기-수용(self-acceptance)으로 이끌어 주고, 장기간에 걸친 긴장을 풀어 주는데, 이는 촉진과 관찰을 통해 알 수 있다.

정서적인 풀림과 푸는 것에 대한 Upledger의 기여 Upledger's contribution to emotional release and unwinding

이전 장(3장, 14장)에서 설명한 Upledger의 체세포 발달(Upledger 1987)은 이 시점에서 더 자세히 언급할 가치가 있다. 다음과 같은 부드러운 압축력 또는 견인력을 사용하도록 한다.

- 앉아있는 환자의 두정골에 가해지는 약간의 하방향의 압박
- 경추 및 흉추의 하방향 압박
- 환자가 서있는 상태에서 장골의 양쪽 전방 부위에 부드러운 내측 압박
- 바로 누워있는 환자의 발목 잡기 및 약간의 압박 또는 견인력 적용 등

Upledger는 치료사가 이러한(압축성 등) 힘이 가해질 때, 신체에서 작동하기 시작하는 "풀리는" 과정을 따라야 한다고 요구한다. 이것을 이루기 위해서는 고차원의 촉진 스킬과 지기수용적 스킬이 요구되는데, 손이 천천히 풀리는 과정을 따라야 하는 것은 물론이고, 반복되는 통로를 따라 풀기 위한 경향을 등록하고 방지해야 하기 때문이다.

이 방법은 주로 고착되어 있고, 외상에 의해 유발된 힘을 이완시키는데 사용되는 반면, 신체적 상해에 대한 억압된 감정의 구성 요소는 빈번하게 그리고 동시에 이완된다. 외상과 관련된 공황 또는 히스테리는 회복될 수 있으며, 적응 에너지가 방출될 수 있다.

Upledger는 다음과 같이 경고한다: "유념하라. 신체 움직임을 끌어가면서 환자를 억제하지 않도록 하고, 환자의 몸이 당신을 인도하는 곳으로 따라가도록 하라." 환자는 마침내 외상이 발생한 위치를 채택하게 될 것이다.

체성감성(somatoemotional) 이완(Rosen 방법에서와 같이)은 촉진/평가보다는 치료법을 묘사하는 것처럼 보이지만, 개발자가 설명한 것처럼 이러한 접근법을 사용할 때 본질적으로 구별이 흐려진다.

촉진 스킬은 이러한 치료 방법을 수행할 수 있는 임상의의 능력을 결정한다.

아마 지금까지 Smith의 연구와 함께 설명이 갖는 닮음에 주목했을 것이다(14장). 사실, Latey, Rosen, Ford, Upledger, Smith의 연구(그리고 Lief와 Becker의 연구) 사이의 중복성은 놀랄만하지 않아야 한다. 왜냐하면 그들은 모두 물리적, 신체적, 정서적인 고통의 징후를 찾고 있고, 또 이러한 변화가 일어난 연부조직에서 촉진을 하여 위치를 찾아내고, 그리고 스스로 생성된 변화를 일으키거나 돕기 때문이다.

주의할 점과 질문사항 Cautions and questions

바디워크(bodywork)치료사의 "정서적 이완"에 대한 유도 질문에 관해서는 정당하게 치열한 논쟁이 있다.

만약 개인이 근골격계 시스템에 있어서 자신의 삶의 이러한 혼란에 대해 가장 적절하게 대응할

수 있다면, 긴장과 수축되어 있는 정서적인 상태를 풀어 주라고 하는 것이 바람직한지 물어볼 필요가 있다.

만약 이 신체적 부위에서 일어나고 있는 고통을 심리학적으로 처리할 수 있는 현재의 능력이 없다면, 상담이나 심리요법이나 자기-인식(self-awareness)이 자신의 능력을 반영하고, 처리하고, 대처하고, 결과적으로 이슈나 기억을 통해 일할 때까지 그들이 있는 곳을 떠나지 않는 것이 가장 좋은 것인가?

개인이나 도수 치료사 모두가 그 과정을 더 진행할 수 없다면, Latey와 다른 사람들이 묘사한 것처럼 울음, 웃음, 구토 등에 의해 일어나는 감정 이완을 촉발시키는 이점은 무엇인가?

대답?

많은 의견이 있지만, 이 질문에 대한 대답은 쉽게 구할 수 없다. 그러나 삶이 취약한 개인(즉, 우리 모두)을 세우고 유지하기 위한 외장 방어를 제거(그러나 부드럽게, 일시적으로)하기 전에 각 환자와 각 치료사/임상의가 이러한 이슈에 대해 숙고해야 한다는 제안이 있다.

적어도 모든 치료사와 임상의는 고의적인 노력을 유도했는지 여부에 관계없이 발생할 수 있는 "정서적 이완"의 안전한 취급을 허용하는 스킬을 습득해야 한다. 또는 우리는 이러한 치료적 노력에서 나오는 모든 것이 무엇이든 상관없이, 적절한 자격을 갖춘 임상의와 함께 과정을 이뤄낼 수 있는 능력을 가진 환자로 이어지는 의뢰 과정을 마련해야 한다.

결론 Conclusion

이 장의 실습과 토론을 통해, 우리는 이 촉진 전위의 탐색을 끝낼 수 있었다. 그러나 확실히 최적의 촉진 기술에 대한 탐색은 끝나지 않았으며, 이것은 영구적인 탐구이다.

분명해야 하는 것은 촉진이 치료가 되고,
도수 치료가 적용되는 동안 지속적인 촉진이 요구되는 효율적인 방법이다.

또 다른 생각은 치료사가 환자를 만지고 있는 동안 환자도 치료사를 만지고 있다는 것이다. 연루과정(entrainment process)(14장 참조)에 대한 간략한 논의에서는 심오한 방식으로 만지거나(심지어 만지지도 않은) 사람에게 영향을 미칠 가능성을 경고하고 있고, 이것이 양 방향 프로세스가 될 수 있다고 한다.

따라서 궁극적인 요구는 치료사가 최적의 건강을 유지하고, 일할 때 집중하고 중심을 잡고, 촉진 스킬에서 그렇게 연습하게 하여 관련 프로세스가 사실상 직관적인 방향으로 수행될 수 있도록 하는 것이다.

나는 여러분이 이 촉진 여행을 즐거워하고, 이것이 끝이 없는 탐험 과정의 시작이라는 것에 희망을 가져본다.

참고문헌

Alexander FM(1931) The use of the self. London: Methuen.

Barlow W(1959) Anxiety and muscle tension pain. British Journal of Clinical Practice 13(5): 339–350.

Canales JZ, Cordás TA, Fiquer JT, Cavalcante AF and Moreno RA(2010) Posture and body image in individuals with major depressive disorder: A controlled study. Revista Brasileira de Psiquiatria 32(4): 375–380.

Darwin C(1872, 1899) The expression of emotion in man and animals. London: John Murray.

Ekman P, Levenson RW and Friesen WV(1983) Autonomic nervous system activity distinguishes between emotions. Science 221: 1208–1210.

Ford C(1989) Where healing waters meet. New York: Station Hill Press.

Jacobson E(1930) Electrical measurements of neuromuscular states during mental activities. 1. Imagination of movement involving skeletal muscle. American Journal of Physiology 91: 567–608.

Janda V(1983) Muscle function testing. Butterworths, London.

Latey P(1980) Muscular manifesto. London: Latey.

Latey P(1996) Feelings muscles and movement. Journal of Bodywork and Movement Therapies 1(1): 44–52.

Malmo R and Shagass C(1949) Physiologic studies of reaction to stress in anxiety and early schizophrenia. Psychosomatic Medicine 11: 9–24.

Mayland E(1980) Rosen method. Palo Alto, CA: Mayland.

Michalak J, Troje NF, Fischer J, Vollmar P, Heidenreich T and Schulte D(2009) Embodiment of sadness and depression – gait patterns associated with dysphoric mood. Psychosomatic Medicine 71(5): 580–587.

Rosário JL, Diógenes MS, Mattei R and Leite JR(2013)

Can sadness alter posture? Journal of Bodywork and Movement Therapies 17(3): 328–331.

Rosario JL, Bezerra Diógenes MS, Mattei R and Leite JR(2014) Differences and similarities in postural alterations caused by sadness and depression. Journal of Bodywork and Movement Therapies 18(4): 540–544.

Rosário JL, Diógenes MS, Mattei R and Leite JR(2016) Angry posture. Journal of Bodywork and Movement Therapies 20(3): 457–460.

Sainsbury P and Gibson JG(1954) Symptoms of anxiety and tension and the accompanying physiological changes in the muscular system. Journal of Neurology, Neurosurgery and Psychiatry 17(3): 216–224.

Selye H(1956) The stress of life. New York: McGraw-Hill.

Sherrington C(1937) Man on his nature. Gifford Lectures on Natural Theology at Edinburgh University 1937–8.

Simons D, Travell J and Simons L(1999) Myofascial pain and dysfunction: the trigger point manual, vol 1: Upper half of body, 2nd edn. Baltimore, MD: Williams and Wilkins.

Upledger J(1987) Craniosacral therapy. Seattle, WA: Eastland Press.

Waersted M, Eken T and Westgaard R(1992) Single motor unit activity in psychogenic trapezius muscle tension. Arbete och Halsa 17: 319–321.

Waersted M, Eken T and Westgaard R(1993) Psychogenic motor unit activity – a possible muscle injury mechanism studied in a healthy subject. Journal of Musculoskeletal Pain 1(3/4): 185–190.

Wolff H(1948) Headache and other head pains. Oxford: Oxford University Press.

Chapman의 신경림프 반사작용 위치

Location of Chapman's neurolymphatic reflexes

순서	증상/부위	전방	그림	후방	그림
1	결막염 및 망막염	상부 상완골	4.7	후두골 부위	4.9
2	코 문제	첫 번째 늑골의 흉골 근접 부위	4.7	첫 번째 경추 횡돌기끝 부위에 있는 턱의 후각	4.9
3	팔(순환)	소흉근이 부착해 있는 3–5번 늑골	4.7	견갑골 상각과 견갑골의 내측 경계면 상부 1/3	4.9
4	편도선염	첫 번째 늑간의 흉골 근접 부위	4.7	1번 경추의 극돌기와 횡돌기의 중간	4.11
5	갑상선	두 번째 늑간의 흉골 근접 부위	4.7	2번 흉추의 극돌기와 횡돌기의 중간	4.9
6	기관지염	두 번째 늑간의 흉골 근접 부위	4.7	2번 흉추의 극돌기와 횡돌기의 중간	4.11
7	식도	6번과 동일	4.7	6번과 동일	4.11
8	심근염	6번과 동일	4.7	2–3번 흉추 횡돌기 사이, 극돌기와 횡돌기 중간	4.10
9	폐 상부	세 번째 늑간의 흉골 근접 부위	4.7	8번과 동일	4.10
10	상지 신경염	9번과 동일	4.7	3–4번 흉추 횡돌기 사이, 극돌기와 횡돌기 중간	4.10
11	폐 하부	네 번째 늑간의 흉골 근접 부위	4.7	4–5번 흉추 횡돌기 사이, 극돌기와 횡돌기 중간	4.10
12	소장	8–10번 늑간의 연골 근접 부위	4.7	8–10번 흉추 횡돌기 사이	4.9
13	위 과다울혈	여섯 번째 늑간의 흉골 좌측 부위	4.7	여섯 번째 흉추 횡돌기 사이, 좌측 부위	4.9
14	위산과다	다섯 번째 늑간의 흉골 좌측 부위	4.7	다섯 번째 흉추 횡돌기 사이, 좌측 부위	4.12
15	방광염	배꼽 주변 및 치골접합부 중앙 부위	4.7	두 번째 요추 횡돌기 상부 가장자리	4.12
16	신장	배꼽의 약간 상부 외측 부위	4.7	12번 흉추와 1번 요추 횡돌기 사이	4.12
17	무긴장변비	전상장골극과 대전자 사이	4.7	열한 번째 늑골 척추 결합부	4.9
18	복부 긴장감	치골 상부	4.7	2번 요추 횡돌기 끝 부위	4.10

순서	증상/부위	전방	그림	후방	그림
19	요도	치골지 내측 가장자리의 치골접합부 상부 근접 부위	4.7	2번 요추 횡돌기의 상부	4.12
20	Dupuytren 수축과 상지 통증	없음	4.7	견갑골 외측 가장자리의 전방 부위, 상완골두 하방 부위	4.12
21	뇌울혈 (마비와 관련한)	(몸의 후방 부위) 3–5번 경추 외측 부위	4.7	1–2번 경추 횡돌기 사이	4.11
22	음핵 자극과 질경	허벅지의 상부 내측 부위	4.7	천골과 미골의 결합부 외측 부위	4.10
23	전립선	무릎 위에서 대전자 사이의 허벅지 외측 부위. 또한 자궁 상태는 치골접합부 외측 부위 (43번 참조)	4.7	후상장골극과 5번 요추 극돌기 사이	4.10
24	경성변비 또는 대장염	대전자로부터 2 – 5cm 너비 내에서 슬개골 2.5cm 내까지.	4.7	2–4번 요추 횡돌기에서부터 장골릉까지	4.9
25	대하증	허벅지 하부 내측 부위. 약간 후방(몸의 후방 부위)	4.7	후상장골극과 5번 요추 극돌기 사이	4.10
26	좌골신경염	경비골 결합부의 전후방 부위	4.7	1. 천장골 연골결합부 2. 좌골결절과 비구 사이 3. 허벅지의 외측 후방 부위	4.9
27	지둔형 간	메스꺼움, 팽만감, 불안감	4.8	흉추 우측 다섯 번째 횡돌기 사이	4.9
28	소뇌 울혈(기억력 및 집중력 약화)	견갑골의 오훼돌기 끝 부위	4.8	첫 번째 경추 위에서 두개골 기저부 바로 하단 부위	4.11
29	중이염	첫 번째 늑골을 가로지르는 쇄골의 상부 가장자리	4.8	첫 번째 경추의 횡돌기 상부 끝 부위	4.9
30	인두염	첫 번째 늑골 전방 부위의 흉골 근접 부위	4.8	두 번째 경추의 극돌기와 횡돌기 끝 부분의 중간 부위	4.11
31	후두염	두 번째 늑골의 상부 표면. 흉골에서부터 5 – 8cm	4.8	두 번째 경추의 극돌기와 끝 부분의 중간 부위	4.11
32	부비동염	첫 번째 늑간에서 두 번째 늑골의 병골 외측상부 가장자리	4.8	31번과 동일	4.11
33	유문협착	흉골 위	4.8	우측 열 번째 늑골척추 결합부	4.12
34	신경쇠약 (만성 피로)	상완골, 쇄골, 흉골, 늑골(특히 네 번째 늑골)의 대흉근 부착점	4.8	네 번째 늑골이 접해 있는 견갑골의 상부 내측 가장자리 아래	4.10
35	기운 목(사경)	상완골의 내측 상부 가장자리	4.8	3, 4, 6, 7번 경추의 횡돌기	4.11

순서	증상/부위	전방	그림	후방	그림
36	비장염	좌측 일곱 번째 늑골간의 연골결합부 근접 부위	4.8	좌측 일곱 번째 횡돌기 사이	4.9
37	부신기능부전(엘러지, 탈진)	배꼽의 상부 외측 부위	4.8	11–12번 흉추 횡돌기 사이	4.12
38	충수간막	우측 열두 번째 늑골 상부 끝 부위	4.8	우측 열한 번째 외측 늑골 사이	4.9
39	췌장	우측 일곱 번째 늑골간의 연골 근접 부위	4.8	우측 일곱 번째 흉추 횡돌기 사이	4.12
40	간, 담낭 울혈	우측 중앙–유두선에서부터 흉골까지의 여섯 번째 늑간	4.7	우측 여섯 번째 흉추 횡돌기 사이	4.12
41	난관염 또는 정낭염	비구와 좌골신경 절흔의 중간 부위(몸의 후방 부위에 위치)	4.12	후상장골극과 다섯 번째 요추 극돌기 사이	4.10
42	난소	치골 상부의 원인대 아래 부위	4.8	9–10번, 10–11번 횡돌기 사이	4.10
43	자궁	치골지와 좌골의 전방 결합부	4.8	후상장골극과 다섯 번째 요추 극돌기 사이	4.10
44	자궁섬유종	치골접합부 외측에서 대각선 하방으로 확장	4.8	다섯 번째 요추 횡돌기의 끝부분과 장골릉 사이	4.9
45	직장	소전자 바로 아래 부위	4.8	천장골 연골결합부의 하단 끝부분에서 장골 근접 부위의 천골	4.12
46	광인대(주로 자궁 관련)	대전자에서 무릎 바로 위까지의 외측 허벅지 부위	4.8	후상장골극과 다섯 번째 요추 극돌기 사이	
47	서혜부 샘(다리와 골반 내장기의 순환 및 배수)	봉공근의 아래 1/4 부위와 그 근육의 경골 부착점	4.8	천장골 연골결합부의 하단 끝부분에서 장골 근접 부위의 천골	4.12
48	치질	좌골결절 바로 위(이 부위는 몸의 후방 표면에 위치)	4.10	장천골 연골결합부의 하단 끝부분에서 장골 근접 부위의 천골	4.10
49	혀	두 번째 늑골의 병골과 연골결합부의 전방 부위	4.7	두 번째 경추의 극돌기와 횡돌기 끝 부분 사이	4.11

| 국문색인 |

ㄱ

ㄴ

ㄷ

ㄹ

ㅁ

ㅂ

색인

| 영문색인 |

A

B

F

G

H

K

L

M

N

R

S

T